AF356316

MANUEL

DE

PETITE CHIRURGIE.

Bibliothèque de l'Etudiant en médecine.

ANDRY. MANUEL PRATIQUE DE PERCUSSION ET D'AUSCULTATION, par M. le docteur ANDRY, ancien chef de clinique médicale de l'hôpital de la Charité. 1845, 1 vol. gr. in-18.   3 fr. 50 c.

BAYARD. MANUEL PRATIQUE DE MÉDECINE LÉGALE, par M. le docteur BAYARD, médecin expert près les tribunaux de Paris. 1844, 1 vol. grand in-18 de 538 pages.   3 fr. 50 c.

BOUCHARDAT. MANUEL DE THÉRAPEUTIQUE ET DE MATIÈRE MÉDICALE, par M. le docteur BOUCHARDAT, pharmacien en chef de l'Hôtel-Dieu de Paris. 1845, 1 fort vol. gr. in-18. (Sous presse.)

BOUCHARDAT. PHYSIQUE ÉLÉMENTAIRE. 1 vol. grand in-18 de 500 pages, avec 105 fig. intercalées dans le texte. 1845. 2ᵉ édition.   3 fr. 50 c.

— CHIMIE ÉLÉMENTAIRE. 1 vol. gr. in-18 de 600 pages, avec 60 fig. intercalées dans le texte. 1845. 2ᵉ édition.   3 fr. 50 c.

— HISTOIRE NATURELLE, contenant la zoologie, la botanique, la minéralogie et la géologie. 2 vol. gr. in-18, avec 318 fig. intercalées dans le texte. 1844.   7 fr.

CAZALIS. MANUEL DE PHYSIOLOGIE HUMAINE, par le docteur CAZALIS, ancien interne des hôpitaux de Paris. 1 vol. gr. in-18. (Sous presse.)

DESPRÉS. MANUEL D'ANATOMIE DESCRIPTIVE, par le docteur DESPRÉS, prosecteur de la Faculté de médecine de Paris. 1 vol. grand in-18, avec 200 fig. intercalées dans le texte. (Sous presse).

FOY. MANUEL D'HYGIÈNE publique et privée, par M. le docteur FOY, pharmacien en chef de l'hôpital Saint-Louis. 1845, 1 vol. gr. in-18.   3 fr. 50 c.

JACQUEMIER. MANUEL D'OBSTÉTRIQUE, basé sur l'observation, accompagné d'un traité sur les maladies des *femmes grosses* et *accouchées*, et suivi d'un Traité sur les maladies des *enfants nouveau-nés*, par le docteur JACQUEMIER, ancien interne de la maison d'accouchement de Paris. 2 vol. gr. in-18, avec figures intercalées dans le texte. 1845.   12 fr.

MAISONNEUVE. MANUEL DE PATHOLOGIE ET DE CLINIQUE CHIRURGICALES, par le docteur MAISONNEUVE, chirurgien des hôpitaux de Paris. 1 fort vol. gr. in-18. (Sous presse.)

MALGAIGNE. MANUEL DE MÉDECINE OPÉRATOIRE, fondée sur l'anatomie normale et l'anatomie pathologique, par M. le docteur MALGAIGNE, chirurgien des hôpitaux de Paris. 1843, 4ᵉ édition, 1 vol. gr. in-18.   6 fr.

MARCHESSAUX. NOUVEAU MANUEL D'ANATOMIE GÉNÉRALE, Histologie et organologie de l'homme, par le docteur MARCHESSAUX, ancien interne des hôpitaux de Paris. 1844, 1 vol. gr. in-18 de 420 pages.   3 fr. 50 c.

MARCHESSAUX. MANUEL D'ANATOMIE PATHOLOGIQUE, par M. le docteur MARCHESSAUX, ancien interne lauréat des hôpitaux de Paris. 1845, 1 vol. gr. in-18. (Sous presse.)

TARDIEU. MANUEL DE PATHOLOGIE ET DE CLINIQUE MÉDICALES, par M. le docteur TARDIEU, agrégé de la Faculté de médecine de Paris. 1 fort vol. gr. in-18. (Sous presse.)

Paris. — Imprimerie de Bourgogne et Martinet, rue Jacob, 30.

MANUEL

DE

PETITE CHIRURGIE

CONTENANT

LES PANSEMENTS, LES BANDAGES,
LES CAUTÈRES, LES VÉSICATOIRES, LES MOXAS,
LES PONCTIONS, LA VACCINATION, LES INCISIONS, LA SAIGNÉE,
LES VENTOUSES, LE PHLEGMON, LES ABCÈS, LES PLAIES,
LES BRULURES, LES ULCÈRES, LES APPAREILS
DE FRACTURES, LE CATHÉTÉRISME,
LA RÉDUCTION DES HERNIES, L'ARRACHEMENT DES DENTS,
ETC., ETC.,

PAR

M. A. JAMAIN,

ancien interne des hôpitaux de Paris, membre de la Société anatomique, etc.

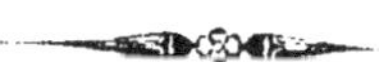

PARIS.

GERMER BAILLIÈRE, LIBRAIRE ÉDITEUR,
17, RUE DE L'ÉCOLE-DE-MÉDECINE.

1844.

A

M. le Professeur Gerdy.

A. JAMAIN.

PRÉFACE.

—

Sous le nom de *Petite chirurgie*, on désigne habituellement cette partie de la pathologie externe qui traite des pansements les plus simples, des opérations les moins graves, qui sont, à moins de circonstances particulières, abandonnées aux élèves dans les hôpitaux.

J'ai cru devoir étendre un peu ce cadre; en effet, aux deux premières parties, dans lesquelles j'ai traité des pansements et des opérations de petite chirurgie, j'en ai ajouté une troisième où j'ai parlé aussi succinctement que possible de quelques affections qui m'ont semblé appartenir à la chirurgie élémentaire.

Il était fort difficile d'établir un peu d'ordre dans un semblable travail ; car, comment grouper d'une manière méthodique des opérations qui, toutes, ou du moins presque toutes, devaient être simples, des maladies qui devaient être choisies comme exemples de pansements ; mais n'attachant qu'une importance médiocre à la succession des chapitres, j'ai tâché, dans chacun d'eux, d'être aussi clair et aussi concis que possible.

J'ai éprouvé surtout de l'embarras dans la circonscription des matières que je devais traiter, l'expression de petite chirurgie étant, comme tout le monde sait, fort peu précise.

J'ai donc, faute de bornes certaines, tâché de rendre cet ouvrage utile à ceux qui débutent dans la carrière médicale, et je l'ai principalement écrit pour les élèves qui se préparent au concours de l'externat. Ayant, en effet, passé moi-même sept années dans les hôpitaux comme interne et comme externe, je me suis trouvé en position de voir quelles étaient les fonctions des élèves pour lesquels j'ai fait ce livre, j'ai pu connaître les questions sur lesquelles ils étaient le plus souvent interrogés; enfin, j'ai vu à quelles opérations chirurgicales et à quels pansements ils étaient chaque jour appelés en aide au chef de service. J'ai cru, en outre, devoir ajouter quelques chapitres pour leur faire mieux comprendre certaines manœuvres de leurs maîtres.

Si j'ai fait dans les hôpitaux quelques observations qui sont consignées dans ce livre, je le dois à l'obligeance de MM. Alp. Cazenave, Alp. Devergie, Gerdy, Michon et Serres, mes maîtres, que je prie de recevoir mes remerciements sincères pour la bienveillance qu'ils ont toujours eue pour moi. Je me suis aidé d'un grand nombre d'ouvrages, et j'ai le plus souvent consulté ceux de MM. les professeurs Gerdy et Velpeau; le *Traité des maladies chirurgicales* de Boyer, la *Médecine opératoire* de Sabatier, édition publiée par M. Bégin et Sanson; le *Traité de petite chirurgie* de

M. Bourgery; les *Éléments de pathologie chirur-gicale* de **M.** Nélaton, etc.

Je remercie **M.** Baudens de la complaisance qu'il a eue, en me communiquant les figures et la description de ses appareils de fractures.

MANUEL

DE

PETITE CHIRURGIE.

PREMIÈRE PARTIE.

DES PANSEMENTS.

—

CHAPITRE PREMIER.

Considérations générales.

On entend par pansement toute application méthodique de moyens mécaniques ou de topiques sur une partie malade, pour en amener la guérison ; application qui doit se répéter d'une manière périodique, régulière ou irrégulière, à moins qu'elle n'ait été faite pour une lésion éphémère et qui guérisse en très peu de temps.

Utilité des pansements. — Les pansements sont une des parties les plus utiles de la chirurgie. En effet, outre qu'ils sont indispensables à la plupart des plaies, les grandes opérations ne réussiraient pas ou réussiraient mal, si les plaies qui en résultent n'étaient pas pansées ou si elles ne l'étaient pas convenablement. A la vérité, des chirurgiens ont prétendu qu'il ne fallait pas faire de pansements, qu'il fallait laisser agir la nature. Chez les animaux, disaient-ils, les plaies ne sont pas pansées, et cependant elles guérissent bien, elles guérissent assez rapidement. Mais des pansements auraient-ils entravé la guérison ? Certainement non.

En effet, la nature ne met-elle pas, chez les animaux, les plaies dans les conditions favorables à la guérison, conditions qui s'obtiennent d'une manière beaucoup plus sûre et plus rapide au moyen des pansements, l'abri du contact de l'air, par exemple? D'ailleurs il est incontestable qu'il existe des indications qui peuvent seules être remplies par les pansements : telles sont la dilatation des canaux rétrécis, la réunion immédiate des plaies, etc.

Il y a cependant quelques solutions de continuité qui ne doivent pas être pansées ; telles sont les plaies de l'intérieur de la bouche, celles qui succèdent à la résection des amygdales, à l'opération de la cataracte, par exemple ; mais ces exceptions, qui sont fort rares, ne doivent pas passer pour la règle, et l'expérience de chaque jour nous démontre d'une manière incontestable l'utilité des pansements.

Les pansements doivent remplir un assez grand nombre d'indications. Les unes leur sont communes, les autres sont particulières à certains pansements ; nous ne nous occuperons ici que des premières, réservant pour les pansements en particulier les indications de la seconde espèce.

La plus générale de toutes les indications est de mettre la plaie à l'abri du contact de l'air. Tout le monde sait combien sont douloureuses les plaies un peu étendues, laissées pendant quelque temps exposées à l'air. L'action de ce fluide, en effet, les irrite, les dessèche, les rend rouges, les fait saigner assez souvent, surtout quand le malade fait le plus léger mouvement.

L'air change souvent de température ; il peut être aussi chargé de miasmes putrides, surtout dans les grands hôpitaux, principalement quand les salles sont encombrées de malades ; ce n'est qu'au moyen de pansements faits convenablement que l'on peut obvier à ces deux inconvénients.

Au moyen des pansements, on met les plaies à l'abri du contact des agents extérieurs ; de cette manière les plaies ne sont pas froissées, déchirées, comme elles pourraient l'être si on les laissait à nu ; d'un autre côté, les plaies sécrètent souvent du pus, qui peut être quelquefois en assez grande quantité pour salir et même pour irriter les surfaces saines qui les environnent. C'est encore par des pansements bien faits que ce pus sera absorbé et que les parties voisines seront garanties.

Enfin, au moyen des pansements, on mettra en contact avec les parties malades des topiques destinés soit à accélérer la guérison des plaies, soit à être transportés dans l'économie par la voie de l'absorption.

CHAPITRE II.

Des instruments.

A. *Pinces à anneaux.* — Les pinces à anneaux sont formées par deux branches croisées comme des ciseaux ; ces deux branches sont semblables : planes sur les deux faces, qui doivent être en contact l'une avec l'autre, elles sont arrondies sur leurs trois autres faces ; une des extrémités présente, comme les pinces, de petites dentelures qui doivent s'engrener lorsque les pinces sont fermées ; à l'autre extrémité se trouve un anneau pour chaque branche de la pince : ces anneaux doivent recevoir le pouce et le médius ; le doigt indicateur, étendu sur les branches, sert à les diriger. Les pinces sont destinées à enlever les pièces de pansement salies par le pus ou le sang, à nettoyer les plaies au moyen d'une boulette de charpie ; enfin à introduire des topiques dans les trajets fistuleux, ou bien à nettoyer ceux-ci, ou à en extraire les corps étrangers.

B. *Spatule.* — La spatule est une lame métallique dont les deux extrémités sont légèrement relevées en sens contraire ; une de ses extrémités est élargie et présente sur le côté convexe une face plane qui sert à étaler certains topiques ; l'autre face, concave, présente au milieu une arête, de chaque côté de laquelle sont deux faces planes; une extrémité a la pointe un peu mousse; les deux bords, légèrement tranchants, servent à enlever le pus ou les topiques desséchés autour de la plaie. L'autre extrémité est plus étroite, plus épaisse, présente des dentelures sur sa concavité, et sert, comme levier, à soulever des parties osseuses enfoncées, etc.

C. *Ciseaux.* — Les ciseaux sont trop connus pour qu'il soit nécessaire d'en donner la description. On se sert de ciseaux de formes diverses ; les seuls employés dans les pansements sont les ciseaux droits et les ciseaux courbes sur le plat ; tous deux doivent être mousses à leur extrémité. Les branches des ciseaux doivent s'appliquer l'une contre l'autre dans toute leur longueur ; ils tiennent ainsi moins de place dans les trousses.

D. *Stylet.* — Le stylet est une petite tige de métal, ongue de 15 à 18 centimètres, arrondie, assez flexible pour prendre facilement la forme des trajets que l'on veut explorer ; le stylet en argent, beaucoup plus flexible, est préférable ; il est terminé à une de ses extrémités par une petite tête arrondie : c'est le *stylet boutonné*. L'autre extrémité présente, ou bien un large chas, dans lequel on peut introduire une mèche de linge que l'on veut porter à travers les plaies, dans le séton par exemple : c'est le *stylet aiguillé* ; ou bien sur la moitié de la longueur on trouve une rainure, avec ou sans cul-de-sac, dans laquelle on peut glisser un bistouri : c'est le *stylet cannelé*, le *stylet à panaris*.

Il arrive quelquefois que le stylet n'est pas assez long ; on peut alors le remplacer par un instrument composé de deux parties qui se vissent bout à bout ; sa longueur est alors de 30 centimètres environ : c'est la *sonde de poitrine*. Ce n'est qu'un stylet beaucoup plus long que les stylets ordinaires.

E. *Porte-mèche*. — Le porte-mèche est une tige de même grosseur que le stylet. Elle offre à une de ses extrémités une bifurcation sur laquelle on place la partie moyenne de la mèche dont on rabat les deux extrémités de chaque côté ; à l'autre extrémité existe une petite plaque arrondie dont l'axe est perpendiculaire à la tige. Pour introduire la mèche dans un trajet fistuleux on pose celle-ci sur le porte-mèche comme il a été dit précédemment, on place la plaque terminale du porte-mèche dans la paume de la main, le doigt indicateur étendu sur l'instrument pour le guider. Le doigt indicateur de l'autre main sert de conducteur quand il est nécessaire, dans les plaies qui résultent de l'opération de la fistule à l'anus, par exemple; dans ce cas, il faut appuyer la mèche sur la partie opposée à l'incision; le doigt placé dans l'incision sert à garantir les surfaces saignantes du frottement de la mèche et à faire connaître le point où celle-ci doit s'arrêter à la partie supérieure. Lorsque la mèche est suffisamment enfoncée, on retire le doigt, on place la mèche dans toute la longueur de la plaie et on retire l'instrument en appuyant légèrement sur la mèche, afin qu'elle ne soit pas déplacée; cette dernière manœuvre est le plus souvent indispensable.

F. *Pinces à disséquer, rasoirs*. — Je crois inutile de décrire les rasoirs et les pinces à disséquer ou pinces à ressort. Ces deux espèces d'instruments sont d'un fréquent usage dans les pansements. Les pinces à disséquer servent à saisir les objets trop petits ou trop délicats pour qu'on puisse employer les pinces à pansement. L'usage du rasoir est d'enlever les poils aux environs des plaies et sur tous les points où on veut pratiquer une opération.

G. *Sonde cannelée*. — La sonde cannelée est une tige métallique, longue de 15 à 18 centimètres, ayant une de ses extrémités terminée en une plaque assez large, fendue sur sa longueur, destinée à tenir des brides que l'on veut exciser; la tige est arrondie d'un côté; de l'autre elle présente une rainure comme le stylet cannelé, terminée ou non en cul-de-sac; la sonde cannelée sert d'instrument explorateur, mais plus souvent de conducteur au bistouri et aux ciseaux.

H. *Porte-pierre*. — Le porte-pierre est un instrument destiné à faciliter l'application du nitrate d'argent et à le préserver de l'humidité ; il se compose d'un petit porte-crayon en argent ou mieux en platine, fixé sur un manche ordinairement d'ébène garni d'un pas de vis, et d'un étui dans lequel entre le porte-crayon avec son nitrate, se vissant sur le manche. Dans l'épaisseur du manche se trouve un autre petit étui également à vis et pouvant contenir un crayon de rechange.

Nous décrirons les sondes avec le cathétérisme, les bistouris avec les incisions.

CHAPITRE III.

Des linges.

Les linges qui servent aux pansements doivent être de toile de chanvre ou de lin, et même de coton, demi-usés et blancs de lessive ; on se sert encore d'autres substances, soit brutes, soit tissées ; nous en parlerons plus tard.

Les linges sont employés à l'état de charpie, de compresses, de bandes et de larges pièces, telles que alèzes, draps fanons, bandages de corps, mouchoirs, etc.

§ I. Charpie.

La charpie est une substance spongieuse et souple, préparée avec le linge demi-usé, tantôt à l'état de filaments : c'est la *charpie brute :* d'autres fois, à l'état de duvet pulvérulent : c'est la *charpie râpée.*

1° *Charpie brute.* — La charpie brute est formée de filaments entrecroisés dans tous les sens. Lorsqu'elle est belle et fraîche, elle est souple, douce au toucher, élastique ; chaque brin présente des ondulations très variables dues à la pression perpendiculaire des fils de la toile ; elle est hérissée dans tous les sens d'un duvet cotonneux. La bonne charpie est exempte de nœuds, longue de 6 à 10 centimètres ; trop courte, elle devient dure au toucher, noueuse. Elle doit encore être récente ; car, en vieillissant, elle s'affaisse et devient plus compacte, jaunit, prend une mauvaise odeur.

Les propriétés de la charpie sont d'exciter légèrement les plaies sans les irriter, de les échauffer, de les maintenir à une température constante, enfin de les garantir du contact des agents extérieurs. Une autre propriété de la charpie est d'absorber les liquides, par conséquent le pus sécrété à la surface des plaies. D'après les expériences de M. le professeur Gerdy, la charpie absorberait facilement l'eau et le vin, et difficilement l'huile ; la charpie préparée avec le linge neuf aurait une propriété absorbante plus considérable que celle préparée avec le vieux linge.

Il est certain d'ailleurs que l'absorption du pus est difficile, et que la charpie ne s'imbibe que de la partie la plus liquide ; c'est ce que démontrent facilement ces plumasseaux restés secs à l'extérieur, quoique la face opposée soit en contact avec une plaie inondée de pus.

La charpie peut être employée, ou bien sèche : nous venons de parler de ses propriétés lorsqu'on s'en sert dans cet état, ou bien enduite de cérat ou de substances médicamenteuses grasses : alors elle ne s'attache pas aux plaies, elle ne les excite pas, à moins que le corps dont elle est enduite ne possède des propriétés excitantes ; elle absorbe très difficilement les fluides.

Percy a employé la charpie imprégnée de gaz ou de vapeurs que celle-ci avait absorbés, et paraît en avoir retiré quelque avantage.

Telles sont les propriétés de la charpie mise en contact direct avec les plaies ; mais elle sert encore comme remplissage, soit pour combler les vides, soit comme moyens compressifs ; dans ces deux circonstances on peut employer une charpie plus grossière. On conçoit très bien que si les succédanés de la charpie peuvent lui être substitués, c'est surtout dans ces derniers cas.

Pour préparer la charpie, il faut prendre du linge demi-usé, blanc de lessive, autant que possible non blanchi à l'eau de Javelle ou à la chaux, le tailler par petits morceaux de 4 à 5 travers de doigt, puis effiler ceux-ci brin à brin. Lorsque le linge est trop usé, et qu'au lieu d'un seul brin on en prend deux, ceux-ci se cassent et forment à la partie inférieure du linge des nœuds qui rendent la charpie peu homogène, et on est obligé de la rejeter lorsqu'il y en a une quantité notable.

2° *Charpie râpée.* — La charpie râpée est beaucoup plus fine que la charpie brute ; elle adhère plus fortement aux plaies, les irrite davantage. La charpie brute doit toujours lui être préférée, à moins qu'on ne veuille activer la surface d'une plaie dont la vitalité est très faible.

La charpie râpée se prépare en grattant avec un couteau un linge convenablement tendu.

La charpie doit être conservée dans un lieu sec, parfaitement aéré ; elle ne doit pas être entassée. Il faut encore se garder de la déposer dans des lieux ou près des lieux d'où émaneraient des miasmes putrides, qui seraient absorbés par la charpie, et lui feraient contracter des qualités nuisibles.

3° *Tissu-charpie.* — Les chirurgiens du nord de l'Europe se servent d'un tissu particulier, *tissu-charpie*, inventé par les Anglais : une de ses faces est gommée, sur l'autre le tissu est à nu et filamenteux ; quelquefois les deux faces sont villeuses. Ce tissu est disposé en longues pièces roulées qu'on taille selon le besoin. Il doit absorber le pus encore plus difficilement que la charpie.

4° *Coton*. — Comme le coton est à très bas prix, et qu'il est très répandu, on s'est demandé s'il ne pouvait pas remplacer la charpie, qui était beaucoup plus chère, tant à cause du prix du linge qu'à cause du travail que sa façon nécessite.

Depuis longtemps, le docteur Anderson l'a employé à l'hôpital de Glascow pour le pansement de brûlures un peu étendues; Larrey l'a également employé dans quelques autres pansements; mais personne plus que M. Mayor n'a insisté sur les avantages que cette matière a sur la charpie. Je ne m'arrêterai pas à reproduire les arguments de M. Mayor (1) en faveur du coton, ni ceux de M. Gerdy (2), tendant à démontrer que M. Mayor a souvent exagéré les avantages du coton; je dirai seulement que souvent le coton peut remplacer la charpie, surtout comme moyen de remplissage; qu'il peut être employé avec avantage dans le pansement des ulcères atoniques, comme le faisait Riche-rand; que dans les brûlures superficielles et étendues il doit être préféré à la charpie; mais que dans les plaies, il ne doit être employé qu'avec beaucoup de circonspection, car il les irrite, y détermine assez souvent de la chaleur, des picotements parfois intolérables; quelquefois même ces douleurs sont assez fortes pour que le malade demande avec instance que le mode de pansement soit changé. M. Ger-dy (3) rapporte un cas dans lequel une femme, amputée de la cuisse dans l'articulation coxo-fémorale, est morte cin-quante heures après un pansement avec le coton. Quoi qu'il en soit, le coton peut être utile dans certaines circonstances,

(1) *Bandages et appareils à pansements*, 3ᵉ édit., 1838, 1 vol. in-8 et atlas in-4, de 16 planches, pag. 71.

(2) *Traité des bandages*, 2ᵉ édit., tom. II, pag. 18.

(3) *Ibid.*, pag. 21.

mais est loin de pouvoir remplacer la charpie dans tous les cas.

5° *Filasse.* — La filasse, soit brute, soit blanchie au chlore, a été employée encore au lieu de charpie, mais elle a été bientôt abandonnée. Le *typha* a été employé aussi; mais, outre qu'il est d'un emploi difficile à cause de la légèreté des aigrettes, il se colle sur la plaie, et il est souvent extrêmement difficile de l'enlever.

On emploie la charpie sous les formes les plus variées. Ce sont :

a. Plumasseaux. — On donne ce nom à des gâteaux de charpie de grandeur et de forme variables, en rapport avec la grandeur et la forme de la plaie, formés par des brins parallèles et disposés longitudinalement. Ils doivent toujours dépasser la plaie sur toute sa circonférence. Pour faire un plumasseau, on prend de la charpie brute de la main droite, et avec le pouce et l'indicateur de la main gauche, on saisit tous les brins qui dépassent, et ainsi de suite jusqu'à ce que l'on ait fait un plumasseau d'une grandeur et d'une épaisseur convenables; la partie moyenne doit être plus épaisse que les bords. On obtient ainsi une masse molle, souple, aérée, pouvant facilement absorber les liquides. Les fils qui dépassent chaque bord des plumasseaux doivent être ébarbés avec des ciseaux, ou, mieux, repliés sur la face du plumasseau, qui ne doit pas être en contact avec la plaie. Il faut encore faire attention à ce qu'il n'y ait pas de nœuds, surtout sur les bords, ni sur la face interne.

Le plumasseau peut être appliqué à nu sur une plaie; dans ce cas, il absorbe assez bien le pus sécrété; ou bien, enduit de cérat ou d'autres substances médicamenteuses, alors il n'absorbe presque pas.

b. Boulettes, rouleaux. — Pour faire des boulettes ou des rouleaux de charpie, on roule dans la paume de la main de la charpie, de manière à en faire une masse allongée dans le rouleau, arrondie dans la boulette. Si on veut absorber les liquides sécrétés, ils doivent être très peu serrés ; si, au contraire, on veut établir un certain degré de compression, il faut les serrer davantage. Ils servent encore à écarter les bords des solutions de continuité, ainsi que de conducteurs aux substances médicamenteuses.

c. Bourdonnets. — Les bourdonnets ne sont autre chose que des boulettes ou des rouleaux plus serrés, que l'on introduit dans les plaies dont on veut empêcher la réunion, ou bien dans quelques cavités naturelles, les fosses uasales, par exemple. Lorsqu'on doit les introduire profondément, on y attache à leur partie moyenne un ou plusieurs fils, afin de pouvoir les tirer facilement à l'extérieur. Ce fil doit être souvent fixé au-dehors, afin que le bourdonnet ne disparaisse pas ; dans le rectum, par exemple, il pourrait remonter, entraîné par les contractions antipéristaltiques de l'intestin.

Le bourdonnet est peu employé dans les plaies, parce qu'il s'oppose à l'écoulement du pus.

d. Tente. — La tente n'est qu'un bourdonnet arrondi, et dont le fil est attaché à l'extrémité ; elle est peu employée maintenant.

e. Mèche. — La mèche est un amas de longs fils parallèles que l'on introduit entre les lèvres des solutions de continuité pour en empêcher la réunion, et pour nécessiter la marche de la cicatrisation des parties profondes vers les parties superficielles. Nous avons vu plus haut comment les mèches s'introduisent au moyen du porte-mèche.

f. Pelote. — La pelote est un amas de charpie que l'on amoncèle dans un linge, dont on noue les bords de manière à en former une espèce de sac. La pelote se prépare quelquefois à l'avance ; mais souvent aussi on place préalablement le linge, et on introduit la charpie brin à brin, et lorsqu'on en a introduit une quantité suffisante, on noue les bords du linge comme il a été dit plus haut.

Quand on veut retirer la pelote, on procède d'une manière inverse. Par ce moyen, on peut facilement comprimer dans une cavité à orifice plus étroit, et on peut retirer la pelote sans faire souffrir le maiade, et sans causer des ébranlements qui pourraient rappeler une hémorrhagie; on se sert encore de pelote pour exercer la compression sur le trajet des vaisseaux, quand on n'a pas à sa disposition des moyens meilleurs.

§ II. Pièces de linges.

Les linges de toile sont préférables aux autres; ils doivent être assez fins et demi-usés. Si la toile était trop grosse ou trop neuve, elle serait trop dure, s'appliquerait mal sur les plaies, et serait trop irritante. Les linges blancs de lessive sont les meilleurs; mieux nettoyés par l'action des sels que l'on a employés pour les laver, ils absorbent plus facilement. Les linges de coton peuvent être également mis en usage, surtout quand ils doivent servir d'enveloppes aux pièces de pansement, de bandes ou de remplissage, et généralement quand ils ne sont pas appliqués sur des plaies.

Les linges qu'on emploie dans les pansements sont des compresses, des linges pleins, ou bien des linges fenêtrés, des bandelettes découpées, effilées ou à séton.

1° *Compresses.* — Les compresses sont des pièces de linge destinées à recouvrir les plaies; elles doivent être unies, sans plis et sans ourlets; elles peuvent être simples ou bien pliées en plusieurs doubles : en général, les compresses sont repliées. On les emploie sous diverses formes : ou bien elles sont entières, ou bien fendues. Elles sont carrées lorsqu'elles sont pliées de manière à représenter un carré : triangulaires lorsqu'elles sont pliées en triangle. Lorsque la longueur de la compresse pliée est trois ou quatre fois plus grande que la largeur, c'est une *compresse longuette.*

2° *Compresses graduées.* — On donne le nom de compresses graduées à une compresse repliée plusieurs fois sur elle-même, de manière à faire une pyramide tronquée. Pour faire une compresse graduée, on prend une compresse longuette assez fine ; on fait un premier pli, qui doit être la base de la pyramide, puis un second plus petit, puis un troisième plus petit encore, jusqu'à ce que la largeur de la compresse soit épuisée. Le dernier pli est très étroit, et forme le sommet de la pyramide ; la base doit avoir une largeur en rapport avec l'usage qu'on veut faire de la compresse : il en est de même de la hauteur.

Pour maintenir en place les plis qui constituent cette pyramide, il faut la mouiller immédiatement, ou, ce qui serait mieux, passer un fil d'espace en espace de la base au sommet sur toute la longueur de la compresse. On peut faire encore une compresse graduée en superposant de petites compresses étroites. Il est bien entendu que celles-ci doivent être d'autant plus étroites que l'on approche davantage du sommet, et qu'elles doivent toujours être maintenues par un fil. On emploie les compresses graduées pour rapprocher les bords des solutions de continuité, comprimer les vaisseaux sur leur trajet, refouler les chairs dans l'espace interosseux dans les fractures de l'avant-bras, etc.

3° *Compresses fendues.* — Les compresses fendues sont la *croix de Malte*, compresse carrée simple, fendue à ses quatre angles de manière à laisser au centre un espace entier de 2 ou 3 centimètres. Elle sert pour faire des pansements sur des parties saillantes, au sommet desquelles on applique le centre de la compresse.

La *demi-croix de Malte* est celle dont on n'a fendu que deux angles du même côté.

La *compresse fendue* est une compresse longuette fendue parallèlement à ses bords jusqu'au tiers ou la moitié de sa longueur. Elle peut être fendue à deux ou trois chefs, suivant le nombre des fentes parallèles ; elle sert pour relever les chairs dans les amputations ; elle sert encore dans les bandages invaginés (voy. *Bandages*). Si la compresse est très longue, très étroite, fendue à ses deux extrémités de manière à ne laisser au milieu que quelques centimètres sans être coupés, on lui a donné le nom de *fronde*. Cette compresse est souvent percée d'un trou à son milieu.

4° *Compresse fenêtrée*. — La compresse fenêtrée est celle qui se trouve percée d'une grande quantité de petits trous, faits, soit à l'emporte-pièce, soit avec des ciseaux, soit en tirant dans les deux sens de la compresse un certain nombre de fils parallèles. On a réservé à cette espèce de compresse le nom de *linge troué*, et on donne plutôt le nom de compresse fenêtrée à une compresse percée d'un trou ou de plusieurs trous, dont la forme et la grandeur sont en rapport avec la plaie dont on veut garantir les bords.

Les compresses sont tantôt employées sèches : dans ce cas, elles servent à maintenir les autres pièces d'appareil, les plumasseaux par exemple ; ou bien employées mouillées : alors elles sont appliquées directement sur la peau ou la plaie. Enfin on les emploie enduites de cérat, ou plus rarement d'autre pommade ou onguent ; dans ce dernier cas, on fait le plus souvent usage du linge troué.

5° *Bandelette découpée*. — On emploie encore dans les pansements des bandelettes de linge étroites, dont on a coupé leurs bords par de petites incisions perpendiculaires à la longueur de la bandelette. C'est ce que l'on appelle *bandelette découpée*. Elle doit être employée enduite de cérat, et placée à plat circulairement autour de la plaie, de telle manière que le bord dentelé soit en dehors et que le bord entier soit en dedans et dépasse les bords de la plaie de quelques millimètres. Elle sert à empêcher les brins de charpie de s'accoler sur les bords de la plaie et de les déchirer.

6° *Bandelette à séton*. — Si de chaque côté d'une longue bandelette étroite on enlève des fils parallèles à la longueur, on aura la *bandelette effilée* ou *mèche à séton*. Celle-ci, dont les deux bords sont comme frangés, est introduite,

enduite de cérat, dans un trajet fistuleux, afin d'en empêcher la cicatrisation.

§ III. Des bandes.

Les bandes sont des espèces de linges destinés le plus
souvent à maintenir les autres pièces d'appareil au moyen
de tours circulaires.

Chaque bande a deux extrémités que l'on nomme *chefs*.
La partie intermédiaire est appelée *plein*. Les bandes
doivent être de toile rendue souple par l'usage ; des bandes
de linge neuf seraient trop dures, trop glissantes, et outre
que le bandage serait difficile à appliquer, il n'aurait pas
une solidité convenable. Il faut également retrancher les
ourlets, qui pourraient nuire à l'application du bandage, et
surtout blesser la peau par leur contact immédiat avec eux.
Les bandes doivent être coupées en droit fil et surfilées autant que possible. Lorsqu'on peut ajouter une bande à une
autre, il faut que la couture soit faite de manière à ne pas
faire d'ourlets.

Une bande ne doit pas être trop longue, car son application serait très fatigante pour le malade, et d'ailleurs tous
les bandages faits avec de longues bandes sont beaucoup
plus difficiles à serrer convenablement. Une bande trop
large s'applique mal, surtout quand les organes n'ont pas
partout le même volume.

La largeur que l'on doit donner aux bandes varie avec
l'usage que l'on veut en faire ; ainsi, large d'un travers de
doigt pour les lèvres, les doigts, on peut lui en donner
quatre quand on l'applique sur le tronc ; mais la largeur
ordinaire des bandes est de trois travers de doigt. Leur
longueur est aussi très variable. On ne doit jamais employer
de bandes plus longues que 15 mètres ; encore celles-ci ne
doivent l'être que rarement. La longueur doit être assez
grande pour envelopper complétement la partie sur laquelle
elle doit être appliquée.

Si les bandes n'étaient pas préalablement roulées, il serait impossible de les appliquer. Les bandes roulées sont dites à un ou à deux globes. Dans le premier cas, un des chefs se trouve libre ; l'autre est au centre du rouleau appelé globe. Dans l'autre, les deux chefs sont au centre des deux rouleaux réunis par le plein de la bande. La manière de rouler une bande est très importante pour le médecin. Pour faire cette petite opération, il replie plusieurs fois sur lui-même le chef terminal de la bande, de manière à en faire un petit cylindre. Il saisit entre le pouce et l'index de la main droite l'axe du cylindre ; le plein de la bande est appuyé sur le bord radial du doigt indicateur de la main gauche, et y est maintenu fixé par le pouce du même côté ; l'annulaire et le petit doigt de la même main maintiennent la bande solidement dans la paume de la main gauche. Alors les deux doigts de la main droite font rouler la bande sur son axe de droite à gauche, de telle sorte que le plein de la bande s'enroule successivement sur le pivot initial, et on continue jusqu'à ce que la bande soit épuisée. Si on veut rouler la bande à deux globes, on agit de la même manière, les deux chefs de la bande servant de pivot initial, et on termine le premier globe quand on lui a donné une longueur suffisante. En général, il y a toujours dans ces dernières bandes un globe plus petit que l'autre.

Ainsi roulées, les bandes sont appliquées sèches ou mouillées, soit avec de l'eau, soit avec des substances médicamenteuses résolutives, narcotiques, etc. Les bandes mouillées s'appliquent mieux que les bandes sèches ; elles ont la propriété de se resserrer après leur application, mais elles ont l'inconvénient de s'effiler davantage. Elles sont fort souvent employées.

On recouvre souvent les bandes d'une substance, dextrine, amidon, etc., propre à coller les différents tours de bande, et à faire ainsi un bandage d'une seule pièce. Nous parlerons de ces appareils, dits *appareils inamovibles*, en décrivant les appareils de fracture.

Outre les bandes de toile, on peut encore se servir de bandes de coton, de percale ; mais elles sont trop peu résistantes. Les bandes de laine sont trop épaisses, trop extensibles, échauffent trop inégalement la peau ; mais elles s'appliquent mieux sur les parties. Ce qui rend leur usage peu fréquent chez nous, c'est qu'elles sont d'un prix beaucoup plus élevé que les bandes de toile, qu'elles se salissent très vite et absorbent très facilement les miasmes putrides. Les bandes en caoutchouc s'appliquent aussi très facilement ; mais, outre qu'elles sont d'un prix très élevé, elles se distendent par la chaleur, se resserrent par le froid, et pressent ainsi nos tissus d'une manière très inégale.

Les bandes en ruban de fil ou de coton sont mauvaises ; elles glissent facilement, elles ont surtout l'inconvénient de blesser par leurs bords tranchants inextensibles. En Allemagne, on a remédié à cet inconvénient en faisant le ruban destiné à faire des bandes avec un fil plus fin, plus poreux, et passant entre les anses de fil qui vont d'un bord de la bande à l'autre une petite soie de sanglier qu'on retire lorsque la bande est terminée ; ils ont, au lieu d'une lisière dure, peu extensible, une série de petites boucles qui laissent au tissu toute son élasticité. Ces bandes ont l'avantage de ne pas s'effiler, coûtent moins cher que nos bandes de toile et s'appliquent aussi bien qu'elles. Il serait à désirer qu'elles fussent naturalisées en France. Percy les nomme *bandes bouclées.*

CHAPITRE IV.

Des médicaments topiques.

Les topiques sont des médicaments que l'on applique à la surface de la peau ou seulement à l'entrée des cavités naturelles, mais qui jamais ne traversent l'appareil digestif.

D'après leur consistance on peut diviser les topiques en solides, liquides et gazeux. Les topiques mous, qui tiennent le milieu entre les solides et les liquides, sont en général composés d'une partie liquide et d'une partie solide.

D'après leur action sur l'organisme, ils agissent soit localement : ce sont les topiques proprement dits, soit par absorption : ce sont les topiques absorbables.

L'action des topiques proprement dits, quoique bornée à l'étendue de la peau sur laquelle ils sont appliqués, se fait ressentir souvent dans tout l'organisme : ainsi ils sont dérivatifs quand ils doivent déterminer une inflammation moins grave pour en détourner une autre qu'il est davantage ; tels sont, la farine de moutarde, employée comme sinapisme, les vésicatoires, les cautères, etc.

Le mode d'agir des topiques est aussi très variable : ainsi ils sont caustiques, irritants, émollients, narcotiques, etc. ; enfin quelques topiques agissent d'une manière spécifique, le quinquina, l'onguent mercuriel.

Les topiques exigent des soins consécutifs, lorsque, par exemple, ils laissent après eux, soit des escarres, dans les cautères, soit des phlyctènes, dans les vésicatoires, etc.

Il ne sera question dans cette première partie que des topiques qui ne nécessitent après leur application aucun soin consécutif, et nous ne décrirons les autres que dans la seconde partie.

Les topiques s'appliquent sur la peau recouverte par son épiderme; d'autres fois l'épiderme est soulevé par un vésicatoire, et on met en contact avec le derme des substances destinées à être absorbées : ce dernier mode d'administration s'appelle *endermie*. Dans cette méthode on emploie le plus souvent des substances solides réduites à l'état de poudre très fine et assez actives pour pouvoir agir sous un petit volume.

Quant aux premiers, on les emploie à l'état solide : ce sont les caustiques; nous les décrirons plus loin avec les cautères. A l'état mou, ce sont : les cérats, onguents, emplâtres, etc., les différentes espèces de cataplasmes, etc. ; enfin à l'état liquide, ce sont les frictions, les onctions, les bains généraux et locaux, les lavements, les gargarismes, etc.; à l'état gazeux, les bains de vapeur, les fumigations, etc.

§ I. Cérats.

Les cérats sont des composés de cire, d'huile et d'eau, ayant la consistance du miel.

Les cérats sont simples, blancs ou jaunes, selon qu'ils sont préparés avec de la cire blanche ou jaune. Les cérats sont composés lorsqu'au cérat simple on ajoute divers médicaments de manière à lui donner des propriétés qu'exigent les indications. C'est ainsi qu'on fait le *cérat de Goulard*, et qu'on donne au cérat une propriété résolutive en y ajoutant de l'extrait de saturne, *sous-acétate de plomb*; du *cérat opiacé ou narcotique*, en y ajoutant du laudanum; du *cérat soufré*, du *cérat mercuriel*, en y ajoutant de la fleur de soufre, de l'onguent napolitain. On fait avec l'extrait de belladone, de l'eau distillée et du cérat, une pommade appelée *cérat belladoné* ou *pommade de belladone*, qu'employait Chaussier pour dilater le col de l'utérus dans les accouchements laborieux; il portait cette pommade à l'orifice du col au moyen d'une petite seringue à ouverture très large : il a tiré de bons effets de l'emploi de ce médicament.

Le cérat est le topique dont on fait le plus habituellement usage dans les pansements. Soit simple, soit composé, il s'emploie de la même manière, en contact avec les plaies, ou en simples frictions seulement. Je ferai remarquer que le cérat simple est le plus souvent employé dans le pansement des plaies, tandis que les cérats composés sont d'un plus fréquent usage en frictions.

Pour le pansement des plaies, des ulcères, etc., le cérat est étalé sur un linge percé d'un grand nombre de petits trous, que nous avons désigné sous le nom de linge criblé, ou sur une bandelette découpée, ou sur des plumasseaux.

N'étant destinée qu'à empêcher les pièces d'appareil d'adhérer aux bords des plaies, la couche de cérat, que l'on étend, soit sur le linge criblé, soit sur la bandelette découpée, doit être très mince; trop épaisse, elle serait nuisible, car le cérat s'attachant sur la peau, aux environs de la plaie, formerait des croûtes qu'il faut toujours enlever, et souvent, lorsqu'elles existent depuis quelque temps, cela devient assez difficile.

Si on applique un plumasseau de charpie par-dessus le linge cératé, il ne faut pas le couvrir de cérat; ce topique empêcherait le pus qui passerait par les petits trous du linge criblé d'être absorbé par la charpie.

Le pansement avec le cérat constitue le pansement simple.

Pour faire ce pansement, on couvre un linge criblé, de grandeur convenable, d'une couche mince de cérat, on l'applique sur la plaie, on ajoute par-dessus une couche de charpie proportionnée à l'abondance de la suppuration ; une ou plusieurs compresses sont posées par-dessus la charpie, et tout l'appareil est maintenu au moyen d'un bandage approprié, soit circulaire, soit spiral.

Si on veut, au moyen de la charpie, exciter légèrement la plaie, on en couvre les bords d'une bandelette découpée, préalablement enduite de cérat ; cette bandelette ne doit pas dépasser les bords de la plaie de plus de 3 à 4 millimètres ; puis, au centre, on place un plumasseau. La bandelette empêche la charpie d'adhérer aux bords de la plaie ; le pus, qui est interposé entre la surface de la plaie et de la charpie, empêche celle-ci d'adhérer. Sauf cette modification, ce pansement se fait de la même manière que le précédent.

Le cérat s'emploie, comme nous l'avons déjà dit, en frictions ; il sert à adoucir la peau. On l'étale encore sur des linges placés, soit pour recouvrir des surfaces excoriées, soit pour prévenir l'excoriation de parties exposées à une pression permanente ou considérable : au siége, par exemple, lorsque les malades doivent rester longtemps au lit ; autour des articulations sur lesquelles on applique les liens extensifs, lorsqu'on veut réduire une luxation. Enfin on l'emploie sur des parties couvertes de croûtes que l'on veut ramollir, ou sur les parties du corps que l'on veut raser.

Les cérats composés s'appliquent, d'après les mêmes règles, sur les solutions de continuité, mais ils sont de préférence étalés sur des plumasseaux ; ils sont plus souvent employés en frictions que les cérats simples.

§ II. Pommades.

Les pommades sont des médicaments composés, ayant pour base des corps gras, et principalement la graisse de porc ou axonge ; on emploie encore, comme base des pommades, le beurre, l'huile et même le cérat simple. Il entre toujours, dans la composition des pommades, un principe médicamenteux : ainsi le cérat simple, l'axonge, qui sont quelquefois employés seuls en frictions, ne peuvent être désignés sous le nom de pommade ; du reste, la consistance est exactement la même, la différence ne consiste que dans la composition.

La composition des pommades est très variable : les unes ne renferment avec la matière grasse que des huiles essentielles : ce sont les *cosmétiques* ; les autres renferment des substances plus actives, et s'emploient de diverses manières et à des doses très différentes.

Nous allons nous occuper des espèces de pommades les plus importantes, et nous indiquerons la manière de les employer. La dénomination des différentes espèces de pommades est très irrégulière ; il en est de même du reste des onguents : elle est tirée, tantôt de leur composition, tantôt des maladies dans lesquelles on les emploie, tantôt du résultat qu'on veut en obtenir, etc. C'est ainsi que l'on dit *pommade mercurielle, pommade anti-ophthalmique, pommade vésicante*, etc.

Les pommades anti-ophthalmiques sont très nombreuses ; elles doivent agir directement sur les paupières ou sur le globe de l'œil. Pour les employer, on prend gros comme une lentille de la pommade dont on veut faire usage, et on l'applique sur la partie malade, selon l'effet que l'on veut obtenir ; telles sont les pommades au précipité rouge, au nitrate d'argent, au calomel, etc. Pour que ces pommades puissent agir, il faut qu'elles soient en contact avec les parties malades. D'autres fois, la pommade doit agir à distance : alors il faut faire des frictions, soit sur les paupières, soit sur les tempes, le front : telles sont les pommades mercurielles, opiacées, belladonées ; dans ce cas elles sont employées à plus forte dose que les précédentes.

La pommade d'Autenrieth, composée d'axonge et d'un huitième de tartre stibié, est employée en frictions sur la peau, et détermine une éruption semblable à celle de la petite vérole. Les frictions doivent être faites plusieurs fois par jour, jusqu'à ce que l'éruption soit assez confluente.

L'emploi de certaines pommades exige de grandes précautions et de la surveillance : telles sont les pommades mercurielles, celles dans lesquelles il entre des préparations de plomb, etc.

La pommade mercurielle double, ou onguent napolitain, est employée souvent pour graisser le linge, les plumasseaux, dans les pansements ordinaires, mais le plus souvent en onction ou en frictions. Lorsque l'on veut agir sur l'économie tout entière, elle s'emploie à faible dose de 2 à 8 grammes en frictions deux fois par jour. D'autres fois, quand on veut agir d'une manière toute locale, dans la péritonite, dans les phlegmons, il faut en prendre de 8 à 12 grammes pour une friction toutes les deux heures; mais, je le répète, il faut surveiller attentivement l'emploi de cette pommade, qui détermine quelquefois très rapidement la salivation.

La pommade à l'iodure de plomb peut exposer aux accidents des préparations de plomb, telles que des coliques, des paralysies saturnines: aussi doit-elle être également surveillée avec soin.

La pommade épispastique, ayant pour principe actif les cantharides, sert à activer les vésicatoires; nous verrons plus tard comment cette pommade doit être employée; mais je dois faire remarquer que l'action des cantharides sur les voies urinaires peut quelquefois déterminer des accidents: aussi est-il toujours prudent d'ajouter un peu de camphre à cette pommade. Dans le cas cependant où cette addition ne suffirait pas pour empêcher les accidents, il faudrait substituer une autre pommade, la pommade au garou, également épispastique, à la vérité moins active, mais qui n'agit pas sur la vessie.

Les pommades employées en frictions adhèrent toujours à la peau. Lorsque l'on veut en cesser l'usage, ou qu'on veut faire de nouvelles frictions, il faut avoir soin de nettoyer la peau; pour cela il faut la laver avec un peu d'huile ou avec de l'eau de savon légère.

§ III. Onguents.

On nomme *onguents* des composés de consistance molle, pouvant se liquéfier à la température du corps, qui contiennent des résines ou des huiles essentielles. Ils se distinguent des pommades en ce que celles-ci ne contiennent pas de résine, et des emplâtres en ce que ceux-ci contiennent des sels métalliques qu'on ne retrouve pas dans les onguents.

La composition des onguents est extrêmement variable; quoi qu'il en soit, ils possèdent en général des propriétés irritantes. Très employés autrefois, leur usage est presque complétement abandonné; on ne s'en sert plus que pour activer les plaies dont la suppuration marche mal : tels sont l'*onguent styrax*, l'*onguent digestif*, le *baume d'Arceus*, l'*onguent basilicum*. Ces onguents s'appliquent sur les solutions de continuité pour en activer la suppuration; pour cela on en étale une couche plus ou moins épaisse sur un plumasseau qui est appliqué sur la plaie. Le blanc rhasis ou onguent blanc camphré est employé comme répercussif dans les entorses, les brûlures.

L'onguent basilicum est encore employé comme maturatif, et sert souvent de base aux autres onguents.

§ IV. Emplâtres.

Les emplâtres diffèrent des onguents en ce qu'ils contiennent des oxides métalliques. Ils sont plus consistants et se ramollissent beaucoup plus difficilement.

En général irritants, ils doivent cette propriété, non seulement à leur composition, mais encore à leur solidité. En effet, appliqués sur la peau, ils la ramollissent en empêchant la sueur de s'évaporer, et causent de cette manière des érysipèles fréquents ; c'est ce que nous verrons plus tard en décrivant les bandelettes agglutinatives. L'oxide métallique le plus souvent employé dans la composition des emplâtres est la litharge : c'est celui qui se combine le mieux avec la graisse.

Pour conserver les emplâtres, on les roule de manière à en faire des cylindres assez volumineux ; de cette manière l'air n'agissant qu'à leur surface laisse intacte la plus grande partie de l'emplâtre ; autrement ils se dessécheraient, deviendraient cassants et ne pourraient plus servir.

Quand on veut faire usage d'un emplâtre, on le ramollit et on l'étale sur une pièce de linge ou un morceau de peau pour pouvoir l'appliquer facilement.

Les emplâtres sont beaucoup plus adhérents que les onguents : aussi restent-ils plus longtemps appliqués, ordinairement de huit à quinze jours.

Il est quelques onguents qui présentent une consistance aussi grande que celle des emplâtres. On leur a donné le nom d'*onguents emplastiques ;* ils ne diffèrent de ceux-ci que parce qu'il n'entre pas d'oxide métallique dans leur composition ; ils s'emploient de la même manière que les emplâtres : tels sont la *poix de Bourgogne*, l'*emplâtre d'André de la Croix*, l'*onguent solide de blanc de baleine.*

L'usage des emplâtres est presque entièrement abandonné ; on ne se sert plus que de l'emplâtre de poix de Bourgogne simple ou saupoudré avec du tartre stibié ; ce dernier emplâtre agit de la même manière que la pommade d'Autenrieth. On se sert encore d'emplâtre narcotique : c'est un emplâtre simple auquel on ajoute de l'extrait de ciguë. Mais ceux dont on fait le plus fréquemment usage sont l'emplâtre de *Vigo cum mercurio,* l'emplâtre de *diachylon* ou *sparadrap de diachylon*, dont on fait les bandelettes agglutinatives.

L'emplâtre de Vigo est employé comme résolutif ; il s'applique sur les engorgements ganglionnaires , scrofuleux ou syphilitiques ; il sert aussi à faire des bandelettes que l'on applique sur certains ulcères. Enfin il a été employé avec beaucoup de succès par M. Serres pour faire avorter la variole à la face , et empêcher ces cicatrices qui défigurent quelquefois les malades d'une manière si horrible. Du reste, nous reviendrons sur ce sujet dans la deuxième partie de cet ouvrage , en parlant du traitement abortif de la variole.

§ V. Agglutinatifs.

Lorsque les emplâtres sont étendus d'une manière uniforme sur un tissu de linge de toile ou de coton , etc. , on leur a donné le nom de *sparadraps*, et ce sont ces topiques qui sont employés comme agglutinatifs.

Pour qu'un sparadrap soit bon , il faut que l'emplâtre ne se détache pas par écaille, qu'il soit assez souple pour pouvoir se mouler sur les parties, qu'il puisse se ramollir assez à la température du corps pour se coller parfaitement sur la peau, enfin qu'il puisse s'enlever en totalité sans laisser sur la peau des parcelles qui la salissent.

Les sparadraps sont employés, soit en morceaux de formes diverses , ou bien découpés en bandelettes.

Les morceaux de sparadrap sont d'un usage fréquent pour les pansements des cautères et de toutes les plaies ou ulcérations peu étendues ; on s'en sert encore pour empêcher la peau qui recouvre le sacrum de s'excorier lorsque les malades restent longtemps au lit. Lorsque les morceaux de sparadrap doivent avoir une certaine étendue, il faut, afin que l'emplâtre s'applique d'une manière plus exacte, faire sur les angles des incisions, ainsi qu'il a été dit pour le linge plein taillé en croix de Malte.

Mais c'est sous la forme de bandelettes agglutinatives que les sparadraps sont le plus souvent employés.

Les bandelettes sont des lanières de sparadrap de 2 centimètres de large environ et d'une longueur proportionnée au volume de la partie que l'on doit couvrir; si ces bandelettes, par exemple, doivent servir à une plaie ou à un ulcère d'un membre, elles doivent être assez longues pour faire une fois et demie le tour du membre.

Pour faire ces bandelettes, on prend un rouleau de sparadrap tel qu'on le trouve dans le commerce : ce sont de longues bandes de sparadrap, larges de 30 centimètres environ, recouvertes d'une couche assez mince d'emplâtre, soit de diachylon, soit de Vigo. Ce sont à peu près les deux seuls emplâtres employés maintenant. L'emplâtre doit être étalé d'une manière uniforme, et on y arrive facilement en faisant passer la pièce de linge et l'emplâtre à travers une espèce de laminoir horizontal qui ne permet le passage que de la lame de linge parfaitement étendue et d'une couche d'emplâtre. Cet instrument a reçu le nom de *sparadrapier*. La pièce de linge sur laquelle on étend l'emplâtre doit être assez mince, et présenter sur une de ses faces, celle qui doit être en contact avec l'emplâtre, des villosités, afin que celui-ci puisse mieux adhérer.

Pour tailler les bandelettes, dis-je, on prend un de ces rouleaux, on déroule le sparadrap dans une longueur égale à celle que l'on doit donner aux bandelettes, on coupe les deux lisières, qui présentent sur leurs bords des couches d'emplâtres plus épaisses et inégalement étendues. On saisit de la main gauche l'extrémité libre de la bande, pendant qu'un aide tient convenablement tendue toute la lame de sparadrap qui a été déroulée en tirant légèrement sur le rouleau lui-même. De la main droite, le chirurgien tient des ciseaux qu'il dirige rapidement et à droit fil vers l'aide;

de cette manière on taille des bandelettes d'une largeur convenable et bien droite. Les ciseaux ne doivent pas être conduits en coupant, la simple pression de leurs deux bords tranchants suffit pour diviser le sparadrap; si les ciseaux étaient conduits en coupant, les bandelettes ne présenteraient pas toujours toute la régularité désirable.

Il faut bien se garder de déchirer les bandelettes de leur extrémité libre vers leur extrémité adhérente, car l'emplâtre n'étant pas coupé s'enroulerait par écailles, laisserait les bords des bandelettes dégarnis, et ceux-ci ne pourraient plus adhérer convenablement.

Pour employer ces bandelettes, il suffit le plus souvent de les appliquer sur la peau sans aucune préparation; mais il est quelquefois besoin de les chauffer ; il faut avoir soin dans ce dernier cas de ne pas les exposer trop longtemps à la chaleur, car le linge absorberait l'emplâtre, et celui-ci ne pourrait plus adhérer aux parties.

Les bandelettes ainsi taillées servent à fixer les pièces de pansement ; dans ce cas, elles sont dirigées dans tous les sens, et se croisent sur le milieu des premières pièces d'appareil; elles servent à rapprocher les bords des solutions de continuité, à agir comme topiques sur les ulcères, et à les comprimer, etc. Nous décrirons dans la troisième partie la manière d'appliquer les bandelettes, et les cas qui nécessitent leur emploi.

Lorsque les plaies siègent à la face, aux doigts, qu'elles sont peu étendues, on se sert d'une autre espèce d'agglutinatif: c'est le *taffetas d'Angleterre* ; il est composé d'ichthyocolle dissoute dans l'eau, et que l'on fait bouillir avec de l'alcool. Ce taffetas est extrêmement adhérent ; on l'applique en mouillant légèrement la surface recouverte par le mélange dont je viens de parler : pour l'enlever, il suffit de l'humecter de nouveau jusqu'à ce qu'il soit complétement ramolli (1).

(1) J'ai vu employer à l'hôpital de la Charité , dans le service

§ VI. Cataplasmes.

Les cataplasmes, ou épithèmes, sont des topiques mous, humides, formés de poudres ou de farines irritantes ou émollientes, délayées de manière à en faire une bouillie épaisse, que l'on étale sur un linge, afin qu'ils puissent être appliqués à la surface des parties.

Les cataplasmes sont simples ou composés : les premiers sont ordinairement formés d'eau et de farine, etc.; les seconds sont le plus souvent les cataplasmes simples, auxquels on ajoute différentes substances plus actives, telles que poudres, solutions médicamenteuses, etc.

L'eau est le véhicule ; la substance qui doit donner au cataplasme sa consistance est l'excipient ; les médicaments surajoutés sont dits accessoires : ces dernières substances n'appartiennent qu'aux cataplasmes composés.

Le véhicule le plus communément employé est l'eau, soit simple, froide ou chaude, soit chargée de principes médicamenteux, tels que les gélatineux, toniques, astringents, narcotiques, etc. On peut employer encore le lait, le sérum, le vin, les huiles, etc.

L'excipient est, en général, composé de matières féculentes : telles sont la farine de graine de lin, de riz, d'orge, de moutarde, la fécule de pomme de terre. On emploie encore des racines, soit cuites et réduites en pulpe, soit râpées : telles sont les racines de carotte, de guimauve, les rhizômes de pomme de terre, les bulbes d'ail, d'oignon, de lis, etc.; enfin des feuilles et des tiges : celles-ci doivent

de M. Gerdy, un emplâtre agglutinatif qui avait la plus grande analogie avec le taffetas d'Angleterre : ce taffetas aurait la propriété de prévenir les érysipèles, qui sont si fréquents lorsque l'on fait usage des bandelettes agglutinatives de diachylon gommé. (Voy. *Traitement des plaies.*)

3.

être écrasées ou cuites : telles sont la guimauve, la mauve, la morelle, le raifort, le cresson, le beccabunga, la ciguë, etc.; enfin des pulpes de fruits, la pomme de reinette cuite, par exemple. Enfin on applique quelquefois des omelettes comme cataplasmes. Je ne parlerai pas de cette pratique dégoûtante, qui faisait appliquer sur certaines plaies des cataplasmes d'animaux entiers, des vers de terre, par exemple, des moitiés de pigeons, des peaux de moutons encore sanglantes. Toutes ces immondices, qui jadis étaient regardées comme ayant une grande vertu, sont à juste titre abandonnées.

Le plus souvent les cataplasmes ont besoin d'être préparés au feu; mais il en est quelques uns auxquels le feu enlève leur propriété. Ainsi on ne doit pas exposer au feu les substances qui doivent être employées crues, ni celles qui contiennent des principes volatils que le feu pourrait faire disparaître, ni celles qui contiennent des principes que la chaleur pourrait détruire. Il est toujours inutile de prolonger l'ébullition des cataplasmes; lorsque les substances qui doivent les composer sont suffisamment cuites, ils doivent être retirés du feu, sauf plus tard à les réchauffer, s'il est nécessaire.

Les médicaments accessoires qu'on ajoute aux cataplasmes sont destinés à en augmenter l'activité; souvent même ils donnent eux seuls la propriété au cataplasme. Ces substances sont très variables, nous en parlerons en décrivant les différentes espèces de cataplasmes; je ferai remarquer seulement qu'il faut faire attention à ne pas ajouter des médicaments qui, en contact avec l'excipient, neutraliseraient l'action de ce dernier, et n'agiraient plus eux-mêmes, neutralisés par l'excipient.

Les cataplasmes composés ont une action spéciale due aux médicaments qu'on y ajoute; mais en outre, comme les cataplasmes simples, ils agissent par leur humidité, qui ramollit la peau et rend plus facile l'absorption du médicament par leur température.

La température ordinaire des cataplasmes est de 30 à 35 degrés centigrades ; presque constante pendant tout le temps qu'ils restent appliqués , elle maintient la partie qu'ils recouvrent à une température égale.

Les cataplasmes froids sont employés comme répercussifs ; ceux-ci cessent d'agir lorsque le cataplasme est élevé à la température de la peau ; ou bien comme astringents, résolutifs , tels que la pulpe de pomme de terre , la gelée de groseilles. L'action de ces cataplasmes est moins grande, à la vérité, lorsqu'ils sont échauffés ; mais néanmoins ils agissent plus longtemps que lorsqu'ils sont employés comme répercussifs.

Les cataplasmes très chauds, à 40 ou 45 degrés centigr. , sont employés comme dérivatifs ; on les applique sur les extrémités : ils rougissent la peau , causent de la douleur , et cessent d'agir lorsque leur température s'est abaissée.

La durée de l'application d'un cataplasme varie suivant les circonstances relatives , soit à l'action qu'on veut produire, soit à sa composition. Quelquefois un cataplasme reste appliqué pendant quelques heures seulement, et ne doit plus être remplacé ; d'autres fois , lorsqu'il doit être renouvelé, on le laisse pendant douze heures. Si on le maintient plus longtemps appliqué , il s'aigrit , et ses propriétés changent ; il devient dur, et irrite la peau, sur laquelle il forme des sillons rouges douloureux , contenant la pâte du cataplasme desséché , et qu'il est quelquefois très difficile d'enlever.

Les cataplasmes froids doivent être renouvelés aussitôt qu'ils se sont échauffés.

Enfin les cataplasmes médicamenteux doivent être renouvelés plus souvent que les cataplasmes émollients , surtout quand ils renferment des substances susceptibles de s'altérer par la chaleur.

Les cataplasmes peuvent être appliqués à nu ou entre deux linges.

La manière de faire un cataplasme est très simple. On choisit une pièce de linge un peu plus grande que le cataplasme que l'on veut faire. Le linge étant étendu sur une table, on verse sur le milieu la pâte qui doit faire le cataplasme, on replie le linge sur lui-même et sur la pâte avec les deux mains ; on fait glisser la pâte entre les deux lames de linge ; lorsqu'elle commence à s'étendre, on tire la lame de linge supérieur de manière à entraîner la pâte avec elle ; on répète cette petite opération pour chacun des côtés du cataplasme, et la pâte, régulièrement étendue, formera une couche uniforme, qui doit avoir 2 centimètres d'épaisseur environ ; alors on replie les quatre bords du cataplasme dans une étendue de 6, 8 centimètres, et même davantage, si la pâte était trop molle ou le cataplasme trop étendu ; de cette manière on y fait une espèce d'encadrement qui empêche la pâte de fuser de tous côtés.

Je viens de dire que l'épaisseur du cataplasme était de 2 centimètres environ : plus mince, il se dessécherait trop rapidement ; trop épais, il fatiguerait le malade.

Si on veut faire usage d'un cataplasme entre deux linges, on recouvre la partie restée à nu d'un linge fin, ou mieux d'une mousseline ou d'une gaze très claire ; dans tous les cas il faut faire attention à ce que la face du cataplasme en contact avec la peau ne présente pas d'ourlets ni de coutures qui puissent déterminer une pression douloureuse.

Pour appliquer un cataplasme, il faut prendre les deux bords opposés, le tenir horizontalement, de peur que la pâte ne coule vers les parties déclives ; puis on le ramène et on l'applique promptement sur la partie malade, en ayant soin de ne pas le traîner sur la région qu'on veut couvrir.

Lorsque le cataplasme est trop grand, on le fait glisser sur la paume de ses deux mains, étendant les doigts aussi près que possible des bords. On le redresse ensuite en le maintenant fixé à une de ses extrémités par une main , tandis que l'autre avance peu à peu vers l'extrémité opposée. Il ne faut pas le replier sur lui-même, car la pâte en se touchant d'un côté à l'autre se sépare inégalement lorsqu'on déploie le cataplasme. Quelquefois le cataplasme n'a pas besoin d'être fixé ; lorsque cela est nécessaire , quelques tours de bande faiblement serrés suffisent pour l'empêcher de se déplacer.

L'application du cataplasme entre deux linges est beaucoup plus facile ; car, n'ayant pas à craindre que la pâte ne vienne à se coller, on peut le plier sur lui-même.

On lève aisément un cataplasme en le saisissant par un de ses bords et en le soutenant doucement. Si on voulait le rouler sur lui-même, ou le ramasser par sa face externe , une portion de la pâte resterait sur la partie où on l'aurait appliqué : dans tous les cas, si cet accident survenait, il faudrait enlever le reste du cataplasme avec une spatule.

Lorsqu'on a enlevé un cataplasme, il faut avoir soin que la partie sur laquelle il était appliqué ne soit pas refroidie tout-à-coup. Il faut donc essuyer la surface humide avec un linge sec.

1° *Cataplasmes émollie nts.* — L'excipient de cescataplasmes est en général composé de fécules ou de farines cuites, de racines ou de feuilles de plantes mucilagineuses, de bulbes de lis, etc. ; le véhicule est l'eau, le lait, les bouillons gélatineux ou émollients. On n'y met point d'accessoire, à moins qu'on ne considère comme tel le beurre, l'axonge, que l'on étale sur sa surface pour l'empêcher d'adhérer aux parties sur lesquelles on l'applique. Les cataplasmes émollients sont presque toujours employés chauds ou tièdes, excepté dans quelques maladies de la peau ou quelque érysipèle, sur lesquels la moindre sensation de chaleur augmenterait la douleur.

L'effet de ces épithèmes est de relâcher la peau et les organes sous-jacents de manière à faciliter la circulation capillaire. Ils agissent de cette manière par leur humidité en formant une espèce de bain local, par leur chaleur en maintenant à une température uniforme la partie sur laquelle on les applique. Ils conviennent dans les diverses inflammations profondes et superficielles, ou lorsqu'on cherche à en déterminer la résolution, ou lorsqu'on veut accélérer le travail de la suppuration. Ils sont donc résolutifs ou maturatifs, suivant les circonstances et suivant le degré de maladie. On les emploie surtout dans les affections phlegmoneuses, avant que la suppuration soit formée, et même lorsque le bistouri a donné issue à la matière purulente et qu'il reste encore un peu d'engorgement dans les parties qui environnent le foyer. Dans le premier temps, ils modèrent l'inflammation et peuvent prévenir la suppuration ; dans le second, ils facilitent le dégorgement des parties. On fait encore usage de cataplasmes émollients dans les affections inflammatoires des cavités splanchniques : on les applique sur les parois, au niveau des points douloureux. Les cataplasmes émollients sont encore employés sur des plaies, dont ils modifient la surface en faisant tomber les croûtes au-dessous desquelles le pus s'accumule, ou bien en diminuant l'irritation, qui, dans certaines circonstances, est assez grande pour arrêter la suppuration sur les vésicatoires, les ulcères par exemple; ils modifient la surface de la peau, qui, de sèche, rugueuse, qu'elle était, devient souple, humide, lorsqu'on y a appliqué un cataplasme.

Les cataplasmes émollients sont quelquefois employés comme dérivatifs, lorsque, chez des personnes très irritables, les sinapismes agissent avec trop de violence, ou bien lorsque la peau est enflammée, dans la variole par exemple.

Mais les cataplasmes émollients, quand leur application est trop prolongée, ont l'inconvénient d'affaiblir les parties avec lesquelles ils sont en contact et de favoriser l'accumulation des liquides blancs dans le tissu cellulaire sous-cutané : aussi ne peuvent-ils convenir dans les hydropisies passives et la pourriture d'hôpital, et faut-il en cesser l'usage lorsque, appliqués sur les plaies, les ulcères, la surface de ceux-ci devient pâle.

Les cataplasmes, employés trop chauds, déterminent souvent de petits boutons coniques, rouges à la base et suppurés à leur sommet. L'apparition de ces petits boutons est précédée et suivie d'une démangeaison insupportable qui force le malade à se gratter lorsqu'on a enlevé le cataplasme. Les mêmes phénomènes se manifestent lorsque l'on prolonge l'usage des cataplasmes, ou bien lorsque ceux-ci restent appliqués pendant un trop long espace de temps. On explique dans ce dernier cas la formation de ces petits boutons par l'irritation de la graine de lin, devenant rance par la fermentation produite par la chaleur et le contact de la sueur et du pus. On rencontre aussi ces petits boutons lorsqu'on se sert de farine de graine de lin trop ancienne ou qui a été avariée par son contact avec l'air : aussi cette farine doit-elle être employée fraîche. Afin d'éviter cet inconvénient, il faut avoir soin de ne pas appliquer de cataplasmes trop chauds, et de les renouveler assez souvent pour qu'ils ne s'altèrent pas par leur contact avec la peau ou les plaies, de manière à faire un cataplasme irritant d'un cataplasme émollient. Les cataplasmes ont encore l'inconvénient, sur une surface très étendue, de fatiguer par leur poids : aussi faut-il, dans la péritonite, les remplacer par des fomentations émollientes.

2° *Cataplasmes astringents et toniques.* — Toutes les poudres toniques et astringentes peuvent être mises en usage pour faire ces cataplasmes. Celles qui sont le plus souvent employées sont les poudres de tormentille, de bistorte, de tan, de quinquina, de noix de galle, de feuilles de roses de Provins et la poudre d'alun.

Toutes ces substances sont employées le plus souvent comme accessoires sur les cataplasmes simples ; mais souvent aussi on les mélange avec une certaine quantité d'eau et on en fait une espèce de pâte ; ils sont dans cet état beaucoup plus actifs ; on peut même augmenter leur propriété en se servant comme véhicule d'un liquide astringent, tel que la solution d'alun, de sulfate de fer, de sulfate de zinc ; on comprend même très bien que des cataplasmes simples, arrosés d'une solution astringente, peuvent aussi devenir astringents ; c'est ce que l'on fait dans certaines circonstances.

On fait usage de ces cataplasmes quand on veut produire un effet local, pour enrayer les progrès de la gangrène, arrêter une hémorrhagie, pour réagir sur le tissu cellulaire sous-cutané, devenu œdémateux ou emphysémateux ; on s'en sert également pour produire un effet général, on les emploie alors comme toniques ou fébrifuges ; telle est, dans ce cas, l'action de la poudre de quinquina, de gentiane jaune, etc. On ne fait usage de cette espèce de médication que chez les individus qui peuvent supporter le sulfate de quinine ou la gentiane à l'intérieur. Ces derniers cataplasmes peuvent localement agir comme astringents.

On a conseillé autrefois d'appliquer sur les hernies étranglées des cataplasmes astringents, afin de faciliter par la rétraction de la peau la réduction de la tumeur lorsque le taxis a échoué : mais, outre que ce moyen est bien infidèle, il a encore l'inconvénient de faire perdre un temps précieux pour l'opération.

C'est ici le lieu de parler de la pâte d'alun conseillée par M. Bretonneau dans le diphthérite. Il fait avec l'alun et l'eau une espèce de pâte qu'il va porter sur les amygdales ; il dit en avoir obtenu de bons effets.

Je crois devoir mentionner les poudres astringentes, qui, au lieu d'être humectées par un liquide, sont renfermées dans un sachet et agissent de la même manière que les cataplasmes astringents, mais avec moins d'énergie.

Les cataplasmes astringents doivent être employés froids,

à moins de circonstances particulières qui sont fort rares. Si on saupoudre un cataplasme simple de poudres astringentes, ce cataplasme doit être également froid. Il est nécessaire de renouveler ces cataplasmes lorsqu'ils sont desséchés, ou bien lorsque, devant agir en partie par leur température, celle-ci s'est élevée à la température du corps.

3° *Cataplasmes excitants.* — Les cataplasmes excitants doivent leur propriété à des principes aromatique, âcre, résineux, alcoolique, acide, ammoniacal.

Ils agissent localement quand ils favorisent la résolution ou la suppuration de tumeurs froides et indolentes, ou la résorption de larges ecchymoses à la suite d'épanchement de sang, ou bien à exciter certains ulcères atoniques, etc. Ils agissent encore sur l'ensemble de l'organisme en produisant une excitation plus ou moins étendue, par exemple, lorsqu'on les emploie comme anthelmintiques ; cet effet appartient surtout aux cataplasmes contenant des substances volatiles.

Les cataplasmes excitants aromatiques sont préparés avec les feuilles de plantes aromatiques, telles que la sauge, le romarin, la rue, l'absinthe ; ils sont destinés à ranimer l'énergie vitale ; ceux de tanaisie, immédiatement appliqués sur l'abdomen, agissent comme vermifuges et remplacent avec avantage les purgatifs toniques et stimulants employés pour combattre les vers, lorsque l'irritation gastro-intestinale est assez grande pour que les malades ne puissent supporter ces derniers.

Les racines de raifort, les feuilles de cresson, de beccabunga, de cochléaria, forment des cataplasmes excitants âcres, qui agissent sur l'économie comme antiscorbutiques, et, appliqués sur certains ulcères atoniques, augmentent leur vitalité et font développer rapidement des bourgeons charnus et vasculaires.

Les cataplasmes résineux se font en étalant des résines molles sur de l'étoupe ou de la charpie, ou en saupoudrant un cataplasme simple de résine en poudre, on en fait usage dans les ulcères atoniques; mais ces substances sont plus souvent employées sous forme d'emplâtre.

Les cataplasmes acides sont faits, soit avec des bouillies arrosées d'acides citrique, acétique, ou amalgamées avec des feuilles d'oseille, d'oxalis, etc. Ils stimulent la peau, l'irritent, favorisent la suppuration; on emploie, avec avantage, dans la pourriture d'hôpital et pour raviver chez les vieillards certains ulcères atoniques, grisâtres et affectés de gangrène, du citron coupé par tranche et appliqué directement sur la plaie.

Les cataplasmes excitants alcooliques sont faits avec un excipient cuit dans du vin ou arrosé avec des teintures alcooliques de cannelle, de muscade, de quinquina, ou bien seulement avec du vin chaud. Ces cataplasmes sont très utiles dans les cas d'inflammation interne avec des symptômes d'adynamie. Ils raniment les forces sans irriter, comme le feraient les alcooliques administrés à l'intérieur. Ils agissent encore en laissant absorber des particules nutritives. L'action de ces cataplasmes est très prompte; mais elle ne tarde pas à s'épuiser; ils doivent être souvent renouvelés.

Enfin les cataplasmes excitants ammoniacaux doivent leur propriété à des matières animales décomposées par la chaleur du corps; ce sont des vers de terre, etc. Je ne m'arrêterai pas à décrire ces épithèmes dégoûtants, dont l'action infidèle a été exaltée par l'ignorance et la crédulité.

4° *Cataplasmes irritants*, ou *sinapismes*. — L'histoire des sinapismes sera traitée complétement au chapitre de la *rubéfaction*.

5° *Cataplasmes résolutifs*. — Les cataplasmes résolutifs sont ceux qui produisent une irritation légère assez grande pour faciliter la résorption, mais pas assez pour irriter la partie sur laquelle on les applique. L'eau-de-vie camphrée, le sous-acétate de plomb étendu d'eau, sont les résolutifs le plus généralement employés; ils servent à arroser les cataplasmes. Si la dose de ces médicaments est plus forte et s'ils sont employés sur une tumeur indolente, ils sont désignés sous le nom de *fondants*. Le savon officinal est également employé dans ce but.

§ VII. Des topiques liquides.

Nous venons de voir, tout-à-l'heure, que souvent sur l'excipient des cataplasmes on versait quelques gouttes de liquides ou qu'on étendait quelques poudres, de manière à le rendre plus actif. Il arrive aussi très souvent que c'est une pièce de linge qui sert d'excipient. On a donné différents noms à ce mode de pansements, suivant la manière dont il est fait : si on imbibe des linges de liquide et que ces linges soient appliqués sur la plaie, c'est un pansement par imbibition ; si un courant de liquide est incessamment versé sur la partie malade, c'est un pansement par irrigation, etc. Nous allons successivement décrire ces différents modes de pansement.

A. DES TOPIQUES LIQUIDES EMPLOYÉS A L'EXTÉRIEUR.

1° *Imbibition*. — Les pansements par imbibition sont ceux que l'on fait avec des linges imbibés de liquide, soit de l'eau pure, soit des liquides chargés de principes actifs, tels que la décoction de quinquina, l'eau-de-vie camphrée, l'eau blanche, etc.

L'eau froide est le liquide le plus souvent employé par ces sortes de pansements ; on en fait usage dans les plaies récentes, dans les fractures, et en général dans toutes les blessures dont on redoute l'inflammation. Mais il faut prendre les plus grandes précautions pour se servir de ce moyen pendant l'hiver ; car, si en été l'eau froide est un excellent topique sur les plaies, comme il arrive le plus souvent que ce liquide mouille une partie plus étendue qu'on ne le voudrait, il est à craindre, dans la saison froide, qu'il ne se développe des rhumatismes articulaires, des affections de poitrine plus graves que la maladie que l'on veut guérir. On pourrait à la rigueur employer l'eau tiède, mais outre que celle-ci n'agit pas d'une manière aussi active, elle peut se refroidir et causer les accidents qu'on voulait éviter. De plus, ce mode de pansement empêche la réunion des plaies par première intention, et modifie leur surface suppurante; aussi doit-on faire attention à éviter ces inconvénients. Pour ce mode de pansement, il faut appliquer une compresse pliée en plusieurs doubles sur la plaie et l'imbiber d'eau; on a, pendant les vingt-quatre heures, toujours soin de la tenir humide, et le lendemain on la remplace par une autre que l'on mouille de la même manière.

Lorsque l'on veut appliquer un bandage autour d'un membre fracturé, on mouille la bande et les compresses qui doivent servir au pansement; le plus ordinairement on n'y verse plus de liquide, mais souvent aussi, et dans les fractures compliquées de plaie surtout, on a soin de maintenir l'appareil toujours humide.

Il arrive quelquefois que les pièces de linges sont imbibées d'un liquide médicamenteux. J'ai vu M. le professeur Gerdy faire usage, avec le plus grand succès, de linges imbibés d'eau blanche dans les érysipèles un peu étendus.

Tous les liquides dont on arrose les cataplasmes peuvent être employés de la même manière.

2° *Irrigations.* — Les irrigations ne sont autre chose que des imbibitions froides, mais rendues plus actives et plus égales par l'arrivée constante d'un courant d'eau. On peut aussi faire employer l'eau tiède quand on craint que la température de l'eau froide n'exerce une influence fâcheuse sur les viscères du malade. Les irrigations présentent le même inconvénient que les imbibitions et même à un degré plus grand; car non seulement d'autres parties que celles sur lesquelles on veut faire arriver le courant se trouvent mouillées, mais encore la partie que l'on veut mouiller est, ainsi que les parties environnantes, exposée au contact de l'air. Il est à craindre encore que ces irrigations, en maintenant le membre à une température très basse, ne déterminent la gangrène de la peau ; aussi faut-il surveiller toujours l'appareil avec le plus grand soin ; enfin, il peut arriver que, prévenant ou diminuant la rougeur de la peau, elle ne masque une inflammation plus profonde, qu'elle n'arrête nullement dans sa marche et dont elle altère la suppuration qui devient de mauvaise nature. Aussi ne faut-il, en général, en faire usage que dans les affections superficielles et avant que la suppuration ne soit formée. Les irrigations sont encore employées avec succès dans les fractures compliquées de plaies, dans les tumeurs blanches, etc.

En somme, les irrigations entraînent plus d'inconvénients qu'elles ne procurent d'avantages, si elles ne sont pas surveillées avec soin ; et elles peuvent presque toujours être remplacées par les imbibitions.

L'appareil de pansement dans les irrigations se compose d'un seau, d'une bassine ou de tout autre vase suspendu au-dessus de la partie malade, soit au lit, soit à tout autre meuble environnant, et percé au fond d'un trou auquel on adapte un tube fermé par un robinet ; ce tube communique avec un ou plusieurs autres tubes qui se prolongent jusqu'au niveau de la partie malade ; des compresses, placées en contact avec cette dernière, reçoivent l'eau qui doit s'écouler goutte à goutte par chacun des trous et s'étaler pour ainsi dire d'une manière régulière. On place sous la partie blessée une toile cirée disposée de telle manière que l'eau ne mouille ni les vêtements ni le lit du malade, et qu'elle puisse couler dans un vase placé au-dessous.

Si on n'avait point de tube muni d'un robinet, on pourrait facilement le remplacer par une cheville de bois carrée que l'on introduirait dans le trou rond du fond du vase ; à cette cheville on adapterait une ficelle qui descendrait jusque sur la partie blessée ; de cette manière, l'eau passerait

4.

par l'intervalle laissé libre entre la cheville et le fond du seau, glisserait le long de la ficelle et viendrait couler goutte à goutte sur les compresses. Pour que ces irrigations remplissent bien leur but, il faut que le jet soit continu ; pour cela il faut faire attention à ne pas laisser le seau se vider.

Il arrive quelquefois, quand on veut obtenir beaucoup de froid, que l'on fait couler l'eau en jet. Lorsqu'au contraire on craint que la température trop basse n'exerce quelque influence fâcheuse sur l'économie, on peut remplacer l'eau froide par de l'eau tiède.

On peut encore faire ces irrigations ailleurs que sur les téguments, dans la vessie par exemple. Il est très facile de les faire au moyen d'une sonde à double courant, qui pénètre dans la cavité du réservoir de l'urine ; un des côtés de la sonde sert à l'entrée du liquide que l'on veut introduire dans la vessie ; l'autre sert à sa sortie. Il faut de grandes précautions pour que le malade ne soit pas mouillé. Les irrigations continues ont été encore employées pour les affections chroniques de l'utérus ; dans ce cas, c'est au moyen d'un siphon que l'on fait sortir du vagin le liquide qui a été en contact avec le col utérin.

Il va sans dire que dans ces derniers cas on peut faire des irrigations avec un liquide chargé de principes médicamenteux.

3° *Glace pilée.* — Il arrive souvent que le froid que l'on veut obtenir au moyen des irrigations n'est pas assez considérable, ou bien qu'il n'est pas assez localement appliqué. Dans ces cas, on se sert de glace pilée.

La glace pilée est un excellent répercussif dans un grand nombre de cas. C'est ainsi qu'on l'emploie sur un phlegmon, un érysipèle, pour empêcher le développement de l'inflammation ; sur une hernie qui n'a pu être réduite par le taxis, afin de la faire rentrer par la rétraction de la peau du scrotum et du crémaster ; sur la tête, dans les inflammations du cerveau ou de ses membranes, etc. Mais ce moyen très énergique doit être surveillé avec un soin extrême, car le froid longtemps prolongé sur une partie pourrait déterminer la gangrène par congélation.

La glace pilée est placée dans une vessie de cochon ; de cette manière son action est toute locale, et les parties environnantes sont préservées de l'humidité.

4° *Fomentations.* — On appelle *fomentations* des applications sèches ou humides que l'on fait à la surface des parties, soit pour les réchauffer, soit pour les maintenir à une température constante et douce.

Les fomentations diffèrent des imbibitions en ce que celles-ci sont faites dans le but de refroidir la partie sur laquelle elles sont appliquées, tandis que les fomentations doivent réchauffer.

Les fomentations et les imbibitions diffèrent du cataplasme, en ce que c'est une pâte ou une bouillie qui dans ce dernier doit agir, tandis que dans les premières c'est une pièce de linge ou de laine qui e imprégnée d'un liquide, est destinée à mettre des topiques en contact avec les parties malades.

De même que nous avons vu les imbibitions faites avec des liquides médicamenteux, mais qui, en raison de leur température, étaient résolutifs, astringents ; de même nous verrons les fomentations faites avec un liquide émollient, narcotique, tonique, etc. En résumé, tous les principes liquides des cataplasmes employés chauds peuvent également ment être appliqués sous la forme de fomentation ; quand au contraire les cataplasmes sont employés froids, ces principes peuvent être appliqués sous la forme d'imbibition.

Les fomentations sont employées de préférence aux cataplasmes, lorsque ceux-ci doivent recouvrir une partie très étendue et très douloureuse, dans la péronite par exemple, où le poids d'un cataplasme serait très pénible pour le malade ; mais il faut faire attention à les renouveler souvent, car elles se refroidissent rapidement ; et il faut encore prendre garde à ne point découvrir le malade si cela est possible, car la peau étant très humide se refroidirait très vite. Il ne faut pas non plus les appliquer trop chaudes sur la peau enflammée. Une toile cirée appliquée par-dessus la fomentation est souvent utile pour en maintenir la chaleur.

Les fomentations sèches sont faites uniquement dans le but de réchauffer une partie ; elles sont par conséquent tout-à-fait opposées aux irrigations. On se sert pour les faire de serviettes, de flanelles chauffées, que l'on applique sur la partie refroidie ; aux pieds, on applique des briques, des fers à repasser chauds, des boules d'étain, des bouteilles de grès remplies d'eau chaude : celles-ci sont extrêmement commodes, car on peut facilement renouveler l'eau qu'elles contiennent. Ce genre de pansement ne présente aucune espèce de difficulté, et est toujours abandonné aux gardes-malades et aux malades eux-mêmes. On emploie encore les fomentations sèches quand on veut maintenir une partie à une température élevée, dans le rhumatisme, dans le pansement des amputations, par la chaleur par exemple. Nous allons donner quelques détails sur ce genre de pansement.

Appareil de M. J. Guyot. — M. J. Guyot a proposé de guérir les larges solutions de continuité et les amputations surtout, en les maintenant à sec à une température de 30 à 40 degrés. Pour cela, il renferme la partie blessée dans une boîte hermétiquement fermée, et que l'on chauffe au moyen d'une lampe. Pour que l'indication soit bien remplie, il faut que la température soit constante. Aussi a-t-il adapté à sa boîte un thermomètre, dont il est facile de voir le degré à travers une lame de verre qui forme une des parois de la boîte ; une autre paroi est percée d'un trou qui donne passage à la partie blessée.

J'a vu plusieurs fois cet appareil fonctionner dans le service de Sanson, et il ne m'a pas semblé que les amputés fussent plus rapidement guéris. M. le professeur Breschet a obtenu des résultats très satisfaisants de l'emploi de cet appareil. Mais ce que j'ai observé de plus remarquable, c'est l'écoulement d'une sérosité abondante, accompagnée de fort peu de suppuration à la surface de la plaie. Je n'ai pas vu cet appareil assez souvent pour pouvoir dire que ce phénomène soit constant. Depuis quelques années, il est fort peu employé, car il est très coûteux, il gêne considérablement les malades, et les avantages qu'on en a retirés ne me paraissent pas assez grands pour en compenser les inconvénients (1).

5° *Liniments et embrocations.*—Les liniments sont composés d'un véhicule, qui est l'huile, et d'une partie active, substance variable, telle que le camphre, l'ammoniaque, le savon, le laudanum, l'extrait de belladone, de jusquiame, le phosphore, etc. D'autres fois les liniments ne sont composés que d'huile, telle que l'huile d'amande douce, l'huile d'olive, de lis, par exemple. Enfin, dans quelques uns, il n'entre point d'huile; tels sont les liniments composés d'onguent d'althéa, de camphre et de laudanum, ou bien formés par la dissolution de camphre ou d'ammoniaque dans un jaune d'œuf.

Les liniments s'appliquent en onction ou en friction sur la partie malade, au moyen d'un morceau de toile ou de flanelle. Il est bon de laisser toute la partie frictionnée recouverte par le linge imprégné de liquide.

Les embrocations ne sont autre chose que des liniments étendus sur une plus grande surface. Les liquides qui servent aux liniments sont absolument les mêmes que ceux qui servent aux embrocations.

Lorsque les liniments sont simplement étalés sur la peau, on a donné à ce pansement le nom d'onction; lorsqu'au contraire, l'onction est accompagnée de frottement, on l'appelle friction.

Il y a d'autres médicaments qui sont employés en onctions et en frictions. Nous en avons parlé en décrivant les pommades, les onguents.

(1) Guyot (Jules), *de l'emploi de la chaleur dans le traitement des plaies, des ulcères,* etc. 1842, 1 vol. in-8 avec 18 fig.

B. DES TOPIQUES LIQUIDES EMPLOYÉS A L'INTÉRIEUR, MAIS APPELÉS TOPIQUES ET REGARDÉS COMME MÉDICAMENTS EXTERNES PARCE QU'ILS NE TRAVERSENT PAS LE TUBE DIGESTIF.

1° *Collutoires.* — On donne le nom de *collutoires* à des médicaments destinés aux maladies de la bouche et du pharynx. Ces médicaments sont portés sur les parties malades, à l'aide de pinceaux, de charpie, de linge, d'éponges, etc. Ils sont le plus souvent à l'état liquide ; mais quelquefois ils sont employés à l'état mou : telle est par exemple la pâte de M. Bretonneau, faite avec de la poudre d'alun ; d'autres fois ils sont, mais plus rarement, employés à l'état pulvérulent, l'alun, le borate de soude par exemple. Les collutoires à l'état liquide sont appliqués froids.

2° *Gargarismes.* — Les gargarismes sont des liquides simples ou médicamenteux, dont on se sert pour se laver la bouche et le pharynx. Quand on veut se gargariser, on prend dans sa bouche une petite quantité de liquide, on renverse la tête en arrière, et la base de la langue venant s'appliquer contre la paroi postérieure du pharynx empêche le liquide d'être avalé, ce qui, dans certaines circonstances, pourrait être dangereux ; puis on chasse lentement l'air qu'une longue inspiration avait accumulé dans le poumon. Cette expiration imprime de légères secousses au liquide et détermine un bruit particulier de glouglou. De cette manière l'arrière-bouche et la partie supérieure du pharynx se trouvent lavées. Il est facile de comprendre qu'il est impossible de faire aucune inspiration pendant qu'on se gargarise ; aussi ne peut-on pas prolonger longtemps ce genre d'exercice : d'ailleurs, les muscles étant dans un état de contraction permanente ne tarderaient pas à se fatiguer considérablement.

Le gargarisme se compose en général de 150 grammes de liquide, le malade doit se gargariser de six à huit fois par jour selon les indications.

On peut donner aux gargarismes toutes les propriétés

médicamenteuses que l'on donne aux cataplasmes, et ils agissent de la même manière que ceux-ci ; ainsi ils peuvent être émollients, astringents, excitants, narcotiques, antisyphilitiques, etc.

Dans les inflammations des piliers du voile du palais, des tonsilles, on prescrit souvent des gargarismes, mais il faut faire attention que la contraction musculaire qu'exige l'emploi de ce médicament cause souvent aux malades des douleurs très vives, et que dans beaucoup de cas il vaut mieux ne pas les employer, car l'avantage qu'on pourrait en retirer ne compense pas la douleur qu'il cause au malade.

Lorsque le gargarisme est employé pour laver les narines, on peut lui donner le nom de *reniflement*. Pour faire usage de ce médicament, on renifle fortement le liquide, qui traverse les fosses nasales, et va passer par la partie postérieure, ou bien on peut en se gargarisant faire passer le liquide de la partie postérieure vers la partie antérieure.

Tous ces médicaments sont presque toujours employés froids.

3° *Collyres.*—On donne le nom de *collyres* aux substances médicamenteuses spécialement employées pour l'œil : ne sont pas comprises dans cette définition toutes celles qui sont indifféremment employées sur les yeux et sur les diverses parties du corps.

Les collyres sont d'un fréquent usage, et, sagement administrés, ils sont d'une grande utilité dans les maladies des yeux. En effet, étant immédiatement appliqués sur le mal, ils agissent d'une manière très active et toute locale. Ils peuvent au contraire devenir dangereux lorsqu'ils sont donnés intempestivement et lorsqu'ils sont mal administrés, car ils peuvent augmenter l'irritation et même déterminer la perte de la vue par la perforation de la cornée, ou bien en déterminant des ulcérations qui ne se guérissent qu'en laissant à leur place des taies qu'il est impossible de faire disparaître. Aussi l'administration des collyres ne doit-elle être confiée qu'à une personne intelligente et active, et ceux-ci doivent-ils être fréquemment renouvelés, afin qu'ils ne s'altèrent jamais.

Les collyres sont tantôt instillés dans l'œil, d'autres fois employés à décoller comme lotion; ils servent à laver les paupières, leurs bords pour faciliter l'écoulement du pus, qui, en contact avec la cornée, pourait déterminer les accidents dont j'ai parlé plus haut. Enfin ils servent encore à donner à l'œil des bains locaux dans un petit vase de forme particulière appelé *œillère*. Il est évident que, dans ces deux derniers cas, il pénètre quelques gouttes de collyre dans l'œil, mais en petite quantité.

Les collyres sont employés à l'état pulvérulent, à l'état liquide, à l'état de gaz.

A. *Collyres pulvérulents.* — Les collyres pulvérulents ou *collyres secs*, sont en général des sels métalliques, des oxydes métalliques, le sucre candi en poudre, etc. ; on les introduit dans l'œil par insufflation; pour cela on place, soit dans la gouttière que fait une carte pliée en deux, soit dans un tuyau de plume ou dans tout autre tube, la portion de collyre qu'on veut introduire dans l'œil. On écarte avec les deux doigts de la main gauche les paupières de l'œil malade, puis le tube étant tenu de la main droite sur le bord des lèvres, on fait passer la poudre entre les paupières écartées en soufflant légèrement. Si on soufflait trop fort, une partie du collyre, celle que l'humidité de la conjonctive ne maintiendrait pas, serait chassée hors des paupières. Ces collyres causent une douleur plus ou moins vive, augmentent la sécrétion des larmes, et déterminent une injection plus forte de la conjonctive. Ils sollicitent la résorption du liquide épanché entre les lames de la cornée, facilitent la résorption des taies de la cornée, etc. Il est évident que tous les collyres secs n'agissent point de la même manière, mais leur description m'entraînerait dans de trop longs détails,

qui du reste sortent du cadre que je me suis tracé. En
général les collyres secs sont rangés parmi les collyres irritants.

B. *Collyres liquides.* — Les collyres liquides sont d'un
usage plus fréquent que les précédents; ils sont tièdes
ou froids suivant les indications; ils sont employés
tantôt pour donner à l'œil une espèce de bain local : nous
avons vu tout-à-l'heure comment on les administrait dans
ce cas ; d'autres fois on place sur l'œil une ou plusieurs compresses imbibées de liquide : dans cette circonstance il faut
avoir soin de changer souvent la compresse qui pourrait
être tachée de pus ou de mucosités qui altéreraient le collyre;
d'autres fois, enfin, on instille plusieurs fois dans la journée
quelques gouttes entre les paupières. Pour faire ce pansement, le malade est couché ou assis ; on lui renverse fortement la tête en arrière, on lui écarte les paupières, et on
fait tomber quelques gouttes du collyre sur la surface du
globe de l'œil, le pouce étant appliqué sur l'ouverture de
la fiole et empêchant le liquide de passer en grande quantité. On peut encore faire passer le liquide dans un tuyau
de plume ou dans un chalumeau ; mais le premier moyen
est le plus simple et me paraît préférable. Les collyres liquides sont émollients, ou résolutifs, ou excitants, ou narcotiques, etc.

Il arrive souvent, lorsqu'on ne veut introduire qu'une
très petite quantité de liquide, ou bien qu'on ne veut exercer d'action que sur une partie déterminée du globe de l'œil,
qu'on trempe dans le liquide un petit pinceau de charpie,
que l'on va porter sur la partie en écartant les paupières :
le laudanum est souvent employé dans ce cas. On emploie
de la même manière le nitrate d'argent : on touche alors
très légèrement avec l'extrémité d'un crayon de nitrate
d'argent, taillé comme un crayon ordinaire.

Puisqu'ici il est question de nitrate d'argent taillé, je
crois qu'il est bon de dire quelques mots sur la manière de

tailler un crayon de nitrate d'argent. On peut, avec un instrument, le tailler comme un crayon à dessin du sommet à la base ; mais alors on fait sauter des parcelles de nitrate d'argent, qui, en se portant sur les mains, brûlent l'épiderme, le noircissent, laissent enfin des taches désagréables, lorsqu'elles sont très étendues ; de plus, on risque souvent de casser le crayon. Le meilleur moyen pour parvenir à ce but est un peu long, il est vrai, mais beaucoup plus sûr : c'est de frotter sur une compresse mouillée le crayon de nitrate d'argent, jusqu'à ce qu'il ait la forme qu'on veut lui donner. Il faut se servir d'une compresse pliée en plusieurs doubles, car le nitrate d'argent, en fondant, traverserait la compresse, et pourrait tacher les doigts. Il ne faut pas oublier d'essuyer son crayon de nitrate d'argent, car l'humidité pourrait le faire fondre.

C. *Collyres en vapeur.* — Les collyres en vapeur sont moins souvent employés que les précédents. Ils consistent en des vapeurs de différente nature que l'on dirige sur l'œil malade.

Quelle que soit la forme sous laquelle on emploie les collyres, ils n'agissent, en général, que par la substance qui lui donne ses propriétés ; ainsi un collyre liquide émollient agira de la même manière ou à peu près qu'un collyre de vapeurs émollientes.

Je ne m'occuperai pas des différentes espèces de collyres, je ferai seulement remarquer qu'il est une substance qui agit d'une manière spéciale sur l'iris : je veux parler de la belladone, qui est si souvent employée à cause de sa propriété de dilater la pupille ; c'est un excellent remède pour empêcher les adhérences de l'iris dans les inflammations de cette membrane, et pour faciliter l'opération de la cataracte en augmentant l'ouverture pupillaire.

4° *Injections.* — L'injection est une opération au moyen de laquelle on introduit, à l'aide d'une seringue, un liquide dans une cavité naturelle ou accidentelle. Le nom de lavement est réservé aux injections faites par le rectum. On donne encore le nom d'injection au liquide que l'on injecte.

Les substances qui peuvent servir d'injections sont extrêmement nombreuses. Ainsi, tantôt on emploie l'eau seulement, ou bien chargée de principes médicamenteux, émollients, narcotiques, excitants, irritants, etc., selon le but qu'on se propose.

Les injections d'eau simple tiède servent, soit à distendre les parties dans lesquelles on l'injecte, soit à laver les mêmes parties; elles servent encore à faire pénétrer des fils dans un trajet fistuleux, de manière à établir un séton, qui n'aurait pu l'être qu'avec de grandes difficultés par le procédé ordinaire à cause des sinuosités du trajet. Ces espèces d'injections sont fréquemment en usage pour laver les plaies à clapiers, dont le pus s'écoule difficilement et croupit dans le fond. Lorsque ce pus a contracté une odeur fétide, on ajoute souvent à ces injections quelques gouttes de chlorure de chaux qui irrite légèrement la plaie, lui fait sécréter un pus de meilleure nature, et enlève au pus son odeur infecte. La quantité de liquide employée dans ces injections varie nécessairement avec les indications.

L'eau froide employée en injection est légèrement astringente, et on s'en sert avec succès dans les écoulements chroniques du canal de l'urètre; mais on y ajoute le plus souvent un médicament astringent, tel que le sulfate de zinc, le tannin, le cachou, le nitrate d'argent.

Nous allons successivement examiner les différents organes dans lesquels on fait des injections.

Les injections des conduits lacrymaux doivent être faites avec une seringue particulière, dite *seringue d'Anel;* c'est une petite seringue qui contient 10 grammes environ de liquide, et dont la canule est terminée par un tube presque capillaire. Pour faire ces injections, on introduit l'extrémité de la canule dans un des points lacrymaux, et on pousse doucement le liquide. Ces injections demandent beaucoup de soins et un peu d'habitude.

Les injections entre les paupières et l'œil sont très simples, et se font au moyen d'une seringue à siphon légèrement conique.

Pour les injections de l'oreille, on se sert d'une seringue dont le piston est terminé en olive, percée d'un seul trou à son sommet.

Les injections de la caisse du tympan exigent l'introduction d'une sonde en argent, légèrement recourbée à son sommet, que l'on introduit dans la trompe d'Eustache (voy. *Cathétérisme de la trompe d'Eustache*) ; le siphon de la seringue est introduit dans la sonde, et on pousse légèrement le liquide.

Les injections dans le canal de l'urètre se font au moyen d'une seringue qui contient environ 30 grammes de liquide ; le siphon de la seringue est légèrement conique. On introduit le siphon tout entier dans le canal, puis, avec les doigts d'une main, on le maintient en place en appliquant les parois de l'urètre sur le siphon, afin que le liquide ne puisse être repoussé au-dehors ; il faut avoir soin de ne pas presser le canal de l'urètre au-dessous de la canule. L'autre main maintient la seringue et pousse le piston. L'injection ainsi poussée doit être maintenue en place pendant une ou deux minutes, ce qu'on obtient en appliquant la pulpe d'un doigt sur le méat urinaire ; il est bon de renouveler l'injection deux ou trois fois par séance si elle n'est pas très active. Presque jamais les injections ne pénètrent dans la vessie ; si cependant on le craignait, il faudrait appliquer le périnée sur un corps dur, l'angle d'une chaise, par exemple, ou bien y faire placer le doigt d'un aide, qui comprimerait fortement. Ces injections peuvent être facilement faites par les malades eux-mêmes. Quand on se sert de médicaments qui peuvent être altérés par la seringue, le nitrate d'argent, par exemple, il faut se servir d'une seringue en verre.

Pour faire des injections dans le vagin, on se sert d'une seringue pouvant contenir 100 grammes environ de liquide, ayant un siphon terminé en olive et percé d'un grand nombre de petits trous, comme une arrosoir. Ces seringues doivent également être de verre quand on fait des injections avec une solution de nitrate d'argent. Le siphon est droit quand l'injection est faite par une autre personne que la malade, recourbé à angle droit lorsqu'elle est faite par la malade elle-même. La malade doit être couchée sur son lit, le bassin plus élevé que l'épigastre. On doit faire d'abord une ou deux injections pour laver le vagin, le col utérin ; celles-ci doivent être rejetées immédiatement. L'injection qui doit agir par les propriétés médicamenteuses, au contraire, doit être conservée pendant quelque temps, afin de prolonger le contact du liquide avec les parties malades.

Les injections de la vessie exigent qu'il soit préalablement introduit dans cet organe une sonde comme dans le cathétérisme (voy. *Cathétérisme du canal de l'urètre chez l'homme et chez la femme*). On introduit le siphon de la seringue dans la sonde, et on pousse l'injection.

Les injections sont faites soit dans le but de distendre la vessie dans l'opération de la taille, par exemple, soit pour nettoyer cet organe ; alors on introduit une sonde à double courant comme celle de M. le professeur Jules Cloquet, par exemple. Nous avons vu que c'était au moyen de cette sonde qu'on établissait une irrigation dans la vessie. Si on veut que le liquide séjourne pendant quelque temps dans l'organe, il ne faut en injecter qu'une quantité insuffisante pour le distendre et retirer la sonde ; si, au contraire, on veut immédiatement faire sortir le liquide, on n'a qu'à laisser la sonde dans l'urètre, et le liquide s'écoule complétement.

Les injections dans la matrice se feraient également au moyen d'une sonde que l'on introduirait dans sa cavité utérine, en la glissant sur le doigt indicateur placé sur le col, près de l'orifice de cet organe.

Quant aux injections dans les veines, elles ne sont pas du ressort de la petite chirurgie, aussi ne m'y arrêterai-je pas : je dirai seulement que ces injections doivent être poussées des capillaires vers le cœur; que quand on doit pousser beaucoup de liquide, il ne faut le pousser que très lentement et par intervalle, afin de le laisser se mélanger facilement avec le sang ; qu'il faut avoir soin de ne pas laisser d'air dans la seringue, car on sait que l'air introduit dans les veines cause la mort à l'instant.

Ces injections sont fort peu employées maintenant; cependant on a injecté avec succès de l'eau dans les veines d'un hydrophobe (*Dict. de médecine*, t. XVI, p. 545). M. Magendie (*Journal de physiologie*, t. III) dit avoir fait tomber en moins de vingt minutes le pouls de 150 à 80 pulsations, en injectant un litre d'eau à 30° Réaumur dans une veine du bras.

Enfin, on pratique souvent des injections dans des cavités naturelles ou accidentelles, afin d'en irriter les parois et d'en déterminer l'adhérence, dans l'hydrocèle, par exemple : nous n'avons pas à nous en occuper ici.

5° *Lavements.* — Les lavements ne sont autre chose que des injections que l'on fait dans l'intestin par le rectum. On leur donne encore le nom de *clystères.* Lorsque les liquides sont introduits dans le rectum d'une certaine hauteur, on leur a donné le nom de *douches ascendantes :* nous y reviendrons en décrivant les douches.

On donne les lavements avec des seringues d'une capacité variable depuis 500 jusqu'à 125 grammes. Le lavement de 500 grammes est un lavement entier, celui de 250 gr. est un demi-lavement, celui de 125 grammes est un quart de lavement.

Si on veut solliciter les garde-robes, il faut donner un lavement entier ; ce sont en général des lavements émollients ou laxatifs. Si on veut déposer dans le rectum quelques topiques médicamenteux, on donne un demi-lavement. Ces lavements sont encore des lavements émollients et laxatifs, cependant plus actifs que les précédents. On prescrit encore cette sorte de lavement avec de l'eau d'amidon additionnée de quelques gouttes de laudanum, pour arrêter la diarrhée. Lorsqu'au contraire on veut que les liquides soient absorbés, on donne un quart de lavement ; en effet l'intestin n'étant pas distendu par le liquide, le malade peut facilement le garder, et de cette manière le liquide peut être absorbé aussi facilement que s'il était ingéré par la bouche. Ce sont ces lavements qui sont chargés de principes médicamenteux tels que ceux auxquels on a ajouté du laudanum, du camphre, du musc, du quinquina, du copahu et du cubèbe, etc. Ces lavements sont de beaucoup les plus énergiques, ce sont ceux que l'on appelle *lavements médicamenteux*. Enfin, sous la forme de quarts de lavements, on prescrit encore des lavements alimentaires toutes les fois qu'une altération organique de l'œsophage ou de l'estomac empêche les aliments de pénétrer dans le tube digestif par la partie supérieure. Cette espèce d'alimentation est moins nourrissante que si les aliments étaient introduits par la bouche ; mais il faut néanmoins en user toutes les fois que l'alimentation est impossible d'une autre manière, car si on ne nourrit pas suffisamment le malade, on l'empêche de mourir d'inanition.

Il est à remarquer que les substances données en lavement sont portées plus directement et même plus rapidement dans le torrent de la circulation que quand elles sont administrées par la bouche : aussi quelques observateurs ont-ils remarqué que l'action de l'opium était plus rapide lorsqu'il était introduit par le rectum dans le gros intestin ; il est facile de se rendre compte de ce phénomène par l'absorption veineuse, qui est extrêmement grande.

La canule des seringues à lavement est conique droite, ou recourbée à angle droit. Quand les malades veulent se donner des lavements eux-mêmes, le siphon est très long, et présente deux courbures; la première branche, celle qui s'adapte à la seringue, est assez courbe; la seconde est la plus longue; elle est horizontale et présente à sa face intérieure et dans toute son étendue un support assez large pour maintenir l'instrument dans la même position. La troisième est celle qui doit être introduite dans le rectum; elle est conique, d'une longueur égale à la première.

Outre les seringues on se sert d'instruments appelés *clysoirs*, *clyso-pompes*. Ces instruments, inventés de nos jours, remplacent les seringues d'une manière avantageuse; ils se composent d'une pompe foulante, d'un réservoir et d'un siphon flexible, terminé à son sommet par une petite canule en ivoire; avec cet instrument les malades peuvent facilement se donner eux-mêmes toute espèce de lavements ou se faire toute espèce d'injections.

L'art de donner les lavements est en général assez simple, mais nécessite cependant quelques précautions très importantes, puisqu'il est arrivé plusieurs fois que des malades ont succombé par suite d'accidents survenus parce que les lavements avaient été mal administrés.

Pour donner convenablement un lavement, le malade doit être couché sur le côté droit, le bassin un peu plus élevé que le tronc, le corps plié légèrement en arc, afin de relâcher les muscles abdominaux. La canule doit être dirigée un peu en avant, comme pour aller du périnée à l'ombilic, dans l'étendue de 3 à 4 centimètres environ; puis on porte la canule légèrement en arrière, car le rectum suit la courbure du sacrum et se dirige en arrière au-dessus du sphincter, et on pénètre ainsi jusqu'à 6 à 8 centimètres. Nous allons voir qu'il faut quelquefois aller plus loin; mais, dans ce cas, on se sert de canules flexibles.

Si la canule n'a pas été au-delà des sphincters, son bec venant arc-bouter contre les parois de la vessie ou du vagin, le liquide, au lieu de pénétrer dans le rectum, sort à mesure qu'il est chassé de la seringue. Si on n'a pas porté la canule en arrière, on rencontre plus haut la même résistance. Si la canule de la seringue arc-boute de manière à ne pas laisser le liquide sortir de l'instrument, et qu'on veuille pousser la seringue pour vaincre cette résistance, si on ne la pousse pas dans la direction qui a été donnée plus haut, la canule peut déchirer les parois de l'intestin, le péritoine, les parois du vagin; et si on pousse le liquide, il survient des péritonites rapidement mortelles ou des phlegmons du bassin qui ne guérissent que très rarement, et après des suppurations interminables.

La canule étant introduite convenablement, on pousse doucement le piston de la seringue en recommandant au malade de ne point faire de grands efforts d'inspiration, ni tousser, ni éternuer; le liquide traverse tout le gros intestin, et arrive jusqu'à la valvule iléo-cœcale.

Il arrive quelquefois qu'il est impossible de faire pénétrer un lavement dans le gros intestin, soit parce que le rectum, trop irritable, repousse l'injection à mesure qu'elle sort de la seringue, soit parce que des matières stercorales endurcies, ou des tumeurs hémorrhoïdales volumineuses, empêchent le liquide de passer; dans ce cas, il faut extraire les matières fécales, ou introduire profondément dans les parties supérieures du rectum une canule flexible en gomme élastique, à laquelle on adapte le siphon de la seringue. Enfin, il peut exister des dégénérescences du gros intestin; il faut alors introduire aussi profondément que possible une sonde flexible, et on donne le lavement en adaptant le siphon de la seringue sur le pavillon. Il arrive quelquefois, et surtout chez les enfants, que les lavements étant donnés en trop grande abondance ne sont pas rendus; ce phénomène tient à ce que l'intestin, se trouvant fortement distendu, a perdu sa contractilité. Il faut dans ce cas introduire une sonde dans le rectum, et le liquide contenu dans l'intestin s'écoule facilement par cette sonde.

6° *Bains.* — On donne le nom de *bain* à un milieu dans lequel on plonge le corps tout entier ou en partie.

L'eau, soit liquide, soit à l'état de vapeur, constitue presque tous les bains; on employait autrefois des bains secs, tels que les bains de sable, de son, etc.

Les bains sont distingués en bains généraux et en bains locaux : dans les premiers on plonge le corps en entier, dans les seconds on n'en plonge qu'une partie.

1° *Bains généraux.* — Les bains généraux sont divisés en bains simples et en bains médicamenteux.

Les bains simples sont, ou froids, ou frais, ou chauds.

Les bains froids sont ceux dont la température est au-dessous de 18° centigrades; ils sont peu employés. En effet, ils refroidissent trop fortement les parties plongées dans le bain, rappellent le sang vers le centre de la circulation, et peuvent déterminer une congestion très grave. Cependant, à une basse température, on peut y plonger un membre congelé, et le rappeler à la vie en chauffant l'eau peu à peu, car un changement trop brusque de température pourrait causer des accidents fâcheux. En pareil cas, ce qu'il y a de mieux, ce sont les bains de neige que l'on fait fondre lentement. A la température de 18 à 20°, il est employé quelquefois comme tonique et excitant. Dans quelques congestions cérébrales, on emploie l'eau, à cette température, sous forme d'affusion sur la tête, le corps étant plongé dans un bain à une température plus élevée.

Les bains frais, à une température de 20 à 25° centigrades, sont souvent employés, mais surtout sous le rapport hygiénique; il vaut mieux les prendre dans une eau courante; ce sont les bains de rivière, les bains de mer, d'eau minérale. Ces bains sont toniques et fortifiants; ils sont employés en thérapeutique dans le même but.

Les bains chauds sont ceux que l'on emploie le plus souvent en thérapeutique; ce sont ceux aussi que l'on charge de principes médicamenteux. Ces bains sont émollients, relâchants; ils assouplissent la peau, en dilatent les pores, favorisent les sueurs, calment l'état nerveux. Ces sortes de bains agissent puissamment comme antiphlogistiques.

Les bains médicamenteux sont très nombreux; outre les eaux minérales, qui en fournissent un grand nombre d'espèces, il y en a beaucoup que l'on prépare artificiellement. Ce sont les bains de son, de gélatine, si fréquemment employés dans les affections aiguës de la peau; des bains sulfureux et alcalins, que l'on emploie aussi dans les affections chroniques de cet organe; des bains mercuriels, employés dans les affections syphilitiques de la peau. Je n'entrerai pas dans tous les détails que comporterait ce sujet, cela m'entraînerait trop loin.

Lorsque l'on prend un bain, il faut avoir soin de ne pas avoir mangé depuis deux heures au moins, le prendre dans une pièce assez grande ou suffisamment aérée, avoir toujours de l'eau chaude ou de l'eau froide prête, pour maintenir toujours le bain à une même température.

2° *Bains locaux.* — Les bains locaux sont d'un usage très fréquent en thérapeutique; ce sont des bains de pieds ou *pédiluves*, des bains de mains ou *manuluves*, des *bains de siége*, enfin quelques autres beaucoup moins importants et d'un usage beaucoup moins général.

A. *Pédiluves.* — Les pédiluves sont employés comme dérivatifs : dans ce cas, on les emploie très chauds, de manière que le malade ne puisse y porter le pied sans ressentir de la douleur; souvent même encore on augmente l'activité des bains de pieds en y ajoutant une substance irritante soluble, telle que du carbonate de potasse ou de soude, du savon, du sel marin, du vinaigre. L'irritation que cause le bain de pieds doit être assez grande pour rougir fortement la peau et déterminer le gonflement des veines saphènes. Le bain de pieds révulsif doit durer de dix à vingt minutes ; au-delà de ce temps il devient inutile , tout l'effet qu'il doit produire est produit.

Pour donner un bain de pieds, on se sert d'un seau ordinaire, dans lequel on verse de l'eau en assez grande quantité pour que les deux pieds plongent au moins jusqu'au-dessus des malléoles ; il vaut mieux qu'il y ait assez d'eau pour qu'il arrive jusqu'au milieu du mollet.

On ajoute souvent aux bains de pieds simples dérivatifs de la farine de moutarde , qui irrite la peau , et détermine une dérivation assez énergique; mais il faut, dans ce cas, prendre de l'eau moins chaude que dans le premier; car, comme nous le verrons en décrivant les sinapismes , la trop grande chaleur décompose la farine de moutarde et neutralise son principe actif, circonstance à laquelle il faut prendre grande attention ; car, dans un bain de pieds trop chaud, la farine de moutarde n'agirait plus.

On donne encore des bains de pieds avant la saignée du pied ; dans ce cas , le bain doit être moins chaud que dans le cas précédent : il doit être de 40 à 45° centigrades.

Enfin, lorsque l'on donne un bain de pieds comme émollient dans les inflammations locales , ce bain ne doit pas être donné aussi chaud. On peut le prolonger bien plus longtemps; dans ce cas, il n'agit plus comme dérivatif.

Pour donner un bain de pieds, il faut asseoir le malade sur une chaise ; on pose le vase à terre ; on a soin d'envelopper le malade d'une couverture , afin qu'il ne se refroidisse pas , et on prend la même précaution pour le vase. Si le malade ne pouvait se lever, il faudrait le faire asseoir sur le bord de son lit ; on placerait le vase assez près pour que le malade pût y mettre les pieds sans se fatiguer, et on le soutiendrait en arrière avec des oreillers.

B. *Manuluves.* — Les manuluves sont également employés comme dérivatifs, mais principalement dans les affections de la poitrine ou du cœur , tandis que les pédiluves sont plutôt employés dans les affections de la tête, de la gorge, la céphalalgie, les angines. Les manuluves se donnent exactement de la même manière que les pédiluves, soit simples, soit composés, soit sinapisés.

C. *Bains de siège.* — Les bains de siége sont souvent employés dans les inflammations des organes contenus dans le bassin, dans la cystite, l'urétrite, dans les inflammations de l'utérus et de ses annexes, pour rappeler les menstrues arrêtées, etc. La température de ces bains est celle que nous avons déjà donnée pour les bains chauds ; ils sont toujours simples, rarement chargés de principes médicamenteux : encore ceux-ci ne sont que des principes émollients.

Pour donner un bain de siége, on se sert d'un baquet ordinaire, ou bien d'une espèce de baignoire faite exprès, à laquelle on a donné le nom de *bain de siége ;* on y verse de l'eau à la température voulue. On fait asseoir le malade dans la baignoire ; le corps est presque entièrement hors de l'eau ; les jambes sont pendantes hors de la baignoire. Il faut, comme dans les bains de pieds, envelopper complétement le malade et la baignoire pour qu'il n'y ait pas de refroidissement.

On appelle demi-bains des bains dans lesquels les extrémités inférieures et le tronc jusqu'à l'ombilic sont seulement plongés dans l'eau. Ces bains sont peu en usage.

Enfin, il y a d'autres bains locaux qui sont prescrits suivant les diverses circonstances ; tels sont les bains de bras et de l'avant-bras dans les phlegmons de ces organes, les bains de verge dans les blennorrhagies. Tous ces bains remplacent d'une manière avantageuse les fomentations, mais ne peuvent pas être donnés sur toutes les parties du corps.

3° *Bains secs.* — Les bains secs sont ceux qu'on fait avec de la cendre, du sable, du son, chauffés et renfermés dans des sachets de toile. Ces bains ne sont presque plus employés aujourd'hui ; il n'y a plus que quelques chirurgiens qui en placent autour d'un membre dont on aurait lié l'artère principale.

Ils étaient autrefois fort souvent employés dans le traitement des hydropisies, et pour rappeler la circulation dans des parties gangrenées. C'est à tort que ces bains ont été abandonnés; ils peuvent exciter légèrement les parties, déterminer la soustraction des liquides blancs, et par suite le dégorgement des parties œdématiées.

Je ne dirai rien de ces bains, auxquels la crédulité du peuple a attribué une grande vertu, tels que les bains de sang de veau ou de bœuf, les bains de fumier. On a abandonné avec raison ces immersions dégoûtantes, qui peuvent être facilement remplacées par des bains tout aussi actifs et qui possèdent les mêmes propriétés.

Des douches. — On appelle *douche* le courant d'une vapeur ou d'un liquide qui vient frapper une partie quelconque du corps.

1° *Douches liquides.* — L'appareil qui sert à donner les douches est construit de telle sorte que le liquide se meut par son propre poids. Il se compose d'un réservoir plus ou moins élevé, de 1 à 4 mètres, d'un tube dont le diamètre est très variable, de 5 millimètres à 3 centimètres. Ce tuyau est terminé par un tube d'ajutage à orifice tantôt simple, tantôt percé d'un très grand nombre de trous comme une pomme d'arrosoir; un robinet ferme le tube à la partie inférieure.

Les douches sont tantôt descendantes, lorsque le tube descend perpendiculairement du réservoir sur l'organe qui doit être frappé par le liquide; tantôt latérales, lorsque le tube se recourbe à la partie inférieure en formant un angle qui se rapproche de l'angle droit; tantôt ascendantes, lorsque le tube se recourbe deux fois de manière à faire remonter l'eau contre son propre poids. Dans les douches descendantes et latérales, le réservoir est assez élevé, et le diamètre du tuyau est assez considérable; dans les douches ascendantes, le diamètre du tuyau est peu considérable et le réservoir peu élevé.

L'eau qu'on emploie pour les douches est ou froide ou chaude, simple ou chargée de principes médicamenteux, sulfureux ou salins, qui n'ont d'autre propriété que d'augmenter la densité du liquide, de telle sorte que toute espèce de douche liquide peut être considérée comme administrée avec de l'eau simple.

Les douches, ou chaudes ou froides, déterminent, sur la partie où elles sont appliquées, une dépression subordonnée à la hauteur du liquide et au volume de la colonne d'eau; bientôt cette partie rougit, plus tôt lorsque la douche est chaude; et par l'effet d'une stimulation directe, par réaction, au contraire, lorsque la douche est froide; dans ce dernier cas, il est possible d'empêcher la réaction en prolongeant l'action de la douche pendant quinze à vingt minutes.

Les douches sont employées fréquemment dans le traitement de l'aliénation mentale; mais elles doivent au moins autant être regardées comme un moyen de répression que comme un moyen curatif. On les a encore employées dans le traitement des engorgements chroniques des articulations, les fausses ankyloses, etc. Mais si on ne peut leur refuser une propriété très énergique, il est impossible d'apprécier convenablement leur action thérapeutique : aussi faut-il se garder, quoique cela ait été conseillé, de s'en servir dans les maladies aiguës, dans les phlegmasies intenses. Il ne faut même s'en servir qu'avec beaucoup de précautions dans les engorgements chroniques, car l'action très énergique de cette médication pourrait déterminer un état aigu qui pourrait devenir funeste pour le malade.

Les douches ascendantes ou à faible courant, en raison de la faiblesse de la colonne de liquide, n'agissent que très lentement et doivent être prolongées davantage. On les emploie sur l'anus pour vaincre certaines constipations opiniâtres, pour déterger certains abcès du périnée, pour évacuer le pus contenu dans l'intérieur du rectum à la suite d'abcès ouverts dans l'intestin ; dans le vagin et sur le col de l'utérus, pour dissiper les engorgements de la matrice.

Enfin, M. Jules Cloquet les a employées dans certains catarrhes de la vessie ; nous en avons déjà dit quelques mots en parlant des irrigations, avec lesquelles les douches à faible courant ont la plus grande analogie. Je signalerai seulement un fait très remarquable : c'est que l'eau distillée est bien mieux supportée par la vessie que l'eau simple pure ou chargée de principes médicamenteux : c'est à M. Jules Cloquet que l'on doit cette découverte.

L'administration des douches exige quelques précautions, surtout lorsqu'elles sont froides. Les malades auxquels on administre des douches à fort courant doivent être placés dans une baignoire vide, si l'eau de la douche est chaude, et doit servir de bain ; si, au contraire, l'eau est froide, la baignoire doit être remplie d'eau chaude et doit être couverte de telle sorte que l'eau de la douche ne puisse y pénétrer et refroidir le bain.

2° *Douches de vapeur*. — Les douches de vapeur s'administrent au moyen d'un long tuyau disposé de manière à être dirigé dans tous les sens sur toutes les parties du corps ; la vapeur est ou d'eau simple, ou chargée de principes médicamenteux émollients, aromatiques, etc. La vapeur doit être dirigée sur la partie malade ; le volume du tuyau, la force du courant, la température de la vapeur, la durée de la douche, sont subordonnés au genre d'affections que l'on veut traiter. Elles sont surtout employées dans les engorgements articulaires, et surtout dans les affections de la peau.

Lorsque l'action des douches de vapeur est trop prolongée, celles-ci déterminent la rubéfaction de la peau, la vésication et même la cautérisation.

§ VIII. Des topiques employés à l'état de gaz ou de vapeur.

Bains de vapeur et fumigations. — On appelle *fumigation* le contact d'un gaz ou d'une vapeur sur le corps tout entier ou sur une des parties. On a réservé le nom de bain de vapeur à la fumigation composée seulement de vapeur d'eau et dans laquelle le corps plonge tout entier.

Les substances volatilisées par la chaleur agissent ou par elle-même ou bien servent de véhicule à d'autres substances. Les véhicules qui servent aux fumigations sont l'eau, l'alcool, les éthers; les principes auxquels l'eau en particulier sert de véhicule sont le plus souvent des principes aromatiques.

Enfin, il est d'autres substances qui sont solides à la température ordinaire et qui n'ont point besoin d'excipient, telles que le cinabre; d'autres, que l'on fait dégager de substances solides en favorisant des réactions chimiques, n'ont pas non plus besoin d'excipient, le chlore par exemple.

Les fumigations agissent par la température des vapeurs ou des gaz, par leur état de sécheresse ou d'humidité, par la nature de la substance volatilisée.

Les fumigations sèches peuvent être supportées à une température plus élevée que les fumigations humides; en effet toutes deux en raison de leur température déterminent des sueurs abondantes. La soustraction de la chaleur que détermine la volatilisation de la sueur dans les fumigations sèches permet d'élever davantage la température de celles-ci, car, dans les fumigations humides, la sueur ne peut se volatiliser dans un milieu déjà saturé de vapeur d'eau, et bientôt les malades éprouvent une chaleur pénétrante insupportable.

Les fumigations peuvent être ou locales ou générales. Quoi qu'il en soit, dans les fumigations la tête est toujours en dehors de l'appareil dans lequel on doit prendre la fumigation ; au contraire la plupart du temps les malades sont plongés tout entiers dans les bains de vapeur.

Nous n'insisterons pas sur les propriétés de chacun des médicaments employés dans les fumigations, cela nous conduirait trop loin : je ferai remarquer que rarement ces fumigations sont émollientes. Quand toutes les parties du corps sont en contact avec la vapeur, ce sont le plus souvent des principes excitants, irritants même, dont on fait usage ; ces espèces de fumigations sont fort souvent employées dans les affections chroniques de la peau, les fumigations aromatiques dans les inflammations chroniques des articulations, les fumigations mercurielles dans les affections syphilitiques rebelles de la peau. Il arrive fort souvent, surtout lorsque la substance employée pour les fumigations est très énergique, qu'un membre ou même une partie de membre soit seule exposée à l'action de la fumigation, comme les fumigations mercurielles ; en effet il est dangereux de porter inutilement sur une large surface un médicament qui peut quelquefois causer des accidents très graves. Enfin on peut employer dans les névralgies des fumigations narcotiques, que l'on fait en brûlant des feuilles de jusquiame, de belladone, ou en faisant vaporiser la décoction de ces feuilles.

Pour administrer les fumigations, on place le malade dans une boîte de bois bien fermée ; cette boîte présente à la partie supérieure un trou qui laisse passer la tête du malade, et autour duquel il faut avoir soin de placer un corps qui empêche le passage de la vapeur entre le cou et les parois du trou, car outre que la substance volatilisée, en se répandant au dehors, ne produirait pas l'effet voulu, elle pourrait être respirée par le malade, et causer fort souvent des accidents en irritant les bronches. A la partie inférieure, se trouve un autre trou qui donne passage à un tuyau qui doit conduire dans la boîte le corps volatilisé ; si le malade ne pouvait se lever, on pourrait soulever les couvertures au moyen de cerceaux, et faire arriver par le pied du lit le gaz ou la vapeur ; le lit dans ce cas remplacerait la boîte à fumigation. Mais il faut avoir soin de garantir les couvertures des malades par des toiles cirées, car celles-ci s'imprégneraient des vapeurs employées, ce qui pourrait causer des accidents, soit par leurs propriétés irritantes, soit par l'humidité. Lorsque la température que l'on veut donner au gaz ou à la vapeur est assez élevée pour faire craindre de brûler les draps ou la couverture, il faut placer le tube conducteur dans un autre tube plus large, de telle sorte que le tube interne le plus chaud ne sera pas en contact avec les draps. Les bains de vapeur peuvent encore être donnés de la même manière ; on peut encore, si le malade peut se lever, remplacer la boîte fumigatoire par un appareil bien simple, composé de cerceaux d'inégale grandeur, maintenus à l'aide de montants auxquels sont fixés les cerceaux autour desquels on place une couverture dont un des bords touche le sol, et dont l'autre bord est fixé autour du cou du malade, qui est assis sur une chaise au centre de cet appareil.

Il est du reste très facile de donner ces fumigations : il faut se rappeler que la cavité dans laquelle doit arriver la vapeur ne doit avoir aucune communication avec l'air extérieur; que le malade doit être placé au centre de cette cavité, et qu'il faut toujours ménager une ouverture à travers laquelle on puisse faire arriver la vapeur.

Les fumigations partielles des membres se donnent exactement de la même manière ; la grandeur de la boîte doit autant que possible être proportionnée au volume du membre sur lequel on veut faire arriver la vapeur.

Fumigations dans les cavités intérieures. — Les fumigations locales dans les cavités intérieures se donnent très facilement au moyen d'un flacon à trois tubulures ; l'une sert à introduire les substances qui doivent servir à la fumigation ; une autre, à laquelle on adapte un tube en S, sert de tube de sûreté ; à l'autre enfin on adapte un tube qui conduit la vapeur sur la partie malade. De cette manière on fait arriver des principes émollients dans les fosses nasales, l'oreille, etc. ; dans le coryza, etc. ; des principes astringents dans le vagin, dans les cas d'écoulements chroniques ; des principes narcotiques dans les voies respiratoires, etc.

On peut disposer l'appareil fumigatoire d'une manière plus simple en plaçant au-dessus du vase un cornet dont la partie élargie recouvre le vase complétement, et dont la partie rétrécie, percée d'un trou et munie d'un tube d'ajutage, permet à la vapeur de pénétrer dans la cavité malade.

Enfin on fait quelquefois fumer aux malades affectés d'asthme des feuilles de datura stramonium, soit en roulant ces feuilles en cigarette, soit dans une pipe: ce n'est autre chose qu'une fumigation narcotique.

CHAPITRE IV.

Bandages.

On donne le nom de *bandage* à l'arrangement méthodique d'une ou de plusieurs des pièces de pansement sur une partie du corps.

On appelle encore bandage l'ensemble de plusieurs pièces de linge, soit réunies par continuité de tissu ou par des coutures, soit posées en ordre rationnel.

Enfin, on donne encore ce nom à des appareils mécaniques agissant, soit par élasticité, soit par des leviers, etc.

Tous bandages formés par la réunion de plusieurs pièces de pansement réunies ensemble portent le nom de *bandages* avant d'avoir été appliqués. On donne à ceux-ci le nom *bandages composés*.

Tous les bandages qui ne sont pas formés par la réunion

de plusieurs pièces de linge sont des *bandages simples.*

Enfin, ceux qui agissent par élasticité sont désignés sous le nom de *bandages mécaniques.*

Tantôt les bandages sont le complément des pansements ; d'autres fois ils constituent à eux seuls le pansement tout entier ; d'autres fois, enfin, ils sont employés dans un but multiple, car, outre qu'ils servent à maintenir des pièces de pansement, ils remplissent encore des indications plus ou moins nombreuses.

Les bandages, avons-nous dit, remplissent certaines indications. On leur a donné des noms suivant qu'ils atteignent tel ou tel but ; ainsi on appelle *bandage contentif* celui qui sert à maintenir les pièces d'appareil et les topiques appliqués sur les plaies ;

Bandage préservatif, quand il doit défendre les plaies du contact des corps extérieurs et de la température ;

Bandage unissant, quand il doit réunir les parties divisées ;

Bandage divisif, quand il doit au contraire maintenir les parties écartées ;

Bandage expulsif, quand il doit faciliter la sortie des liquides ;

Bandage compressif, quand il doit comprimer une tumeur pour en déterminer l'atrophie ou l'empêcher de se développer, ou bien pour arrêter le cours du sang dans un vaisseau divisé ;

Bandage rétentif, quand il doit s'opposer au déplacement des organes ;

Bandage suspensif, quand il doit supporter, soit des organes malades qui ont besoin d'être soutenus pour guérir, soit des organes situés à l'extérieur ou faisant hernie au dehors, et qui par leur poids gênent les malades ;

Enfin, les bandages mécaniques destinés à redresser les membres déviés, les os incurvés, etc., sont appelés *appareils orthopédiques.*

On pourrait certainement établir une classification des bandages d'après leurs usages ; mais il faut remarquer que toujours ils remplissent plusieurs indications. Ainsi un bandage est fort souvent à la fois contentif, préservatif, expulsif ; souvent même ses usages sont plus nombreux, et un bandage est d'autant mieux conçu que les indications qu'il remplit sont plus nombreuses. Si, d'un autre côté, on remarque que les bandages ont en général une forme bien régulière, bien déterminée, on pourra d'après leur forme établir une classification qui sera d'autant meilleure que le nom donné au bandage pourra guider le chirurgien sur la manière dont il doit l'appliquer, et permettre d'exposer à la fin de sa description les usages souvent multiples auxquels il peut être employé. Nous suivrons la classification que M. le professeur Gerdy a donnée dans son excellent *Traité des bandages;* seulement nous ne pourrons pas décrire toutes les espèces indiquées par cet auteur, le défaut d'espace ne nous permettant pas d'entrer dans de si longs détails.

Il divise les bandages en

1° BANDAGES SIMPLES.	**Bandages circulaires.**	Ils forment autour de nos parties des circulaires horizontaux qui se recouvrent plus ou moins complétement.
	Bandages obliques.	Lorsqu'ils forment des circulaires obliques.
	Bandages spiraux.	Dans ces bandages la bande décrit des tours de spire ; les tours de spire sont appelés *doloires*. Ils se recouvrent quelquefois à moitié, d'autres fois ils ne sont que juxtaposés, d'autres fois les doloires sont à une certaine distance les uns des autres.
	Bandages croisés ou en 8 de chiffre.	On donne ce nom aux bandages formés par des tours de bande également appelés *doloires*, qui se croisent de manière à présenter plus ou moins complétement la forme d'un 8.
	Bandages noués.	Ce sont ceux qui forment un nœud.
	Bandages récurrents.	Ce sont ceux dont les tours de bande vont et reviennent alternativement sur leurs pas.
	Bandages pleins.	Ceux qui sont faits avec une large pièce de linge entière.
	Bandages invaginés ou unissants.	Formés par une bande perforée dans une partie quelconque de son plein, et qui reçoit dans les ouvertures, soit un de ses chefs taillé en autant de lanières qu'il y a d'ouvertures, soit d'une autre bande taillée de la même manière.
	Liens.	Dans ce dernier genre, nous rangerons tous les bandages simples qui ne peuvent être placés dans les genres que nous venons de nommer ; ce sont les bandages contentifs des sondes ou des luxations.

2° BANDAGES COMPOSÉS.

- **Bandages en T.** — Ce sont ceux qui ont la forme de la lettre T.
- **Bandages en croix.** — Quand ils ont la forme d'une croix.
- **Bandages en fronde.** — Quand ils sont formés par une large pièce de linge, dont les deux extrémités sont taillées longitudinalement, de manière à présenter un nombre égale de chefs. Ce bandage ressemble assez à la fronde dont se servaient les anciens.
- **Bandages en bourses ou suspensoir.** — On donne ce nom aux bandages qui ont la forme d'un petit sac dans lequel on place l'organe que l'on veut soutenir.
- **Bandages en gaine ou vaginiforme.** — Quand ils ont la forme d'une gaine.
- **Bandages lacés en boucles.** — Quand ils sont garnis de cord ns, de boucles, etc.

3° BANDAGES MÉCANIQUES.

1. Bandage à plaque, composé d'une plaque et d'un cordon.
2. — contentif élastique des sondes.
3. — à ressorts spiraux.
4. — — courbes ; bandages herniaires, par exemple.
5. — compressif des vaisseaux.
6. — destinés à rendre par leur élasticité le mouvement aux parties qui l'ont perdu.
7. — mécaniques bouclés.
8. Appareils de fracture.
9. — orthopédiques.

§ I. Des règles à suivre dans l'application des bandages.

Quand on veut appliquer un bandage, il faut 1° s'assurer si ce bandage peut remplir toutes les indications nécessaires ;

2° Rassembler les aides, soit pour soutenir le malade quand celui-ci ne peut rester debout ou assis, soit pour soutenir les membres que le malade ne pourrait tenir élevés, soit enfin pour contenir les pièces d'appareils, etc. ;

3° Placer le malade dans la position la plus commode pour lui et le chirurgien, et disposer convenablement ses aides ;

4° Appliquer le bandage d'une manière uniforme, c'est-à-dire qu'il soit également serré dans toute son étendue ;

5° Serrer le bandage convenablement : car, trop lâche, il glisserait et ne remplirait pas les indications ; trop serré, il pourrait causer des accidents fort graves, et même souvent la gangrène : aussi, quand un bandage ou une machine sont trop lâches, il faut se hâter de les réappliquer ; s'ils sont, au contraire, trop serrés, il faut de suite les relâcher ;

6° Appliquer toujours un bandage de bas en haut, c'est-à-dire de manière à refouler vers la partie supérieure les liquides, qui, si le bandage était appliqué de haut en bas, engorgeraient les extrémités.

1° *De l'application des bandes.* — L'application des bandes différera selon qu'elles seront à un ou à deux globes.

Si la bande est un globe, on prend le cylindre de la main droite, le pouce appliqué sur un des axes, le doigt médius sur l'axe de l'autre côté ; le chef initial est pris de la main gauche entre le pouce et l'index, et placé sur la partie où on veut appliquer la bande et fixé vers ce point ; puis on fait rouler la bande placée sur sa face externe dans la direction que l'on veut donner au bandage. Il faut avoir soin de faire plusieurs tours circulaires pour fixer le chef initial de la bande : sans cela ce chef glisserait, et le bandage se relâcherait. On peut encore laisser pendre le chef initial, et n'appliquer la bande sur la partie où vous le placez qu'à 10 ou 12 centimètres de son extrémité. Cette extrémité sera nouée avec l'extrémité terminale de la bande. Comme dans le cas précédent, le premier tour de bande doit être fixé par plusieurs tours circulaires.

Il ne faut dérouler la bande qu'autant qu'il est nécessaire ; il faut toujours tirer dessus, afin qu'elle soit constamment tendue, pour que le bandage ne se relâche pas pendant qu'on 'applique. Il faut prendre garde de lâcher la bande quand on est obligé de la faire passer d'une main dans une autre, car alors elle se déroulerait, et on ne pourrait l'appliquer si on n'avait soin de la rouler une seconde fois. Souvent même, pendant qu'on roule la bande, le bandage se relâche, on est obligé de le réappliquer en entier. Enfin il faut, en appliquant une bande, éviter des mouvements trop brusques qui pourraient ébranler la partie malade et causer des secousses toujours nuisibles, souvent très douloureuses.

Il faut appliquer les bandes avec netteté, de manière que le bandage soit le plus régulier possible, « afin, comme » le dit A. Paré, de contenter les malades et les assistants, » car chaque ouvrier doit polir et embellir son ouvrage » tant que possible lui sera. »

Lorsqu'on applique une bande sur une partie dont le volume varie, à la jambe par exemple, un des bords de la bande presse sur la partie la plus élevée, tandis que l'autre se trouvant sur le même plan sera éloigné du membre ; il en résulte un écartement qui a reçu le nom de *godet*. Il est fort important de les éviter ; car partout où ils existent la bande presse inégalement et le bandage est infiniment moins solide. Si, sans changer la direction que vous voulez donner à la bande, vous voulez éviter les godets, il faut faire ce que l'on appelle des *renversés*, c'est-à-dire renverser obliquement la bande de la partie la plus saillante vers celle qui l'est moins, par exemple de haut en bas à la partie inférieure de la jambe, de bas en haut à la jambe au-dessus de la saillie du mollet. Au moyen de ce renversé, la bande se trouve rétrécie au niveau du point le plus mince, et on a l'avantage de pouvoir encore donner à la bande la direction voulue en agrandissant plus ou moins l'angle formé par les deux extrémités de la bande au niveau du renversé.

Lorsque la bande est entièrement posée, on l'arrêtera, soit en nouant ensemble le chef initial laissé libre et le chef terminal, soit en fixant le chef terminal avec des épingles, soit en appliquant un lien circulaire autour de la bande. Si la bande est fendue à son extrémité terminale, on peut porter de chaque côté chacun des deux chefs et les nouer ensemble.

Quand on fixe une bande, il faut avoir soin de n'appliquer l'épingle ou de faire le nœud que loin d'une partie sur laquelle la pression peut être douloureuse, à plus forte raison loin de la plaie. On conçoit parfaitement qu'il est toujours facile de faire le nœud dans un endroit convenable ; mais lorsqu'on se sert d'une épingle et que l'extrémité de la bande se trouve au niveau de la plaie, ou bien dans un point où il serait difficile de la fixer, comme sur la face postérieure d'un des membres inférieurs ou sur la face postérieure du tronc, on doit la replier de manière à la raccourcir assez pour que les épingles puissent être placées dans un point convenable. La bande doit être repliée de manière que la portion repliée soit cachée sous la dernière circonvolution qu'elle décrit autour de la partie sur laquelle elle est appliquée.

Les épingles doivent être fixées de manière que la convexité du membre n'en fasse pas saillir la pointe, et que celle-ci soit cachée dans les circonvolutions, de manière à ne blesser ni le malade, ni le chirurgien lorsqu'il voudra défaire le pansement.

Si l'extrémité d'une bande est fixée avec une seule épingle, on met l'épingle longitudinalement, soit qu'on replie en dedans les deux angles de l'extrémité de la bande, soit qu'on ne les replie pas. La tête de l'épingle doit toujours être du côté libre, et la pointe dirigée vers les circonvolutions. Si on se sert de deux épingles, on les fixe de la même manière de chaque côté de la bande, la tête à l'extrémité libre, la pointe tournée vers les circonvolutions. Si on plaçait l'épingle en sens inverse, on ne tarderait pas à voir la pointe de l'épingle faire saillie, et elle pourrait blesser le malade ou le chirurgien.

Lorsqu'un bandage se compose d'un grand nombre de circonvolutions susceptibles de se relâcher, il faut les fixer les unes aux autres au moyen d'épingles.

Lorsqu'on voudra fixer un bandage au moyen d'un fil, au doigt par exemple, il faudra faire plusieurs tours, et on l'arrêtera avec un nœud.

Quand on veut appliquer une bande roulée à deux globes, on prend un globe de chaque main, on applique le plein de la bande intermédiaire aux deux globes sur la partie où le bandage doit être appliqué, et on déroule en même temps et d'une manière égale les deux globes, de manière qu'ils viennent se croiser sur le point opposé à celui sur lequel on a commencé le bandage. Là, on les entrecroise en les faisant passer l'un à côté de l'autre, en ayant soin d'effacer les plis formés par l'entrecroisement, et on continue de la même manière jusqu'à ce que la bande soit épuisée, en ayant soin de faire entre-croiser les bandes sur des points différents de la circonférence, afin qu'il n'y ait pas un trop grand nombre de plis sur le même point.

Mais on peut facilement éviter cet inconvénient en faisant le bandage d'une autre manière. On applique, comme dans le cas précédent, le plein de la bande sur la partie où le bandage doit être appliqué; mais au lieu de conduire les deux globes horizontalement si le bandage doit être circulaire, on fait dévier un d'entre eux en haut, l'autre en bas; et quand les deux chefs viennent à se rencontrer, ils forment, par leur entrecroisement, un angle aigu : alors on renverse de la même manière qu'il a été dit dans l'application du bandage à un globe, pour éviter les godets; on renverse, dis-je, le chef inférieur sur le chef supérieur, et on continue l'application du bandage. De cette manière, le chef inférieur passe en avant du chef supérieur, se place au-dessus de lui, et le chef supérieur devient inférieur, pour redevenir supérieur au second entrecroisement. On voit de cette manière que les plis nombreux que forment les bandes en s'entre-croisant se trouvent effacés, et qu'au lieu de deux espèces de cordes que forment les deux chefs de la bande, on a deux surfaces planes qui se recouvrent et qui ne peuvent causer aucune douleur au malade, la bande supérieure étant toujours reçue dans une espèce d'anse formée par la bande inférieure. Ce bandage sera toujours très solide ; il le sera d'autant plus que chacun des chefs de la bande embrassera à son tour le chef opposé. M. le professeur Gerdy, à qui on doit ce bandage, l'a désigné sous le nom de d'*entre-croisement par renversé.*

Quelle que soit la manière dont on applique un bandage à deux globes, comme toujours un des deux globes doit être plus volumineux que l'autre, la partie de la bande qui reste, après l'épuisement du globe le plus petit, doit être roulée circulairement, et sert à maintenir dans un état de solidité convenable le bandage tout entier.

CHAPITRE V.

Des bandages en particulier.

A. BANDAGES SIMPLES.

§ I. Bandages circulaires.

Les bandages circulaires sont ceux qui sont formés par des circonvolutions qui se recouvrent plus ou moins complétement. Ce bandage est le plus simple de tous ; on le fait avec une bande roulée à un ou deux globes ; on le fixe comme il a été dit (page 74). Il sert, 1° à maintenir des topiques ou des pièces d'appareil sur un des points du corps ; dans ce cas, il ne doit être que médiocrement serré : trop lâche, il laisserait glisser les pièces d'appareil qu'il est destiné à maintenir ; trop serré, il arrêterait la circulation. 2° On se sert encore du bandage circulaire dans la saignée du bras et du pied ; dans ce cas, la constriction doit être assez forte pour arrêter la circulation veineuse, mais pas assez pour arrêter la circulation artérielle. **V.** *Saignée.*

§ II. Bandages obliques.

Ils ne diffèrent des bandages circulaires que par la direction des circonvolutions; dans ceux-ci comme dans les précédents, les circonvolutions se recouvrent plus ou moins complétement. On ne les applique en général que du cou à l'aisselle; ce sont les bandages de la saignée de la veine jugulaire.

§ III. Bandages spiraux.

Le bandage spiral est celui dont les circonvolutions sont disposées en spire.

Chaque circonvolution a reçu le nom de *doloire.* Nous distinguerons trois variétés de ce bandage :

1° Le bandage spiral proprement dit : c'est celui dont les circonvolutions se recouvrent à moitié. M. Gerdy lui a donné le nom de *bandage spiral imbriqué;*

2° Celui dont les circonvolutions ne se touchent que par leurs bords : c'est le bandage *mousse* des anciens. M. Gerdy l'appelle *bandage spiral contigu;*

3° Celui dont les circonvolutions sont écartées les unes des autres : c'est le bandage *rampant* des anciens. Il est appelé par M. Gerdy *bandage spiral écarté.*

Les noms donnés par M. Gerdy à ces divers bandages me paraissent excellents et doivent être conservés, car ils ont l'avantage de faire connaître immédiatement la manière d'être de ces bandages.

Ces trois variétés de bandage s'appliquent de la même manière : seulement il faut remarquer, que plus les doloires seront rapprochées, plus les renversés seront nécessaires. On les fait presque toujours avec une bande roulée à un seul globe.

Ces bandages servent ou à maintenir des topiques ou des pièces d'appareil sur quelque partie du corps, ou bien à faire la compression; dans le dernier cas, il faut toujours employer le bandage spiral imbriqué, et pour assurer la solidité du bandage, il est bon de faire deux ou trois circulaires avant de commencer les tours de spire. Lorsque ce bandage est destiné à comprimer un vaisseau ou un point quelconque d'un membre, il faut y ajouter des compresses graduées, qui devront être d'autant plus épaisses que l'on voudra faire une compression plus forte, d'autant plus longues que l'on voudra faire la compression dans une plus grande étendue.

Le bandage spiral à deux globes est employé le plus souvent pour la réunion des plaies longitudinales ; quelquefois, quoique très rarement, il est simplement compressif ; dans le premier cas, on applique le plein de la bande intermédiaire aux deux globes sur le côté opposé à la plaie, et on porte les globes de chaque côté en les dirigeant obliquement en haut. On les croise comme il a été dit dans la description du bandage à deux globes. Il faut avoir soin de mettre de chaque côté de la plaie une compresse graduée égalant la plaie en longueur, et d'autant plus épaisse et d'autant plus éloignée de la plaie que celle-ci est plus profonde. Lorsqu'on veut appliquer un bandage compressif avec une bande roulée à deux globes, on l'applique de la même manière, et on n'applique de compresses graduées que lorsqu'on veut faire la compression sur un point plus fortement que sur un autre.

Il va sans dire que tout bandage spiral doit être appliqué des extrémités vers le cœur, et que tout bandage qui doit comprimer fortement le membre doit être appliqué depuis l'extrémité du membre. Les bandages spiraux contentifs, n'exerçant le plus souvent sur le membre qu'une constriction très faible, n'ont le plus souvent besoin de n'être appliqués qu'au niveau des pièces d'appareil qui ont besoin d'être maintenues.

Les bandages spiraux sont susceptibles de se déranger

facilement ; plus le bandage est serré et plus les doloires se recouvrent, plus il est solide. Le bandage à deux globes présente plus de solidité que le bandage à un seul globe.

Quand un bandage spiral se rapproche du tronc, il faut le fixer au tronc par quelques tours de bandes circulaires : le bandage est plus solide. Dans tous les cas, il doit être terminé comme il a été commencé, par quelques tours circulaires. Le bandage spiral s'applique le plus souvent sur les membres, plus rarement sur la poitrine ou sur l'abdomen; il est moins solide que le bandage de corps, et il est plus gênant.

§ IV. Bandages croisés ou 8 de chiffre.

Les bandages croisés sont ceux qui, par l'entrecroisement de la bande, figurent un 8 de chiffre.

On les applique avec une bande roulée à un ou à deux globes ; ce sont en général des bandages contentifs.

Les bandages croisés s'appliquent sur toutes les parties du corps, et ils ont reçu divers noms, suivant les parties sur lesquelles ils sont appliqués. Nous allons décrire quelques espèces de bandages croisés.

1° *Bandages croisés des yeux.* — Les bandages croisés des yeux s'appliquent au moyen d'une bande à un ou à deux globes. Ils sont employés pour garantir un œil ou les deux yeux du contact de la lumière, ou bien pour maintenir des topiques appliqués sur ces organes.

On appelle œil simple le bandage qui ne doit couvrir qu'un seul œil.

Pour appliquer le bandage croisé d'un seul œil, on prend une bande de 6 mètres de long, large de trois travers de doigt; on fait quelques tours circulaires autour du front ; puis, la bande étant arrivée à la nuque, on la fait passer sous l'oreille du côté malade, puis sur la joue du même côté, et la dirigeant vers le grand angle de l'œil malade. On couvre complétement cet organe. Arrivé au front, on fait un renversé pour changer la direction de la bande, et on la dirige horizontalement vers le pariétal du côté sain ; arrivée à la nuque, on la dirige vers l'oreille du côté malade, comme il a été dit précédemment. On répète deux ou trois fois ces tours obliques, et on termine le bandage par des tours circulaires autour du front, afin de rendre l'appareil plus solide.

Pour appliquer le bandage croisé des deux yeux ou œil double, on se sert d'une bande à un ou à deux globes. Avec une bande à un globe, on commence par faire autour du front quelques tours circulaires horizontaux ; puis, arrivée à la nuque, la bande étant dirigée de droite à gauche, on la mène au-dessous de l'oreille gauche, puis sur la joue, enfin sur l'œil du même côté. Arrivé à la racine du nez, on donne à la bande une direction horizontale, on la dirige vers la nuque, puis vers le front, jusqu'à la racine du nez, où elle vient rencontrer la bande qui a déjà couvert un des deux yeux ; arrivé là, on la dirige vers la joue du côté droit, en croisant la bande appliquée sur l'œil gauche, et en couvrant l'œil droit de haut en bas ; puis on la fait passer sous l'oreille droite, et on la ramène à la nuque. On recommence ces croisés deux ou trois fois, et on les consolide, comme dans les cas précédents, par des circulaires horizontaux.

Si on se sert d'une bande à deux globes, on applique le plein de la bande sur le front, on croise les deux chefs à la nuque après avoir fait un ou deux tours circulaires, on part de la nuque, on dirige chacun des deux chefs au-dessous des oreilles, et de là, passant sur les joues, sur les yeux, ils vont s'entrecroiser sur le front. On les conduit ensuite à la nuque pour les ramener au-dessous de l'oreille et en avant des yeux, comme nous l'avons dit tout-à-l'heure. Lorsqu'un des deux globes est épuisé, on termine le bandage en faisant, avec ce qui reste de bande, des circonvolutions horizontales autour de la tête. Le croisé des yeux à deux globes est plus solide que le croisé à un globe.

Les bandages que nous venons de décrire sont très gênants pour les malades, les échauffent, et de plus ne présentent pas toujours une solidité suffisante : aussi est-il bon, lorsqu'on les applique, de recouvrir la tête avec un serre-tête, afin qu'ils ne se dérangent pas aussi facilement. On les remplace souvent avec un simple bandeau placé en avant d'un œil ou des deux yeux, suivant les cas. Ce bandeau s'applique beaucoup plus facilement, échauffe moins le malade, et remplit fort souvent toutes les indications aussi bien que ces bandages si compliqués.

2° *Bandages croisés de la mâchoire inférieure.* — Les bandages croisés de la mâchoire inférieure, appelés aussi chevestres, sont de huit, qui embrassent la tête par des circulaires horizontaux, et la mâchoire inférieure, de sa partie inférieure au sommet de la tête, par des circulaires verticaux qui viennent s'entre-croiser aux tempes. Il y en a deux espèces : ce sont les croisés simples de la mâchoire inférieure ou chevestre simple, le croisé double ou chevestre double.

Chevestre simple. — Pour faire ce bandage, on prend une bande de 6 à 7 mètres, roulée à un globe. On porte le chef initial de la bande sur le front, et on le fixe par deux circulaires horizontaux autour du crâne ; puis, si la maladie est à droite, de la nuque on dirige sa bande derrière l'oreille gauche, puis sous la mâchoire inférieure du même côté, puis en avant de l'angle de la mâchoire inférieure du côté droit ; on remonte, en passant entre l'angle externe de l'œil et l'oreille du côté droit, jusqu'au-dessus du front ; on traverse obliquement le sommet de la tête en dirigeant la bande vers la partie postérieure de l'oreille gauche, et on fait de cette manière trois circulaires, comme il a été dit précédemment. Arrivé au-dessus du front, après avoir fait le dernier tour circulaire, on renverse la bande en la dirigeant vers la nuque, et on termine le bandage en faisant des circulaires horizontaux autour du crâne. On conseille,

lorsque la bande est arrivée sur l'angle de la mâchoire inférieure du côté malade, du côté droit dans le bandage que
nous venons de décrire, de diriger la bande vers la nuque,
en passant obliquement sur l'angle de la mâchoire inférieure du côté droit, en avant du menton. Fait de cette
manière, le bandage aurait l'inconvénient de pousser le
menton en arrière, et par conséquent de porter en avant
le fragment inférieur de l'os maxillaire dont la branche
verticale aurait été fracturée. Il vaut mieux, comme le
conseille M. Gerdy, terminer le bandage comme il a été
dit plus haut.

Ce bandage sert pour contenir les fractures de la mâchoire inférieure ; il est peu solide, se dérange facilement,
et contient mal le fragment inférieur quand la fracture siège
assez haut pour que celui-ci puisse être entraîné en haut
et en avant par le ptérygoïdien externe : aussi, lorsque ce
bandage est appliqué pour une fracture de la mâchoire
inférieure, il faut appliquer le long de la branche verticale
de cet os des compresses épaisses, afin de repousser autant
que possible le fragment inférieur en arrière.

Chevestre double.—Ce bandage est beaucoup plus solide
que le précédent, surtout lorsqu'il est appliqué avec une
bande à deux globes : aussi le chevestre double à un globe
est-il peu employé. Je ne décrirai que le chevestre double
à deux globes. Il faut, pour faire ce bandage, une bande
roulée à deux globes, longue de 8 à 10 mètres. On applique sur le front le plein de la bande intermédiaire aux
deux globes ; on les porte à la nuque, où on les entre-
croise ; de là on porte les deux globes sous le menton, où
ils s'entre-croisent encore, et ils sont ramenés sur le front
en passant sur les deux angles des mâchoires, entre l'angle
externe de l'œil et l'oreille de chaque côté. Arrivé là, on entre-croise de nouveau les bandes, et on va porter chacun des
deux globes à la nuque, où on les entre-croise de nouveau ; de
là on les porte sous la mâchoire, etc., et on fait trois ou

quatre tours de la même manière. Si on n'applique pas ce bandage pour une fracture au niveau des condyles, ou pour une fracture très oblique du corps de la mâchoire, on peut ramener un tour de bande sur le menton, de manière à entre-croiser les deux chefs de la bande au-dessous de la lèvre inférieure ; de là on conduit les deux globes à la nuque, et on termine par des circulaires autour du cou, ou bien, ce qui est mieux, par des circulaires autour de la tête.

Ce bandage est très solide, gênant pour les malades ; mais il a l'avantage de contenir parfaitement les fractures obliques du corps de la mâchoire. Il se desserre peu ; mais on est quelquefois obligé de le réappliquer, parce que la bande mentonnière est salie par la salive.

Comme ce bandage maintient immobile la mâchoire inférieure, il est indispensable, lorsqu'il doit être appliqué pendant quelque temps, de placer entre les molaires, de chaque côté, de petits morceaux de liége, dans l'intervalle desquels on puisse faire passer des aliments liquides ou mous. Il va sans dire que, lorsqu'on l'applique pour une fracture, il faut avoir soin de se munir de petites compresses, qui, par leur pression sur les fragments, effacent les saillies qui pourraient causer les déplacements des os.

Ces soins sont inutiles quand on applique le chevestre pour maintenir réduite une luxation de la mâchoire inférieure.

3° *Bandage croisé du cou et de l'aisselle.*—Ce bandage est un 8, dont un des anneaux embrasse le cou et l'autre embrasse l'aisselle. Les tours de bande se croisent sur la partie supérieure de l'épaule.

On applique ce bandage avec une bande de 4 mètres environ, roulée à un seul globe ; on place le chef initial de la bande sur le cou, on le fixe par deux circulaires horizontaux ; de là on peut faire le bandage, soit d'avant en arrière, soit d'arrière en avant. Ainsi, si on veut faire le bandage du côté droit, et qu'on roule les circulaires du cou de droite à gauche, il faudra diriger les tours de bande d'avant en arrière, et réciproquement; si on veut faire le bandage sur l'aisselle gauche, etc., il faut, si on veut faire le bandage d'avant en arrière, rouler les circulaires du cou de gauche à droite. Ce bandage est excessivement simple à appliquer; il faut seulement faire attention à la direction que l'on donne à la bande; et encore est-ce peu important, puisque le bandage est tout aussi bien fait qu'on fasse les tours obliques de l'aisselle de gauche à droite, ou de droite à gauche; quand on a fait quatre ou cinq tours obliques, on termine le bandage en faisant des circulaires horizontaux, soit à l'aisselle, soit à la partie supérieure du bras.

Si on fait ce bandage avec une bande roulée à deux globes, on place le plein intermédiaire sous l'aisselle, et, dirigeant les deux globes l'un en avant, l'autre en arrière, on les croise sur l'épaule; puis on les passe en avant et en arrière du cou, on les croise sur le côté du cou opposé au côté malade, on les ramène sur l'épaule, où ils s'entre-croisent, puis dans l'aisselle, où ils s'entre-croisent encore, et on continue de la même manière jusqu'à ce que la bande soit épuisée.

Ce bandage est excellent pour maintenir les pièces d'appareil, soit dans l'aisselle, soit sur l'épaule, soit sur le cou; il est peu gênant pour les malades; il est facile à appliquer, et surtout très solide, principalement le dernier.

4° *Spica de l'aine.* — Le spica de l'aine est un bandage en 8 de chiffre, dont une des anses embrasse le bassin, et l'autre, plus petite, embrasse une des cuisses : les tours de bande viennent se croiser sur l'aine. Si les tours de bande embrassent les deux cuisses, le spica est double; dans ce cas, il y a trois anneaux, dont un embrasse le bassin, les deux autres les cuisses.

Spica simple. — Pour appliquer ce bandage, on prend une bande de 8 mètres, on fait deux circonvolutions autour du bassin ; puis, arrivé sur la crête de l'os des iles du côté malade, on dirige sa bande, en passant sur l'aine, vers la partie interne de la cuisse. On croise celle-ci horizontalement en passant sur sa partie postérieure ; puis, en croisant obliquement son côté interne, on fait arriver la bande sur l'aine, au-devant de la circonvolution dont nous venons de parler ; on dirige la bande vers l'épine iliaque du côté sain ; puis, en passant en arrière, on la ramène à l'épine iliaque du côté malade ; on conduit la bande de la même manière autour de la cuisse, un plus ou moins grand nombre de fois, suivant la longueur de la bande, et on termine par des circonvolutions autour du tronc.

Spica double. — Pour appliquer le spica double, il faut une bande de 12 mètres environ. On fait deux circonvolutions autour du bassin, et, arrivé à une des épines iliaques, au côté droit par exemple, on passe sur le côté interne de la cuisse droite, puis en arrière, puis en dehors, et on revient croiser la première circonvolution, comme dans le bandage précédent ; puis on décrit un tour horizontal autour du bassin jusqu'à l'épine iliaque du côté gauche. Arrivé là, on porte la bande sur le côté externe de la cuisse, puis en arrière, puis en dedans, et on va croiser l'autre circonvolution sur le pli de l'aine du même côté. On porte la bande sur la crête de l'os des iles du côté gauche, puis horizontalement en arrière, jusqu'à l'épine iliaque droite, et on recommence les seconds tours de bande autour des cuisses. On achève le bandage en faisant deux circonvolutions autour du bassin.

Ces bandages sont excellents, soit pour maintenir des pièces d'appareil à la région de l'aine, soit pour faire une compression dans la même région ; ils sont assez solides et peu gênants. S'ils sont plus longs à appliquer que le bandage triangulaire de l'aine, ils sont beaucoup plus solides, et ne gênent pas davantage les malades.

5° *Huit du coude, bandage de la saignée du bras.* —

Le bandage de la saignée du bras n'est autre chose qu'un 8 de chiffre, dont les deux anses embrassent le bras et l'avant-bras, et dont les tours de bande viennent se croiser en avant du pli du bras.

On fait ce bandage, soit pour arrêter le sang après une saignée du bras, ou pour maintenir des topiques en avant de l'articulation du coude, ou bien pour maintenir réduites les luxations du coude ; mais comme ce bandage est le plus souvent appliqué dans le premier cas, nous décrirons le bandage de la saignée.

Pour faire ce bandage, on prend une bande longue de 2 mètres environ, une petite compresse fine, triangulaire, pliée en deux doubles et légèrement mouillée. On saisit le bras du malade de cette manière : la main gauche est placée sous le coude ; le pouce reste libre et fixe la petite compresse sur la plaie ; l'avant-bras est fléchi au quart environ ; la main, placée dans le creux de l'aisselle du chirurgien, maintient le membre assez bien fixé. Le chirurgien saisit la bande de la main droite, la place au côté externe du bras et au-dessus du coude, et la conduit en avant de l'articulation sur la petite compresse, où elle se trouve fixée par le pouce de la main gauche ; de là il la mène au côté interne de l'avant-bras au-dessous du coude, et passe de là en dehors, où il la conduit sur la petite compresse en allant de dehors en dedans et de bas en haut, en croisant le premier jet, qui a une direction inverse. Arrivé en haut, il conduit la bande sur le côté externe du bras, où il fixe le chef initial laissé libre, et il continue de la même manière jusqu'à l'entier épuisement de la bande ; il fixe le bandage avec une épingle, mais mieux en nouant le chef terminal avec le chef initial, dont on a laissé pendre 2 décimètres sur le côté externe du bras.

On peut donner à ce bandage une plus grande solidité en faisant des circulaires autour du bras et de l'avant-bras avant de faire chaque jet oblique ; mais en général le 8 du coude, tel que nous l'avons décrit, est assez solide pour les cas ordinaires; mais si on voulait faire la compression sur une artère blessée, si on voulait maintenir réduite une luxation du coude, le bandage devant rester appliqué plus longtemps, il faudrait faire les tours circulaires dont j'ai parlé.

Une compresse graduée remplacerait la petite compresse de la saignée, si on devait faire la compression sur un anévrisme; si on avait affaire à une luxation du coude, il n'y aurait que le bandage à appliquer, sans qu'il fût besoin d'autre pièce d'appareil que la bande.

Il ne faut pas oublier de recommander aux malades le repos absolu du bras sur lequel on applique ce bandage, car des mouvements inconsidérés pourraient ramener l'écoulement du sang.

6° *Huit du coude-pied; bandage de l'étrier.* — Le bandage de l'étrier n'est autre chose qu'un 8 dont un des anneaux embrasse la jambe au-dessus des malléoles, l'autre embrasse transversalement le pied de la plante sur le dos, et dont les tours de bande viennent s'entre-croiser sur l'articulation du pied.

Ce bandage est surtout employé pour empêcher la sortie du sang après la saignée des veines saphènes: c'est le bandage de la saignée du pied; il est encore employé pour maintenir des topiques sur le dos du pied, sur l'articulation tibio-tarsienne. Ses usages différents n'apportent d'ailleurs aucune espèce de modification dans la manière de l'appliquer.

Pour faire le bandage de la saignée du pied, on prend une bande longue de 2 ou 3 mètres environ, une petite compresse ou un morceau d'emplâtre agglutinatif, comme pour la saignée du bras. La petite compresse étant appliquée sur la plaie, le talon du malade placé sur le genou du chirurgien, on porte le chef initial, que tantôt on laisse pendre sur le côté externe, que d'autres fois on fixe par deux circulaires, à la partie inférieure de la jambe, puis on porte le globe ou de dehors en dedans sur le dos du pied, ou de dedans en dehors ; arrivé à la plante du pied, on peut faire un circulaire de la plante sur le dos du pied, ou bien on se contente de passer immédiatement du côté opposé et de faire un tour oblique qui croise obliquement, le premier sur l'articulation tibio-tarsienne ; on fait un second circulaire autour de la jambe, et on continue jusqu'à l'entier épuisement de la bande ; et on termine le bandage, soit en nouant le chef initial avec le chef terminal, soit en fixant celui-ci avec une épingle.

Ce bandage est très solide, car les deux anneaux du 8 de chiffre ne peuvent glisser l'un sur l'autre, et il est préférable au bandage de l'étrier, qui n'a aucune espèce d'avantage sur lui et qui est plus difficile à appliquer : aussi ne décrirai-je pas ce bandage, qui du reste présente la plus grande analogie avec celui que je viens de décrire, et que M. Gerdy appelle *bandage de l'étrier simplifié*.

Il y a beaucoup d'autres bandages croisés, mais le défaut d'espace me force à les laisser de côté ; d'ailleurs ils sont moins souvent employés que ceux que je viens de décrire.

§ V. Bandages noués.

Ces bandages ne s'appliquent qu'à la tête, après la saignée de l'artère temporale ou après une plaie de ce vaisseau. Ils tirent leur nom de ce que, par leur entrecroisement, les bandes forment des espèces de nœuds.

Pour appliquer ces bandages, il faut prendre une bande longue de 6 mètres environ, roulée à deux globes d'inégale grosseur ; on a préalablement fermé la plaie avec un morceau de diachylon ou de taffetas d'Angleterre ; on applique sur lui une compresse graduée pyramidale à sommet dirigé du côté de la plaie.

Quand toutes les autres pièces d'appareil sont convenablement disposées, on les fait tenir par un aide, puis on

8.

saisit un des globes de chaque main, et on applique le plein intermédiaire sur la plaie, et on fait glisser les deux bandes l'une sur le front, l'autre sur l'occiput, de manière à les faire entre-croiser sur la tempe du côté sain, puis on les ramène du côté malade ; arrivé là, on fait entre-croiser les bandes de telle sorte que l'un des globes se trouve dirigé en haut, l'autre en bas : l'un passe sur le sommet de la tête, l'autre sous le menton ; ceux-ci s'entre-croisent sur la tempe saine, et viennent se rejoindre du côté malade ; là, on tord les bandes comme la première fois, mais de manière à les diriger horizontalement l'une en avant, l'autre en arrière, et on continue le bandage jusqu'à ce que l'un des globes soit épuisé : on termine le bandage par des circulaires horizontaux. Il faut ensuite avoir soin de fixer les circulaires verticaux avec des épingles et un serre-tête.

Ces bandages exercent une compression assez forte sur la tempe ; mais M. Gerdy fait remarquer avec beaucoup de justesse que la compression serait plus forte si on faisait les nœuds sur la tempe saine, car les nœuds s'appliquent beaucoup moins bien sur la compresse graduée que les pleins de la bande. Dans ces bandages, les circulaires horizontaux sont beaucoup plus puissants que les circulaires verticaux ; ils se dérangent moins facilement. Ils sont très gênants pour la mâchoire inférieure.

§ VI. Bandages récurrents.

On donne ce nom à des bandages qui sont formés par des circonvolutions paraboliques fixées chacune en particulier par une circonvolution circulaire. Les circonvolutions paraboliques se recouvrent dans une partie seulement de leur étendue au milieu, tandis qu'en avant et en arrière elles se recouvrent presque complétement ; les circonvolutions circulaires se recouvrent entièrement ; de cette manière, ce bandage forme un bonnet assez solide, mais il est susceptible de se déranger très facilement, surtout lorsqu'on n'a pas le soin de le garantir avec un bonnet ou un serre-tête.

1° *Bandage récurrent* ou *capeline.* — Pour appliquer ce bandage, on prend une bande de 6 à 8 mètres de long à deux globes ; on porte le plein intermédiaire aux deux globes sur le front ; on passe au-dessus des oreilles, on les croise à la nuque et on les ramène sur le front ; arrivé là, on renverse la bande qui est en dessous et on la dirige vers le pariétal du côté opposé, et on lui fait faire un jet jusqu'à la nuque ; l'autre globe roule circulairement du front vers la nuque, où il va fixer le premier globe. De cette manière, le jet de la bande se trouve fixé par le jet circulaire, puisque celui-ci se trouve embrassé par le jet récurrent comme par une espèce d'anse. Arrivé à la nuque, on renverse de la même manière le jet oblique, de manière à lui faire embrasser le jet circulaire dans une espèce d'anse, et on continue le bandage jusqu'à ce que la tête soit entièrement couverte. Le globe qui doit décrire les circulaires doit être un peu plus volumineux que l'autre, de manière que l'on puisse faire quelques tours circulaires qui rendent le bandage plus solide. Il est à remarquer que c'est toujours le même globe que l'on conduit pour faire les tours circulaires, le même pour faire les tours obliques ; que ceux-ci, à mesure que le bandage approche vers la fin, sont plus rapprochés du vertex. Par conséquent, les circulaires ovales, qui doivent être conduits de droite à gauche, puis de gauche à droite, doivent chaque fois comprendre entre elles un espace moins considérable ; et le bandage doit se terminer par un jet de bande complétement vertical.

Ce bandage est difficile, long à appliquer, il se dérange facilement ; on peut le remplacer par le plein triangulaire de la tête, mouchoir occipito-frontal de M. Mayor. On fait de la même manière un bandage récurrent sur le moignon des amputés. Le mouchoir de M. Mayor est encore beaucoup moins long à appliquer et est aussi solide; il peut donc le remplacer avec avantage.

§ VII. Bandages pleins.

Les bandages pleins sont ceux qui sont faits avec des pièces de linge entières et sans division; tous ceux qui sont faits avec les mêmes pièces de linge, mais avec des divisions, seront rangés dans les bandages composés.

Le nombre des bandages pleins que l'on décrivait dans les anciens ouvrages de pansements était très restreint; mais M. Mayor a beaucoup multiplié ces sortes de bandages; je dirai plus, il a supprimé tous les autres, et il ne veut plus que du mouchoir, dont il a tellement généralisé l'emploi que, selon lui, il peut toujours remplacer les bandages si compliqués dont on fait si souvent usage dans les pansements.

Si la nouvelle méthode de déligation présente des avantages, tels que la possibilité de se procurer plus facilement un ou plusieurs mouchoirs qu'une bande, même de peu de longueur, la rapidité du pansement, la facilité avec laquelle les personnes, même étrangères à l'art, peuvent l'appliquer, elle est fort souvent insuffisante; c'est ce que nous allons tâcher de démontrer dans le cours de cet article.

Le défaut d'espace ne me permet pas d'entrer dans de trop longs détails sur les différents bandages que M. Mayor peut faire avec le mouchoir; la règle à suivre pour ces divers pansements est toujours la même, aussi je crois inutile de nous y arrêter longtemps. Je ne décrirai que les bandages pleins, anciens et nouveaux, qui présentent un avantage incontestable; puis je ferai remarquer ceux au moyen desquels le chirurgien de Lausanne prétend remplir des indications qui sont beaucoup mieux remplies par les anciens appareils.

Quoi qu'il en soit, M. Mayor a rendu un grand service

à la chirurgie en faisant un véritable corps de doctrine de sa nouvelle méthode déligatoire. Mais, depuis bien long-temps, les bandages pleins ont été employés comme ils devaient l'être, c'est-à-dire faute de mieux, et pour attendre qu'un appareil convenable puisse être appliqué chaque jour. En effet, on voit des blessés s'envelopper de leur mouchoir ou de tous autres linges pleins, soit pour empêcher l'écoulement du sang, soit pour contenir de petites planchettes autour d'un membre fracturé afin d'en empêcher les déplacements. Nul doute que les chirurgiens n'aient mis le même procédé en usage lorsqu'ils n'avaient pas sous la main ce qui était nécessaire ; qu'ils n'appliquaient, dis-je, qu'un appareil provisoire. Si cet appareil provisoire remplissait bien les indications, s'il les remplissait toutes, nul doute que l'on ne dût aller chercher ailleurs un appareil compliqué, gênant pour le malade, long à appliquer ; et M. Gerdy, dans la première édition de son *Traité des pansements*, 1826, p. 146 : « avait annoncé l'espérance d'une révolution désirable et salutaire dans la longueur des bandes et dans la complication des bandages. » Mais de là à ne voir que le mouchoir partout, à remplacer une bande de 1 mètre par un mouchoir roulé en corde, il y a loin : aussi, tout en félicitant M. Mayor de sa découverte, n'adopterons-nous qu'une partie de sa nouvelle méthode comme pansements définitifs, une autre comme pansements provisoires ; enfin, dans d'autres circonstances, elle est tellement défectueuse, que nous serons forcé de la rejeter.

Un des inconvénients du système de M. Mayor est d'avoir trop souvent recours aux nœuds qui blessent les malades : aussi doit-on avoir soin d'éviter de nouer les coins de son mouchoir sur des parties exposées à une pression même légère, et faut-il garnir la peau que recouvrent ces nœuds d'une ou de plusieurs compresses, afin d'éviter une pression souvent très douloureuse.

Toutefois nous dirons que le livre de M. Mayor est bon à consulter, surtout pour un chirurgien qui pratique dans des campagnes, où il est très difficile de se procurer des objets nécessaires aux pansements.

M. Mayor n'a pas seulement changé la manière de faire les bandages, il a aussi changé la nomenclature ; il a supprimé les noms bizarres de chevestre, de spica, etc., etc. ; il a bien fait, car qui ressemble moins à un épi que le bandage croisé de l'aine ? Les noms qu'il donne à ses bandages sont entièrement basés sur l'anatomie ; ils se composent, en général, d'un mot double. Il place en avant le nom de l'organe sur lequel doit s'appliquer le plein du mouchoir, après lui le nom de l'organe sur lequel les deux angles aigus que forme le mouchoir plié en triangle viennent se croiser : ainsi il appelle le bandage plein de la tête, occipito-frontal ou fronto-occipital, selon que le milieu du mouchoir est appliqué sur l'occiput ou sur le front, etc. Cette nomenclature est simple, facile : aussi doit-elle être conservée dans la plupart des cas.

1° *Bandage de corps.* — Le bandage de corps est une serviette pliée suivant sa plus grande largeur, de manière à faire un rectangle très allongé ; on l'applique sur le tronc, soit pour maintenir des topiques, soit pour empêcher les mouvements de la partie autour de laquelle on le place, la poitrine par exemple, afin d'empêcher les fragments des côtes fracturées de jouer l'un sur l'autre dans le mouvement d'inspiration et d'expiration ; pour comprimer l'abdomen à la suite de la paracentèse, de l'accouchement ; dans les fractures de la clavicule, il enveloppe le bras et le thorax, et empêche par conséquent les mouvements du membre en le maintenant solidement fixé le long du tronc ; enfin pour empêcher le déplacement des viscères dans les éventrations, etc. Le bandage de corps est certes un des bandages les plus employés, un des plus faciles à appliquer ;

on le place autour de la partie qu'on veut envelopper, et on le fixe en avant avec des épingles.

Comme il est souvent à craindre qu'il ne vienne à glisser, soit en haut, soit en bas, on le tient fixe avec un scapulaire ou des sous-cuisses; nous parlerons plus au long de cette modification en décrivant les bandages en T. Ainsi maintenu, le bandage de corps est très solide, ne se dérange point, et ne cause au malade qu'une gêne moins grande que celle que lui ferait subir des bandages plus compliqués; il remplace avec avantage le bandage spiral du tronc.

2° *Bandage plein triangulaire de la tête. Fronto-occipital.* (Mayor.) — Ce bandage est d'une application très simple; il est formé par un mouchoir plié en triangle, dont on place le côté le plus grand sur le front, dont on va fixer l'angle droit à la nuque par les deux petits angles qui viennent s'entre-croiser à cette région, et qui sont fixés en avant par un nœud, lorsque le mouchoir est assez long, ou bien avec deux épingles. Il est à remarquer que l'entrecroisement du mouchoir en arrière forme des plis très gênants pour le malade, quand il doit rester couché sur le dos pendant longtemps; dans ce cas on applique le bandage en sens inverse, c'est-à-dire de la nuque vers le front.

Beaucoup plus facile à appliquer que la capeline, il maintient presque aussi bien les topiques sur le crâne.

Le bandage appelé *grand couvre-chef* est un bandage qui enveloppe complétement le crâne, les parties latérales et inférieures de la face; il est peu employé; son application est très longue, car il gène beaucoup le malade. Je ne décrirai pas ici ce bandage.

3° *Bandage plein triangulaire du moignon.* — Au lieu d'appliquer dans le pansement des amputations le bandage récurrent, dont l'application est très longue et fatigante pour le malade, on peut employer un mouchoir plié en triangle, dont on place le plein sur la face postérieure du membre, dont on replie l'angle droit sur la plaie et sur la partie antérieure du moignon ; les deux angles aigus viennent se croiser en avant et fixer l'angle droit. Ce bandage est commode, solide, et peut être fait sans que le malade éprouve la moindre gêne.

La cravate peut remplacer facilement le bandage circulaire du cou, etc.

On peut encore se servir de mouchoirs pour fixer des pièces d'appareil dans le creux de l'aisselle ou sur l'épaule, les chefs du mouchoir venant s'entre-croiser sur l'épaule ou dans l'aisselle malade, et venant se nouer sur l'épaule du côté sain.

Enfin les bandages pleins souvent, employés avec avantage pour soutenir le bras, l'avant-bras et la main. Cette espèce de bandage a reçu le nom d'*écharpe*, et est trop connue pour qu'il soit nécessaire d'en parler ; il faut faire attention à une chose, c'est de garnir l'épaule sur laquelle se trouvent noués les coins du mouchoir; car le poids du bras et de l'avant-bras, tirant sur l'écharpe, occasionnerait de la douleur au niveau du nœud. On suspend encore les bourses au moyen d'un linge plein, dont on place le milieu sur cet organe, et dont les deux extrémités sont fixées à une ceinture placée autour de l'abdomen, et soutenue par les bords des os des iles.

Tels sont les bandages qui doivent, dans la méthode déligatoire, tenir le premier rang. Il en est une seconde série qui remplit assez bien les indications, mais dans laquelle les bandes sont préférables, à cause de l'épaisseur du mouchoir, de la gêne et de la chaleur que le malade éprouve ; tels sont les bandages circulaires ; ils peuvent être avantageusement remplacés par une bande, en général de peu de longueur, que l'on peut facilement se procurer. Toutefois les bandages circulaires compressifs peuvent être faits avec un mouchoir, comme pansement provisoire, lorsqu'on manque des objets nécessaires au pansement.

Mais dans une troisième série, nous trouverons des bandages qui doivent être à peu près complétement rejetés : tels
sont les *bandages croisés compressifs*, les *bandages unissants ;* car, dans ces deux espèces, les indications sont si mal
remplies qu'il est pour ainsi dire impossible de les mettre
en pratique, et les derniers, surtout, sont tellement gênants, qu'ils doivent être rejetés. Dans une plaie transversale des lèvres, on voit croiser les deux extrémités d'un
mouchoir au-dessous du nez ; certes, il était difficile d'i-
maginer un bandage plus incommode, car l'entrecroisement des deux extrémités du mouchoir forme au-dessous
du nez deux grosses cordes, dont les plis compriment
d'une manière très douloureuse, et qui bouchent presque
complétement les fosses nasales. Quant aux bandages unissants appliqués sur les membres avec un mouchoir, ils
sont un peu moins gênants, mais leur application est toujours très pénible, et ils ne réunissent pas aussi bien que les
bandages invaginés.

Je ne parlerai pas du bandage unissant des plaies transversales du cou, formé par un mouchoir dont le plein est
appliqué sur la tempe, du côté sain, par un autre mouchoir dont le plein est dans le creux de l'aisselle, du côté
malade, et réunis par des nœuds au niveau de la partie
moyenne du cou ; il est trop insuffisant, car le moindre
mouvement de flexion latérale du cou du côté malade le
détruit complétement.

Enfin il est des indications qu'il est impossible de remplir, même de la manière la plus imparfaite, avec le mouchoir : ainsi il est impossible de réunir les plaies transversales ; il est également impossible de faire un bandage
compressif sur un membre, car nous avons vu que lorsque
l'on faisait la compression, il fallait appliquer un bandage
spiral depuis les extrémités ; or, il est de toute impossibilité
de faire un bandage spiral avec un ou plusieurs mouchoirs.

Enfin je rejette complétement la corde que M. Mayor fait avec un mouchoir; il est beaucoup plus simple de prendre un cordon, ou même une corde ordinaire, aussi commun que le mouchoir.

§ VIII. Bandages invaginés.

Les bandages invaginés sont ceux formés d'une bande percée de trous dans lesquels on fait passer un nombre égal de chefs taillés à l'extrémité de la même bande, ou à l'extrémité d'une autre bande. Il y a donc deux espèces de bandages invaginés : la première, bandage invaginé à une bande, est employée pour réunir les plaies longitudinales; la seconde, bandage invaginé à deux bandes, est employée pour réunir les plaies transversales, pour rapprocher les fragments des os écartés, la rotule, l'olécrâne par exemple, pour rapprocher les deux bouts du tendon d'Achille rompu, etc. Nous décrirons avec détail ces deux espèces de bandages, en parlant du traitement des plaies longitudinales et transversales.

§ IX. Liens.

Quant aux liens, ce sont de simples cordons destinés à maintenir les sondes dans la vessie, les pessaires dans le vagin : ce sont les sous-cuisses des bandages herniaires. Nous n'avons pas besoin de nous y arrêter, leur application étant toujours subordonnée à l'instrument, qu'ils doivent maintenir.

B. BANDAGES COMPOSÉS.

Les bandages composés sont ceux, ainsi que nous l'avons dit plus haut, qui sont formés de plusieurs pièces de linge réunies ensemble, soit par des coutures, soit par continuité de tissu; tels sont les bandages en T, en fronde, etc.

§ X. Bandages en T.

Les bandages en T sont ceux qui par leur forme représentent un T ; ils se composent d'une bande transversale plus ou moins large , et d'une autre bande plus courte verticale, réunie à la première par deux coutures : ce bandage est le T simple. Le T double est celui qui a deux branches verticales , ou dont la branche verticale est divisée en deux parties.

Le bandage en T simple présente peu de solidité ; le bandage en T double au contraire agit sur une plus large surface, contient beaucoup mieux les pièces d'appareil. Il est plus souvent employé que le T simple.

Le bandage en T présente des modifications très nombreuses suivant l'usage auquel il est destiné ; nous allons en donner quelques unes.

Tantôt la branche transversale du T doit agir : alors les branches verticales sont beaucoup moins larges que celle-ci, car c'est surtout sur des serviettes pliées en plusieurs doubles suivant leur longueur que l'on a attaché , soit avec une couture , soit avec une épingle, une bande pliée en deux sur sa partie moyenne. C'est ainsi que , pour empêcher un bandage de corps de descendre, on fixe une double bande sur son bord supérieur : la double bande est appelée scapulaire ; quand on veut au contraire l'empêcher de remonter, on fixe la double bande à son bord inférieur ; cette bande a reçu le nom de sous-cuisses. Dans le premier cas, on passe chacune des deux parties de la bande sur chaque épaule, et on fixe avec une épingle sur la partie antérieure du bandage de corps préalablement serré et fixé comme il convient; dans le second , les deux chefs de la bande passent sur chaque tubérosité de l'ischion, laissant entre leurs bords internes l'anus , les organes génitaux, et passant sur la face antérieure de l'abdomen ; on les fixe sur le bandage de corps.

Lorsque l'on veut fixer le bandage de corps de manière qu'il ne puisse ni monter ni descendre, on y adapte un scapulaire et des sous-cuisses ; ce bandage présente alors la forme d'une croix ; il est rangé dans le genre que nous avons désigné sous le nom de bandages cruciformes.

Le plus souvent la branche transversale ne sert que de soutien ; les branches verticales servent alors à maintenir des pièces d'appareil. Nous signalerons, 1° ceux dont la bande verticale ne présente aucune modification particulière : tels sont les bandages en T de la tête, du bassin, de la main, du pied, etc. Ces bandages sont des T simples, doubles, triples, suivant les indications. Leur bande transversale est fixée autour de la tête, du bassin, du poignet, etc., etc. ; branches verticales, fixées sur un des bords de la branche transversale, conduites, en décrivant une circonvolution, sur la tête, le bassin, dans l'intervalle des doigts, maintenant des pièces de pansement appliquées sur une de ces parties, pour être fixées sur la bande transversale du côté opposé à celui dont on la fait partir. Les bandages en T du pied et de la main servent encore à empêcher la réunion des doigts, lorsque la peau a été détruite.

2° Le bandage en T de l'aine, ou bandage triangulaire, est formé par une bande transversale à laquelle on fixe une pièce de linge triangulaire ; cette pièce de linge doit présenter un triangle rectangle allongé ; le plus petit côté doit être fixé à la bande transversale. Au sommet opposé du triangle on fixe une bande verticale plus courte que la première. On voit que le bandage triangulaire n'est autre chose qu'un bandage en T, dont la partie où viennent se réunir les deux branches perpendiculaires est élargie en forme de triangle.

Ce bandage s'applique, la bande transversale fixée autour du bassin, la pièce triangulaire sur le pli de l'aine, son plus large côté tourné en dehors, et la bande fixée au sommet de l'angle libre est attachée sur la partie antérieure de la bande transversale.

Ce bandage sert à contenir la pièce d'appareil sur la région inguinale, dans le pansement des abcès, des hernies opérées à cette région : il ne maintient qu'imparfaitement les pièces d'appareil. Si on voulait faire la compression à cette région, ou si on craignait que le malade ne fût pas assez docile, on appliquerait le bandage que nous avons décrit sous le nom de spica de l'aine.

3° Enfin le T perforé de la main ou du pied ; il est formé d'une bande transversale fixée autour du poignet ou de l'articulation tibio-tarsienne et d'une large pièce de linge fixée à son bord inférieur, et percé de trous à son milieu pour laisser passer les doigts. Disposée ainsi, on la ramène par le côté opposé, et on la fixe sur l'autre face de la bandelette ; de cette manière, on maintient assez solidement les pièces de pansement dans la paume ou sur le dos de la main, sur le dos du pied ou sa face plantaire. Ce bandage doit être appliqué à la main, de la face palmaire à la face dorsale ; au pied, de la face dorsale à la face plantaire.

§ XI. Bandages en croix.

Le bandage en croix est celui qui représente une croix par sa forme ; il peut être simple ou double. Nous avons dit un mot tout-à-l'heure du bandage en croix double, en décrivant le bandage en T. Le bandage en croix de la tête se fait avec deux bandes qui se coupent perpendiculairement ; il est peu employé.

§ XII. Frondes.

Les frondes sont des bandages qui ressemblent beaucoup à la fronde dont des anciens se servaient à la guerre ; elles se composent d'une pièce de linge fendue à ses deux extrémités en deux ou trois lanières, jusqu'à deux ou trois travers de doigt de son milieu. Chaque lanière a reçu le nom de *chef ;* la partie moyenne porte le nom de *plein.*

9.

La fronde sert à maintenir les pièces d'appareil sur les parties malades. Le plein doit assujettir les topiques, par conséquent doit être appliqué sur la plaie ; les chefs sont dirigés dans divers sens, attachés ensemble par des nœuds ou des épingles, de manière à faire un bandage assez solide.

Les frondes servent donc de moyens contentifs, et sont destinées à remplacer d'autres bandages dont l'application est très longue, pénible pour le malade, à cause de la constriction que les parties éprouvent : ainsi, à la tête il remplace le bandage que nous avons désigné sous le nom de chevestre. Le plein de la fronde est appliqué sous la mâchoire inférieure. Les chefs, au nombre de six, sont appliqués, les moyens sur le sommet de la tête, les antérieurs passent sur les tempes. les postérieurs sont dirigés vers l'occiput. La fronde de l'aisselle remplace le spica de l'aisselle. Pour appliquer ce bandage, on place le plein de la fronde dans le creux de l'aisselle. Les chefs inférieurs vont se nouer dans l'aisselle du côté opposé, passant en avant sur la poitrine, en arrière sur le dos ; les chefs supérieurs, passant en avant et en arrière du cou, viennent se réunir sur l'épaule opposée au côté malade.

Je dirai la même chose de la fronde du genou, dont on applique le plein dans le creux du jarret ; il est d'ailleurs trop facile de comprendre les différents usages que l'on peut faire de ce bandage pour qu'il soit nécessaire d'y insister davantage.

§ XIII. Suspensoirs.

Les bourses ou suspensoirs sont des bandages destinés, soit à maintenir des topiques appliqués sur des parties saillantes, soit à soutenir des organes qui seraient fatigués par leur propre poids.

Le suspensoir du nez a reçu le nom d'*épervier* ; il forme une espèce de T, dont la branche transversale s'applique sur la lèvre supérieure et va s'attacher derrière la tête. La bande horizontale présente à son extrémité adhérente une petite bourse dans laquelle le nez se trouve reçu ; à cette petite bourse est adaptée une bande qui, passant sur le sommet de la tête, va se fixer à la partie postérieure.

Le suspensoir des bourses est une petite bourse qui contient les testicules et ses enveloppes, présente à sa partie supérieure une ouverture qui donne passage à la verge, à son extrémité inférieure deux sous-cuisses qui vont se fixer en arrière ou sur les côtés. Cette petite bourse est maintenue par une bande transversale fixée autour du tronc sur les bords des os des iles.

On fait également un suspensoir des mamelles ; mais il est peu employé, et on peut le remplacer avec avantage par un corset bien fait et peu serré ; il est plus solide que la froude des mamelles.

§ XIV. Gaînes.

Ce sont des bandages en forme de doigt de gant destinés à recevoir les doigts, la verge, les orteils ; ils servent à maintenir les pièces d'appareil sur ces organes, et à les préserver du contact des agents extérieurs.

§ XV. Bandages lacés et bouclés.

Les bandages bouclés ou lacés sont ceux qui sont formés de pièces de linges, ou de peau, etc., que l'on fixe, soit au moyen de lacets ou de boucles qui reçoivent des lanières de cuir, etc. : ce sont les corsets, les bas lacés, etc. Nous ne décrirons pas ces différentes espèces de bandages, cela nous conduirait beaucoup trop loin.

Ces bandages servent pour faire une compression exacte, soit pour maintenir des pièces d'appareil, soit pour écarter des parties ou bien en rapprocher.

§ XVI. Bandages mécaniques.

Nous ne nous arrêterons pas non plus à la description des bandages mécaniques ; je ne mentionnerai que les bandages à plaques qui servent à garantir les plaies des chocs extérieurs. Tel est le bandage à plaque du bras, si souvent employé pour protéger la surface d'un vésicatoire.

Les appareils destinés à la compression des vaisseaux seront décrits avec les moyens hémostatiques, les brayers avec les hernies, les appareils de fractures avec l'histoire de cette espèce de lésion, etc. Quant aux appareils orthopédiques, ils sont trop nombreux pour qu'il y ait possibilité d'en parler ; d'ailleurs leur description ne doit pas trouver place dans cet ouvrage.

CHAPITRE V.

Des pansements en général.

On a pu voir dans les chapitres précédents que les pansements sont excessivement variés ; il est cependant des règles générales qui peuvent se rapporter à toute espèce de pansement, et ce sont ces règles que nous allons exposer ici.

Le chirurgien qui fait un pansement doit avoir soin, avant de le commencer, de disposer le malade de telle sorte que, pendant toute la durée du pansement, tous deux puissent garder la même position. Il doit encore faire attention à ce que tous les objets qui lui sont nécessaires soient à sa portée : ainsi il doit avoir sous la main les instruments dont il suppose avoir besoin ; l'eau, les éponges, la lumière, les pièces d'appareils, tout doit être prêt. Aussi, si ce n'est pas lui qui dispose tout ce qui lui est nécessaire, il doit toujours vérifier s'il ne lui manque rien. Pour que cette vérification soit plus facile, tout doit être disposé, sur une table ou mieux sur un plateau en bois, de telle sorte que les objets soient placés dans l'ordre où ils doivent servir. Enfin il doit être pourvu d'un nombre d'aides suffisant; il vaut mieux qu'ils soient trop nombreux, car il ne faut jamais compter sur des personnes de la maison.

« La sensibilité des personnes étrangères à l'art, inac-
» coutumées à considérer un semblable spectacle (les plaies
» avec de grands délabrements), leur cause parfois des
» émotions si vives, qu'au lieu d'un auxiliaire pour un pan-
» sement, vous pourriez avoir une personne en défaillance,
» c'est-à-dire un malade de plus qui vous empêcherait de
» terminer un pansement commencé. Surtout dans les cam-
» pagnes, et même à la ville, on est accablé d'importuns et
» de bavards, attirés plutôt par la curiosité que par le besoin
» d'être utile : il faut les obliger à se retirer. » (Gerdy,
Traité des bandages, 2ᵉ édit., t. II, p. 62, 1839.)

Enfin il doit indiquer à chacun des aides la place qu'il doit occuper et ce qu'il a à faire pendant la durée du pansement.

La charpie, les compresses, les bandes doivent être appliquées mollement; cependant l'appareil doit être assez serré pour que les mouvements que pourrait faire le malade ne le dérangent pas. Mais il est bien plus important qu'il ne le soit pas outre mesure; car non seulement le malade éprouverait de la douleur, mais encore il serait à craindre qu'une constriction trop violente ne déterminât la gangrène, comme il arrive encore trop souvent. Cependant la constriction doit être assez grande quand il s'agit de maintenir des parties en rapport, dans les fractures par exemple, ou bien quand on veut, au moyen de la compression, arrêter une hémorrhagie, ou déterminer la résolution dans une partie enflammée.

Le pansement doit être fait rapidement, mais avec douceur ; la promptitude ne doit jamais compromettre la bonne exécution d'un pansement, et le chirurgien doit toujours être prêt à s'arrêter si le malade éprouvait quelque douleur, soit à cause du tiraillement des parties, soit pour toute autre raison. Il doit chercher avec soin les causes de cette douleur, et tâcher, si cela est possible, d'épargner au malade des souffrances inutiles. Ainsi, si quelques brins de charpie se trouvaient collés aux bords de la plaie, soit par du pus, soit par du sang desséché, il faudrait les couper, et lorsque l'appareil serait levé complétement, il faudrait les enlever avec précaution, ce qui est toujours facile.

Il est, pendant les pansements, une multitude de précautions analogues auxquelles le chirurgien doit apporter la plus grande attention ; elles rendent, à la vérité, le pansement plus long, mais elles le rendent plus sûr, et de cette façon le malade souffre moins.

Les plaies doivent être nettoyées avec soin ; il faut enlever le pus qui croupirait dans des clapiers ; il faut nettoyer chaque jour le pourtour des plaies, ne point laisser, comme cela arrive si fréquemment, même dans les hôpitaux, où les pansements sont cependant en général très bien faits, ces croûtes composées de cérat et de pus, qu'on rencontre si souvent autour des plaies. Il est très facile de les enlever chaque jour avec le bord de la spatule ; et lorsqu'on les a laissées augmenter de volume, il est quelquefois très difficile de les détacher. L'action de ces croûtes sur la peau n'est certainement pas sans influence sur la cicatrisation des plaies, car elles irritent la peau, et souvent on rencontre, au-dessous, des ulcérations qu'un peu de propreté aurait pu prévenir.

Si les soins de propreté sont nécessaires pour mener les plaies à bonne fin, une propreté excessive peut être nuisible : ainsi, s'il faut arroser les plaies avec un peu d'eau tiède pour faciliter la sortie du pus accumulé dans les clapiers, s'il faut même quelquefois faire des injections lorsque ces clapiers sont profonds, s'il faut enfin enlever quelquefois avec des boulettes de charpie le pus dont la présence pourrait déterminer une irritation plus grande, il faut bien se garder, lorsque la suppuration coule facilement audehors, que le pus n'est pas sécrété en trop grande quantité, de laver les plaies à chaque pansement ; car des lotions trop répétées rendent le fond des plaies blafard, fongueux, et la cicatrisation se trouve retardée ; si, au contraire, on enlève avec la charpie la moindre parcelle de pus, on détache chaque fois la pellicule qui recouvre les bords de la plaie ; on irrite la surface des bourgeons charnus, de telle façon que la cicatrisation se trouve encore retardée par ces manœuvres. Les bords de la plaie, au contraire, doivent toujours être nettoyés avec soin, afin qu'il ne reste autour ni pus ni cérat desséchés, dont la présence déterminerait l'ulcération de la peau.

Le corps du malade doit être placé après le pansement dans une situation aussi commode que possible, sans quoi il ne tarderait pas à éprouver de la gêne, et même des douleurs insupportables ; cependant il est certaines maladies dans lesquelles on doit donner aux membres une position déterminée, soit pour faciliter la réunion des solutions de continuité, soit pour rendre l'écoulement du pus plus facile, soit enfin pour déterminer le dégorgement des parties enflammées, dans les phlegmons par exemple. Dans ces circonstances, il faut avant tout donner au membre la position qu'exige la maladie.

Il est encore une autre qualité indispensable, non seulement au chirurgien, mais à l'élève à qui des pansement sont confiés : c'est de savoir diriger la cicatrisation des plaies, soit en cautérisant les bourgeons charnus lorsque cela est nécessaire, soit en introduisant, lorsqu'il le faut, des mèches dans les clapiers, etc. Nous verrons plus loin quels sont les soins à donner aux plaies, soit pour en accélérer la cicatrisation, soit pour empêcher la formation de fistules , etc.

L'application des premiers appareils est soumise à un très grand nombre de règles assez importantes pour qu'elles puissent être l'objet d'un paragraphe particulier.

Quelquefois on est obligé de faire précéder ce premier appareil d'un pansement dit provisoire; puis on applique le premier appareil au bout de trois, quatre ou cinq heures. A la suite des amputations et des plaies d'une grande étendue, on fait la ligature des vaisseaux ; mais lorsque les plus gros vaisseaux sont liés , il n'y a plus d'écoulement de sang, car celui-ci s'arrête dans les petites artères ; mais au bout de quelques heures la circulation se ranime, il peut alors survenir des hémorrhagies inquiétantes qui nécessitent la levée de l'appareil. On est alors obligé de détruire tout ce qui a été fait , d'enlever des caillots, de chercher quelquefois très péniblement de petits vaisseaux qu'on a beaucoup de peine à trouver. On évite tous ces inconvénients au moyen d'un pansement provisoire. Il suffit , pour faire ce pansement, de couvrir la plaie d'un linge cératé, d'un peu de charpie pour absorber le sang s'il venait à s'en écouler, et de maintenir le tout fixe , soit avec une petite bande , soit avec une compresse longuette médiocrement serrée. Au bout de quelques heures on lève cet appareil ; on nettoie la plaie beaucoup plus commodément et beaucoup mieux qu'immédiatement après l'opération, et on applique le premier appareil suivant l'indication, mais le plus souvent par première intention ; car c'est surtout lorsqu'on veut obtenir la réunion immédiate des plaies qu'il faut user du pansement provisoire.

Les artères ont dû être liées avec un fil de soie ou de lin ciré ; on réunit toutes ces ligatures en un faisceau que l'on place sur l'angle le plus déclive de la plaie ; lorsque ce faisceau est trop volumineux, on le divise en deux ou trois plus petits et on les dispose le plus convenablement possible en fixant les fils sur la peau, au voisinage des artères liées. On ne doit conserver qu'un des chefs du fil qui a servi à faire la ligature ; non pas qu'il y aurait de l'inconvénient à les laisser tous deux , mais les faisceaux seraient trop volumineux , ce qui est toujours complétement inutile et parfois fort incommode , puisque nous venons de voir qu'on devait séparer en plusieurs parties les faisceaux trop volumineux. On aura encore soin , lorsqu'il existera plusieurs ligatures sur un ou plusieurs gros vaisseaux , et en même temps sur un ou plusieurs petits , de désigner par une marque les ligatures faites sur les gros vaisseaux , soit en faisant des nœuds, soit en laissant certaines ligatures plus grandes ; on ne sera point , de cette manière, exposé à exercer sur des artères un peu volumineuses des tractions qui pourraient les déchirer avant qu'elles soient oblitérées , et par conséquent on pourra prévenir quelques hémorrhagies consécutives. Toutes les ligatures doivent être maintenues dans une petite compresse , dite *compresse à ligature* , et fixées à la peau au moyen d'une bandelette de diachylon. Toutes ces précautions sont indispensables lorsqu'on veut faire la réunion par première intention ; mais lorsque la plaie doit suppurer , il n'est point nécessaire de fixer toutes les ligatures ; il suffit de fixer celles des plus gros vaisseaux , les autres doivent être coupées à 3 ou 4 millimètres de la plaie ; et lorsque les ligatures se détachent, les fils sont facilement rejetés au-dehors par la suppuration.

Ce n'est point ici le lieu de décrire la réunion par première ou par deuxième intention , il en sera question quand nous nous occuperons du traitement des plaies ; je ne dois parler ici que des préceptes généraux des pansements. Ainsi je dirai que, quel que soit le mode de pansement qu'on veuille faire, il faut avoir soin , lorsqu'on applique le premier appareil, de ne serrer que très peu les compresses et les bandes afin de permettre le gonflement des parties ; l'oubli de ce précepte peut quelquefois causer des accidents très graves, et presque toujours des douleurs intolérables au malade.

Dans l'intervalle de l'application à la levée du premier appareil, on est quelquefois obligé de changer la position du malade ; il ne faut le faire toujours qu'avec beaucoup de précautions, et, à la suite de lésions graves, jamais sans la présence du chirurgien. Quelquefois l'appareil cause beaucoup de douleurs au malade, parce qu'il est trop serré ; il suffit alors de couper avec des ciseaux les bandes qui serrent le plus. Si l'inflammation était trop grande, on devrait l'arroser avec des décoctions émollientes. Enfin s'il survenait des hémorrhagies il faudrait le lever complétement. Mais autant que possible on ne doit ôter le premier appareil pour faire le second pansement que quand la suppuration est établie.

La levée du premier appareil inspire au malade une grande frayeur ; cependant, lorsqu'on le change à une époque convenable, le second pansement n'est pas plus douloureux que les autres ; car, si autrefois on levait le lendemain ou le surlendemain un appareil imbibé de sang desséché, formé de charpie, d'éponges, de linges, placé à nu sur la plaie, on comprend combien cette opération devait être douloureuse. Mais, aujourd'hui, on attend que la suppuration soit bien établie ; de cette manière, le pus qui s'est amassé entre la surface de la plaie et les pièces d'appareil permet à ces dernières de se détacher avec facilité. D'ailleurs, s'il restait quelques parties que le pus n'eût pas suffisamment isolées, il faudrait, avec un peu d'eau tiède, humecter les linges, la charpie, afin ne ne pas exercer de tiraillement douloureux. Ce précepte n'est applicable qu'aux cas où la suppuration aurait détaché la plus grande partie des pièces de pansement ; car si, par une circonstance quelconque, la plus grande partie de celles-ci restait adhérente à la plaie, on n'enlèverait que les pièces les plus superficielles et on laisserait les autres se détacher par la suppuration. Ce n'est en général que le troisième ou le quatrième jour qu'il convient de lever le premier appareil. Il faut même attendre davantage lorsqu'on veut obtenir une réunion par première intention : car il est impossible de ne pas exercer quelque tiraillement sur les plaies, et on pourrait détruire quelques adhérences encore imparfaites. D'ailleurs, dans les plaies qui se réunissent par première intention, la suppuration étant moins considérable, elles sont moins humides, et par conséquent les pièces d'appareil se détachent plus difficilement. Quoi qu'il en soit, le chirurgien doit, lorsqu'il panse un malade pour la première fois, se munir toujours d'eau et d'éponge, dans le cas où quelque partie serait adhérente. Le second pansement doit être exécuté avec les mêmes précautions que le premier. Le plus souvent, lorsque les plaies marchent bien, on se contente de faire un pansement simple ou à plat. On est quelquefois obligé de les couvrir de substances médicamenteuses. Nous avons vu plus haut les cas qui nécessitaient ces changements dans les pansements.

Les pansements doivent être renouvelés toutes les vingt-quatre heures, à moins d'indications spéciales : ainsi, si la suppuration était très abondante, et si le pus venait à salir toutes les pièces d'appareil, et à incommoder par son odeur le malade et les voisins, on ferait le pansement une ou plusieurs fois par jour. D'ailleurs un chirurgien éclairé suivra facilement les indications qui nécessitent des pansements fréquents. D'autres pansements ne doivent pas être renouvelés aussi souvent, car on doit toujours se garder de déranger inutilement un malade : ainsi le pansement d'une fracture, ceux des ulcères par les bandelettes ne nécessitent que des pansements beaucoup plus rares. Il est même des plaies qui, ne guérissant pas par des pansements renouvelés toutes les vingt-quatre heures, se sont cicatrisées assez rapidement, en ne renouvelant les pansements que tous les deux jours.

Mais les chirurgiens doivent bien se garder de tomber dans l'excès contraire : les pansements trop fréquents irritent les plaies, en déchirent la surface et les bords, s'opposent à la formation des cicatrices, ne permettent pas aux médicaments d'agir convenablement, enfin fatiguent le malade en l'arrachant au calme et au repos. Si les pansements sont trop rares, les plaies ne peuvent plus être surveillées, et s'il survenait quelques complications, il ne serait pas possible d'y porter remède ; on laisse croupir dans le fond des plaies du pus qui contracte des propriétés irritantes, peut décoller au loin les tissus, irriter les vaisseaux, être résorbé, et produire des infections purulentes, des abcès métastatiques toujours mortels ; enfin les médicaments appliqués à la surface des plaies, d'utiles qu'ils étaient, deviennent nuisibles. D'ailleurs les plaies suppurantes qui ne sont point pansées ne tardent pas à contracter des odeurs nuisibles pour le malade et pour ceux qui l'entourent ; les vêtements et le lit, souillés par la suppuration, ne tardent pas à devenir à leur tour autant de foyers d'infection : aussi, si on ne veut renouveler que très rarement les pansements, faut-il toujours avoir soin d'en lever les bandes, les compresses contentives imprégnées de pus, et ne point toucher aux parties profondes.

Quelques chirurgiens, dont l'autorité est d'un grand poids, se sont prononcés d'une manière formelle pour les pansements rares : ainsi Larrey dit qu'un assez grand nombre d'amputés de l'épaule, du bras, ont parcouru des distances immenses sans être pansés ; que l'on se contentait pendant le voyage d'éponger le pus qui se trouvait à l'extérieur de l'appareil, et qu'à leur arrivée on a trouvé les moignons entièrement ou presque entièrement cicatrisés sous une couche de pus concret. Mais on doit faire attention que ces malades ne se trouvaient pas dans les mêmes conditions que ceux qu'on rencontre tous les jours : ils ne restaient pas sédentaires dans un lit, ils voyageaient, et par conséquent ils étaient dans une position toute différente ; d'ailleurs ne prenaient-ils pas les soins de propreté dont nous avons parlé plus haut ? car ils nettoyaient leur appareil à l'extérieur. Quoi qu'il en soit, je pense qu'il est imprudent de ne pas panser les malades, et d'attendre que les vers se soient mis dans un appareil pour le changer.

Les pansements pourraient à la rigueur être faits à toutes les heures du jour ; mais le plus généralement ils ont lieu le matin ; on procure ainsi aux malades une journée plus calme. Il serait peut-être plus raisonnable de les panser le soir ; car souvent la gêne que les malades non pansés éprouvent les empêche de dormir, et alors on les trouve plus fatigués le matin. Néanmoins la commodité du service dans les hôpitaux fait que la plupart des pansements sont renouvelés le matin. Lorsque les malades doivent être pansés deux fois par jour, le second pansement a lieu le soir ; de cette manière, ils peuvent avoir la journée et la nuit parfaitement tranquilles. D'ailleurs ceux que l'on ne panse qu'une fois dans la journée ne sont pas tellement fatigués qu'ils ne puissent dormir tranquilles, et lorsque leurs souffrances sont assez grandes pour les empêcher de se reposer, on renouvelle le soir les pansements.

L'action irritante de l'air sur les plaies a été autrefois considérablement exagérée ; mais s'il est inutile de s'entourer des plus grandes précautions, afin qu'elles ne soient pas exposées à l'air, s'il est inutile de faire un pansement avec une rapidité qui compromettrait sa sûreté ou sa solidité, il n'est pas moins vrai que sur les plaies d'une grande étendue l'air exerce une action irritante, car les blessés souffrent beaucoup lorsqu'une large plaie est exposée à l'air, surtout à l'air froid : aussi, dans les pansements de ce genre, les brûlures très étendues, par exemple, doit-on avoir soin de ne découvrir la plaie qu'incomplétement, et terminer le pansement d'une partie avant d'en découvrir une autre.

10.

L'air est fort souvent chargé de miasmes qui, par leur action délétère, exercent une influence fâcheuse sur les plaies. Cette circonstance est encore une raison pour ne point les laisser exposées au contact de l'air.

L'air chaud paraît avoir une influence favorable sur les solutions de continuité. Nous avons parlé, page 44, de l'appareil de M. J. Guyot ; nous n'y reviendrons pas.

Les changements de lieu, de séjour, ont une influence très favorable sur la cicatrisation des plaies : aussi en a-t-on vu qui avaient résisté aux pansements les plus rationnels et les mieux faits, guérir par le seul séjour du malade à la campagne.

CHAPITRE VII.

Des diverses indications que doivent remplir les pansements et les bandages.

Nous avons dit en commençant que les pansements devaient remplir toujours quelques indications particulières ; mais il ne faut pas croire que le but d'un pansement remplisse toujours une seule indication. Loin de là ; car, comme nous allons le voir tout-à-l'heure, les pansements sont souvent destinés à plusieurs usages, et, pour en donner un exemple, un pansement peut être à la fois compressif et contentif, à la fois contentif, préservatif et calmant, etc. D'autres, au contraire, ne remplissent qu'un seul usage : ainsi un pansement peut n'être simplement que compressif, lorsqu'il n'y a lieu d'appliquer, autour d'un membre par exemple, qu'un bandage spiral destiné à le comprimer. Je vais successivement étudier chacune des indications particulières que présentent les pansements.

Parmi ces indications, les unes sont très simples, communes à presque tous ; nous en avons d'ailleurs dit quelques mots au commencement de cet ouvrage, et ce n'est que pour ne pas laisser de lacunes qu'il en sera question ici. Tels sont les pansements contentifs, qui doivent maintenir toutes les pièces d'appareil appliquées sur une partie malade ; les pansements préservatifs, destinés à abriter les parties malades du contact de l'air froid ou chargé de miasmes, de l'action de la lumière dans les maladies des yeux, enfin de tous les agents extérieurs. Ce pansement est presque toujours associé au précédent.

Les pansements calmants, excitants, cicatrisants, présentent entre eux la plus grande analogie ; ils ne diffèrent que par la nature du topique appliqué sur la partie malade. Une plaie est-elle trop irritée, cause-t-elle une douleur trop grande, une application émolliente ou narcotique rendra le repos au malade, quelques gouttes de laudanum ajoutées au cérat suffiront souvent pour empêcher la plaie d'être douloureuse. La plaie est-elle de mauvais aspect, la suppuration est-elle peu abondante, de mauvaise nature, un topique légèrement excitant lui rendra bientôt son aspect ordinaire ; le pus sera épais, crémeux, comme il convient, et le topique aura déterminé une inflammation que l'on pourrait appeler *cicatrisante*, car elle aura rendu la cicatrisation beaucoup plus facile. On arrive encore au même but au moyen de la cautérisation ou des caustiques. Nous décrirons plus tard, en parlant du traitement des plaies, des ulcères, etc., les différents moyens à l'aide desquels ces maladies peuvent guérir.

Il arrive quelquefois que les plaies sécrètent du pus qui a contracté une mauvaise odeur. Les pansements qui ont pour but, soit de masquer cette odeur fétide, soit de la détruire, ou de modifier la surface de la plaie de manière à changer l'odeur du produit de la sécrétion, sont des pansements désinfectants : l'eau de Cologne, les essences, les huiles volatiles masquent seulement les mauvaises odeurs ; les injections et les lotions d'eau chargée d'un peu de chlorure de soude ou de chaux, les fumigations chlorurées, non seulement détruisent la mauvaise odeur, mais irritent légèrement la plaie, et changent la nature de la suppuration.

Les pansements détersifs sont ceux qui sont destinés à faire évacuer le pus ou tout autre liquide qui stagne dans des trajets fistuleux, dans des clapiers ou dans le fond des plaies. On remplit facilement ces différentes indications au moyen des injections de toute nature dans les trajets fistuleux, au moyen d'incisions faites à propos, celles qui sont désignées en particulier sous le nom de *contre-ouvertures*. Enfin la compression latérale sur un trajet fistuleux fera couler le pus qui stagne dans un clapier ; des mèches, des sétons placés dans ces trajets serviront de conducteur à la matière purulente, et favoriseront la sortie de ce liquide.

Si les pansements que nous venons d'examiner doivent leurs différentes propriétés aux différents topiques, ceux que nous allons étudier maintenant doivent surtout la variété de leurs usages à la forme des bandages qui les composent.

Au commencement du chapitre des bandages, nous avons vu qu'ils pouvaient être classés d'après leurs usages ; mais nous avons préféré les étudier d'après leur forme. Nous allons ici développer les usages des bandages, en ayant soin toutefois de décrire les topiques qui quelquefois sont employés avec eux.

Quelques uns sont trop simples pour qu'il doive ici en être question ; ce que j'en ai déjà dit me paraît suffisant. Nous ne décrirons que les bandages et les pansements unissants, ou la réunion ; les bandages et les pansements divisifs, ou l'écartement ; les bandages et les pansements compressifs, ou la compression. Les bandages expulsifs, répressifs, qui se rapprochent beaucoup de la compression, seront décrits dans le même chapitre, car ce n'est qu'au moyen de la compression que la répression et l'expulsion sont possibles. Enfin nous terminerons par les bandages suspensifs, ou la suspension.

§ I. De la réunion.

Les pansements unissants sont ceux qui doivent rapprocher ou maintenir rapprochées les parties divisées dont on veut obtenir la réunion. Quoique la compression latérale sur des trajets fistuleux, sur des foyers en suppuration, favorise le recollement des parties tout en faisant évacuer le pus, ce pansement ne doit pas être décrit parmi les pansements unissants. Il en est de même de l'appareil contentif des fractures, qui cependant se rapproche autant des pansements unissants que le précédent. Mais c'est surtout dans les plaies que nous devons étudier le pansement unissant.

Toutes les plaies ne doivent pas être réunies; il en est même dont il faut favoriser l'écartement. C'est ce que nous allons voir dans le paragraphe suivant. Mais les plaies récentes, non contuses, qui ne renferment pas de corps étrangers entre leurs bords, doivent souvent être réunies. Nous décrirons plus tard, au traitement des plaies, quelles sont les indications qui nécessitent la réunion, quelles sont les différentes espèces de réunion; nous décrirons, enfin, le travail de la nature pour rapprocher les bords des solutions de continuité. Ici, nous nous bornerons à dire quels sont les moyens à l'aide desquels la réunion peut être obtenue. Ces moyens sont :

1° La *position*, procédé très puissant qui consiste à mettre les parties dans la position la plus favorable pour que les bords des solutions de continuité se touchent : ainsi la position fléchie est de rigueur dans les plaies transversales; les membres, au contraire, affectés de plaies longitudinales doivent être tenus dans l'extension.

2° La *compression*, qui, tout en rapprochant les bords des solutions de continuité, s'oppose à la contraction musculaire, et par conséquent maintient les lèvres de la plaie réunies. La compression se fait, ou parallèlement aux deux bords de la plaie au moyen de compresses graduées, ou bien circulairement. Voyez, pour plus de détails, le paragraphe destiné à la description de la compression.

3° Les *agglutinatifs*, qui maintiennent rapprochés les deux bords des plaies. Employés seuls, ils ne procurent qu'un médiocre avantage lorsque les plaies sont profondes. Ils sont d'une grande ressource dans les plaies superficielles, c'est-à-dire celles qui n'ont pas entamé les tissus musculaires, surtout lorsqu'il n'y a pas de perte de subtance (voy. *Traitement des plaies*); ils favorisent encore la réunion dans les ulcères, tant en rapprochant leurs bords qu'en exerçant par l'emplâtre qui les compose une action particulière sur la surface suppurante. (Voy. *Traitement des ulcères.*)

4° Les *bandages* employés pour la réunion des plaies sont des bandages invaginés, appelés, à cause de leurs usages, bandages unissants des plaies longitudinales, des plaies transversales. Nous verrons plus tard, au *Traitement des plaies*, comment on doit appliquer ces bandages.

5° Les *sutures* sont des moyens très puissants pour obtenir la réunion des plaies; nous les décrirons dans la troisième partie de cet ouvrage. (Voyez *Traitement des plaies.*)

6° Enfin plusieurs *topiques*, en favorisant la cicatrisation des plaies, soit en modifiant la surface suppurante, soit en détruisant les excroissances qui empêchaient la réunion, facilitent la réunion des plaies; tels sont la cautérisation, les topiques irritants, etc. Nous ne nous y arrêterons pas.

§ II. De l'écartement.

S'il est des plaies qui doivent être réunies, il en est d'autres dont la réunion doit être empêchée; c'est au moyen de pansements divisifs qu'on y arrive.

Les solutions de continuité dont la réunion ne doit pas avoir lieu sont : celles qui sont faites pour détruire des brides, des cicatrices dont la formation causait des difformités horribles à la vue, ou qui privaient le malade d'un membre ; celles qu'on pratique sur les muscles ou les tendons, afin de rendre à une partie sa forme normale ; celles qui sont faites pour évacuer un liquide, le pus, par exemple ; enfin celles que l'on pratique à l'orifice des conduits naturels rétrécis afin de les élargir.

On conçoit parfaitement que dans ces cas la réunion est formellement contre-indiquée, puisque le chirurgien a fait des solutions de continuité pour écarter les tissus. Mais les fistules qui tendraient à se rétrécir, lorsqu'elles doivent encore donner passage à une certaine quantité de liquide ; les plaies au fond desquelles existent des corps étrangers ne doivent pas non plus être réunies. On sait que la peau a beaucoup plus de tendance à se réunir que les parties sous-jacentes ; c'est pour cela qu'il faut avoir soin de ne pas la laisser se cicatriser avant que les parties profondes se soient modifiées de manière à former la cicatrice, qui doit toujours marcher de la partie profonde vers la partie superficielle. Enfin, à la suite de larges solutions de continuité avec perte de substance, dans les brûlures, les gangrènes de la peau, les pansements divisifs sont de rigueur ; car, si on n'en faisait point usage, on verrait bientôt la peau, tirée en tous sens par le travail de la cicatrisation, former ces brides dont nous avons déjà parlé au commencement de ce paragraphe ; en effet, si on les détruit quelquefois, à plus forte raison doit-on les prévenir.

Lorsque les plaies sont peu étendues, à la suite d'ouvertures d'abcès, dans les fistules, des mèches, des tampons de charpie sont toujours suffisants pour empêcher la réunion ; mais les moyens que l'on doit employer lorsqu'il existe des pertes de substance doivent être plus énergiques.

Ce sont des appareils composés de bandes, d'attelles disposées suivant les indications, mais le plus souvent de manière à tenir les parties dans l'extension; des bandages croisés, qui, par leur disposition, servent, soit à étendre les parties, soit à les fléchir en sens inverse. Mais il arrive fort souvent que ces moyens ne soìt pas assez puissants; c'est alors à des appareils orthopédiques qu'il faut avoir recours.

§ III. De la compression.

La compression est un des agents les plus puissants de la chirurgie; elle est employée dans la plupart des affections chirurgicales; elle est appliquée sous les formes les plus variées.

Nous allons donner toutes les formes sous lesquelles la compression est appliquée, et, en même temps, nous dirons dans quel cas ces différents modes de compression doivent être mis en usage.

La compression peut être ou circulaire, latérale, ou directe.

La compression circulaire s'exerce, soit sur une large surface, soit sur un espace limité; enfin elle peut être combinée avec la compression latérale.

1° *De la compression circulaire sur une large surface.* — Cette espèce de compression, la plus généralement usitée, s'emploie, soit pour maintenir les parties en rapport dans les fractures et les luxations réduites, dans les plaies longitudinales ou transversales : dans ce cas elle est combinée avec la réunion; soit dans les anciens ulcères à bords calleux; elle est encore en usage pour faire disparaître les engorgements œdémateux des membres, dans les varices, enfin dans la paracentèse après la ponction; dans l'accouchement, après l'expulsion du fœtus. M. Velpeau (*Arch. de médecine*, t. XI, 1re série) a employé avec succès la compression dans les érysipèles phlegmoneux ; on en a encore obtenu de bons résultats dans les inflammations du testicule. La compression a encore été employée avec succès dans les brûlures un peu étendues. Cette énumération suffit pour faire voir combien sont nombreuses les affections dans lesquelles cet agent thérapeutique a été mis en pratique.

On fait la compression au moyen de bandes roulées à un ou à deux globes, de bas lacés, de ceintures larges et lacées, d'appareils à bandelettes de liége, dits *appareils de Scultet*, de bandelettes agglutinatives, de suspensoirs.

Les effets de la compression sont de faciliter la circulation du sang veineux et de la lymphe, de diminuer les engorgements œdémateux, de ramener les parties à un moindre volume, de favoriser les résorptions des épanchements, de maintenir les muscles, et d'empêcher de nouveaux épanchements de se faire, lorsque le liquide épanché a été évacué, etc.

On comprend parfaitement que, si telle est l'action de la compression, elle peut causer des accidents quand elle est trop forte ; que si elle est longtemps prolongée, elle peut déterminer l'atrophie des parties sous-jacentes, et que, maintenant les muscles et les articulations dans une immobilité complète, il peut survenir, si son application est de trop longue durée, des fausses ankyloses et une sorte de paralysie.

La gangrène est souvent à redouter à la suite d'une compression trop forte ; car un de ses premiers effets est de ralentir la circulation, et le sang n'arrivant plus dans les capillaires, la peau peut être frappée de sphacèle ; d'un autre côté, la circulation du sang veineux et de la lymphe se trouvant ralentie au-dessous de la partie comprimée, celle-ci s'engorge, s'œdématie, et peut être frappée de gangrène : aussi est-il des règles dont il ne faut jamais s'écarter lorsqu'on veut faire les compressions.

Il faut toujours commencer à appliquer la compression

depuis l'extrémité du membre : ainsi envelopper les **doigts** dans une espèce de gantelet, puis la main, puis l'avant-bras, si la compression doit agir sur le bras. Je dirai la même chose pour le membre inférieur : ainsi jamais la compression qui doit être prolongée ne doit commencer à la partie moyenne du membre, mais toujours à son extrémité inférieure ; c'est un précepte qu'on ne saurait trop recommander. Il faut éviter d'appliquer un appareil trop serré; car, comme nous venons de le dire, une constriction trop forte peut déterminer la gangrène ; il ne faut encore serrer l'appareil que médiocrement, quand on prévoit qu'il doit survenir un gonflement inflammatoire qui rendrait beaucoup trop serré un appareil que l'on aurait cru trop lâche : aussi faut-il, dans les fractures, surveiller avec beaucoup de soin l'appareil contentif; car il arrive encore trop souvent, malgré la surveillance la plus active, que la gangrène de toute la peau comprimée détermine des accidents souvent irréparables. C'est surtout dans les fractures du bras que ces accidents sont le plus à redouter; car, outre que le pansement de ces fractures nécessite l'application d'un bandage circulaire et de quatre attelles, l'application d'une de ces attelles en dedans, dans la direction de l'artère humérale, ne serait-elle pas pour beaucoup dans la production de la gangrène? Lorsqu'un appareil compressif doit être appliqué sur une partie dont la peau est déjà malade, lorsque, par exemple, on a fait mettre des sangsues, des ventouses sèches ou scarifiées, il doit être encore attentivement surveillé; car sur les parties déjà blessées, la **gangrène** est encore plus à craindre que sur des parties saines. Enfin il faut avoir le plus grand soin à ce que la compression soit faite également, qu'il n'y ait point de plis, d'ourlets, qui, en comprimant certaines parties plus que d'autres, pourraient en causer la gangrène.

Comme il est encore à craindre de voir l'engorgement survenir dans les parties inférieures, il faut toujours serrer plus fortement un bandage compressif à l'extrémité du membre, et aller en diminuant jusque vers la partie supérieure. Il faut encore, lorsque la constriction doit être très forte, ne serrer que graduellement, c'est-à-dire réappliquer souvent l'appareil, et serrer davantage chaque jour ; de cette manière, la partie malade s'accoutume à la compression, et les accidents sont beaucoup moins à craindre.

Mais si la gangrène survient dans un appareil trop serré, elle peut encore survenir dans un autre cas. C'est à **J.-L. Petit** que l'on doit cette observation : « J'ai remarqué » plusieurs fois, dit-il (OEuvres de J.-L. Petit, *Plaies en* » *général*, page 322, édition en un seul volume in-8), dans » les engorgements produits par des bandages trop ser- » rés, que, quand on a laissé tout-à-coup la partie en » pleine liberté sans rien opposer à son accroissement, » l'endroit comprimé s'est gonflé considérablement, et que » souvent la gangrène est survenue. » Aussi dit-il plus loin, et c'est dans les fractures qu'il a fait cette remarque, il se servait d'un appareil à bandelettes séparées : « Mais loin de » tenir le bandage lâche, je le serrais, au contraire, un » peu plus que je ne l'aurais fait dans un autre cas : je le re- » levais de trois heures en trois heures, plus ou moins, et, » à chaque fois, je le serrais moins : de sorte que, ne » l'ayant lâché au point convenable que par degrés, il n'est » jamais survenu de gonflement excessif, et j'ai toujours eu » la satisfaction de voir en peu de temps la fracture en état » d'être bandée comme il convenait. »

Il est souvent utile d'imbiber les linges et les bandes qui servent aux appareils compressifs de liquides résolutifs ; mais il faut faire attention que les appareils se resserrent en séchant, et que la constriction qui d'abord était convenable pourrait devenir trop forte.

2° *Compression circulaire sur une surface étroite.* — On donne encore à cette espèce de compression le nom de ligature; elle sert pour suspendre le cours du sang artériel dans une opération ; du sang veineux, au pied, au bras, au cou, dans la phlébotomie ; à empêcher l'absorption d'un virus ou d'un poison, après l'inoculation ou après la morsure d'une vipère par exemple ; enfin on l'a employée sur les membres, pour arrêter dans sa marche un accès d'épilepsie, pour suspendre une hémorrhagie ; pour les hémorrhagies utérines, par exemple, on a employé la ligature des membres inférieurs, etc.

Pour cette ligature, une simple bande, un lacq, sont suffisants ; si on voulait avoir une constriction très forte, il faudrait faire usage du *garrot*.

C'est encore à ce genre de compression qu'il faudrait rapporter celle qu'on pratique de la partie supérieure vers la partie inférieure, pour empêcher le pus de se porter en haut. Il est bien entendu que, dans ce cas, l'extrémité inférieure doit être comprimée comme nous l'avons dit précédemment.

Enfin à l'extrémité des moignons, à la suite des amputations, on fait dans le pansement une compression circulaire, afin d'empêcher la rétraction du lambeau. On a prétendu que cette constriction était suffisante pour empêcher l'écoulement du sang après les amputations.

3° *De la compression circulaire combinée avec la compression latérale.* — Cette espèce de compression est surtout employée pour rétrécir le calibre d'une artère, soit pour obtenir la guérison d'un anévrisme, soit pour arrêter une hémorrhagie, ou bien enfin pour comprimer un trajet fistuleux. Pour la faire, on place une compresse graduée épaisse sur toute la longueur du trajet fistuleux ou du vaisseau blessé ; tout le membre doit être comprimé depuis son extrémité inférieure, comme il a été dit plus haut. Lorsque l'on fait cette compression, il faut toujours surveiller le malade avec soin, car c'est dans ce cas que la gangrène est le plus à craindre.

4° *De la compression latérale.* — La compression latérale

est celle qui agit sur une partie du tronc ou d'un membre plus fortement que sur le reste de la circonférence. Réunie à la compression circulaire, elle est souvent mise en usage ; nous avons vu tout-à-l'heure dans quel cas ; mais elle est aussi employée seule pour rétrécir des canaux fistuleux, pour oblitérer des ouvertures anormales, les fistules salivaires, stercorales par exemple, pour maintenir dans leur position normale des organes déplacés, comme les hernies ; enfin pour arrêter les hémorrhagies appliquées sur le trajet des vaisseaux au moyen d'un garrot ou d'un tourniquet. On peut encore faire rentrer dans le même cas le compresseur du canal de l'urètre, de M. Chiesa, dans le cas d'incontinence d'urine.

La compression latérale a été encore employée avec succès dans le traitement des varices, et surtout dans les varices du cordon spermatique ou varicocèle, par M. Breschet.

Cette compression se fait au moyen de compresses graduées, dont l'épaisseur varie avec la profondeur des parties que l'on veut comprimer. Ces compresses doivent être d'épaisseur inégale : lorsque le trajet fistuleux va du centre d'un membre vers sa circonférence, un lien circulaire sert à les maintenir en place ; de garrot, de tourniquet, enfin d'appareils mécaniques, bandages herniaires, pinces à mors très larges appelées *presse-artères*, etc.

Nous avons vu que cette compression faite d'une manière peu méthodique pouvait être dangereuse ; en effet, on doit remarquer que, pour que des adhérences puissent se faire entre des canaux fistuleux, il faut qu'une inflammation se développe ; il serait à craindre alors que la peau ne vînt à se sphacéler, si on voulait au moyen de la compression obtenir une inflammation suffisante : aussi des injections excitantes sont-elles le plus souvent nécessaires pour obtenir un résultat satisfaisant. Quant à obtenir l'oblitération des vaisseaux par ce procédé, cela est quelquefois très long : aussi n'a-t-on recours dans ces cas à la compression latérale que lorsque l'on veut obtenir une oblitération momentanée, soit pendant une opération, soit pour une hémorrhagie, avant l'application de moyens beaucoup plus sûrs et plus rapides.

Il faut enfin remarquer que, pour que la compression latérale soit suffisante, on doit avoir un point d'appui solide, un os par exemple, et qu'elle est d'autant moins sûre qu'il existe une plus grande quantité de parties molles entre l'os et la partie sur laquelle on veut agir.

Enfin on applique quelquefois la compression latérale sur les vaisseaux eux-mêmes : c'est la compression latérale immédiate, au moyen de pinces à mors larges, de ligatures plates, de tampon et de bourdonnets, appliqués sur le vaisseau. Par ce procédé, on obtient plus facilement l'oblitération des vaisseaux que par le précédent.

Quelquefois on applique directement sur l'orifice des vaisseaux blessés des tampons de charpie, des disques d'agaric, afin d'empêcher l'écoulement du sang. On a appelé cette espèce de compression, *compression directe*. Cette compression est peu efficace, et ne peut réussir que pour les vaisseaux d'un petit calibre ; car elle ne peut trouver le plus souvent de point d'appui résistant, et ne peut par conséquent ne s'opposer qu'à l'écoulement d'un petit jet de sang. En outre cette espèce de compression est très douloureuse. On saupoudre souvent les tampons de charpie de poudres astringentes et styptiques, de poudre d'alun, par exemple, ou bien de poudres qui, mélangées avec le sang, forment une masse compacte qui oppose une digue assez résistante à l'hémorrhagie.

Enfin on emploie la compression sur des parties malades, comme les cancers, les tumeurs érectiles, dans le but, soit d'atrophier ces organes, soit d'y arrêter la circulation ; on a obtenu de bons résultats de cette méthode. Il serait très difficile et trop long de donner des règles précises pour l'application de cette compression : seulement il est des règles générales dont il ne faut pas s'écarter: ainsi il faut toujours prendre un point d'appui solide et comprimer la tumeur dans tous les sens.

Nous avons vu jusqu'à présent que la compression se faisait de dehors en dedans ; il arrive quelquefois qu'elle se pratique de dedans en dehors. A cette forme de compression on a donné le nom de *dilatation ;* elle est employée pour dilater des canaux naturels rétrécis, le rectum, le canal de l'urètre, par exemple. On fait cette dilatation au moyen de mèches, de sondes, de bougies, dont on augmente graduellement le volume.

Les pansements expulsifs ne sont autre chose que des pansements à l'aide desquels on chasse le pus ou tout autre liquide restant dans des clapiers ou des trajets fistuleux ; ce n'est qu'au moyen de la compression qu'on peut y arriver: aussi ne m'y arrêterai-je pas davantage, non plus que sur les pansements répressifs, qui ne sont autre chose qu'une compression appliquée sur des bourgeons charnus trop saillants sur les bords calleux d'un ulcère. Une lame de plomb très mince déprime souvent d'une manière très heureuse les bords calleux d'un ulcère, déprime encore la partie latérale de la pulpe du gros orteil ulcéré par la pression de l'ongle (Voy. *Onyxis*). Je ferai remarquer cependant que le nitrate d'argent, la poudre d'alun, répriment parfaitement les bourgeons charnus, et qu'ils forment un excellent topique répressif, tant par la cautérisation que par leur propriété de diminuer le volume des bourgeons charnus avec lesquels ils sont en contact.

§ IV. De la suspension.

La suspension est destinée à soutenir les organes qui, par leur augmentation de volume ou de poids à la suite des inflammations ou des dégénérescences, fatiguent le malade en exerçant des tiraillements extrêmement pénibles. La suspension sert encore à soutenir des hernies trop volumineuses, qui ne peuvent être réduites, etc.

La suspension se fait au moyen de bandages suspensifs, de bandages croisés, etc., mais surtout au moyen de petites bourses que nous avons déjà désignées sous le nom de *suspensoirs*. Lorsqu'il existe des déplacements trop considérables, dans les éventrations par exemple, lorsque le poids de l'utérus est trop fatiguant pour une femme enceinte, une serviette ou une ceinture lacée sont les moyens suspensifs qui doivent être employés ; des corsets bien faits et peu serrés sont souvent mis en usage pour soutenir les seins engorgés. Enfin on se sert des pessaires pour soutenir la matrice qui tombe par son propre poids, ou pour la maintenir en place dans les antéversions et les rétroversions de cet organe.

DEUXIÈME PARTIE.

—

CHAPITRE PREMIER.

Rubéfaction.

La rubéfaction est cette coloration rouge de la peau, avec un léger gonflement, qui disparaît dès que la stimulation qui l'a produite cesse d'agir. Lorsque les causes stimulantes sont énergiques ou qu'elles se prolongent pendant un certain temps, il se forme sous la peau des phlyctènes plus ou moins larges, remplies de sérosité : il y a vésication.

On conçoit parfaitement que la plupart des moyens qui doivent produire la vésication peuvent déterminer la rubéfaction ; mais il en est quelques uns qui sont exclusivement employés pour rubéfier la peau : ce sont les sinapismes. Les frictions peuvent aussi, quand elles sont prolongées, déterminer la rubéfaction : trop long-temps prolongées, elles feront saigner la peau, déchireront l'épiderme, mais jamais elles ne détermineront la vésication. Nous allons examiner successivement ces deux moyens de produire la rubéfaction, laissant de côté le massage, qui n'est presque point employé, et qui ne me paraît d'une utilité réelle que dans les fausses ankyloses, pour rendre quelques mouvements aux articulations.

§ I. Frictions.

Les frictions simples sont rarement employées de nos jours ; cependant il arrive qu'on les met quelquefois en usage pour assouplir les articulations, pour rendre aux muscles une partie de leur action, ou bien pour rappeler la chaleur à la surface de la peau; on se sert pour cela de brosses plus ou moins rudes, de laine, d'un linge sec et un peu dur, et on les promène rapidement sur la surface de la peau; mais il faut avoir soin de ne pas déchirer l'épiderme.

Les frictions avec des linges imbibés de liquides irritants sont plus fréquemment employées; mais quand on veut produire la rubéfaction, c'est surtout aux sinapismes qu'on a recours.

§ II. Du sinapisme.

On donne le nom de *sinapisme* à une espèce de pâte dont la base est la farine de moutarde, supportée sur un linge, appliquée à nu sur la peau.

La farine de moutarde doit sa propriété irritante à une huile volatile qui se trouve dans les semences du *sinapis nigra*. Cette huile se dégage lorsqu'elle est en contact avec un liquide. Mais tous les liquides n'ont pas au même degré la propriété de faire dégager cette huile volatile : aussi est-il important, pour que le sinapisme agisse rapidement, de choisir le liquide qui isolera plus rapidement le principe actif de la farine de moutarde.

L'eau froide est préférable. M. le professeur Trousseau a démontré que l'eau à la température de 75° coagulait l'albumine qui forme une des parties constituantes de l'huile essentielle de la moutarde; que les acides concentrés et les alcalis caustiques jouissaient des mêmes propriétés; que l'eau moins chaude empêchait le dégagement de l'huile volatile; que le sinapisme n'agissait que quand cette eau était refroidie. Il a encore démontré que le vinaigre dont on se servait autrefois comme véhicule, quand on faisait des sinapismes, altérait aussi l'huile volatile; et qu'ainsi préparé, le sinapisme agissait bien plus lentement que lorsqu'il était préparé avec de l'eau froide. On doit donc, pour faire un sinapisme, prendre de la farine de moutarde pure ; toute substance autre que la farine de moutarde gênerait l'action du sinapisme ; la mêler avec de l'eau froide ou de l'eau dont la température ne serait pas au-dessus de 50°, de manière à en faire une pâte assez consistante que l'on étend sur un linge comme la pâte destinée à un cataplasme ; on replie les bords du linge sur tous les côtés, afin d'empêcher la pâte de s'étendre au-delà du point sur lequel on veut agir, puis on l'applique sur la peau.

On peut appliquer le sinapisme sur toutes les parties du corps selon le but que l'on veut atteindre ; la face est presque la seule partie sur laquelle on n'applique pas de sinapisme.

La durée du temps pendant lequel le sinapisme doit rester appliqué est très importante à déterminer ; car, enlevé trop tôt, il ne produirait presque rien ; laissé trop longtemps, il pourrait amener la vésication. Il faut en général laisser le sinapisme d'un quart d'heure à une demi-heure suivant le degré d'irritation qu'on veut produire, suivant le degré de sensibilité des individus. D'ailleurs on est averti le plus souvent par les malades, qui se plaignent de douleurs très vives aux points où le sinapisme est appliqué. Chez les individus qui ont perdu connaissance, il faut surveiller ce topique avec soin ; car non seulement les malades ne sentent point son action, mais encore le sinapisme paraît ne pas avoir agi sensiblement, et ce n'est qu'au bout de quelques jours, lorsque la sensibilité est revenue, que la rougeur, et même la vésication et les escarres se manifestent. Cependant, dans ces circonstances, le plus souvent le sinapisme agit sur la peau sans qu'il y ait aucune sensation pour le malade ; tel est le cas d'un malade paraplégique sur la jambe duquel un sinapisme avait déterminé une large escarre.

Lorsqu'on a retiré le sinapisme, il faut laver la place avec de l'eau tiède, et seulement l'essuyer avec un linge sec ; si l'irritation était trop vive, on pourrait couvrir la partie malade d'un linge enduit de cérat.

Lorsqu'on ne veut produire qu'une rubéfaction très légère, on se contente d'appliquer des cataplasmes saupoudrés de farine de moutarde. On peut laisser ces cataplasmes sinapisés beaucoup plus longtemps que les sinapismes; il faut néanmoins les surveiller. Si on voulait que l'action du sinapisme fût plus lente, on pourrait les préparer avec du vinaigre; mais celui-ci est trop coûteux; il vaut mieux employer le dernier moyen que nous avons indiqué.

Si on veut déterminer une irritation prolongée, on promène des sinapismes; c'est principalement aux membres inférieurs que l'on détermine cette action. Lorsque l'on veut user de cette médication, il ne faut laisser les sinapismes appliqués que pendant cinq ou dix minutes au plus. Cet espace de temps est nécessaire pour produire une rubéfaction légère et suffisante, car une rubéfaction trop violente ou trop étendue pourrait causer des accidents.

Beaucoup d'autres substances irritantes peuvent être employées comme rubéfiantes, l'ail pilé, la poix de Bourgogne, la pommade d'Autenrieth, l'huile de croton, par exemple; mais la farine de moutarde est d'un emploi beaucoup plus facile.

Les bains de pieds, les manuluves, soit sinapisés, soit dans l'eau chargée de potasse, de soude, d'ammoniaque, d'acides minéraux, peuvent encore servir comme rubéfiants; mais il en a déjà été question.

L'eau chaude appliquée pendant un temps assez court, le feu à distance, peuvent encore déterminer la rubéfaction. Mais ces moyens sont peu employés; il en sera question, du reste, en parlant de la cautérisation.

Les rubéfiants agissent comme révulsifs. Quel que soit le rubéfiant dont on se sert, son action est toujours la même : aussi n'avons-nous décrit que ceux qui étaient le plus employés. Ils ont sur les autres dérivatifs un avantage très grand : d'abord on peut les faire agir sur une très large surface sans qu'il en résulte de l'inconvénient pour le malade, à moins que l'on n'emploie un agent trop énergique qui cause une très vive douleur à un malade déjà en proie à une fièvre intense; ensuite on peut faire durer leur action aussi longtemps qu'on le désire, en les promenant sur les téguments, ainsi que nous l'avons exposé en décrivant les sinapismes.

L'*urtication* a la plus grande analogie avec la rubéfaction ; mais l'action des piqûres d'orties cause une douleur beaucoup plus pénible que celle des rubéfiants ordinaires. On la détermine en flagellant une partie du corps avec des orties brûlantes (*urtica urens*). Ce remède est peu commode pour celui qui l'applique; il ne peut pas toujours être mis en usage ; il est excessivement douloureux, et les résultats qu'on en obtient sont loin d'en compenser les inconvénients.

CHAPITRE II.

Vésication.

La vésication est une irritation de la peau dans laquelle on fait naître sous l'épiderme des ampoules remplies de sérosité.

Nous avons vu que les agents qui rubéfiaient la peau pouvaient déterminer la vésication lorsque leur action était prolongée; mais de même qu'il est des moyens particuliers pour la rubéfaction, de même il y en a d'autres destinés à la vésication.

La plupart des plantes âcres sont vésicantes, comme presque toutes les renonculacées, la renoncule âcre, la renoncule scélérate, la clématite, presque toutes les euphorbiacées, les tithymales, l'épurge, etc.; mais les vésicants dont on fait de nos jours un plus fréquent usage sont l'ammoniaque, l'eau bouillante, la cantharide.

L'ammoniaque, lorsqu'elle est pure, produit très rapidement la vésication. Pour s'en servir, il suffit d'imbiber de ce liquide concentré une compresse pliée en plusieurs doubles, d'appliquer le linge sur la peau, et l'effet est presque instantané; elle est fort peu employée, à moins qu'il ne soit très urgent d'agir rapidement ou qu'on ne possède pas de moyens meilleurs; mais, mélangée avec l'axonge, elle forme la pommade de Gondret; elle est alors d'un usage plus fréquent. Lorsqu'au moyen de cette pommade on veut produire la vésication, on étale sur un linge une couche épaisse de 2 millimètres environ de la grandeur que l'on veut donner au vésicatoire, et on a soin, au moyen d'une bandelette de diachylon, de circonscrire la peau tout autour du lieu d'élection. Sans cette précaution, la pommade pourrait fondre et déterminerait une irritation au-delà du point où on veut la produire. Cela fait, on laisse pendant quelques minutes, jusqu'à ce que le malade se plaigne de fortes douleurs, la pommade en contact avec la peau, puis on l'enlève en retirant le linge. S'il en restait quelque peu, on la laverait avec un peu d'eau tiède. La pommade de Gondret ne détermine pas toujours la vésication, souvent même il n'y a qu'une très forte rougeur avec quelques petites phlyctènes insuffisantes pour établir un vésicatoire permanent; car, à cause de la volatilité de l'ammoniaque, cette pommade s'altère très vite, et quel que soit le temps pendant lequel on la laisse appliquée, elle ne produit qu'une irritation insuffisante, lorsqu'elle est faite depuis longtemps.

Lorsque cette pommade est fraîche, il ne faut pas la laisser appliquée pendant plus d'un quart d'heure, car elle pourrait déterminer la cautérisation : aussi le chirurgien ne doit-il jamais abandonner un malade auquel il applique un vésicatoire de cette nature, car il pourrait en résulter des accidents. En soulevant le coin de la compresse, il est facile de s'assurer de l'effet qu'a pu produire la pommade; et lorsque la vésication est assez considérable, il faut enlever l'appareil.

La pommade de Gondret est employée aussi pour déterminer de la rougeur sans vésication; dans ce cas, on en frotte matin et soir avec le doigt la partie que l'on veut irriter jusqu'à ce que la peau devienne rouge.

La chaleur produit aussi très rapidement des vésicatoires; mais il est très difficile d'en mesurer les effets. On l'emploie de diverses manières : tantôt on trempe un linge dans l'eau bouillante, et on l'applique sur la peau pendant quelques secondes. Mais si par ce procédé on peut avoir très vite un vésicatoire, il peut arriver que l'on produise des escarres. Il est alors très difficile de mesurer l'effet de la chaleur employée de cette manière. On peut encore appliquer un cautère nummulaire, chauffé au rouge brun, sur un linge mouillé plié en quatre doubles, et placé dans cet état sur la partie que l'on veut irriter. Ce moyen n'est pas plus sûr que le précédent. La vésication au moyen d'un marteau trempé dans l'eau bouillante, et appliqué ainsi sur la peau, est un moyen plus sûr; il est plus commode; mais il ne faut le laisser appliqué que pendant un temps très court. Nous y reviendrons, du reste, en décrivant la cautérisation.

Plusieurs insectes de la famille des coléoptères ont la propriété d'être vésicants; ce sont : la cantharide, *meloë vesicatoria*, le *mylabris variabilis*, la *coccinella quinquepunctata*. Mais la première, la cantharide, est beaucoup plus active que les autres, et il est beaucoup plus facile de s'en procurer. La cantharide doit sa propriété à un principe immédiat, la cantharidine.

Diverses préparations, ayant pour base la cantharide, sont employées pour faire un vésicatoire, ce sont :

1° La *cantharidine*, qui, appliquée sur la peau au moyen

d'un papier ou d'un linge huilé, produit d'une manière très rapide et très sûre la vésication.

2° On emploie un *papier vésicant* dont il suffit de tailler un morceau de la grandeur que l'on veut donner au vésicatoire.

3° Mais le moyen le plus sûr et le plus communément employé est celui-ci : on taille un morceau de peau fine, de diachylon, ou même de linge un peu plus grand que le vésicatoire que l'on veut établir, sur lequel on étale l'emplâtre épispastique, ou bien même du levain, du diachylon gommé, etc., ou tout autre emplâtre qui puisse recevoir les cantharides à sa surface, et dans lequel une certaine quantité de substance vésicante puisse s'incorporer par la pression, en ayant soin de laisser tout autour un espace de 4 à 5 millimètres. On saupoudre cet emplâtre de cantharides finement pulvérisées et on exerce une légère pression sur tous les points de la surface, afin que la couche de cantharides fasse corps commun avec l'emplâtre. On borde l'emplâtre tout entier avec du diachylon gommé, afin de le faire adhérer à la peau. Puis, la peau étant convenablement nettoyée, rasée, frottée avec du vinaigre, on y applique l'emplâtre, que l'on fixe soit avec une compresse et des bandelettes de diachylon, soit au moyen d'un bandage contentif approprié.

Outre son action vésicante, la cantharide possède la propriété d'agir d'une manière spéciale sur les organes génitaux urinaires : aussi faut-il faire attention, lorsque l'on fait usage de cet insecte, de s'assurer s'il n'existe pas déjà une irritation de la vessie; il faut aussi remarquer qu'il y a quelques personnes dont l'irritabilité de cet organe est tellement grande, que l'application de la cantharide sur la peau est pour ainsi dire impossible; ainsi M. Gerdy rapporte qu'une jeune fille de vingt ans rendit avec ses urines des flocons de fausses membranes, dix heures après l'application d'un vésicatoire. MM. Mérat et Delens (1) disent que les accidents sont d'autant plus fréquents que la poudre employée contient ces insectes plus en nature et plus grossièrement pulvérisés. Ces accidents sont assez rares ; mais chez les personnes nerveuses prédisposées aux irritations de la vessie, il faut prendre de grandes précautions : ainsi on saupoudre de camphre la surface du vésicatoire qui doit être en contact avec la peau. La propriété sédative du camphre empêche souvent l'action des cantharides sur les organes génitaux urinaires; mais cette précaution est quelquefois insuffisante, ainsi que j'ai pu l'observer à l'hôpital de la Charité sur un malade affecté d'épanchement pleurétique, et chez lequel l'application d'un vésicatoire déterminait une irritation de la vessie assez grande pour que l'on ait été obligé d'abandonner la vésication par les cantharides. Les accidents dont nous venons de parler sont beaucoup moins à redouter lorsque la cantharide n'est pas appliquée directement sur la peau : aussi l'emploi d'un vésicatoire anglais, celui dans lequel on aurait incorporé la cantharide avec l'emplâtre, pourrait-il quelquefois prévenir l'irritation des voies urinaires. On a aussi proposé de couvrir les cantharides d'une couche de cérat, ou bien d'interposer entre la surface du vésicatoire et la peau une feuille de papier huilé. En effet, les corps gras étant un excellent dissolvant du principe actif de la cantharide, celle-ci peut produire la vésication sans qu'elle soit en contact avec la peau, et par conséquent sans causer d'irritation de la vessie. On peut d'ailleurs, lorsqu'il reste quelque crainte, appliquer un vésicatoire au moyen de l'eau ou de l'ammoniaque, ou bien en mettant en contact avec la peau de l'écorce de garou (*daphne gnidium*) que l'on fait macérer dans du vinaigre.

Tels sont les agents employés pour déterminer la vésication. Les vésicatoires sont *volants* ou *permanents*.

(1) *Dictionn. de thérapeut.*, t. II, pag. 309.

12.

Le *vésicatoire volant* est celui qui n'est appliqué que dans le but, soit d'irriter la peau, soit de déterminer une évacuation de sérosité, comme le fait remarquer M. le professeur Velpeau. Dans tous les cas, le vésicatoire volant ne doit point suppurer, ou du moins aussitôt que la vésication est produite, on doit favoriser la cicatrisation de la plaie.

Le *vésicatoire permanent*, au contraire, doit déterminer une irritation continue ; il doit suppurer pendant un temps plus ou moins long. Nous allons les décrire successivement.

§ I. Vésicatoires volants.

Certains praticiens ont appelé *vésicatoire volant* celui que l'on ne laisse pas assez longtemps en contact avec la peau pour déterminer des phlyctènes ; d'autres, et c'est leur opinion qui me paraît préférable, ont appelé vésicatoire volant celui qui ne doit pas suppurer.

On laisse, en général, l'emplâtre appliqué moins longtemps sur la peau ; mais il n'y a pas grand inconvénient à le laisser aussi longtemps que pour le vésicatoire permanent. La phlyctène étant produite, on fait évacuer la sérosité soit en perçant l'ampoule à la partie déclive, soit en détachant complétement l'épiderme, ou brusquement, ou, ce qui est mieux, après l'avoir coupé circulairement avec des ciseaux. Il est à remarquer que la seconde méthode est beaucoup plus douloureuse que la première, et que, quand on enlève l'épiderme, bien que la cicatrisation ne se fasse pas plus longtemps attendre, même soit moins longue quelquefois, la plaie étant tout-à-coup au contact de l'air, le malade éprouve une douleur excessivement vive, que l'on peut éviter en agissant comme nous allons le dire tout-à-l'heure.

Il arrive souvent que les sujets sont très irritables ; alors il faut user de grandes précautions pour enlever l'épiderme, ce qui est excessivement douloureux. Il est bon d'appliquer sur la plaie un cataplasme émollient ; l'épiderme se détache le lendemain avec une facilité beaucoup plus grande, et on panse avec du linge ou un papier brouillard enduit de cérat : on emploie aussi le beurre frais; mais il ne tarde pas à devenir rance sur la surface de la plaie, et il produit une irritation qui retarde la guérison; ou bien on perce, soit avec une lancette, soit avec des ciseaux, la phlyctène dans le point le plus déclive, pour donner issue à la sérosité accumulée sous l'épiderme, et on fait le pansement comme il a été dit plus haut. Dans les deux cas la guérison ne se fait pas longtemps attendre; trois à six jours sont le plus souvent suffisants.

Lorsqu'au moyen de ce vésicatoire, on veut obtenir l'évacuation d'une certaine quantité de sérosité, de manière à déterminer une émission séreuse, comme le prétend M. Velpeau, la grandeur du vésicatoire doit dépasser de quelques centimètres dans tous les sens la partie malade.

Les vésicatoires volants ne laissent point après eux de cicatrice.

Il arrive quelquefois que, au lieu d'une seule phlyctène remplie d'une sérosité citrine, il en existe plusieurs, soit que les adhérences de l'épiderme avec le derme n'aient pas été complétement détruites, soit que l'irritation de la surface de la peau n'ait pas été partout égale; il faut alors ouvrir toutes les phlyctènes les unes après les autres, et faire écouler la sérosité comme nous l'avons dit tout-à-l'heure.

§ II. Vésicatoires permanents.

Les *vésicatoires permanents* sont ceux qui doivent suppurer. Les premiers pansements du vésicatoire permanent sont exactement les mêmes que ceux des précédents : seulement il faut toujours avoir soin d'enlever l'épiderme. Les pansements consécutifs se font avec de la pommade aux cantharides, ou bien au garou, à la sabine, en un mot, avec une pommade irritante, ou bien avec des taffetas irritants préparés à l'avance. La pommade à la sabine est spécialement employée en Angleterre; en France, on se sert plutôt de pommade aux cantharides ou au garou.

Je ne m'arrêterai pas à décrire ces diverses pommades ; je dirai seulement que la pommade épispastique verte, qui contient des cantharides en nature, est la plus active, et qu'elle agit davantage sur les voies urinaires ; que la pommade épispastique jaune est moins active que la précédente, ne renferme que le principe actif de la cantharide, qui par conséquent n'irriterait pas autant la vessie que la précédente ; que la pommade au garou est la moins active de toutes. Quant aux taffetas et aux papiers vésicants préparés à l'avance, il sont fort commodes, produisent le plus souvent tout l'effet désirable. Bien plus, lorsque les vésicatoires sont trop douloureux, on y incorpore de l'extrait d'opium ou de belladone afin de calmer l'irritation. On a aussi préparé des papiers vésicants plus actifs les uns que les autres, et pouvant être employés selon les indications. Tels sont les papiers vésicants que M. Thévenot avait préparés, et à l'aide desquels j'ai obtenu de très bons effets.

Comme le vésicatoire permanent doit suppurer quelquefois pendant longtemps, il faut faire attention à plusieurs choses. D'abord d'empêcher l'emplâtre qui doit déterminer la vésication, ou les pièces d'appareil qui supportent la pommade, de se déplacer. On y arrive en les maintenant solidement fixés avec des bandelettes de diachylon qui viennent se croiser sur le milieu de l'emplâtre. Il faut encore prendre soin de ne pas irriter la peau saine qui est autour du vésicatoire ; car il pourrait arriver que l'action de la pommade épispastique fût assez considérable pour déterminer la vésication des téguments, et alors le vésicatoire s'agrandirait outre mesure. On évite facilement cet accident en taillant dans un linge une lunette de la grandeur du vésicatoire, et on applique le papier brouillard enduit de pommade par-dessus la lunette ; de cette manière, il n'y a que la surface que l'on veut faire suppurer qui soit en contact avec la pommade, et la peau environnante se trouve complétement garantie par la lame de linge.

Il arrive quelquefois que le vésicatoire ne suppure pas

ou suppure mal au bout d'un certain temps ; cela tient, ou à ce que la pommade n'est pas assez irritante, ou à ce qu'elle l'est trop. Dans le premier cas, on peut facilement y porter remède en augmentant l'énergie de la pommade ; dans le second, on peut la rendre moins forte en y ajoutant un peu de graisse. Mais lorsque le vésicatoire est trop irrité, il se couvre d'une couche blanche pseudo-membraneuse, que l'on enlève bien facilement en plaçant sur le vésicatoire de petits cataplasmes de fécule de pomme de terre.

Lorsque ces pseudo-membranes sont peu épaisses, on peut les enlever en passant une lame mince entre le derme et la fausse membrane ; il s'écoule un peu de sang qui procure un dégagement avantageux.

Lorsqu'il existe des fongosités molles, décolorées, il faut les réprimer avec le nitrate d'argent. Mais il peut arriver que ces fongosités se développent avec une telle rapidité, que la cautérisation n'est plus suffisante ; on doit alors les enlever avec des ciseaux courbes sur le plat. Il arrive même, quand on ne fait pas attention, que la cicatrisation a lieu par-dessus ces fongosités, et que la cicatrice présente des tumeurs pédicellées qui la rendent très difforme. Ce n'est que sur de vieux vésicatoires que cet accident peut se rencontrer. Si le vésicatoire était trop douloureux, il faudrait incorporer de l'opium à la pommade ; si la surface était pâle, on l'exciterait légèrement avec du quinquina ; et s'il se formait des escarres gangréneuses à sa surface, on emploierait le charbon, le citron, etc. ; enfin on le traiterait comme une plaie gangrenée.

Lorsque le vésicatoire permanent a suppuré pendant assez longtemps, le réseau muqueux de la peau se trouve profondément altéré, et il laisse après la cicatrisation des traces ineffaçables.

CHAPITRE III.

Cautérisation.

La cautérisation est une opération par laquelle on désorganise les tissus vivants à l'aide de la chaleur ou de certains agents chimiques.

Les corps qui désorganisent les tissus par leurs propriétés chimiques sont appelés *caustiques* ou *cautères potentiels*. Les instruments rougis au feu sont appelés *cautères actuels* ou simplement *cautères*.

§ I. Caustiques.

Les caustiques sont des substances qui, en contact avec nos tissus, se combinent avec eux, ou leur empruntent une partie des principes dont ils sont formés, et déterminent une décomposition dont le résultat final est la désorganisation et la formation d'une partie morte à laquelle on a donné le nom d'*escarre*.

Les anciens divisaient les caustiques en deux sections : les *escarrotiques*, qui agissent très profondément sur les tissus, et les *cathérétiques*, dont l'action est beaucoup moins puissante. Nous ne nous arrêterons pas sur cette division, qui nous paraît trop futile ; car quelle est la limite des escarrotiques et des cathérétiques ? Et d'ailleurs nous allons voir que l'action des caustiques est subordonnée à la quantité de substance employée et à la durée de l'application du caustique.

On se sert des caustiques à l'état solide, mou et liquide. Nous allons décrire les plus importants de ces caustiques, la manière dont on doit les employer, et dans quel cas leur usage est préférable.

1° *Caustiques solides.* — *a. Potasse caustique, pierre à cautère.*—La potasse caustique, préparée à la chaux ou à l'alcool, est un des caustiques solides dont on fait le plus fréquent usage. On l'emploie : 1° pour établir des cautères ou fonticules, nous verrons plus loin, dans un paragraphe destiné à cette espèce d'exutoire, comment il faut l'appliquer; 2° pour ouvrir des abcès quand les malades pusillanimes ont peur de l'instrument tranchant, ou bien quand les abcès sont situés trop profondément, dans l'abdomen par exemple. Enfin il est certains abcès froids qui doivent être ouverts avec la potasse caustique.

La règle à suivre dans l'application de ce caustique est exactement la même dans tous les cas. La première chose à faire est de bien saisir l'indication qui se présente.

Si on veut avoir une ouverture étroite dans un abcès froid, il faut user du même moyen que pour la formation d'un cautère; si, au contraire, on doit faire une large ouverture, on pratique sur un morceau de diachylon une fente un peu moindre que la longueur que l'on veut donner à la solution de continuité : on place sur cette incision de petits fragments de potasse caustique gros comme une tête d'épingle au plus, on les recouvre d'un plumasseau de charpies, afin que le liquide qui serait formé par la liquéfaction de la potasse ne fuse pas sur les parties latérales et n'aille pas cautériser au-delà des limites formées par l'incision faite au diachylon; on maintient toutes ces parties en rapport avec une plus large pièce de diachylon, et on applique l'appareil ainsi disposé sur l'abcès que l'on veut ouvrir ; au bout de peu de temps on obtient de cette manière une escarre allongée et à laquelle on a pu donner une direction déterminée. Bientôt cette escarre se détache et le pus sort par la plaie. Si l'escarre tardait trop à se détacher ou si le pus ne coulait pas à travers l'escarre, il faudrait la fendre avec un bistouri.

Si on veut ouvrir un abcès situé profondément dans l'ab-

domen, un abcès ou un kyste hydatique du foie, par exemple
un abcès de la fosse iliaque, il faudra appliquer un morceau de potasse caustique, ainsi qu'il a été dit tout-à-
l'heure : il se forme une escarre que le lendemain ou deux
jours après on divise avec le bistouri ; on réapplique une
une seconde fois un fragment de potasse de la même manière, et on continue jusqu'à ce qu'on soit arrivé au foyer.
L'action du caustique irrite la peau et la membrane séreuse
sous-jacente, les deux feuillets en contact contractent des
adhérences, et il est facile d'évacuer le foyer, sans qu'il y ait
crainte de voir le liquide s'épancher dans la cavité abdominale. Tel est le procédé de M. Récamier pour évacuer
les kystes du foie, et celui de M. Bégin pour vider les abcès
du même organe.

La potasse caustique est employée quelquefois pour cautériser les plaies ; mais il vaut mieux dans cette circonstance
se servir du nitrate d'argent, et s'il y avait un virus à détruire, un caustique liquide serait bien préférable.

La potasse caustique appliquée sur la peau forme en l'espace de quelques heures une escarre noirâtre qui en occupe
toute l'épaisseur et s'étend rarement au tissu cellulaire sous-
cutané. Il est à remarquer que, quelle que soit la quantité
de potasse, l'escarre n'est jamais beaucoup plus profonde,
mais que celle-ci s'étend en surface : aussi, si l'on a employé
un trop gros morceau de potasse, on doit lever l'appareil au
bout de cinq ou six heures, car la potasse fondrait et irait
cautériser au loin : c'est ce qu'il faut éviter. Le plumasseau
dont on recouvre le fragment de potasse, et que l'on place
entre les deux morceaux de diachylon, absorbe le liquide
et empêche de fuser trop loin. Il est encore à remarquer
que la potasse se combine avec l'escarre ; que celle-ci n'a
pas perdu toute sa propriété caustique, et que si on lavait
l'escarre avec trop peu d'eau, il se détacherait une certaine
quantité de liquide qui irait désorganiser la peau au-delà
du point où on veut pratiquer la cautérisation.

b. Azotate d'argent. — L'azotate d'argent est le caustique le plus souvent employé ; son usage est tellement répandu que, renfermé dans un étui appelé *porte-pierre*, il doit toujours se trouver dans la trousse du chirurgien. On s'en sert sous la forme de petits crayons que l'on coule dans une lingotière ; on le taille, ainsi qu'il a été dit à l'article *Collyre* (page 49), quand on ne veut porter la cautérisation que sur une surface peu étendue. Cette préparation est inutile quand on veut agir sur une large surface. Enfin l'usage du nitrate d'argent a nécessité quelques appareils spéciaux ; tels sont les *porte-caustiques* pour la cautérisation des rétrécissements du canal de l'urètre ; l'*anneau de Sanson* pour cautériser la conjonctive tout autour de la cornée. L'ouverture de cet anneau est assez large pour que toute la cornée soit, au centre de l'instrument, à l'abri de l'action du caustique ; le pourtour de cet anneau est creusé en gouttière, de telle sorte que l'on puisse couler dans sa cavité du nitrate d'argent. Cette gouttière doit se trouver sur une des faces de l'anneau. Il est lui-même supporté par un manche bifurqué et coudé, afin que le caustique soit plus facilement appliqué sur la cornée. Pour charger cet instrument on chauffe l'anneau à la lampe à l'alcool, et dans la rainure de la face oculaire on met, au moyen d'une carte pliée en gouttière sur sa partie moyenne, de la poudre de nitrate d'argent ; celle-ci fond, et forme une espèce de petit lingot du volume de la rainure de l'anneau.

Le nitrate d'argent cautérise moins profondément que la potasse ; son action est beaucoup plus rapide. Il forme sur la peau des escarres d'un violet très foncé, sur les surfaces en suppuration des escarres blanches très minces, et qui se détachent chaque jour. Si on veut cautériser une surface sèche, on doit avoir soin de mouiller le crayon ; si on cautérisait une surface trop humide, le caustique se trouvant délayé dans une trop grande quantité de liquide ne produirait plus un résultat suffisant : aussi faut-il essuyer les plaies que l'on veut cautériser, et avoir soin d'étancher le sang qui s'écoule des vaisseaux dont on veut arrêter l'écoulement au moyen du nitrate d'argent. Lorsqu'on vient de se servir de ce caustique, on doit toujours avoir la précaution de l'essuyer, car il se couvrirait d'une croûte qui plus tard empêcherait son action.

Le nitrate d'argent sert pour cautériser les bourgeons charnus fongueux à la surface des plaies; non seulement la cautérisation enlève une couche très mince à leur surface, mais encore les stimule, change la nature de la suppuration. On l'emploie encore pour arrêter l'hémorrhagie à la suite de l'application des sangsues ou de l'ouverture d'un petit vaisseau, pour cautériser les ulcérations de la cornée, pour faire avorter les pustules de la vérole, détruire les rétrécissements de certains conduits excréteurs, enflammer les canaux fistuleux et en faire adhérer les parois, etc.

Il serait trop long d'énumérer les cas dans lesquels on se sert du nitrate d'argent; mais je dois m'arrêter un instant sur la cautérisation des piqûres anatomiques. « On cautérise gé-» néralement ces sortes de blessures, soit avec le nitrate d'ar-» gent, soit avec le beurre d'antimoine. Nous croyons cette » pratique plus nuisible qu'utile, parce que nous avons re-» marqué que, quand les accidents suivent une piqûre ana-» tomique, presque toujours il y a coïncidence avec une » prédisposition du sujet. La cautérisation est toujours » suivie d'une petite inflammation, et même d'un peu de » suppuration lors de la chute de l'escarre. L'inflammation » peut être plus ou moins vive, et même, selon la dispo-» sition du sujet, se propager aux vaisseaux lymphatiques, » de là aux veines, et occasionner le développement d'ac-» cidents très graves qui malheureusement enlèvent chaque » année plusieurs élèves en médecine.

» Nous croyons beaucoup plus utile de faire saigner la » petite plaie, de la laver à grande eau; le sang en s'écou-

» lant entraîne une partie du venin que le scalpel a pu
» déposer, l'eau et la succion enlèvent le reste. Pour notre
» compte, nous n'avons jamais agi autrement dans ces cir-
» constances, et nous savons que ceux qui s'occupent le
» plus de préparations anatomiques n'emploient jamais
» d'autres méthodes. Nous ne voulons pas dire cependant
» qu'elle puisse être à l'abri d'accidents, mais nous sommes
» convaincu qu'elle les provoquera moins souvent. »
(*Dictionnaire des études médicales*, t. IV, pag. 254,
art. *Cautérisation*, par M. *Monod*.)

L'autorité de M. Monod en pareille matière est trop puissante pour qu'il soit nécessaire de commenter sa manière
de voir sur ce sujet. Quant à nous, nous pensons que la
cautérisation des piqûres anatomiques est plus nuisible
qu'utile ; s'il est survenu des accidents dans beaucoup
de circonstances, c'est que les plaies n'ont pas saigné, car
les plaies par instruments piquants saignent moins que
celles qui sont faites par un instrument tranchant ; et que
si la plaie est trop étroite, la cautérisation aurait été complétement inutile : car, quelque effilé que soit un crayon
de nitrate d'argent, il est impossible de le faire entrer
au fond d'une plaie très étroite, par conséquent il ne peut
neutraliser le virus. La succion dans ce cas est bien préférable à la cautérisation. Si on élargit la solution de continuité pour aller cautériser, dans cette circonstance l'écoulement de sang sera suffisant pour entraîner le virus, et
la cautérisation sera inutile.

L'application du nitrate d'argent sur les plaies est quelquefois suivie de vives douleurs : aussi, lorsque l'on doit faire
une cautérisation un peu étendue, ou bien lorsque l'on veut
porter le caustique sur le globe de l'œil, doit-on avoir soin de
tenir prêts un bassin d'eau fraîche et une petite compresse
ou une éponge fine, afin de laver la surface cautérisée et
de dissoudre le nitrate d'argent qui resterait sur la plaie, dans

une quantité de liquide assez grande pour que la solution n'exerce aucune action caustique.

Dans les hypertrophies de certains organes, lorsque l'on veut constater leur changement de volume, on se sert du nitrate d'argent pour en marquer les limites; car le nitrate d'argent cautérise l'épiderme, en change la couleur sans qu'il en résulte le moindre inconvénient ou la moindre douleur pour les malades, et la trace du crayon reste assez longtemps pour faire constater l'action des médicaments sur l'organisme, mais pas assez pour que la durée des marques noires puisse gêner le malade en quoi que ce soit.

Il est quelques autres caustiques qui sont encore employés à l'état solide : tel est le *sulfate de cuivre* taillé en crayon, et que j'ai vu employer à l'hôpital de la Pitié par Sanson dans les maladies des yeux et des paupières. D'autres sont appliqués en poudre sur des fongosités : tels sont le *deutochlorure de mercure*, l'*acide arsénieux*, le *nitrate de mercure*; mais ils sont le plus souvent employés à l'état mou ou en solution. Nous ne nous arrêterons pas davantage sur ces caustiques.

Les anciens se servaient souvent de *trochisques* de minium, de précipité rouge, etc., qu'ils plaçaient, soit dans des fistules, sous le prétexte d'en détruire les callosités, dans les tumeurs cancéreuses, afin de détruire le tissu anormal par la cautérisation. Mais cette pratique est maintenant et à juste raison abandonnée.

2° *Caustiques mous.* — Les caustiques mous sont formés de caustiques solides pulvérisés, et réunis en une masse molle avec de l'eau ou du miel ou un corps gras.

Les plus usités sont :

a. *Pâte arsenicale, pâte du frère Come, de Rousselot.* — Je ne donnerai pas les diverses formules de la pâte arsenicale; je ferai remarquer seulement qu'il entre dans sa composition une quantité notable d'acide arsénieux, un vingt-cinquième au moins, quelquefois même un seizième dans la formule de Rousselot. Aussi, crainte d'accidents d'empoisonnement, que plusieurs fois on a eu à déplorer, il ne faut l'employer qu'en petite quantité, et on doit avoir soin de protéger la surface externe de la pâte, afin que l'humidité ne la délaie pas et qu'elle ne soit pas portée au-delà des points où on l'a appliquée, et qu'il n'y ait pas une trop grande quantité de poison en contact avec une surface absorbante.

Le *caustique de Plunket* n'est autre chose qu'une pâte arsenicale que l'on peut appliquer sur la peau, et à laquelle on a incorporé des renoncules afin de déterminer la vésication. Il est à remarquer que la pâte arsenicale est sans action sur la surface de l'épiderme, et qu'elle doit toujours être mise sur une surface ulcérée.

La pâte arsenicale est employée pour détruire les cancers ; après son application elle cause une douleur vive qui ne se dissipe le plus souvent qu'au bout d'un ou de deux jours. L'escarre qui en résulte est dure, noire, assez profonde, se détache lentement au bout de vingt jours environ ; quelquefois même elle ne s'enlève qu'au bout d'un mois. Il arrive souvent qu'au-dessous de l'escarre on trouve la cicatrice toute formée.

b. *Pâte de Vienne.* — La pâte de Vienne est faite avec la poudre de Vienne, formée de cinq parties de potasse caustique et de six parties de chaux vive, délayées avec un peu d'eau ou mieux d'alcool.

On la met en usage pour établir des cautères ; elle agit plus rapidement que la potasse caustique. Pour l'appliquer, on taille sur un morceau de diachylon une ouverture de la grandeur que l'on veut donner à l'escarre ; on place le morceau de diachylon sur la peau et la pâte sur l'ouverture. Immédiatement après son application, le malade ressent une douleur assez vive, et au bout d'une demi-heure au plus toute l'action est produite, et on trouve une escarre noirâtre de la grandeur du rond que l'on a enlevé sur le diachylon. L'escarre tombe au bout de dix ou douze jours.

c. *Pâte au chlorure de zinc et d'antimoine*, *pâte de Canquoin*. — Cette pâte n'exerce sur l'économie aucune action vénéneuse, et peut être employée très commodément dans les mêmes conditions que la pâte arsenicale. Elle est formée d'un mélange de farine et de chlorure. L'humidité de l'air, rapidement absorbé par le chlorure, permet d'en faire une pâte assez résistante très malléable, que l'on peut tailler pour lui donner la forme de la surface que l'on veut cautériser, dont on peut graduer l'épaisseur selon l'épaisseur des parties malades. Si la quantité de farine que l'on ajoute au chlorure était assez considérable pour empêcher la pâte de se faire rapidement, on pourrait y ajouter un peu d'eau.

La *pâte de Canquoin* présente des degrés différents suivant le résultat que l'on veut obtenir. La pâte n° 1 est la plus forte ; elle est formée de farine deux parties, chlorure de zinc une partie ; la pâte n° 2 contient farine trois parties, chlorure une partie ; la pâte n° 3, qui est la plus faible, farine quatre parties, chlorure de zinc une partie. Pour rendre cette pâte plus souple et plus active, on ajoute une demi-partie de chlorure d'antimoine : c'est ce qui constitue la *pâte antimoniale*. L'application de cette pâte cause une douleur très vive, suivie d'une violente inflammation autour de la plaie. Son action a été suivie d'un succès presque inespéré dans un cas de cancer de la face, à l'hôpital de la Charité, dans le service de M. Gerdy. MM. Cazenave et Devergie l'emploient aussi avec un grand succès dans le traitement des lupus.

La pommade au deutoxide de mercure est d'un usage peu fréquent ; elle peut causer par l'absorption des accidents de salivation.

Enfin on emploie comme caustique une substance inerte ou peu active combinée avec un acide puissant. Tel est le *caustique composé de safran et d'acide sulfurique* dont j'ai vu M. Velpeau se servir l'année dernière, 1843, à l'hôpital de la Charité.

3° *Caustiques liquides.* — Les caustiques liquides agissent avec beaucoup de promptitude et d'énergie ; on peut facilement les introduire dans des plaies étroites ; ils se glissent dans les anfractuosités, et sont souvent d'une grande ressource pour détruire les virus dans les plaies envenimées. Préférables aux caustiques solides dans ces derniers cas, leur emploi est beaucoup plus facile ; car, agissant immédiatement, on peut enlever par le lavage le caustique qui resterait sur la surface que l'on veut cautériser dès que l'action est produite, et il n'est pas à craindre, quand on prend quelque précaution, que la cautérisation s'étende loin de l'endroit où on veut l'appliquer.

Pour faire usage des caustiques liquides, on trempe dans la liqueur un petit pinceau fait avec quelques brins de charpie fixés à l'extrémité d'un petit morceau de bois ou de baleine. Si le caustique est énergique et si on veut produire une escarre superficielle, on enlève, en pressant sur le bord du vase, la plus grande partie du liquide contenu dans le pinceau, de manière que celui-ci ne soit que mouillé.

Si on veut cautériser une plaie étroite, il suffit de tremper un petit morceau de bois dans le liquide, et de déposer la goutte qui reste à son extrémité dans l'intérieur de la plaie.

Les caustiques liquides sont très nombreux ; les plus importants sont :

a. *Acides concentrés.* — Ce sont les acides sulfurique, nitrique, chlorhydrique ; ils sont peu employés. Ce sont des caustiques très puissants, mais leur application est douloureuse ; il faudrait en faire usage faute de mieux si on avait à cautériser une plaie résultant de la morsure d'un chien enragé. M. Bretonneau a employé l'acide chlorhydrique mélangé avec le miel rosat, pour cautériser les ulcérations de la bouche. On fait usage du même acide étendu, et même pur, pour cautériser les gencives dans les cas de salivation mercurielle. Enfin on a employé l'eau régale, dans laquelle on avait fait dissoudre un centième d'or pour cautériser les ulcérations] cancéreuses et les lupus. Cette cautérisation est extrêmement douloureuse.

b. *Chlorure d'antimoine.* — C'est un des caustiques les plus violents ; il sert surtout à cautériser les plaies d'animaux enragés ou venimeux. Cette cautérisation est extrêmement puissante, très douloureuse, et est toujours suivie d'une inflammation locale qu'il faut combattre au moyen d'un traitement approprié.

c. *Nitrate acide de mercure.* — Ce caustique est souvent employé pour cautériser le col utérin ; il cause peu de douleur et produit d'excellents résultats. Quand il a été appliqué, il faut avoir soin d'essuyer la partie cautérisée avec de la charpie, de crainte que quelques gouttes ne viennent à tomber sur le vagin, et ne forment une escarre inutile. Je l'ai vu réussir parfaitement à M. Devergie dans un cas de syphilide de la face extrêmement rebelle. Le nitrate acide de mercure doit toujours être employé concentré ; étendu d'une petite quantité d'eau, il n'agit plus que par son acide nitrique, dont l'eau s'empare, et le nitrate de mercure se précipite en jaune, n'étant maintenu en dissolution que par un excès d'acide.

d. *Ammoniaque, alcali volatil fluor.* — Depuis que Bernard de Jussieu a, dans une herborisation aux environs de Paris, obtenu un résultat si avantageux de l'emploi de ce caustique sur un étudiant qui avait été mordu par une vipère, l'ammoniaque est regardée comme un spécifique contre la morsure de ces espèces d'animaux. M. le professeur Gerdy a employé également l'ammoniaque avec beaucoup de succès sur son frère, mordu par une vipère ; il rapporte longuement cette observation dans son *Traité des pansements*, p. 152, t. II, 2e édition.

Mélangée avec de la graisse, l'ammoniaque forme la pommade de Gondret, dont nous avons déjà parlé en décrivant la vésication.

e. *Solution de potasse.* — Elle cause une douleur très vive et ne produit pas une cautérisation très profonde.

f. *Solution d'azotate d'argent.* — Souvent employée pour cautériser la surface des plaies, la solution de nitrate d'argent forme des escarres tout-à-fait semblables à celles que pourrait faire le nitrate d'argent fondu. Elle a été préconisée pour la cautérisation de la trachée-artère dans les cas de croup, avant et après l'opération de la trachéotomie. On a encore vanté ses effets pour cautériser les pustules de variole au début, afin d'empêcher leur développement à la face et d'éviter les cicatrices. Cette méthode de cicatrisation fait partie de la *méthode ectrotique* qui sera décrite plus loin.

g. Il est bon nombre de solutions qui sont encore employées comme caustiques : telles sont les solutions de *sulfate de cuivre,* de *deutochlorure de mercure*, etc. ; elles sont d'un usage peu fréquent, et agissent comme ces mêmes substances à l'état solide.

h. *La solution caustique d'iode*, préparée en faisant dissoudre de l'iode dans une solution d'iodure de potassium, est souvent employée pour cautériser les ulcérations des tumeurs scrofuleuses ; elle produit des résultats assez satisfaisants.

§ II. Remarques générales sur les caustiques.

Nous avons vu au commencement de ce paragraphe que l'application des caustiques était toujours suivie d'une escarre. Cette escarre est le plus souvent humide, car la plupart des caustiques n'ont d'action qu'en se liquéfiant : aussi certains caustiques n'agissent pas, ou n'agissent qu'incomplétement, s'ils sont appliqués sur une surface tout-à-fait sèche ; l'azotate d'argent est dans ce cas : aussi faut-il toujours avoir soin de le mouiller quand on doit l'appliquer sur la peau.

De même que les caustiques n'atteindraient pas le but s'ils ne se liquéfiaient pas, de même ils l'atteindraient mal s'ils étaient trop étendus par du liquide, car ils deviendraient moins actifs, non seulement parce que les molécules de la partie active seraient plus divisées, mais encore parce que certains corps, n'agissant que par leur avidité pour l'eau, et décomposant les tissus en favorisant les combinaisons de l'oxigène avec l'hydrogène qui entre dans la composition de nos organes, trouveraient assez de liquide sur la surface des plaies pour que leur action fût à peu près nulle. Il est à remarquer, de plus, que l'action de ces mêmes caustiques pourrait être neutralisée par la présence de substances organisées à la surface des plaies, du pus, du sang, par exemple, car leur action porterait d'abord sur les parties qui recouvrent les parties que l'on veut cautériser, et cette espèce d'escarres pourrait former une digue que le caustique aurait très souvent peine à franchir : aussi faut-il avoir soin d'essuyer la surface de la plaie, soit avec un linge, soit avec de la charpie, afin d'enlever toutes les parties étrangères, liquides ou solides, dont la présence pourrait apporter obstacle à l'action du caustique.

Il arrive fort souvent que le caustique, en se liquéfiant, fuse sur les parties voisines, et produit une escarre plus étendue qu'il n'est nécessaire : aussi doit-on avoir la précaution de les préserver, soit avec de la charpie, soit avec de l'emplâtre.

Il est tout-à-fait impossible de déterminer d'une manière exacte la quantité de caustique nécessaire pour cautériser une surface; mais, d'un autre côté, nous avons vu que l'épaisseur de l'escarre était le plus souvent proportionnée à la nature du caustique employé; que la portion du caustique qui n'avait point agi restait inactif sur la surface de l'escarre. Il faut avoir grand soin de ne point la laisser, car elle pourrait, sinon produire une escarre plus profonde, du moins plus étendue : aussi doit-on se garder de l'humidité, qui pourrait, en liquéfiant le caustique, l'entraîner vers les parties les plus déclives, mais bien laver plusieurs fois, et avec une assez grande quantité de liquide, afin que le caustique soit assez étendu pour être inactif. Par la même raison, il faut faire beaucoup d'attention quand on se sert des **caustiques liquides**; car, employés en trop grande quantité, ils pourraient se répandre sur les parties environnantes.

Si l'emploi de quelques caustiques ne cause aucune douleur, il en est d'autres dont l'application est excessivement douloureuse ; dans ces cas, l'eau froide a le double avantage de neutraliser le caustique porté sur l'organe malade en trop grande quantité, et de calmer par son action sédative les douleurs violentes du malade.

Lorsque les caustiques sont appliqués, ils déterminent une douleur plus ou moins vive, et une inflammation qui est le point de départ d'un travail particulier appelé *inflammation éliminatoire*, qui se termine par la chute des escarres. Les escarres ne se détachent pas toutes avec une égale facilité : plus elles sont épaisses, plus elles restent longtemps ; plus l'inflammation est considérable, plus elles se détachent rapidement. Ainsi un caustique qui agit lentement, mais dont l'action s'étend à une grande profondeur, produira une escarre très longue à se détacher ; les cathérétiques appliqués à la surface des plaies produisent des escarres qui se détachent très facilement et très vite ; telles sont les escarres que laisse la cautérisation des bourgeons charnus des plaies avec le nitrate d'argent. Ces sortes d'escarres sont le plus souvent blanchâtres ; les autres sont la plupart noires, mettent quelquefois quinze à vingt jours, quelquefois au moins un mois et plus à se détacher.

Les caustiques laissent toujours, après la chute de l'escarre, une plaie plus ou moins profonde, résultant de la destruction de tous les tissus sur lesquels l'action du caustique a porté : aussi faut-il éviter de les appliquer sur le trajet d'artères ou de nerfs importants, car il pourrait en résulter des accidents très graves, tels que l'hémorrhagie, qui succéderait à la chute de l'escarre, si la paroi de l'artère avait été détruite par le caustique. La douleur excessive, la perte de la sensibilité et de la motilité, le tétanos même pourrait succéder à l'application d'un caustique sur le trajet d'un gros tronc nerveux.

Il est certains caustiques qui ne doivent être appliqués qu'avec les plus grandes précautions ; tels sont ceux dans la composition desquels entrent des substances qui peuvent exercer une action toxique sur l'économie, comme les pâtes arsenicales, qui peuvent causer des accidents formidables, et même la mort. S. Cooper (1) en rapporte deux observations : l'une appartient à M. Cross, l'autre à M. le professeur Roux ; il l'a consignée dans sa *Médecine opératoire.*

Les caustiques avec le deutochlorure de mercure peuvent également causer la mort. Pibrac, dans les *Mémoires de l'Académie de chirurgie,* en rapporte trois observations.

D'autres caustiques, sans causer des accidents aussi formidables, doivent être surveillés avec soin ; tels sont ceux dans lesquels il entre des sels de cuivre, le nitrate acide de mercure. On a vu une seule cautérisation par cette dernière substance causer la salivation.

Pour éviter les accidents, il ne faut jamais étaler ces divers caustiques sur de trop grandes surfaces, ni sur des surfaces saignantes, qui absorbent beaucoup plus facilement que les surfaces en suppuration. « M. le professeur » A. Bérard, qui a souvent employé ce caustique (caustique avec le sublimé), recommande d'abord d'enlever » les tissus indurés à l'aide de l'instrument tranchant, de

____

(1) *Dictionnaire de chirurgie pratique,* t. I, p. 159, art. ARSENIC.

» laisser suppurer la plaie qui résulte de cette excision pen-
» dant six à huit jours, et de faire alors l'application du
» caustique. Cette pratique n'a jamais, entre ses mains,
» été suivie d'accidents (1). »

§ III. Cautérisation par la chaleur.

Il est plusieurs moyens à l'aide desquels la cautérisation par la chaleur est possible.

Tels sont : la cautérisation avec les métaux chauffés à divers degrés, les cautérisations avec les liquides bouillants, la cautérisation par des corps que l'on fait brûler lorsqu'ils sont en contact avec la partie que l'on veut cautériser ; le phosphore, les diverses substances dont on fait des moxas, par exemple, enfin la cautérisation par les rayons solaires.

1° *De la cautérisation avec les métaux.* — Les métaux que l'on emploie pour cautériser ont reçu le nom de *cautères :* ce sont des instruments le plus souvent en acier, composés d'un manche, d'une tige et d'une extrémité.

Les anciens se servaient de plusieurs espèces de métaux, l'or, l'argent, etc. Ils espéraient par ce moyen obtenir une cautérisation différente, parce que le métal n'était pas le même ; mais on a fait justice de ce singulier préjugé. On préfère les cautères d'acier, parce qu'ils s'oxident moins facilement que les cautères en fer, et que ceux-ci changeant facilement de couleur à des températures différentes, on peut en apprécier à peu près la température. On a préconisé les cautères en cuivre, car ce métal conduit mieux la chaleur que le fer, agit plus vite, et, par conséquent, cause moins de douleur que lui ; mais, comme lui, il n'a pas l'avantage de changer aussi facilement de couleur.

La tige du cautère est longue de 20 à 25 centimètres environ, étroite, cylindrique, et terminée en haut par une

______

(1) *Éléments de pathologie chirurgicale,* par A. Nélaton, chirurgien des hôpitaux de Paris. 1844, t. I, p. 43.

partie plus large qui établit la limite supérieure ; son extrémité inférieure est généralement recourbée à angle droit.

Le manche se compose d'une partie métallique appelée
soie, qui s'enchâsse dans un morceau de bois assez allongé,
de 12 à 15 centimètres environ. Tantôt elle est à demeure ;
d'autres fois la soie, qui, plus courte, est carrée, se trouve
fixée dans le manche par une vis de pression ou un ressort,
de sorte que le même manche peut servir à plusieurs cautères.

L'extrémité qui doit cautériser est la plus importante ;
c'est d'après sa forme que les cautères ont reçu leur nom ;
tels sont les cautères en *roseau* : c'est le seul qui soit droit,
conique, *cultellaire*, *circulaire*, *olivaire*, etc. Déjà assez
nombreux, les cautères l'étaient bien davantage autrefois.
Ambroise Paré a figuré quarante espèces de cautères ; le
nombre est bien plus restreint maintenant. La partie inférieure du cautère doit avoir assez de volume pour qu'il
puisse s'y accumuler une quantité de calorique assez grande
pour que le cautère soit chaud pendant un temps assez long :
aussi faut-il, lorsque l'extrémité du cautère est effilée, qu'il
y ait un peu au-delà de la courbure de la tige une espèce
de boule qui concentre le calorique. Cependant il arrive
souvent que le chirurgien n'a pas sous la main un cautère ;
il peut le remplacer par une tige métallique quelconque.
C'est ainsi qu'on se sert souvent de ces tiges dont les femmes
font usage pour relever, arrondir les plis des garnitures de
leurs bonnets.

Le cautère doit être chauffé dans un réchaud dans lequel
on fait brûler du charbon de bois dur dont on active la combustion à l'aide d'un soufflet. Il faut avoir soin, lorsque le
manche est permanent, de le tenir assez loin du foyer pour
qu'il ne vienne pas à brûler.

Le degré auquel doit être chauffé le cautère varie avec le
résultat qu'on veut obtenir. Veut-on avoir une cautérisation
profonde et rapide, on chauffe jusqu'au rouge blanc ; le
rouge jaune, le rouge cerise, le rouge obscur, cautérisent
plus lentement, et à des degrés beaucoup moindres ; le

rouge gris est le plus faible degré que l'on choisisse. Il est bon de noter que la douleur est en raison inverse de l'intensité de la chaleur accumulée dans le cautère.

On peut distinguer trois espèces de cautérisations : la *cautérisation inhérente*, la *cautérisation transcurrente* et la *cautérisation objective*.

a. *Cautérisation inhérente.* — La cautérisation inhérente est celle qui est le plus souvent employée ; elle consiste à appliquer un cautère très fortement chauffé sur une partie que l'on veut profondément désorganiser. Immédiatement après son application, il se forme une escarre plus ou moins épaisse, selon la chaleur du cautère, la nature des tissus cautérisés. Si l'escarre n'était pas assez profonde, il faudrait employer plusieurs cautères ; mais non laisser le premier appliqué pendant plus de cinq à six secondes, car il se refroidit très rapidement, cause une plus grande douleur au malade, et adhère fortement à l'escarre, peut la déchirer, et causer, non seulement une douleur très vive et complétement inutile, mais encore des hémorrhagies.

Le lieu sur lequel on applique la cautérisation est nécessairement subordonné au point malade ; il faut seulement faire attention à ne pas l'appliquer dans le voisinage de gros troncs artériels, veineux ou nerveux, dont la lésion pourrait entraîner à des accidents irréparables. Il est cependant des cas dans lesquels on ne peut pas même choisir : telles sont les morsures d'animaux venimeux, les hémorrhagies que la ligature, le tamponnement n'ont pu arrêter. Il faut dans ces circonstances cautériser quel que soit le point où la lésion existe, à moins qu'il ne soit certain que la cautérisation entraînera la perte du malade.

On doit prendre beaucoup de précautions quand on applique le cautère sur un point quelconque de l'économie : ainsi il faut enlever l'épiderme, car la désorganisation ne serait pas assez profonde. On étanchera avec le plus grand soin les liquides qui s'écoulent d'une plaie, car la plus grande partie du calorique serait épuisée par la volatilisation de ces liquides, et le cautère serait refroidi avant qu'il pût se produire une escarre suffisante ; et de plus, ceux-ci, échauffés par le cautère, pourraient, en s'écoulant sur les parties voisines, causer des brûlures très douloureuses et complétement inutiles. Enfin il faut préserver les parties environnantes de l'action du cautère ; on peut y arriver facilement, si le trajet n'est pas fistuleux, en plaçant dans le voisinage du point où l'on veut pratiquer la cautérisation des linges imbibés d'eau contenant une certaine quantité d'alun en dissolution. Si le trajet était fistuleux, on pourrait se servir d'une canule métallique ; mais celle-ci a l'inconvénient de s'échauffer assez vite et de brûler les parties que l'on veut protéger. Un tube de carton lisse, épais, sec ou imbibé de solution d'alun, est bien préférable ; en effet, le carton est un mauvais conducteur de la chaleur et protège beaucoup mieux les parties environnantes. Il va sans dire que le carton est employé d'une manière tout aussi avantageuse quand on garantit de larges surfaces.

Enfin on doit avoir soin, lorsqu'on pratique la cautérisation pour détruire des parties cancéreuses que l'on ne peut atteindre avec le bistouri, de cautériser jusqu'à ce que l'on suppose que le mal a été détruit entièrement ; car s'il en restait encore quelques parcelles, on ne tarderait pas à le voir repulluler avec une nouvelle force.

La cautérisation inhérente est employée pour arrêter les hémorrhagies, les progrès de la gangrène, de la carie des os, désorganiser les parties de mauvaise nature, les cancers par exemple, détruire le virus que la morsure d'animaux enragés ou venimeux aurait introduit dans l'intérieur des plaies, etc.

b. *Cautérisation transcurrente.* — La cautérisation transcurrente consiste à promener légèrement sur la surface de la peau un cautère cultellaire ou la pointe d'un cautère conique, de manière à ne brûler que la moitié de l'épaisseur du derme. Les lignes que l'on trace sur les téguments doivent être parallèles, ne jamais se croiser, être éloignées de 2 centimètres, afin que l'ulcération ne détruise pas toute la surface de la peau. Les escarres sont jaunes, étroites, s'élargissent au bout de quelque temps, lorsque l'inflammation éliminatrice commence à se développer. Cette espèce de cautérisation produit une douleur vive, mais peu profonde, qui se calme très rapidement, surtout si on a soin d'envelopper la partie brûlée de compresses mouillées.

La cautérisation transcurrente s'emploie dans les engorgements articulaires, pour en amener la résolution.

c. *Cautérisation objective.* — La cautérisation objective se fait au moyen d'un charbon ardent, ou d'un métal chauffé au rouge. Par cette espèce de cautérisation, on se propose d'obtenir une rubéfaction intense et prolongée. Pour arriver à un résultat satisfaisant, il faut prendre un cautère assez large ou une plaque métallique chauffée au rouge, les charbons ardents se refroidissent trop vite ; on le place aussi près du malade que la sensibilité le permet, puis on l'approche peu à peu jusqu'à ce qu'on ait produit tout l'effet désirable.

Cette espèce de cautérisation a été employée autrefois avec succès par les anciens pour arrêter le flux hémorrhoïdal, les hémorrhagies nasales, pour guérir les chutes de l'utérus. Percy pense qu'elle agit plutôt par la frayeur qu'elle inspire aux malades, surtout pour arrêter les hémorrhagies et pour réduire les hernies, ainsi que cela a été fait par un empirique.

Ce mode de cautérisation est peu usité. James Bayle rapporte treize observations de rhumatisme chronique et d'ankylose incomplète guéries par ce procédé.

2° *De la cautérisation par les liquides bouillants.* — Autrefois beaucoup employés, les liquides bouillants ne sont presque plus en usage pour pratiquer la cautérisation. Il n'y a plus que l'eau dont on se serve maintenant ; car si les

14.

anciens croyaient agir d'une manière différente selon qu'ils employaient un liquide chargé de tel ou tel principe médicamenteux, il est bien démontré aujourd'hui que la chaleur seule a de l'action, et que, par conséquent, les substances ajoutées à l'eau ne servent qu'à rendre sa température plus élevée, et que les autres liquides, l'huile, l'alcool, arrivant au degré de l'ébullition à des températures différentes, doivent cautériser à des profondeurs variables.

L'eau bouillante appliquée sur la peau au moyen de compresses épaisses, d'éponges mouillées, peut produire quelquefois des escarres qui envahissent toute l'épaisseur du derme; car une chaleur de 60 degrés suffit, lorsque l'application dure pendant quelques minutes, pour désorganiser nos tissus. Le cautère est préférable à l'eau bouillante quand on veut produire une escarre; en effet, son action est beaucoup plus rapide, et il n'y a pas à craindre des brûlures, qu'il faut avoir soin d'éviter en empêchant le liquide bouillant de s'écouler au-delà du point que l'on veut cautériser. L'eau bouillante sert, employée de cette manière, à faire des vésicatoires; mais il ne faut laisser que très peu de temps le linge humide appliqué sur la peau.

On se sert souvent de corps métalliques trempés dans l'eau ou dans un liquide bouillant pour rougir la peau, et quelquefois pour déterminer la vésication et même la cautérisation; telle est la *cautérisation avec le marteau*. Ce mode de cautérisation est très simple; on plonge un marteau dans l'eau bouillante et on l'applique sur la peau. Le marteau est un instrument que l'on rencontre très facilement, et qui présente assez de volume pour concentrer une quantité de calorique assez grande pour qu'il ne puisse se refroidir rapidement, et dont le manche en bois est assez mauvais conducteur du calorique pour que l'usage de cet instrument soit très commode. Nous devons à M. Mayor d'avoir popularisé ce procédé de cautérisation; il a consacré à la description de cette méthode un très long chapitre dans son *Traité des bandages*, etc.

Nous avons vu tout-à-l'heure qu'on pouvait au moyen du marteau produire des effets très différents ; ceux-ci tiennent à la température du liquide dans lequel on l'a plongé, à l'état de sécheresse ou d'humidité de l'instrument, au temps pendant lequel on le laisse appliqué.

Si on plonge un marteau dans l'eau bouillante, sa température s'abaisse, en séchant, de 8 à 10 degrés ; et si on l'applique sur la peau à cette température pendant dix secondes seulement, on produit une escarre. Il ne peut pas en être autrement, car la fibrine se coagule à 45 ou 46 degrés, l'albumine de 60 à 62 degrés, et l'instrument reste appliqué pendant assez longtemps pour que le calorique ait le temps d'agir sur nos organes, et en déterminer la destruction en changeant l'état des principes qui les composent. Si on interpose entre les téguments et le marteau un morceau de linge ou de taffetas gommé, l'effet est moins rapide, et au bout de quatre ou cinq secondes on détermine la vésication. Lorsqu'on plonge l'instrument dans un liquide de 55 à 65 degrés, la vaporisation de l'eau lui en fait perdre 7 ou 8, et si l'instrument reste appliqué pendant trois ou quatre secondes, on produit également la vésication.

Lorsqu'on veut produire la rubéfaction, on trempe le marteau dans l'eau à 55 ou 65 degrés, on applique l'instrument sur la peau et on le retire immédiatement ; ou bien, si on le laisse pendant quelques secondes, il faut placer entre les téguments et le marteau un morceau de soie sèche.

On peut voir, d'après ces indications, que le marteau produit très rapidement des effets certains, subordonnés à des règles très précises, et dont il faut avoir soin de ne pas s'écarter, si on ne veut pas avoir à se repentir de sa négligence.

3° *Cautérisation par des corps en ignition.* — On a préconisé le *phosphore* pour déterminer la cautérisation ; M. Paillard en a obtenu de très bons résultats dans plusieurs cas. Ce procédé est très douloureux, incertain, car l'épaisseur des escarres est très variable. Pour l'appliquer, on taille des morceaux de phosphore de différents volumes, depuis la grosseur d'une tête d'épingle jusqu'à celle de la moitié d'une lentille, on approche un corps enflammé du phosphore, qui brûle immédiatement en dégageant une chaleur très intense. Si on veut produire une escarre assez large, on peut appliquer plusieurs petits morceaux de phosphore les uns à côté des autres, et les enflammer tous ensemble ou bien isolément. La douleur, très vive pendant la combustion du phosphore, est encore très intense après que le corps a cessé de brûler; il reste de l'acide phosphorique dans l'épaisseur de l'escarre et sur les phlyctènes de la circonférence, et si ces phlyctènes sont rompues, ce qui arrive le plus souvent, cet acide se trouve en contact avec le réseau muqueux de la peau, et cause des douleurs intolérables; il faut alors le neutraliser avec de l'ammoniaque étendue d'eau.

Le *camphre* peut cautériser de la même manière, mais son usage est aussi incertain.

La *poudre à canon* a été aussi employée : elle brûle avec une rapidité extrême, et ne produit pas des escarres assez profondes pour que l'on puisse compter sur son action.

Enfin en brûlant du coton roulé en cylindre, des tiges d'*arthemisia portica*, en contact avec la peau, on forme des *moxas*. (Voyez *Moxas*.)

4° *Cautérisation par les rayons solaires.* La cautérisation par les rayons solaires réunis en foyer à l'aide d'une ou de plusieurs lentilles est excessivement douloureuse; elle a été plusieurs fois employée sans résultat satisfaisant. Ce moyen doit être rejeté; car non seulement on ne l'a pas toujours à sa disposition, mais il est lent et infidèle dans son action.

§ III. De l'action de la cautérisation sur l'économie.

Quod remedium non sanat, ferrum sanat; quod ferrum non sanat ignis sanat; quod ignis non sanat, insanabile dici debet.

On voit par cet aphorisme qu'Hippocrate avait la plus grande confiance dans l'emploi du feu pour guérir un certain nombre de maladies ; ses successeurs ont continué à faire usage de la cautérisation. Mais déjà, du temps de Pline, elle était abandonnée en partie ; car il se plaint de ce que la pratique des anciens médecins était plus heureuse ; que ses contemporains aient abandonné l'esprit d'Hippocrate pour se livrer à celui des systèmes. Malgré l'exemple des Chinois et des Japonais, qui font un si fréquent usage du moxa ; des Arabes et des Egyptiens, chez lesquels le coton que l'on brûlait sur les parties malades était un des principaux remèdes ; quoique Linné ait rapporté que les peuples de la Laponie suédoise se servaient souvent et avec succès d'un vieux morceau de bois de bouleau qu'ils faisaient brûler comme un moxa, la cautérisation était, au commencement du siècle dernier, tout-à-fait abandonnée chez nous. Dionis montrant à ses auditeurs diverses formes de cautère actuel, leur disait : « Vous pouvez juger par ceux-ci » de tous les autres, qui ne diffèrent qu'en figures, et qui ne » sont pas moins cruels. Je ne vois plus aucun chirurgien » qui les mette en usage, et si je les ai fait graver, c'est plutôt » pour vous en donner de l'horreur que pour vous conseiller » de vous en servir. » Cependant, en 1751, Delafaye disait dans ses *Principes de chirurgie*, 5ᵉ édit., page 201 : « Les an- » ciens faisaient peut-être un usage trop fréquent du cautère » actuel ; les modernes, au contraire, le négligent un peu » trop. » En 1753, l'Académie de chirurgie mentionnait honorablement le mémoire de Louis sur l'usage du feu ; mais grâce aux efforts de Pouteau, qui vante la cautérisation dans ses *Mélanges de chirurgie*, 1760, et dans ses *OEuvres posthumes*, dans lesquelles on trouve un très long mémoire *sur les avantages du feu immédiatement appliqué sur les parties attaquées de douleurs rhumatismales fixes et invétérées*, 1783 : grâce à ceux de Percy, dont la *Pyrotechnie chirurgicale* fut couronnée par l'Académie; à ceux de Dupuytren, de Larrey, ce moyen héroïque est désormais acquis à la chirurgie.

Les phénomènes qui accompagnent la cautérisation sont : la douleur, la formation d'une escarre par la destruction des parties cautérisées, la destruction des parties malades et des virus morbifiques, enfin l'inflammation qui détermine la chute de l'escarre.

La douleur est excessivement vive; toutefois, plus la température des cautères est élevée et plus la cautérisation est rapide, moins la douleur est considérable : aussi n'y a-t-il jamais d'inconvénient à porter la température du cautère au rouge blanc, et si au moyen d'un cautère échauffé de cette manière on voulait avoir une cautérisation superficielle, il faudrait se contenter d'appliquer l'instrument pendant un court espace de temps. On a essayé d'empêcher la douleur d'être aussi intense en exerçant une constriction assez considérable sur la partie au-dessus du point qui doit être cautérisé; mais cette manœuvre ne sert en rien à calmer la douleur ; d'ailleurs il faut qu'elle soit produite pour que l'action du fer rouge soit efficace. La douleur cesse presque aussitôt que le cautère n'est plus en contact avec les tissus, et on peut même la faire cesser immédiatement en versant un liquide froid sur l'escarre.

Si, dans la crainte de la douleur, un malade ne voulait pas se laisser cautériser, on pourrait, en lui présentant un cautère presque tiède, lui faire accroire qu'on va l'appliquer ainsi, et pendant qu'on détournerait son attention, le remplacer par un autre, chauffé à une température convenable. Ce moyen peut réussir d'autant mieux que la cautérisation au moyen d'un fer très fortement chauffé est moins douloureuse que celle produite avec un fer qui ne l'est que médiocrement.

Le premier effet d'une cautérisation est de déterminer

la destruction de toutes les parties qui sont en contact avec la chaleur : aussi l'emploie-t-on pour anéantir les virus inoculés à la suite de morsures d'animaux venimeux ou enragés. Si, dans ces circonstances, le cautère peut détruire, l'action des caustiques est préférable ; car non seulement le liquide pénètre beaucoup plus facilement dans des plaies anfractueuses, mais encore neutralise le virus, soit en agissant avec plus d'énergie, soit au moyen de la réaction chimique. Mais c'est surtout pour détruire des parties malades que l'instrument tranchant n'a pu enlever que l'on fait usage du cautère ; tel est, par exemple, le cancer.

Le cautère produit sur les téguments une escarre noirâtre, dont l'épaisseur varie avec la température et le temps pendant lequel on l'a laissé appliqué, et dont la largeur est égale, ou à peu près, à celle de l'instrument. Mais il faut remarquer que l'action du feu sur nos organes détermine non seulement la carbonisation des solides et la volatilisation des liquides de l'économie, mais encore qu'elle se prolonge plus ou moins loin, détermine l'oblitération des vaisseaux qui vont se rendre vers la partie cautérisée et dans son voisinage, et que, par conséquent, toutes les parties auxquelles les vaisseaux vont se rendre sont frappées de gangrène : aussi arrive-t-il pour la cautérisation ce que l'on remarque pour les brûlures au troisième ou au quatrième degré, c'est que la plaie s'élargit jusqu'à la chute de l'escarre, et qu'elle est plus large que l'escarre elle-même. L'escarre qui succède à la cautérisation se détache plus rapidement que celle produite par les caustiques ; en effet, l'action immédiate du cautère a déterminé vers la partie un afflux considérable de liquide qui doit nécessairement causer plus vite l'inflammation et provoquer la chute de la partie morte.

La plaie qui résulte de la cautérisation guérit avec assez de rapidité, à moins que la suppuration ne soit entretenue artificiellement ; mais il reste toujours une cicatrice plus ou moins apparente, en rapport avec l'épaisseur des parties qui ont été détruites.

La douleur que provoque la cautérisation imprime à l'économie une secousse violente, souvent très favorable, surtout quand on veut se servir de la cautérisation comme moyen dérivatif. L'inflammation qui se développe autour de l'escarre agit de la même manière ; mais son action dure beaucoup plus longtemps : c'est, en général, l'inflammation qui agit avec le plus d'énergie pour déterminer la dérivation ; elle est quelquefois même tellement intense, qu'elle provoque des accidents généraux, de la fièvre, que l'on est obligé de combattre par un traitement approprié. Quant à la suppuration, elle est quelquefois très utile ; mais aussi plus souvent encore on la supprime, sauf à réappliquer le cautère une seconde fois, car elle n'agit pas assez fortement pour que dans la plupart des cas il faille lui sacrifier l'application d'un second bouton de feu. Lorsque la cautérisation n'est employée que pour détruire des tissus morbides, ou pour oblitérer des vaisseaux dans les hémorrhagies, l'action dérivative est tout-à-fait inutile ; il faut, dans ces circonstances, toujours calmer au moyen des réfrigérants la douleur qui succède à l'emploi du feu, et combattre l'inflammation qui en est la suite.

L'effet consécutif de la cautérisation est de donner du ton à la partie sur laquelle elle est appliquée, de changer son mode de vitalité par l'excitation nerveuse qui résulte du cautère et de l'afflux sanguin qu'il détermine. De là cet aphorisme des anciens : *Ignis firmat partes.*

CHAPITRE IV.

Cautère.

On appelle *cautère* ou *fonticule* un exutoire établi dans le tissu cellulaire sous-cutané, que l'on applique sur divers points du corps, et dont on entretient la suppuration pendant un temps plus ou moins long, suivant l'effet que l'on veut produire.

Les parties du corps sur lesquelles on pose des cautères varient avec le résultat que l'on veut obtenir. Si l'on veut établir un cautère permanent, il faut l'appliquer sur une partie du corps abondamment pourvue de tissu cellulaire, où les mouvements ne soient pas gênés, et où le pansement soit facile. On doit toujours éviter les saillies osseuses ou musculaires, et les points où il existe des nerfs et des vaisseaux assez considérables. C'est ainsi qu'on applique des cautères au *bras*, entre l'insertion inférieure du deltoïde et l'insertion supérieure du brachial antérieur : c'est ce cautère qui est le plus souvent employé.

A la *cuisse*, sur son côté interne, à 7 ou 8 centimètres au-dessus du condyle interne du fémur, en avant des tendons du couturier et du droit interne, sur le vaste interne un peu en avant du tendon du grand adducteur. Ce cautère est quelquefois trop gênant, et les pièces d'appareil y sont moins solidement appliquées que dans le cautère précédent.

A la *jambe*, au-dessous du condyle interne du tibia, entre le jumeau interne et les tendons du couturier, du droit interne. Ce cautère est préférable à celui de la cuisse.

Lorsqu'au contraire on ne veut établir qu'un exutoire passager, on peut, en se guidant d'après les mêmes règles, l'appliquer à la nuque, dans l'intervalle des muscles

15

trapèzes, en arrière du splénius. On pose quelquefois ce cautère, dans les affections chroniques des yeux, des oreilles, etc. ; sur toute la longueur des gouttières vertébrales ; en arrière des muscles qui forment la masse sacro-lombaire, pour les maladies des vertèbres ou de la moelle ; sur toute la paroi antérieure de l'abdomen, dans les affections chroniques des viscères, mais surtout dans les régions du foie, du pylore ; sur les fosses iliaques ; enfin sur toutes les parois thoraciques, dans les espaces intercostaux, et au-dessous des clavicules, dans les affections chroniques ou tuberculeuses du poumon ; enfin on les applique aux membres autour des articulations malades. Les cautères dont nous venons de parler sont très rarement uniques ; le plus souvent on en met plusieurs à des distances variables les unes des autres.

On peut établir un cautère de diverses manières.

1° *Les caustiques.* — *La potasse à l'alcool* est le caustique le plus souvent employé pour établir un cautère. Elle doit être bien sèche et avoir été conservée à l'abri du contact de l'air ; elle produit une escarre dont le diamètre est, en général, trois fois plus grand que le sien. L'escarre est formée par la destruction de toute l'épaisseur de la peau. Pour ouvrir un cautère avec ce caustique, on prend gros comme la moitié d'une lentille de potasse caustique, deux morceaux de diachylon d'inégale grandeur ; le plus petit est percé d'un trou au centre ; tous deux ont les angles fendus, afin qu'ils puissent mieux s'appliquer sur les téguments ; enfin un plumasseau de charpie très petit. On place sur l'ouverture faite au morceau de diachylon (cette ouverture doit être moitié moins grande que l'escarre que l'on veut produire) le petit fragment de potasse, sur le diachylon le petit plumasseau de charpie, et on recouvre tout l'appareil par le plus grand morceau de sparadrap. L'appareil ainsi établi, on l'applique sur le point où on veut établir le cautère, et on le fixe solidement ; de cette manière, la potasse est en contact avec la plaie ; mais la charpie absorbe la plus grande partie du liquide qui résulte de sa fusion, et empêche la formation d'une escarre trop étendue : la charpie, se trouvant maintenue fixée entre les deux morceaux d'emplâtre, ne peut se déplacer ; enfin les bords de l'emplâtre le plus grand, qui dépassent l'appareil, le maintiennent solidement de tous côtés et préviennent toute espèce de déplacement, dont les inconvénients seraient de déterminer la formation d'une escarre beaucoup trop grande, ou bien de cautériser sur un point où on n'aurait pas voulu appliquer le cautère.

Si on voulait établir plusieurs cautères, il faudrait faire sur le plus petit morceau de diachylon autant de trous que l'on veut produire d'escarres, placer dans chacun des trous un fragment de potasse, et procéder de la même manière. On fera attention à ne pas trop rapprocher les ouvertures faites au diachylon, car les escarres étant, comme nous l'avons dit, le double des ouvertures, si celles-ci étaient trop rapprochées, il arriverait qu'au lieu de plusieurs escarres on n'en aurait qu'une seule, mais très grande. Si, au contraire, on voulait établir un cautère très allongé comme le sont ceux qu'on applique dans les gouttières vertébrales, on devrait rapprocher assez les trous pour que chacun des petits fragments produisît une escarre qui se réunirait à l'escarre voisine.

Il ne faudrait pas mouiller la potasse dans aucune circonstance ; car on pourrait, en agissant ainsi, déterminer la formation d'une escarre très étendue, irrégulière : c'est ce qu'il faut toujours éviter.

Aussitôt que la potasse est appliquée, le malade éprouve une légère chaleur, puis un peu de douleur ; celle-ci augmente pendant tout le temps que l'escarre met à se former, pendant cinq ou six heures environ. Au bout de ce temps, elle diminue insensiblement. Dès que la douleur est affaiblie il faut enlever l'appareil : tout l'effet est produit, et on trouve quelquefois une petite quantité de potasse qui n'a pas agi, mais toujours une escarre noirâtre, savonneuse, avec un cercle inflammatoire sur ses limites; on panse alors avec un morceau de diachylon, que l'on fixe avec une compresse et un bandage circulaire.

Peu à peu l'inflammation éliminatoire se développe; elle est même quelquefois assez considérable pour causer des accidents généraux; alors on la combat par les émollients; si, au contraire, elle était trop faible, il faudrait l'exciter avec une pommade un peu irritante. Sous l'influence de cette inflammation, l'escarre se détache de la circonférence vers le centre, se ramollit, devient grisâtre, et laisse après sa chute une petite ulcération dont on doit entretenir la suppuration.

Le temps que met l'escarre à se détacher est extrêmement variable; la constitution du malade, le siége du cautère, la quantité de potasse employée, sont autant de causes qui apportent des variations. Si elle se détache chez certains sujets au bout de dix jours, chez d'autres elle est quelquefois un mois à s'éliminer. Il arrive aussi qu'elle se trouve adhérer à l'ulcération par une plus ou moins grande quantité de filaments, soit de petits vaisseaux, soit du tissu cellulaire; il faut les couper avec des ciseaux. Le pus qui se forme pendant le travail d'élimination sort entre la circonférence de l'escarre et les téguments.

Quelques chirurgiens ont conseillé, lorsque l'escarre était trop longtemps à se détacher, ou lorsqu'ils voulaient en accélérer la chute, de pratiquer à son centre une incision cruciale, et d'y introduire aussitôt le pois à cautère; mais pour que cette méthode soit couronnée de succès, il faut que l'incision traverse toute l'épaisseur de l'escarre, que le pois soit en contact avec les tissus vivants, afin que sa présence puisse déterminer une irritation plus grande; car il ne servirait exactement à rien si, l'incision ne portant que sur une partie de l'escarre seulement, les pois ne se trouvent qu'au milieu de parties mortes. Mais, outre que ce procédé a l'inconvénient de causer aux malades une douleur assez grande, il est souvent inutile ; car l'escarre ne se détache pas avec beaucoup plus de rapidité, et il vaudrait mieux activer la suppuration en pansant la surface du cautère avec une pommade un peu irritante, telle que l'onguent basilicum, etc.

On est quelquefois obligé, lorsque les escarres sont assez étendues, que la suppuration est considérable, et que le pus coule difficilement à l'extérieur, de les fendre crucialement, afin de rendre plus facile l'écoulement du pus.

Le potasse présente, comme nous venons de voir, plusieurs inconvénients; ce sont : l'irrégularité de l'escarre qui est subordonnée à la liquéfaction de la potasse, la lenteur de la cautérisation.

On peut facilement les éviter en faisant usage de la *pâte de Vienne*. Nous avons vu plus haut quelle était la manière d'appliquer ce caustique. Son action est beaucoup plus rapide que celle de la potasse ; l'escarre qu'elle produit sur les téguments est toujours d'une grandeur égale à la surface du caustique employé, à moins que, par une ignorance ou une incurie que rien ne saurait justifier, on ne laisse cette pâte appliquée sans surveiller son action, et qu'on ne la laisse en contact avec les tissus pendant un temps plus que suffisant pour déterminer la destruction de la peau. Dix minutes suffisent pour produire assez d'effet; chez les enfants six minutes sont suffisantes. Il arrive quelquefois, quand on fait usage de ce caustique, et qu'on ne le laisse pas assez longtemps appliqué, que la peau n'est pas brûlée dans toute son épaisseur : alors l'escarre est sèche, ne se ramollit pas par l'inflammation éliminatrice, qui manque complétement ; et lorsque l'escarre se détache, au lieu d'une ulcération, on trouve une cicatrice parfaite. Dans ces cas on doit appliquer une seconde fois le caustique.

Il est quelquefois arrivé, lorsque les caustiques restaient

trop longtemps en contact avec les téguments, que ceux-ci, les muscles sous-jacents, ont été perforés de telle sorte que l'escarre avait pénétré jusque dans la cavité abdominale ou dans le thorax : aussi faut-il toujours surveiller les caustiques avec beaucoup de soin, laver l'escarre lorsqu'on la suppose suffisante, afin qu'il ne reste pas de potasse ou de pâte de Vienne qui puisse causer les accidents dont nous venons de parler. Il vaut mieux réappliquer du caustique que d'avoir déterminé une lésion aussi grave.

2° *Le bistouri.* — L'emploi du bistouri pour établir les cautères est un moyen sûr, très prompt, moins douloureux que le caustique ; mais, d'un autre côté, il ne présente pas l'avantage de déterminer une irritation, souvent nécessaire lorsqu'on veut obtenir une révulsion active de l'emploi du cautère. Ainsi il doit être tout-à-fait rejeté quand on applique les caustiques dans les cas où l'on ne veut pas prolonger la suppuration. Il ne détermine pas, comme le caustique, de perte de substance ; il a beaucoup plus de tendance à se fermer. L'action d'un corps étranger dans une plaie récente peut, dans certaines circonstances, causer des érysipèles et des phlegmons plus souvent que le caustique. Enfin il ne peut être mis en usage chez les personnes qui redoutent l'instrument tranchant.

Pour établir un cautère avec le bistouri, on peut ou tendre la peau avec le pouce et l'indicateur de la main gauche, et avec le bistouri tenu de la main droite comme une plume à écrire, faire au lieu de l'élection une incision qui occupe toute l'épaisseur de la peau. La longueur de l'incision sera proportionnée à la grandeur du cautère. Si cependant on voulait avoir un cautère très grand, une petite incision cruciale serait préférable à une incision trop longue.

On peut encore faire un pli de la peau au lieu où on veut établir le cautère, et avec le bistouri tenu de la main droite comme un archet, on coupe la peau dans toute son épaisseur, perpendiculairement à la direction du pli. Si on voulait avoir par ce procédé une incision très allongée, on ferait un pli beaucoup plus épais.

Aussitôt après l'incision, on placerait entre les lèvres de la plaie, soit un pois à cautère, soit une petite boulette de charpie que l'on maintiendrait par un bandage assez fortement serré; au bout de quelques jours l'action de ce corps étranger déterminerait la suppuration, et on ferait les pansements consécutifs, ainsi que nous le verrons plus loin.

3° *Le vésicatoire.* — C'est sans contredit le plus mauvais moyen d'établir les cautères; car, outre qu'il est extrêmement douloureux, les téguments n'étant point ulcérés dans toute leur épaisseur, mais seulement à leur surface, ils sont simplement refoulés par l'action du pois, par conséquent ils tendent toujours à reprendre leur place, et si on laissait quelques heures seulement le cautère sans qu'il y eût de corps étranger qui comprime les téguments, il ne tarderait pas à se fermer. La suppuration est très longue à s'établir et en petite quantité. Cependant, au bout de quelque temps, la peau s'ulcère, et le cautère se trouve établi. Mais ce procédé est beaucoup trop long; il vaut mieux appliquer sur la surface d'un ancien vésicatoire que l'on veut convertir en cautère une couche très mince de caustique qui produit une escarre dont l'élimination se fait très facilement.

Pour établir un cautère au moyen d'un vésicatoire, ou bien convertir un vésicatoire ancien en cautère, il faut placer vers le point le plus favorable un pois que l'on maintient fixé à l'aide d'un petit morceau de diachylon et d'une bande assez fortement serrée. Si on voulait se servir d'un vésicatoire récent, on appliquerait un vésicatoire de petite dimension; on placerait au centre, après l'avoir fait suppurer pendant quelques jours, un pois qui serait fixé comme il a été dit tout-à-l'heure.

Quel que soit le procédé que l'on ait employé pour établir un cautère, il faut en entretenir la suppuration lorsque l'on veut le conserver pendant longtemps ; si, au contraire, on veut avoir une suppuration moins longue, il faut se contenter d'irriter sa surface ; si enfin on veut le supprimer, on doit faciliter sa cicatrisation. Nous allons successivement passer en revue ces divers modes de pansements consécutifs.

Pour faire suppurer la plaie qui résulte de la chute de l'escarre, on place au centre un pois ordinaire ou bien de petites boules préparées exprès, dites *pois à cautères*, avec des rhizômes d'iris de Florence ou de petites oranges ; ces pois se trouvent dans le commerce, disposés en chapelets. On en fabrique de toute dimension ; tous ceux du même chapelet ont le même volume. Un trou percé à leur centre sert non seulement à les maintenir réunis ; mais encore on y passe un fil que l'on fixe sur les téguments, au-dessus du cautère, avec un petit morceau de diachylon ; ce fil permet d'enlever le pois facilement, et l'empêche de descendre. En effet, entraîné par son propre poids, il arrive souvent qu'il presse sur la partie inférieure de l'ulcération, et fait, comme on dit, descendre le cautère. Ce fil est presque indispensable pour retirer le pois à cautère, lorsque les bords de l'ulcère se gonflent, de manière à en rendre l'orifice plus étroit que le fond. Si on se servait d'un pois ordinaire, il faudrait, sur les parties latérales du cautère, exercer une pression assez grande pour faire sortir le pois. Cette pression est très douloureuse lorsque le cautère est enflammé, et que l'orifice est assez rétréci pour que le pois ne puisse sortir qu'avec difficulté.

Un morceau de diachylon ou une feuille de lierre enduite d'un corps gras, une compresse et un bandage circulaire suffisent le plus souvent pour le pansement.

Souvent la plaie est trop étendue pour qu'un pois seul soit suffisant ; alors on en met plusieurs les uns à côté des autres. Cette pratique est bien préférable à celle qui consisterait à appliquer dans le fond d'une plaie un pois d'un trop gros volume ; car si sa largeur est suffisante, sa hauteur est le plus souvent trop considérable, et la pression que les pièces d'appareil exercent sur le pois est souvent très douloureuse : aussi faut-il, lorsque la plaie est peu profonde, mettre au fond ou bien plusieurs petits pois, ou de plus gros fendus en deux parties égales, et dont on tourne la convexité vers la plaie, ou bien enfin un morceau de racine d'iris, taillé comme il convient.

Si la suppuration était peu active, on pourrait enduire la feuille de lierre d'une pommade irritante. Mais ce procédé est mauvais; car non seulement la plaie elle-même n'est pas suffisamment irritée, mais encore cette pommade irrite les téguments autour du cautère, ce qu'il faut éviter avec soin; il vaut donc mieux enduire la surface du pois à cautère d'une couche très mince de pommade épispastique. On a imaginé des pois couverts de substances qui rendent plus active la suppuration des cautères.

Il est à remarquer que les pois ordinaires augmentent considérablement de volume, qu'ils sont susceptibles de se déformer et d'exercer sur certains points du cautère une pression parfois douloureuse : aussi leur a-t-on préféré les pois d'iris. Mais ceux-ci sont plus susceptibles de se déformer et d'augmenter de volume que les pois d'orange ou de caoutchouc.

Lorsque le cautère est trop douloureux, on peut enduire le pois de préparations opiacées, le placer dans la plaie, et couvrir celle-ci d'un cataplasme émollient; on agirait de même si les téguments qui l'environnent étaient trop enflammés.

S'il existait une trop grande quantité de bourgeons charnus qui combleraient toute la cavité du cautère, ou qui, faisant saillie à l'extérieur, empêcheraient l'introduction ou la sortie du pois, il faudrait, au moyen d'une légère cautérisation avec un crayon de nitrate d'argent, les faire disparaître.

Enfin si on voulait supprimer le cautère, il suffirait de

ne plus mettre de pois dans la plaie, de panser celle-ci avec un linge ou un morceau de papier brouillard enduit de cérat. On cautériserait encore les bourgeons charnus qui feraient saillie à l'extérieur, tant pour accélérer la cicatrisation que pour diriger la formation d'une cicatrice.

Il arrive quelquefois que l'on veut entretenir la suppuration d'un cautère, sans cependant y introduire de pois, soit que les malades éprouvent de la répugnance pour ce mode de pansement, croyant n'avoir de cautère qu'autant que la plaie ne sera pansée qu'avec un pois; soit qu'on veuille, outre la suppuration, déterminer une irritation assez grande, analogue à celle que l'on avait causée primitivement par l'application du caustique. Il faut alors, lorsque la cicatrisation commence à se faire, appliquer au fond de la plaie une couche très mince de potasse caustique, favoriser la chute de l'escarre, et recommencer de la même manière aussitôt que la cicatrisation commencera à se faire. On peut ainsi faire suppurer un cautère pendant fort longtemps. Si cependant on voulait établir un cautère permanent, on introduirait peu à peu un corps étranger dans la plaie, afin d'éviter une manœuvre assez douloureuse et qui n'atteint pas toujours complétement le but que le chirurgien se propose par l'application d'un cautère. Ce procédé a, du reste, l'avantage d'être assez commode pour les malades, car le pansement est excessivement simple; de plus, l'action du pois sur la surface en suppuration est quelquefois assez pénible pour que les malades ne puisse la supporter.

Si on veut cicatriser un cautère aussitôt après la chute de l'escarre, il faut panser la plaie, soit avec un morceau de diachylon, soit avec un linge enduit de cérat. La guérison ne se fait pas longtemps attendre. Ce cautère, que l'on peut désigner sous le nom de *cautère volant*, détermine une suppuration qui dure environ de un à deux mois. On doit avoir soin, dans le pansement, de brûler avec la pierre infernale les bourgeons charnus trop saillants qui s'opposeraient à la cicatrisation ou qui pourraient déterminer la formation d'une cicatrice difforme.

CHAPITRE V.

Moxa.

On appelle *moxa* un petit cylindre de matière combustible que l'on fait brûler lentement sur la peau, de manière à y déterminer une escarre qui l'intéresse en partie ou en totalité.

Le moxa peut être établi sur presque tous les points du corps ; il faut éviter cependant les points où la peau est très fine, où elle est en rapport trop immédiat avec des surfaces osseuses ou des cartilages, de gros vaisseaux et de gros troncs nerveux. En effet, appliqué sur ces régions, le moxa pourrait causer des désordres extrêmement graves ; et de plus, en contact avec les os, ceux-ci conduisant très bien la chaleur, elle serait transmise avec une grande rapidité vers les parties profondes.

On a proposé une foule de moyens pour cautériser la peau lentement à l'aide d'une substance combustible.

On se sert en Chine et au Japon d'un duvet qu'on retire des feuilles et des sommités desséchées de quelques espèces d'armoise ; on les pétrit entre les doigts de manière à en faire de petits cônes dont on place la base sur la partie que l'on veut cautériser. Sarlandière a voulu en généraliser l'emploi ; mais ces espèces de moxas ne produisent qu'une cautérisation superficielle ; il en est de même des moxas que Percy faisait avec la moelle du grand tournesol, *helianthus annuus*, trempée dans une solution concentrée de nitrate de potasse. L'agaric de chêne, le papier trempé dans une solution de chlorate de potasse ou d'acétate de plomb, enfin une multitude d'autres substances, ont été employés pour faire les moxas. Mais la substance dont on fait le plus fréquemment usage est le coton cardé, que l'on roule en cylindre et que l'on serre fortement dans une compresse que l'on coud sur un des côtés, ou que l'on fixe au moyen d'un fil roulé en spirale. C'est à Pouteau que l'on doit cette espèce de moxa, qui est certainement le plus commode et le plus facile à se procurer. Les Égyptiens, les Arabes, qui mettent si souvent ce moyen de guérison en usage, ne se servent pas d'autre substance. Les Arabes teignent en bleu le coton dont ils se servent : cette couleur n'ajoute rien à la propriété du moxa. Voici comment Pouteau conseille de faire ces moxas (1) : « Prenez du coton en laine, enveloppez-le avec » une bande de toile large d'un pouce sur trois pouces de » largeur. Que le coton soit aussi serré qu'il sera possible, » parce qu'alors le feu sera plus vif, la bandelette bien ar- » rêtée par quelques points d'aiguille, et on aura alors un » cylindre d'un pouce de diamètre. On coupera ce cylin- » dre transversalement par la moitié avec un tranchant bien » affilé, ce qui donnera deux cylindres à base très unie, » et c'est cette base très unie qui doit toucher immédiate- » ment la peau, qu'on humecte auparavant avec un peu de » salive, afin que le coton s'y colle en quelque façon. »

Le moxa de coton fabriqué de cette manière doit être assez fortement serré ; car s'il ne l'était pas, le feu s'éteindrait facilement, et le moxa brûlant moins longtemps, la cautérisation serait plus superficielle ; si, au contraire, le coton était trop serré, on aurait peine à faire arriver la combustion jusqu'à la base du cylindre. Percy employait aussi les moxas de coton, mais les serrait dans une carte comme on le fait pour la poudre dans la fabrication des pièces d'ar-

____

(1) Pouteau ; OEuvres posthumes, t. I, p. 204.

tifice; il enveloppait encore de coton ses cylindres de moelle d'hélianthus.

Les moxas tempérés de M. Regnault ne sont autre chose que de petits cylindres de coton très peu serrés de 1 centimètre environ de diamètre, et qu'il maintient séparés de la partie sur laquelle il les applique par un disque de drap épais. Il emploie ces moxas sur la tête dans l'hydrocéphale; ce moxa n'agit que comme un fort vésicatoire.

Enfin on a conseillé, afin de rendre la combustion du coton plus active, de l'imbiber d'une solution concentrée de nitrate de potasse; mais, outre que cette solution est complétement inutile, puisque l'on peut sans elle faire brûler facilement le moxa, elle a l'inconvénient de faire une fumée très irritante. Le chlorate de potasse serait préférable au nitrate, car il permettrait au moxa de brûler plus facilement sans qu'il soit besoin d'établir un courant d'air pour faciliter la combustion.

Pour appliquer un moxa, on prend un petit cylindre fait avec la substance que l'on a choisie. On mouille la face la plus lisse, et on la met en contact avec les téguments, et on la maintient fixée, soit avec une tige métallique que l'on applique sur la face libre, soit avec des pinces à anneaux qui la saisissent par sa partie moyenne, ou bien enfin au moyen du *porte-moxa* de Larrey. Cet instrument n'est autre chose qu'un anneau dans lequel on introduit le moxa, soutenu par un manche en bois assez long, et par trois petits pieds arrondis de même substance. La pince à anneau est suffisante et se trouve dans toutes les trousses.

. Afin de garantir les parties environnantes des étincelles qui pourraient voltiger pendant la combustion du moxa, on place tout autour, ou des compresses mouillées ou un disque de carton, percé au centre d'un trou qui donne passage au moxa. Les Egyptiens se servent, au lieu de carton, d'une plaque de fer; mais cela est tout-à-fait inutile, le carton est bien suffisant. Le moxa ainsi disposé, on

16

allume son extrémité libre. On fera attention à enflammer toute la surface, car le moxa brûlerait inégalement, et ne produirait pas tout l'effet désirable. Si le moxa est fabriqué avec une substance qui ne puisse brûler toute seule, il faut en activer la combustion à l'aide du souffle. Mais la fumée qui est formée par la combustion du coton, les étincelles qui peuvent venir frapper le chirurgien à la figure, rendent ce moyen très incommode : aussi vaut-il mieux se servir d'un tube qui puisse permettre de diriger l'air sur toute la surface enflammée, et par conséquent de rendre la combustion égale, et qui enfin permette à l'opérateur de se tenir assez loin du foyer pour ne pas en être incommodé. On peut également ment se servir d'un soufflet dont l'opérateur dirige le tube, et qui est mis en mouvement par un aide, ou bien d'un éventail ou d'un morceau de carton, à l'aide desquels on peut violemment agiter l'air.

La partie supérieure du moxa brûle sans que le malade éprouve aucune sensation ; mais bientôt, se rapprochant de la peau, il éprouve une chaleur assez agréable, mais qui peu à peu augmente et devient excessivement vive, lorsque la partie du moxa en contact avec la peau est enflammée. M. Gerdy compare cette douleur à celle que produirait un cachet que l'on enfoncerait dans les os.

Lorsque la combustion du moxa est presque achevée, on entend une crépitation analogue à celle du sel que l'on aurait jeté dans le feu. Cette crépitation est due à la peau, qui se fendille parallèlement à la circonférence de l'escarre.

L'action du moxa est d'abord de rougir la peau, qui, partout où elle est en contact avec le corps en combustion, se convertit en une escarre noirâtre fendillée, d'autant plus épaisse que la combustion a été plus longue, et autour de laquelle la peau brûlée moins profondément est rouge et souvent couverte de petites phlyctènes remplies de sérosité. On évitera de faire brûler le moxa trop vite, car on sera plus sûr de produire une irritation plus vive et une escarre plus profonde en agissant lentement.

La douleur qui suit l'application du moxa disparaît très rapidement : aussi est-il tout-à-fait inutile d'employer, ainsi qu'on l'a conseillé, des réfrigérants afin de la diminuer. D'ailleurs, à quoi bon arrêter un effet que l'on a voulu produire?

Il arrive quelquefois que l'application du moxa a déterminé une douleur assez intense pour causer des accidents généraux ; c'est alors qu'il faut tâcher de calmer l'irritation au moyen des réfrigérants et des émollients. Mais dans les cas les plus ordinaires, il suffit, pour le premier pansement, de recouvrir la brûlure d'un morceau de diachylon ou d'un linge cératé, que l'on remplace aussitôt que le pus a commencé à se faire jour sur les parties latérales de l'escarre.

Il ne tarde pas, comme dans toute espèce de cautérisation, à se développer une inflammation consécutive. Cette inflammation fait détacher l'escarre, ainsi que nous l'avons dit, de la circonférence au centre ; ce n'est que de huit à quinze jours que celle-ci est complétement détachée ; à cette escarre succède une plaie que l'on peut guérir rapidement en la pansant avec du cérat, dont on peut entretenir la suppuration au moyen de pansements faits avec la pommade épispastique, ou que l'on peut enfin convertir en cautère, en introduisant un pois dans le centre. Les pansements consécutifs sont absolument les mêmes que ceux des cautères établis à l'aide des caustiques.

J'ai rangé à dessein dans le chapitre consacré à la cautérisation, la cautérisation par le phosphore, le camphre que l'on fait brûler en contact avec les téguments. En effet, au moyen du moxa on a voulu faire une cautérisation lente, tandis que la cautérisation avec ces substances est très rapide: aussi ce sont de fort mauvais moyens pour faire des moxas; car, outre que leur action, ainsi que nous l'avons vu, est infidèle, ils n'atteignent pas le *but* que l'on se propose au moyen des moxas de coton.

Le moxa est un des moyens révulsifs les plus énergiques; il s'emploie pour combattre les tumeurs blanches, les caries vertébrales, les affections des viscères; on cite des cas dans lesquels des pneumonies chroniques, des pleurésies avec épanchement n'ont cédé qu'à l'application de moxas. On l'a appliqué pour combattre des névralgies, la névralgie sciatique par exemple, et contre les paralysies; enfin M. Regnault aurait obtenu des succès en appliquant ses petits moxas sur la tête d'enfants affectés d'hydrocéphale.

Lorsqu'on se sert de moxa pour des affections profondes, il faut souvent en placer plusieurs autour du point malade.

CHAPITRE VI.

Acupuncture.

L'opération la plus simple de la chirurgie est sans contredit *l'acupuncture*. On donne ce nom à une ponction qui traverse nos tissus sans en rompre les fibres.

Inconnue des Grecs et des Romains, elle fut pratiquée dès la plus haute antiquité chez les Japonais et les Chinois. Importée en Europe par un chirurgien hollandais, Then-Ryne, elle n'a jamais joui chez nous que d'une vogue passagère, malgré les efforts de MM. Berlioz, Béclard, Bretonneau, etc., en France; de M. Scott et Churchill en Angleterre.

Les recherches multipliées de M. J. Cloquet lui ont rendu quelque célébrité, et l'ont placée parmi les agents thérapeutiques, sinon les plus puissants, du moins les plus singuliers.

Pour pratiquer cette opération, on se sert d'une aiguille métallique, en or, en argent, en platine ou en acier; dans ce dernier cas il faut que l'aiguille soit recuite, afin qu'elle ne se brise pas dans la plaie.

Cette aiguille doit être très acérée, longue de 10 à 15 centimètres, terminée par un anneau ou par un manche cannelé, afin de pouvoir plus facilement la rouler entre les doigts, ou même par une petite boule de cire d'Espagne.

Il y a plusieurs procédés pour pratiquer l'acupuncture.

1er *procédé.*—Par simple piqûre. On fait pénétrer très rapidement, et comme dans une piqûre ordinaire, la pointe de l'aiguille à travers les tissus. Ce procédé, qui déchire les organes, est le moins convenable de tous et doit être rejeté.

2e *procédé.* — La pression unie à un mouvement de rotation.

La peau est tendue de la main gauche; on tient l'aiguille comme une plume à écrire, et on lui fait exécuter rapidement un mouvement de rotation pendant que l'on presse légèrement; ou bien, si l'aiguille que l'on doit employer est trop longue, dans la crainte de la voir se briser, on la tient sur le milieu avec le pouce et l'indicateur de la main gauche, tandis qu'avec la main droite on presse et on fait exécuter un mouvement de rotation. Ce procédé a l'avantage d'écarter les tissus sans les diviser, et de ne laisser aucune trace de l'opération lorsque l'aiguille est retirée.

3e *Procédé.* — Percussion sur l'aiguille.

Pour faire la percussion, on se sert d'un petit maillet de corne ou d'ivoire, ou de quelque autre substance analogue, que l'on rend plus pesant en ajoutant un peu de plomb sur le côté opposé à celui qui doit frapper.

L'aiguille est maintenue en place par la main gauche, et avec le maillet, tenu de la main droite, on fait de légères percussions sur le manche de l'aiguille afin de la faire pénétrer. Plus les percussions sont légères, moins on est exposé à dilacérer les tissus ; on peut même se contenter d'une légère percussion faite par le doigt indicateur de la main droite. Lorsque la peau est traversée, on continue l'opération comme dans le second procédé.

La profondeur à laquelle on doit faire pénétrer l'aiguille varie nécessairement avec la profondeur du mal que l'on se propose de guérir. Si autrefois on a craint de faire pénétrer l'instrument au-delà de 3 à 4 centimètres, on a vu combien les craintes que l'on pouvait avoir en l'enfonçant davantage étaient chimériques. En effet, il est parfaitement démontré que l'aiguille ne dilacère pas les tissus, mais les écarte seulement, de telle sorte qu'il n'y a rien à redouter, quelle que soit la profondeur à laquelle pénètre l'instrument.

Quelles sont les parties du corps sur lequelles on doit pratiquer l'acupuncture ? Cette question est beaucoup plus difficile à résoudre que la précédente ; car, en partant de la proposition énoncée plus haut que l'aiguille sépare les mailles des tissus sans les dilacérer, quelques chirurgiens ont pensé qu'elle pouvait être pratiquée sur tous les points du corps sans exception aucune. Mais on doit toujours, crainte d'accidents, éviter de pratiquer cette opération sur le trajet des gros vaisseaux, des gros troncs nerveux, ou bien dans le voisinage des cavités splanchniques ou des centres nerveux. Il est vrai que les tissus ne sont point déchirés, mais bien séparés par l'aiguille ; mais l'inflammation qui succéderait à la présence d'un corps étranger dans nos tissus doit toujours faire redouter des lésions qui pourraient occasionner des accidents fort graves.

Le nombre des aiguilles à employer dans l'acupuncture varie avec l'étendue de la maladie ; cependant Dance dit qu'il vaut mieux en mettre plus que moins, surtout quand elles sont rapprochées les unes des autres.

La durée de leur application est très variable : quelquefois on les retire au bout de quelques minutes, d'autres fois on les laisse plusieurs heures, et même deux jours.

L'acupuncture est en général peu douloureuse ; quelquefois, au contraire ,- son application est extrêmement pénible. Je ne m'arrêterai pas sur les différentes sensations qu'éprouve le malade sur lequel on pratique cette opération, telles que la sensation d'une étincelle électrique qui sillonne les tissus, etc. Quoi qu'il en soit, la contraction des fibres musculaires peut, dans quelques circonstances , être assez forte pour tordre l'aiguille et même la rompre. C'est pour cela qu'il faut employer une tige qui ne puisse se briser facilement, surtout lorsqu'on veut laisser l'aiguille assez longtemps dans nos tissus.

Je ne m'arrêterai pas sur les affections contre lesquelles l'acupuncture est pratiquée.

M. Pelletan a cherché à expliquer d'une manière fort ingénieuse les phénomènes curatifs de l'acupuncture. Partant de ces principes, que les nerfs qui se distribuent à nos organes sont le siége de courants opposés qui se comportent comme le fluide galvanique ; que ces courants sont entretenus par le cerveau et la moelle épinière ; que l'innervation dépend de la rencontre des courants opposés dans nos tissus, il dit qu'une aiguille introduite dans nos parties molles doit nécessairement rencontrer un certain nombre de filets nerveux , siége de courants opposés , et que cette aiguille étant meilleur conducteur que le tissu nerveux, étant le conducteur le plus court , elle réunirait ces courants et les empêcherait de traverser les tissus où se rendent les filets nerveux. Ainsi la douleur serait guérie parce qu'on aurait diminué l'innervation ; l'engourdissement serait aussi le résultat d'une diminution notable dans l'innervation.

Carrero a employé l'acupuncture pour rappeler à la vie des noyés et des asphyxiés. Il enfonçait ses aiguilles dans le tissu du cœur et du diaphragme. Ce mode de guérison lui a réussi sur un très grand nombre d'animaux ; il serait à désirer que ce procédé fût appliqué dans les mêmes circonstances , et surtout sur les enfants nouveau-nés, car les moyens que l'on met en usage pour les rappeler à la vie sont le plus souvent insuffisants.

CHAPITRE VII.

Electro-puncture.

Si à l'action des aiguilles on ajoute celle de l'électricité, on pratique l'*électro-puncture.*

La première partie de l'opération n'est autre chose que l'acupuncture : seulement, il est inutile d'enfoncer les aiguilles aussi profondément. On les retire des tissus dès qu'on fait cesser l'action électrique.

La seconde est l'application de l'électricité, soit au moyen de la machine électrique, soit au moyen de la pile. Dans le premier cas, on place le malade sur un isoloir et on approche successivement le conducteur de la tête des aiguilles; mais le second est beaucoup plus commode : on enfonce deux aiguilles, et on fait communiquer chaque pôle de la pile avec chacune d'elles.

Il est très important de veiller à la force des piles et à l'intensité des décharges électriques.

Les sujets chez lesquels on pratique l'électro-puncture ressentent une douleur très vive dans tout le trajet qui sépare les deux aiguilles; cette douleur jointe à la contraction spasmodique des muscles que les aiguilles traversent augmente considérablement la souffrance des malades. Ordinairement la douleur cesse lorsque l'action électrique n'agit plus; mais il arrive quelquefois que les aiguilles s'oxident dans la plaie; j'ai vu à l'hôpital de la Pitié un érysipèle phlegmoneux consécutif à l'électro-puncture; il était dû probablement à l'action de l'oxide sur les tissus traversés par l'aiguille. Quelquefois la peau environnante se couvre de phlyctènes analogues à celles des brûlures, quelquefois encore de petits furoncles. Ces accidents ne doivent pas, en général, causer d'inquiétude.

Il va sans dire qu'il ne faut jamais, lorsqu'on veut pratiquer l'électro-puncture, enfoncer les aiguilles dans les cavités splanchniques, les nerfs, les vaisseaux ; car presque toujours il se développe de l'inflammation autour des aiguilles, et les accidents seraient beaucoup plus à craindre que dans l'acupuncture.

L'électro-puncture s'applique dans les mêmes circonstances que l'acupuncture ; on doit seulement faire attention à ne pas employer ce moyen dans l'état aigu des maladies, dans la période de douleur des névralgies par exemple ; il faut encore que la force des décharges soit en rapport avec l'intensité et l'état de chronicité du mal, et diminuer la force des courants électriques, si les douleurs que le malade ressent étaient trop vives.

CHAPITRE VIII.

Ponctions.

On entend par *ponction* l'action de plonger dans les tissus un instrument piquant ou tranchant.

Les ponctions peuvent se pratiquer de dedans en dehors comme dans les sutures. Les autres se font de dehors en dedans : ce sont les plus fréquentes.

Les ponctions sont pratiquées avec des instruments différents suivant les différents indications. Tantôt elles se font avec un instrument piquant et tranchant tout à la fois, tels que la lancette, le bistouri; d'autres fois avec un instrument seulement piquant, enveloppé d'une canule jusqu'à peu de distance de sa pointe. Cet instrument est appelé *trocart*.

Les ponctions pratiquées avec le bistouri sont de deux espèces. Tantôt la ponction est le premier temps d'une incision ; d'autres fois elle n'est pas suivie d'une incision ; elle est faite dans le but de donner issue au liquide contenu dans une cavité.

Quand, au contraire, la ponction est pratiquée avec le trocart, tantôt elle a pour but d'évacuer le liquide contenu dans une cavité, d'autres fois de connaître la nature d'une tumeur. Cette exploration, que l'on peut faire soit avec l'aiguille à acupuncture, soit avec un bistouri à lame étroite, soit avec un trocart de petite dimension, a reçu le nom de *ponction exploratrice*.

Nous ne décrirons point ici toutes ces espèces de ponctions : ainsi nous ne verrons que plus tard celles qui sont pratiquées pour traiter les abcès chauds ou froids ; dans ce chapitre il ne sera question que de celles qui sont faites pour évacuer un liquide qui s'est sécrété dans une cavité anormale : telles sont la paracentèse, la ponction de l'hydrocèle ; dans un troisième paragraphe nous décrirons les ponctions exploratrices.

§ I. Paracentèse.

On donne le nom de *paracentèse* à une ponction de l'abdomen pratiquée pour évacuer la sérosité accumulée dans cette cavité.

La paracentèse est, en général, pratiquée pour une affection que l'on nomme *ascite*. Cette maladie est caractérisée par une accumulation de liquide dans la cavité péritonéale ; d'autres fois on fait la ponction de kystes de l'ovaire ; mais cette opération ne présente aucune différence avec la ponction de l'ascite, et peut se faire dans les mêmes circonstances : aussi ce que nous allons dire de la ponction du péritoine peut entièrement s'appliquer à la ponction des kystes de l'ovaire. Je dois également mentionner ici une forme particulière d'ascite : c'est cette variété dans laquelle des fausses membranes ont divisé la cavité péritonéale en plusieurs loges, de telle sorte que le liquide, ne communiquant pas de l'une à l'autre, ne peut être évacué qu'en partie ; on a donné à cette forme d'ascite le nom d'*hydropisie enkystée du péritoine.*

Quelques tumeurs développées dans l'abdomen peuvent encore simuler l'ascite ; tels sont, par exemple, les *kystes hydatiques du foie*, la *grossesse*, le *développement d'un corps étranger dans l'utérus*, la *rétention d'urine avec distension considérable de la vessie*, etc. Ce n'est pas ici le lieu d'établir le diagnostic différentiel de ces diverses maladies ; cependant, comme dans la ponction de l'abdomen on doit prendre, lorsque l'on veut pratiquer cette opération, quelques précautions indispensables à son succès, nous verrons qu'avec l'aide de ces mêmes précautions on peut éviter des erreurs qui pourraient compromettre la vie des malades, puisque souvent elles feront reconnaître la maladie que l'on veut guérir.

Il ne faut pas oublier que dans cette opération l'on se propose d'évacuer un liquide sécrété par le péritoine et contenu dans la cavité péritonéale ; par conséquent, en appliquant la main sur une des parois latérales de l'abdomen, si du côté opposé et de l'autre main on donne un petit coup sec, on devra nécessairement sentir le flot d'un liquide qui viendra frapper la main opposée au côté qui aura été touché. Si donc le chirurgien n'éprouvait pas cette sensation, il cherchera, au moyen d'autres symptômes, s'il n'aurait pas à traiter une autre maladie.

On ne doit pas oublier non plus que le liquide étant plus pesant que les intestins, tend toujours à les repousser vers la partie supérieure, et que par conséquent la percussion de l'abdomen fera parfaitement reconnaître le siége du liquide et celui des viscères. Il est évident que si un kyste hydatique du foie simulait l'ascite dans quelques circonstances, le siége des intestins empêchera toujours de commettre une erreur.

La marche de la maladie, toujours très lente dans l'ascite, quelques autres symptômes qui accompagnent la rétention d'urine, pourront très facilement faire reconnaître quelle est l'affection à laquelle on a affaire.

Certainement les symptômes que je viens d'énumérer sont insuffisants pour établir le diagnostic de l'ascite d'une manière précise ; mais, je le répète, je ne veux point décrire l'ascite ni les maladies avec lesquelles on peut la confondre, et si j'ai insisté sur les trois symptômes qui ont été décrits plus haut, c'est que, 1° il est important de connaître d'une manière précise le siége du liquide ; 2° il est de toute nécessité de connaître la place qu'occupe l'intestin, car la lésion de cet organe entraînerait rapidement la mort ; 3° enfin la marche de l'ascite n'est pas sans avoir une grande importance dans l'appréciation des indications qui nécessitent la paracentèse.

Les causes de l'ascite sont fort nombreuses ; mais par la même raison que nous n'avons pas décrit les symptômes différentiels complétement, nous ne décrirons parmi les causes que celles qui ont trait à notre sujet. Nous les diviserons en deux espèces, les unes qui tiennent à des altérations organiques, telles que les dégénérescences du foie, les tumeurs qui compriment les vaisseaux, la dégénérescence des ganglions lymphatiques, les affections chroniques du cœur, etc. ; dans la seconde classe, nous rangerons les inflammations du péritoine, les hydropisies essentielles sans altérations organiques. On comprend très bien que dans le premier cas la ponction ne pourra jamais guérir le malade, tandis que ce n'est que dans le second, et surtout dans les hydropisies essentielles, que l'on peut espérer un résultat satisfaisant de l'opération.

Aussi faut-il, lorsqu'un malade est affecté d'ascite, rechercher la cause qui a déterminé cette maladie, et si on ne reconnaissait aucune altération organique incurable, on pourrait pratiquer l'opération beaucoup plus tôt que dans le cas contraire ; car dans le premier cas on pourra espérer guérir le malade , et les chances de guérison seront d'autant plus favorables que le liquide sera en moindre quantité ; dans le second , au contraire , il ne faudrait faire la ponction que beaucoup plus tard , et elle ne sera pratiquée que pour soulager momentanément le malade menacé de suffocation par le refoulement du diaphragme dans la poitrine, et on ne devra jamais compter sur la guérison , car l'altération organique restant, le liquide se reproduira une seconde , une troisième fois, et avec d'autant plus de facilité que la maladie sera plus ancienne et que les ponctions auront été plus nombreuses et plus rapprochées.

On a essayé de guérir l'ascite sans opération. Si on a pu dans certains cas réussir, ce n'est que lorsqu'il n'existait pas d'altérations profondes ; car on conçoit parfaitement que si les médicaments n'ont pas d'action sur une altération incurable, la cause de l'ascite persistant toujours et le péritoine continuant à sécréter du liquide . il sera impossible de faire disparaître, même incomplétement, celui qui sera accumulé dans cette membrane séreuse.

La *compression*, les *larges vésicatoires*, l'*acupuncture*, ont été employés avec plus ou moins de succès. Je ne m'arrêterai pas à discuter la valeur de ces procédés ; celui sur lequel nous devons nous arrêter est la ponction.

On a employé pour ouvrir la cavité abdominale la *cautérisation* avec le fer rouge ou les caustiques, et on arrivait sur le péritoine à travers l'escarre. Ce procédé est complétement abandonné, ainsi que le traitement par le *séton ;* car outre qu'ils sont infiniment moins commodes que la ponction avec le trocart, ils ont l'inconvénient de laisser une plaie béante communiquant avec le péritoine. Je dirai la même chose de l'*incision*, soit avec le bistouri ou la lancette, et même le trocart plat de Wilson ; car dans ce procédé les parties molles sont coupées, et par conséquent seront encore écartées, d'autant plus qu'on sera toujours, avec ces instruments, forcé d'introduire une canule ou une sonde de femme, afin que le liquide puisse passer au-dehors.

A la vérité on peut faire avec le bistouri une incision assez oblique pour que l'air ne puisse pénétrer dans l'abdomen; mais, je le répète, le trocart est préférable, car il ne coupe pas les tissus, il les sépare comme le ferait un coin; les parties molles reviennent plus facilement en contact, et il y a beaucoup moins à craindre une hémorrhagie. Cependant, si on manquait de trocart, le bistouri conduit très obliquement à travers les téguments serait le procédé auquel il faudrait accorder la préférence.

Le *trocart* ou *trois-quarts* est un instrument composé d'une tige métallique arrondie, terminée à une de ses extrémités par une petite pyramide triangulaire taillée sur l'extrémité de la tige. La pointe de cette petite pyramide est très aiguë, les arêtes sont tranchantes. L'autre extrémité de la tige est supportée dans un manche assez volumineux, présentant une extrémité arrondie et plus volumineuse que le reste. La tige du trocart est renfermée dans un étui métallique, ordinairement en argent, percée à ses deux extrémités. Cette canule s'étend sur toute la longueur du trocart, depuis la petite pyramide, qui doit toujours être à découvert.

Une des extrémités de la canule doit être assez rétrécie pour faire ressort avec l'instrument, afin que, s'appliquant exactement sur la tige métallique, les tissus ne viennent pas arc-bouter sur la saillie de la canule et empêcher l'instrument de glisser; l'autre extrémité présente une surface élargie qui s'ajuste sur le manche, et se termine par un bec de cuiller pour faciliter l'écoulement des liquides: c'est le pavillon de la canule.

Le volume des trocarts, leur forme droite ou courbe est très variable. Celui dont on se sert le plus souvent, et que nous venons de décrire est droit, c'est le trocart de L. Petit.

Il est un instrument beaucoup plus petit, qui ne diffère

du précédent que par son volume : c'est le *trocart explorateur*. Il est de même recouvert d'une canule s'ajustant
parfaitement sur la tige ; le manche est formé par une petite plaque analogue à celle qui est à l'extrémité d'un
porte-mèche. L'extrémité de la canule, en rapport avec le
manche, n'est pas élargie en forme de pavillon, mais bien
en forme d'entonnoir, de manière à lui donner une largeur
aussi grande que possible, eu égard au volume que doit
avoir l'instrument.

Pour que les trocarts puissent être transportés facilement, et pour garantir la pointe, on les renferme dans un
étui de la même forme, afin qu'ils y soient maintenus, et
que la pointe ne soit pas émoussée. Comme le trocart explorateur serait trop volumineux dans une trousse, avec un
étui, on a imaginé de couvrir la pointe par une espèce de
petit couvercle en argent, assez profond pour que la pointe
ne puisse pénétrer jusqu'au fond, et qui entre à frottement
sur l'extrémité de la canule.

Toutes les parties de l'abdomen ne sont pas également
propres à l'opération : ainsi il faut toujours éviter les points
où existent des viscères, qu'il est important de ne point
blesser, le foie, la rate, les reins, le colon, les intestins.
On doit encore se garder de faire la ponction sur le trajet de
vaisseaux connus, la veine sous-cutanée abdominale, l'artère épigastrique, par exemple, les veines qui rampent
sur les téguments de l'abdomen, et dont le volume est souvent assez considérable pour qu'elles puissent être aperçues à travers la peau.

La percussion de l'abdomen fera toujours connaître
d'une manière précise la position des intestins, du foie, etc. ;
la connaissance du trajet des vaisseaux vous fera le plus
souvent éviter de les blesser. Cependant il peut arriver
qu'il existe des anomalies qu'il a été impossible de prévoir,
et l'opération la mieux exécutée peut être compliquée d'hémorrhagie. Nous allons dire tout-à-l'heure quelle doit

être la conduite du chirurgien si cet accident survenait.

Chez la femme, la ponction peut être faite par le *vagin ;* mais quelques dispositions anatomiques anormales peuvent quelquefois compromettre la réussite de l'opération ; et si l'on voulait pratiquer cette opération, on devrait s'assurer si, par le toucher, on ne sentirait pas un flot de liquide entre le rectum et l'utérus ; si cette indication venait à manquer, il faudrait s'abstenir. La ponction par le *rectum* et **par la** *vessie,* qui a été conseillée, et qu'on dit même avoir été suivie de succès, est trop dangereuse pour qu'on doive la pratiquer.

Il n'en est pas de même de la ponction par le *scrotum ,* lorsque l'ascite est compliquée d'hydrocèle congénitale. Cet endroit est fort bon pour pratiquer l'opération ; mais on ne doit le choisir que lorsqu'il existe une hydrocèle congénitale, c'est-à-dire lorsqu'il existe une libre communication entre le péritoine et la tunique vaginale.

C'est surtout à travers les téguments de la paroi abdominale antérieure, aussi bas qu'il est possible, que l'on doit pratiquer cette opération. Il est à remarquer que l'on ne peut pas toujours choisir la partie la plus déclive, à cause de la position des organes qui pourraient être blessés par la pointe du trocart. Ainsi on ne doit pas pratiquer cette opération tout-à-fait au bas de la ligne blanche, dans la crainte de blesser la vessie ; et on ne doit pas la faire trop en arrière, dans la crainte de blesser les reins, ou les colons, ou le cœcum.

La *ligne blanche* est le point qui était préféré par les anciens et par la plupart des chirurgiens anglais. Mais il faut remarquer que l'on peut facilement trouver un point plus déclive, et que la ponction, dans ce point, n'est pas complétement à l'abri de l'hémorrhagie, puisque souvent, en arrière des téguments de l'abdomen, se trouve une veine volumineuse qui aurait, d'après S. Cooper, fourni plus d'un litre de sang, coupée par le bistouri dans une opération de paracentèse.

D'après Sabatier, le lieu d'élection serait à l'entrecroisement de deux lignes, dont l'une irait du rebord des fausses côtes à la crête de l'os des iles, l'autre transversale de l'ombilic à la colonne vertébrale. L'indication de Sabatier ne me paraît pas assez précise; car, si on conduisait la ligne verticale trop en arrière, toujours vers la crête de l'os des iles, mais vers la partie postérieure, il y aurait à craindre une lésion du colon ou du cœcum, du rein ou des artères lombaires. On peut assigner un point bien plus exact en faisant descendre la ligne verticale de l'appendice xyphoïde à l'épine iliaque antérieure et supérieure, et conduire la ligne verticale de l'ombilic à la colonne vertébrale. Pratiquée au point d'intersection de ces deux lignes, l'opération pourrait être faite sans crainte de blesser l'artère épigastrique qu'on laisse en dedans, ni du colon qu'on laisse en dehors et en arrière.

Il vaut mieux pratiquer l'opération de la paracentèse du côté gauche que du côté droit, à cause de la présence du foie : mais, en général, il est, ainsi que la rate, refoulé en haut par le liquide; et d'ailleurs grâce aux travaux de M. le professeur Piorry, il est impossible de commettre d'erreur, car la percussion abdominale permettra toujours de limiter exactement le foie, la rate et tous les viscères abdominaux.

Les objets nécessaires pour pratiquer l'opération de la paracentèse sont : 1° un trocart; 2° deux vases, l'un plus petit que l'on puisse approcher du pavillon de la canule si le liquide ne coule pas avec assez de rapidité pour passer dans le plus grand vase placé sur le côté du lit; 3° un petit morceau de diachylon ou de taffetas d'Angletetre pour boucher la plaie; 4° quelques petites compresses, plusieurs serviettes pliées convenablement et un bandage de corps avec un scapulaire et des sous-cuisses.

Les aides sont au nombre de trois: l'un maintient la tête et les bras du malade, un autre lui maintient les membres inférieurs ; enfin le troisième, placé en face du chirurgien, comprime l'abdomen lorsque cela est nécessaire.

Le chirurgien, placé à gauche du malade, s'il a choisi le côté gauche pour faire la ponction, saisit le trocart de la main droite, le manche dans la paume de la main, le doigt indicateur sur la canule, soit pour limiter le point jusqu'où il veut faire pénétrer l'instrument, soit pour maintenir l'instrument fixé dans sa main d'une manière plus solide. On conseille de placer le petit doigt et l'annulaire sur les téguments de l'abdomen, afin d'avoir un point d'appui ; mais cette précaution est inutile, et ne sert qu'à rendre l'opération plus longue et plus minutieuse. On enfonce brusquement le trocart garni de la canule, et on sent qu'on est arrivé dans la cavité abdominale lorsque l'extrémité de l'instrument est parfaitement mobile et qu'on ne rencontre aucune résistance. Quelques chirurgiens préfèrent, craignant de blesser quelques viscères, introduire l'instrument seulement en le roulant sur son axe. Mais ce procédé fait beaucoup plus souffrir les malades, et il n'y a aucune espèce de crainte de blesser l'intestin, qui est toujours séparé des parois de l'abdomen par une couche très épaisse de liquide. Il faut encore faire attention à enfoncer l'instrument perpendiculairement aux téguments, car il serait à craindre qu'en l'enfonçant obliquement il ne vînt à glisser à travers les muscles des parois abdominales. .

Lorsque le trocart est enfoncé et qu'on s'est assuré qu'il est bien dans la cavité abdominale, on retire la lame de la main droite, tandis qu'avec le doigt indicateur et le pouce de la main gauche, on maintient la canule en place, le pavillon toujours tourné vers la partie inférieure.

Aussitôt que la lame du trocart est enlevée, le liquide sort avec rapidité, et est reçu, s'il est possible, dans le plus grand vase ; pendant ce temps l'aide placé en face du chirurgien comprime la paroi abdominale, tant pour faciliter la sortie du liquide, que pour empêcher la syncope qui pourrait survenir pendant l'opération, par suite du vide qui se formerait dans la cavité abdominale. Monro a imaginé une espèce de corset pour remplacer les mains de l'aide, mais il ne comprime pas aussi bien et d'une manière aussi exacte que l'aide lui-même; le drap de S. Cooper placé autour du ventre et dont les deux extrémités sont tirées par deux aides pendant que le liquide s'écoule, remplit encore moins bien le but que le corset de Monro.

Il arrive assez souvent que le liquide cesse de couler tout-à-coup quoiqu'il y en ait encore une grande quantité dans la cavité abdominale. Ce phénomène tient à la présence de flocons albumineux qui viennent se placer en avant de la canule, et mettre obstacle au cours du liquide ; le grand épiploon vient quelquefois se placer aussi en avant de la canule; il faut alors introduire dans la cavité de l'instrument un stylet mousse, qui déplace le corps étranger; et si on supposait que l'épiploon fût venu se placer au-devant de la canule, on pourrait après l'avoir écarté avec le stylet changer la direction de l'instrument.

Lorsque le liquide s'est écoulé, il faut retirer la canule; on la saisit de la main droite, on la fait tourner sur son axe pendant que le pouce et le doigt indicateur de la main gauche, placés de chaque côté de l'incision, empêchent les téguments d'être soulevés ; on couvre alors la plaie du petit morceau d'emplâtre agglutinatif, de plusieurs compresses, et on comprime complétement l'abdomen sur toute sa surface au moyen d'un bandage de corps convenablement serré et de serviettes disposées triangulairement sur les fosses iliaques.

Ainsi que nous l'avons vu, la ponction est insuffisante dans beaucoup de cas pour guérir les ascites. La compression faite ainsi que nous venons de le dire est employée pour empêcher la syncope, pour arrêter les progrès de la sécrétion, et, dans quelques cas fort rares à la vérité, suffit pour guérir radicalement les malades. On a essayé des injections d'eau , d'eau vineuse , de vapeur vineuse, de deu-toxide d'azote , afin de déterminer dans l'abdomen une inflammation adhésive ; mais je crois qu'il est dangereux d'introduire dans une cavité si vaste et dont les inflamma-tions sont si souvent funestes , un liquide ou des vapeurs irri-tantes ; si on a réussi dans quelques circonstances, ce n'est pas une raison pour préconiser ce mode de traitement qui me paraît moins utile que dangereux ; et d'ailleurs l'adhé-rence des intestins entre eux , et avec les téguments de l'ab-domen qui doivent nécessairement résulter de la guérison de l'ascite par l'inflammation du péritoine , doit déterminer des troubles très sensibles dans les fonctions du tube di-gestif.

L'opération de la paracentèse peut présenter des com-plications qu'il est important de noter. Il arrive quel-quefois qu'après avoir enfoncé l'instrument de 5 à 10 cen-timètres , on ne soit pas encore arrivé dans la cavité qui contient le liquide. Ce phénomène tient à ce que le liquide se trouve quelquefois renfermé dans un kyste à parois très épaisses ; on doit alors enfoncer l'instrument plus profondément. Si les parois de l'abdomen étaient trop flasques pour que l'on pût se servir du trocart, il fau-drait alors employer le bistouri.

Les accidents qui peuvent survenir pendant l'opération de la paracentèse sont la syncope et l'hémorrhagie.

Nous avons déjà dit quelques mots de la syncope et des moyens de la prévenir ; c'est un accident fort peu grave, dont les malades se remettent bientôt.

L'*hémorrhagie* ne présente pas non plus beaucoup de dangers, à moins qu'elle ne soit causée par la perforation de quelques vaisseaux contenus dans la cavité abdominale, ce qui est fort rare ; le plus souvent , elle tient à la lésion d'un des vaisseaux qui rampent dans les parois. On peut, lorsque cet accident arrive et qu'il tient à la lésion de l'ar-tère épigastrique, arrêter l'hémorrhagie par la compression, soit en prenant tout le trajet du trocart entre un large pli de la peau et en le froissant entre le pouce et le doigt indicateur, jusqu'à ce que l'écoulement de sang soit arrêté, soit en comprimant directement dans la plaie au moyen d'un petit morceau de cire taillé en forme de fausset, ou bien l'extrémité d'une sonde ou d'une bougie emplastique. On peut également se servir d'éponge préparée ; mais il est difficile de la retirer, elle pourrait se briser dans la plaie.

Au lieu de couler à l'extérieur, le sang pourrait s'épancher dans la cavité abdominale, alors il teint en rouge le liquide de l'épanchement. Mais il ne faut pas s'en laisser imposer par les apparences, car on observe quelquefois sur la surface des membranes séreuses une exhalation sanguine assez abondante pour colorer en rouge le liquide contenu dans leur cavité ; d'ailleurs il est bien difficile de reconnaître le vaisseau qui aurait été blessé dans l'abdomen, et il serait très imprudent d'ouvrir la cavité abdominale pour aller à sa recherche.

Nous avons vu que l'opération de la paracentèse n'était le plus souvent mise en pratique que comme traitement palliatif : aussi, le liquide une fois évacué, il ne tarde pas à s'en reproduire d'autre avec une rapidité plus ou moins grande. La compression arrête bien pendant quelque temps la sécrétion du liquide, mais elle est dans la plupart des cas insuffisante pour empêcher les progrès de l'épanchement, et on est souvent obligé d'enlever le bandage de corps, afin d'arrêter la gêne qu'il apporte aux fonctions des organes de la respiration. Lorsque l'épanchement s'est reproduit entièrement, il faut alors faire la ponction une seconde fois ; c'est ainsi qu'elle a été pratiquée un très grand nombre de fois sur certains individus. Ainsi Cheselden aurait pratiqué cinquante-sept fois cette opération sur la même personne, Martineau quatre-vingt-sept fois en l'espace de vingt-six ans, Callisen cent fois, Roloff cent quatre-vingt-sept fois chez une femme qui se la fit elle-même soixante-deux fois ; enfin Bézard (*Bullet. de la Soc. méd. d'émul.*, *n°* 12, 1812) rapporte qu'il a fait la paracentèse six cent cinquante-cinq fois. Toutes ces opérations paraissent plutôt avoir été faites pour des kystes de l'ovaire plutôt que pour l'ascite , car M. le professeur Velpeau rapporte qu'il l'a pratiquée trente-sept fois chez une femme , et vingt-neuf fois chez une autre, en moins de trois ans.

Cette opération pouvant donc être renouvelée un assez grand nombre de fois chez le même individu, on ne doit pas hésiter à la pratiquer lorsque la vie du malade se trouve menacée par la grande quantité de liquide épanché ; on lui procure de cette manière un soulagement très prompt, et on peut ainsi prolonger considérablement la vie des malades voués à une mort certaine et rapide par suite de l'épanchement.

§ II. Ponction de l'hydrocèle.

On donne le nom d'*hydrocèle* à une tumeur aqueuse des bourses.

Il y a plusieurs espèces d'hydrocèle, l'une est l'*hydrocèle par infiltration*, ce n'est autre chose que l'œdème du scrotum ; la seconde espèce est l'*hydrocèle enkystée du cordon ;* la dernière enfin est l'*hydrocèle par épanchement.* Dans cette dernière espèce, le liquide est renfermé dans la tunique vaginale.

Nous ne nous occuperons ici que de l'hydrocèle par épanchement, car jamais on ne pratique de ponction pour l'hydrocèle enkystée, le kyste que forme le liquide n'étant pas assez considérable pour que l'on puisse impunément y introduire un trocart ; quant à la première espèce, si on voulait donner issue au liquide, on ne pourrait le faire qu'en pratiquant des mouchetures sur la peau du scrotum, car jamais une ponction ne réussirait à le faire évacuer ; d'ailleurs l'œdème du scrotum coïncidant avec un état œdémateux général, les mouchetures sont le plus souvent inutiles, et la peau des bourses est tellement mince, que là, plus que partout ailleurs, il faut redouter la gangrène si fréquente autour des petites plaies faites à la peau des malades infiltrés.

Je ne puis entrer dans de grands détails sur l'histoire des hydrocèles par épanchement : des traités spéciaux de chirurgie donneront avec exactitude l'histoire des causes , des symptômes, de la marche et du traitement de la maladie. Je ne m'arrêterai donc que sur les parties qu'il est essentiel de connaître, pour bien faire la ponction de l'hydrocèle.

L'hydrocèle est une tumeur molle, fluctuante, indolente, sans changement de couleur à la peau , pyriforme, à grosse extrémité dirigée en bas, le plus souvent irréductible , mais quelquefois disparaissant même par une pression modérée. Cette variété constitue l'*hydrocèle congénitale*. Le liquide qui formait la tumeur des bourses pénètre dans ce dernier cas dans l'abdomen par le canal inguinal non oblitéré ; et le plus souvent la tumeur est formée par un liquide sécrété dans la cavité péritonéale qui tombe dans les bourses par son propre poids. L'hydrocèle congénitale , différant essentiellement de l'hydrocèle ordinaire , le traitement par la ponction présentera quelques modifications que nous exposerons après avoir décrit le traitement de l'hydrocèle parfaitement limitée à la tunique vaginale.

Revenons sur chacun des caractères de l'hydrocèle , et nous verrons qu'il en est quelques uns qui sont d'une importance très grande pour établir d'une manière exacte le diagnostic de cette affection , et pour déterminer exactement le point où l'on devra faire la ponction.

La mollesse de la tumeur n'est pas partout également la même : ainsi, en haut, en arrière et en dedans, on trouve un corps solide résistant qui est formé par le testicule, dont il faut avoir bien soin de déterminer la position , car il est très important de ne pas le blesser pendant l'opération. Il existe quelquefois des altérations de la tunique vaginale, devenue épaisse, résistante et quelquefois même presque cartilagineuse; dans ces circonstances, la tumeur est beaucoup plus résistante. La *transparence* de la tumeur est un excellent caractère pour reconnaître une hydrocèle. Pour la constater, il suffit de placer une bougie d'un côté, et l'œil de l'autre côté de la tumeur. Une des mains presse la partie inférieure des bourses et refoule le liquide en haut; l'autre est parfaitement appliquée sur la convexité formée par l'accumulation de la sérosité, afin d'empêcher les rayons lumineux de frapper l'œil du chirurgien sans traverser la tumeur. Sanson se servait d'un stéthoscope; au moyen de cet instrument, les rayons lumineux ne pouvaient arriver sur l'œil placé à une des extrémités sans passer à travers le liquide; l'autre extrémité du stéthoscope étant parfaitement appliquée sur la peau des bourses tendue par le liquide, ainsi que nous venons de le dire tout-à-l'heure. Ce symptôme, si important, manque quelquefois lorsque le liquide est trouble, ou bien lorsque la tunique vaginale présente des altérations assez considérables pour que les rayons ne puissent la traverser.

La forme de l'hydrocèle est assez variable: tantôt elle est tout-à-fait pyriforme, d'autres fois elle se prolonge dans l'anneau inguinal, se renfle à son extrémité supérieure, qui alors s'élargit, et il existe au niveau de l'orifice externe du canal inguinal un étranglement qui donne à l'hydrocèle la forme d'une calebasse. Cette variété a reçu le nom d'*hydrocèle en bissac*. Il existe souvent des bosselures qui pourraient faire croire que l'hydrocèle est multiloculaire, ce qui arrive quelquefois.

L'hydrocèle n'est pas une maladie grave, elle devient seulement gênante lorsqu'elle est trop volumineuse; elle peut, si on lui laisse prendre tout son développement, envahir toute la peau de la verge, qui alors disparaît presque entièrement, enveloppée par la tumeur. Lorsque l'affection est ancienne, et qu'elle a commencé par une inflammation de la tunique vaginale, le testicule s'aplatit, diminue de volume ; lorsqu'au contraire elle a commencé par l'inflammation du testicule, l'épididyme est dur, bosselé, et plus volumineux qu'à l'état normal.

L'incommodité qui résulte du poids de cette tumeur, le peu de gravité qui résulte de l'opération, font que l'on se décide facilement à évacuer le liquide ; cependant on doit, autant que possible, essayer quelques moyens autres que l'opération, quand la tumeur ne contient qu'une très petite quantité de sérosité ; car non seulement on peut espérer la guérison sans opération, mais encore, si le malade ne guérit pas, l'épanchement augmente, et l'on peut alors, lorsqu'il est assez considérable, plonger l'instrument dans la tumeur sans qu'il y ait crainte de blesser le testicule.

Les instruments nécessaires pour l'opération de l'hydrocèle sont un trocart un peu plus petit que le trocart à paracentèse, une seringue de la capacité d'un demi-litre environ, un litre de liquide pour l'injection, un bassin pour recevoir le liquide qui était contenu dans la tunique vaginale, ou qui après avoir été poussé par la seringue dans cette cavité sort au-dehors par la canule. La canule de la seringue doit, avant de commencer l'opération, avoir été ajustée sur la canule du trocart.

Le malade sera sur le bord du lit, les jambes pendantes, ou bien couché sur une table ou sur un lit disposé de telle façon, que l'aide qui doit pousser l'injection puisse se tenir facilement entre ses jambes ; deux aides maintiennent le malade, et empêchent que ses mouvements ne compromettent l'opération.

L'opérateur saisit le trocart de la main droite, comme pour l'opération de la paracentèse ; de la main gauche, il presse sur la tumeur, de manière à refouler le liquide en bas, en dehors et en avant, dans la direction opposée à la place qu'occupe le plus souvent le testicule. Si, par la palpation de la tumeur, on s'était aperçu que le testicule occupait une autre place, il faudrait diriger le liquide d'un autre côté , afin d'éloigner autant que possible l'instrument de l'organe de la sécrétion du sperme.

On enfonce le trocart de la même manière qu'il a été dit pour la ponction abdominale ; on retire la lame de l'instrument , et le liquide sort par la canule, pendant que la main gauche du chirurgien presse sur la tumeur , et facilite l'expulsion de la sérosité. La canule doit être maintenue de la main droite, et enfoncée au fur et à mesure que la poche se vide ; car la peau du scrotum revenant sur elle-même, la canule pourrait abandonner la tunique vaginale , et le liquide , au lieu d'être injecté dans la cavité qui forme cette membrane séreuse, serait poussé dans le tissu cellulaire des bourses , ce qui causerait des accidents sur lesquels nous allons revenir tout-à-l'heure.

Lorsque tout le liquide est sorti , on peut , si on ne veut pas faire la cure radicale de l'hydrocèle , retirer la canule ; mais , dans le cas contraire , il faut pousser dans la cavité une injection qui puisse déterminer l'inflammation de la tunique vaginale , et l'adhérence de ces deux feuillets pariétal et viscéral.

Le liquide dont on fait usage est à peu près indifférent ; il faut qu'il irrite la tunique vaginale. Ainsi on peut employer de l'eau froide ou chaude , le liquide même de l'hydro-cèle , etc. Mais ceux dont on fait le plus habituellement usage sont le gros vin rouge chauffé à une température de 45° centigrades environ, et dans lequel on a fait bouillir des roses de Provins. L'injection dont M. le professeur Velpeau se sert de préférence est l'*injection iodée* , composée d'un mélange d'eau et de teinture alcoolique d'iode. La teinture d'iode entre pour moitié, pour le tiers ou le quart dans l'injection , suivant le degré d'irritation que l'on veut produire. Ce liquide a toujours produit de très bons résultats ; il s'emploie froid , avantage incontestable qu'il a sur les liquides qui doivent être injectés chauds. Il n'est pas non plus besoin , avec ce liquide , de remplir complétement la tunique vaginale, pourvu que, en malaxant la tumeur, tous les points de cette membrane soient mis en contact avec le liquide. Il n'est pas nécessaire de faire sortir tout le liquide injecté, l'absorption le faisant disparaître très facilement.

L'aide auquel est confiée la seringue doit préalablement y introduire le liquide, et il aura soin qu'il n'y reste pas d'air, car il pourrait survenir de l'emphysème si on poussait dans la tunique vaginale une certaine quantité de ce fluide. Lorsque tout le liquide épanché s'est écoulé, il place l'extrémité de la canule de la seringue dans la canule du trocart, et pousse lentement la matière de l'injection jusqu'à ce que la tumeur soit aussi volumineuse qu'avant l'opération : aussitôt que le liquide est contact avec la membrane séreuse, le malade ressent une douleur assez vive sur le trajet du cordon, dans les flancs, et même dans les lombes. Ce signe, que l'on peut considérer comme de bon augure pour la cure de la maladie, manque quelquefois, surtout lorsque la maladie est ancienne, qu'elle existe chez un vieillard : aussi a-t-on conseillé, dans ces derniers cas, de se servir d'un liquide plus chaud ou plus irritant. L'injection doit être maintenue en rapport avec la tunique vaginale pendant trois minutes environ, puis on la fait sortir de la même manière que le liquide épanché. Aussitôt, on pousse une seconde injection que l'on maintient de la même manière dans la tunique vaginale, et que l'on fait sortir jusqu'à la dernière goutte ; nous avons vu que ce n'était pas indispensable lorsque l'on faisait l'injection avec l'eau iodée ; quand le liquide est sorti, on retire la canule, on presse encore les bourses dans tous les sens, et on parvient encore quelquefois à faire sortir quelques gouttes de liquide.

On panse alors le malade en recouvrant les bourses avec des compresses imbibées d'un liquide irritant ; on se sert, en général, d'un liquide ayant la même composition que celui qui a servi à faire l'injection.

Au bout de deux jours, il se développe une inflammation quelquefois assez intense ; le testicule, ou plutôt l'épididyme, se gonfle. Cette inflammation n'a rien d'inquiétant, elle est même indispensable à la guérison de la maladie. Cependant si elle était trop intense, si elle était suivie d'un mouvement fébrile, on devrait la combattre à l'aide des émollients. Au bout de quinze jours à trois semaines la maladie est complétement guérie.

Si l'hydrocèle présentait, comme cela arrive quelquefois, un volume trop considérable, il y aurait du danger à pousser l'injection sur une séreuse trop étendue ; il faudrait dans ce cas faire auparavant deux ou trois ponctions qui diminueraient d'une manière très notable la capacité de la tunique vaginale, par suite de la rétraction des enveloppes des bourses. Il est bien entendu qu'il faut faire les ponctions assez rapprochées les unes des autres, avant que la tumeur n'ait atteint son volume primitif.

Si l'on avait à pousser l'injection dans une hydrocèle congénitale, il faudrait faire appliquer le doigt d'un aide sur le pubis, afin d'empêcher le liquide de pénétrer dans la cavité abdominale. Il est complétement inutile de maintenir la compression au moyen d'une pelote sur l'anneau inguinal après l'opération, car l'inflammation qui se développe dans la tunique vaginale empêcherait le liquide de passer dans le péritoine. D'ailleurs l'expérience a prouvé que quelques gouttes de liquide introduites dans cette membrane ne détermiuaient le plus souvent pas d'accidents. Il faudrait aussi tenir le malade à un régime plus sévère, afin de prévenir l'inflammation qui de la tunique vaginale pourrait se communiquer au péritoine. Il est rare, quand on a pris ces précautions, qu'on ait à se repentir d'avoir employé l'injection pour la cure radicale de l'hydrocèle congénitale. L'injection iodée est préférable à toutes les autres ; car non seulement il n'est pas nécessaire de distendre la tunique vaginale, et par conséquent il y a beaucoup moins de danger de voir le liquide pénétrer dans la cavité abdominale, mais encore ce liquide pouvant être absorbé facilement, il y a encore moins à craindre qu'il ne survienne consécutivement une inflammation du péritoine.

Quoique cette opération soit très simple, il peut survenir dans certaines circonstances des complications assez graves; telles sont l'hémorrhagie, la gangrène du scrotum, la blessure du testicule et l'emphysème.

1° L'*hémorrhagie* arrive rarement à la suite de l'opération de l'hydrocèle, elle ne pourrait provenir que des vaisseaux du scrotum ou du cordon; mais ils sont trop peu volumineux pour que l'hémorrhagie soit inquiétante : aussi nous ne nous y arrêterons pas.

2° La *gangrène du scrotum* peut survenir dans deux circonstances ou bien lorsque l'on a poussé l'injection dans le tissu cellulaire des bourses, ou bien lorsqu'elle n'a pénétré que dans la tunique vaginale; dans le premier cas, la gangrène arrive très souvent, et peut quelquefois emporter le malade. On reconnaît facilement cet accident, parce que l'on ne peut faire sortir le liquide injecté; il faut alors fendre largement le scrotum, afin de faciliter une large issue au liquide pour prévenir la mortification du tissu cellulaire. On ne sait trop comment expliquer la gangrène du scrotum lorsque le liquide a été poussé dans la tunique vaginale, il existe cependant des observations bien authentiques de cet accident. On pourrait attribuer ce phénomène (1), 1° à la distension de la tunique vaginale à travers les éraillures de laquelle le liquide pourrait passer dans le tissu cellulaire; 2° à ce que le liquide peut refluer sur les parois de la canule, et s'infiltrer entre les feuillets des enveloppes des testicules; 3° le liquide restant dans le kyste pourrait encore, après l'ablation de la canule, s'infiltrer

____

(1) Velpeau. *Nouveaux éléments de médecine opératoire*, 2ᵉ édit., t. IV, p. 274.

dans le tissu cellulaire des bourses ; 4° enfin l'inflammation phlegmoneuse peut marcher avec intensité du dedans vers le dehors et déterminer le sphacèle. Et pourquoi, quand on voit survenir des gangrènes après de simples mouchetures sur les membres œdématiés, n'en surviendrait-il pas après la ponction de l'hydrocèle ?

3° La *piqûre du testicule* n'est pas aussi grave qu'on pourrait le croire au premier abord ; rarement il survient un phlegmon de cet organe, qui en détermine la suppuration ; mais comme cet accident pourrait survenir, il faut toujours avoir grand soin d'éviter la lésion de l'organe. Pour cela on s'assurera de la position du testicule et on piquera la tumeur, ainsi que nous l'avons dit, aussi loin que possible. On devra aussi éviter d'employer la ponction lorsque la tumeur est peu volumineuse ; il vaut mieux, ainsi que je l'ai vu faire deux fois à l'hôpital de la Charité, en 1843, par M. Gerdy, opérer l'hydrocèle par le séton.

Une douleur très vive, caractéristique, indique que le testicule a été blessé. Je pense que dans ce cas il faut toujours s'abstenir de pousser une injection, de peur que l'inflammation de cette glande ne soit suivie de sa destruction. D'ailleurs il y a peu d'inconvénient à différer l'opération, l'hydrocèle n'étant jamais une maladie qui compromette en quoi que ce soit la santé des malades.

4° L'*emphysème du scrotum* s'observe rarement à la suite de l'opération de l'hydrocèle ; il ne présente aucune gravité. M. Velpeau (1) rapporte plusieurs exemples de cet accident ; dans deux cas, la crépitation a persisté pendant quinze jours ; chez d'autres malades, la résolution ne s'est point faite : aussi faut-il se mettre en garde contre cette complication, qui rend douteuse l'efficacité des injections d'air dans la tunique vaginale. On évite facilement cet accident en purgeant complétement la seringue.

(1) Loc. cit., p. 276.

Lorsque l'hydrocèle est compliquée d'altérations profondes de la tunique vaginale, la ponction suivie d'injection ne peut amener la guérison : aussi faut-il avoir recours à un autre procédé, tel que l'incision, l'excision, etc. ; ce n'est pas ici le lieu de les décrire.

Je signalerai deux faits assez remarquables : l'un, que j'ai observé à l'hôpital de la Pitié dans le service de Sanson (1838), est celui d'un malade affecté d'une hydrocèle biloculaire chez lequel une seule ponction a suffi pour déterminer l'inflammation des deux sacs, et la résorption du liquide contenu dans le sac qui n'avait pas été percé. Ce malade a été complétement guéri par cette opération que je pourrais dire incomplète. L'autre malade que j'ai observé à l'hôpital de la Charité, dans le service de M. Gerdy, a été moins heureux : l'inflammation du côté droit, opéré de l'hydrocèle par la ponction et l'injection, a été suivie de la formation d'une hydrocèle du côté opposé.

§ III. Ponctions exploratrices.

Les ponctions exploratrices sont des opérations qui sont faites dans le but de reconnaître la composition des tumeurs ; c'est ainsi que l'on reconnaît que la tumeur renferme ou non un liquide ; que l'on peut savoir si le liquide est du sang, du pus ou de la sérosité.

Cette opération est bien simple ; elle se fait avec l'instrument que nous avons décrit plus haut, et que nous avons désigné sous le nom de *trocart explorateur*. La peau est tendue par le pouce et le doigt indicateur de la main gauche, tandis que de la main droite, qui tient l'instrument comme une plume à écrire, on le fait pénétrer en le tournant sur son axe comme une aiguille à acupuncture. Lorsqu'on a pratiqué la ponction, on retire la lame du trocart, et le liquide, lorsque la tumeur en contient, s'écoule par la canule.

Le trocart explorateur ne doit pas toujours être employé, surtout quand on veut diagnostiquer la nature d'une tumeur que l'on soupçonne formée par un anévrisme ou bien par la hernie de quelque viscère ; on se sert alors d'une aiguille à acupuncture, que l'on enfonce de la même manière : le sang qui coulera sur les parois de l'aiguille indiquera la nature de la tumeur, la sortie des gaz de l'intestin fera connaître que cet organe a été ouvert. L'aiguille à acupuncture présentant moins de volume que le trocart explorateur, déplaçant comme lui les parties molles au lieu de les déchirer, il y aurait moins d'inconvénient à la plonger dans une dilatation artérielle, sans qu'il y ait lieu de craindre aucun accident redoutable. On se sert encore d'une aiguille à cataracte ; mais celle-ci présente plus de volume que l'aiguille à acupuncture : elle peut être mise en usage lorsqu'on n'a pas lieu de redouter la lésion d'une tumeur anévrismale. Enfin lorsqu'on a constaté par les moyens appropriés la présence d'un liquide dans une tumeur, que les aiguilles ne lui ont pas donné issue, on peut employer le bistouri à lame étroite, ou la lancette, que l'on enfonce perpendiculairement à l'axe de la tumeur. On doit faire attention, si on veut empêcher l'air de pénétrer dans le foyer, à en fendre les parois très obliquement, afin qu'on puisse facilement détruire le parallélisme.

La ponction exploratrice est encore employée pour reconnaître les affections cancéreuses des os, à travers lesquels on peut faire passer facilement une longue aiguille à acupuncture.

CHAPITRE IX.

Perforation du lobule de l'oreille.

La perforation du lobule de l'oreille est une opération tellement simple, que le plus souvent elle est abandonnée aux bijoutiers et aux gens du monde. Mais comme elle peut être suivie de quelque accident, peu grave à la vérité, je crois devoir en dire quelques mots.

Cette opération est toujours pratiquée dans le but d'introduire dans la plaie faite à l'oreille un bijou qui sert d'ornement, une boucle d'oreille; par conséquent cette ouverture doit rester permanente.

On se sert, soit d'un emporte-pièce, soit d'un trocart très petit. Ce dernier est plus commode; mais le premier, déterminant une perte de substance, lui est préférable, le malade est moins exposé aux inflammations qui surviennent quelquefois lorsqu'on pratique cette opération.

Pour faire la perforation du lobule, on le saisit de la main gauche, on le place sur un bouchon de liége, afin que l'instrument, trouvant un point d'appui assez résistant, puisse plus facilement traverser les parties molles; l'instrument dont on veut faire usage est saisi de la main droite. Si on choisit le trocart, on le plonge brusquement avec sa canule, jusqu'à ce que cette dernière, ayant traversé toutes les parties molles, soit implantée dans le bouchon. Il est à remarquer que les bijoutiers traversent toujours le lobule d'arrière en avant, et de dehors en dedans, afin que la partie antérieure de la boucle d'oreille soit dirigée en avant, tandis qu'elle serait dirigée latéralement, si le lobule était percé perpendiculairement à sa surface. On enlève la lame du trocart comme après l'opération de la paracentèse, puis on dégage du bouchon l'extrémité de la canule; on introduit dans celle-ci un fil de plomb, on la retire; la canule entraînant le fil de plomb lui fait traverser la solution de continuité. Les deux extrémités sont portées, l'une en avant, l'autre en arrière du lobule, et fixées ensemble afin qu'ils ne puissent se déplacer. On met quelquefois dans l'ouverture une mèche de linge, mais elle se salit plus que le fil métallique, on est obligé de la renouveler, et la cicatrisation des bords de la plaie se fait attendre davantage. On ne devrait pas non plus passer de suite l'anneau, dont les bords anguleux pourraient irriter la plaie, que l'on serait quelquefois obligé de retirer s'il survenait quelque accident, ce que l'on ne pourrait faire souvent sans le briser. D'ailleurs le poids, étant quelquefois assez considérable, pourrait dans quelques circonstances peser assez sur la plaie pour déchirer le lobule.

La présence de ce corps étranger dans la plaie détermine une irritation suivie d'une sécrétion peu abondante de pus, et de la cicatrisation. On peut alors retirer le fil de plomb, et le remplacer par l'anneau.

Il est à remarquer que, quel que soit le corps que l'on place dans l'ouverture, celui-ci tend toujours à descendre, et que, par conséquent, il vaut toujours mieux faire l'ouverture plus haut que plus bas.

Si on se servait de l'emporte-pièce, on agirait de la même manière, et, après avoir traversé le lobule, on dégagerait l'instrument de l'extrémité du bouchon, on enlèverait du centre de l'instrument les parties détachées du lobule, et on les remplacerait par le fil métallique qui, entraîné avec l'emporte-pièce qu'on retirerait, traverserait tout le lobule. On se comporterait, pour le reste, comme il a été dit plus haut.

Cette opération est peu grave, elle n'est presque pas douloureuse; il est même à peine utile d'engourdir par la pression le lobule que l'on veut traverser. Les seuls accidents à redouter sont un léger érysipèle, dont on se rend facilement maître à l'aide d'un traitement approprié; ou l'inflammation du lobule, qui cède très facilemeut aux émollients. Il faut cependant remarquer que le corps étranger, entretenant l'inflammation, doit être enlevé lorsqu'il survient des accidents; car non seulement il s'opposerait à la guérison, mais pesant sur des tissus rendus plus friables par la maladie, on courrait le risque de voir le lobule se déchirer.

La cicatrisation est complète de vingt à vingt-cinq jours. Si on enlevait plus tôt le corps étranger, on courrait le risque de voir la plaie se boucher, et si l'on s'en apercevait assez à temps, il faudrait y passer un stylet mousse, pour en décoller les bords ; et si on ne pouvait les décoller, on recommencerait l'opération.

CHAPITRE X.

Vaccination.

La *vaccine* est une opération dans laquelle on introduit dans une plaie faite à la peau un virus appelé *vaccin* qui préserve de la variole.

Je ne m'arrêterai pas à discuter si la vaccine préserve tous les individus de la variole, si au bout d'un temps plus ou moins long un individu a besoin d'être revacciné, si enfin le vaccin de Jenner a perdu une partie de ses propriétés par la transmission. Toutes ces objections qui ont été faites à la vaccine ne me paraissent pas d'une très grande valeur. Si quelques individus vaccinés, même parfaitement, ont contracté la variole après un temps plus ou moins long, toujours est-il que la plupart et même presque toutes les personnes vaccinées ont été préservées, et qu'il est difficile de comprendre qu'il y ait des gens pour lesquels cette découverte ne soit pas une de celles qui ont fait le plus pour le bonheur de l'humanité.

§ I. Opération.

On peut inoculer le vaccin sur toutes les parties du corps, mais le lieu d'élection est au bras au-dessous du deltoïde. Placées dans ce point, les cicatrices ne sont point apparentes, puisqu'elles sont cachées par les manches des vêtements ; et les personnes vaccinées n'éprouvent jamais de répugnance à montrer cette partie lorsqu'il est besoin de constater l'existence du vaccin. D'ailleurs, les chirurgiens ont agi sagement en choisissant un endroit, toujours le même chez tous les individus, car on évite de cette manière des investigations souvent très difficiles pour le chirurgien, et toujours très désagréables pour les malades.

On peut vacciner de plusieurs manières, soit en frottant fortement la peau jusqu'à l'excoriation de l'épiderme, et en plaçant sur la surface excoriée un linge imprégné de vaccin, soit en plaçant du vaccin sur une surface dépouillée de son épiderme par un vésicatoire, ou bien en introduisant du liquide préservateur dans une plaie faite aux téguments. Mais à tous ces procédés, qui sont douloureux, on a substitué la simple piqûre, au moyen de laquelle on inocule aussi bien le vaccin, et qui a l'avantage de ne point faire souffrir les malades.

On se sert pour cette opération d'une *aiguille à vaccin*, qui n'est autre chose qu'une lancette ordinaire très aiguë, terminée en fer de lance, et présentant sur une de ses faces une rainure dans laquelle on place le liquide que l'on veut inoculer. Mais le plus souvent on emploie une lancette ordinaire qui remplit aussi bien le but, et on ne s'embarrasse pas d'un instrument à peu près inutile.

On charge la lancette en couvrant une de ses faces de vaccin, ou bien en plongeant la pointe dans un bouton de vaccin du sixième au onzième jour, et l'instrument étant droit et tenu de la main droite comme une plume à écrire; la main gauche, embrassant le membre au-dessous du point où l'on veut faire les piqûres, tend la peau assez pour que celles-ci soient plus faciles à faire. On pratique alors entre l'épiderme et les corps muqueux une petite ponctions très oblique et de 3 ou 4 millimètres environ de profondeur. On laisse la lancette dans la plaie pendant quelques instants, on essuie ses deux faces sur les deux faces de la plaie, puis on la retire. Cette opération n'est presque point douloureuse; elle l'est si peu, que les enfants endormis ne se réveillent même pas pendant qu'on les vaccine; elle se fait avec une très grande rapidité, et donne lieu à l'écoulement d'une gouttelette de sang tout au plus.

Une seule piqûre peut suffire pour vacciner un individu et le préserver de la variole; mais comme fort souvent la vaccination ne réussit pas, il est bon d'en faire plusieurs : on en fait ordinairement trois à chaque bras; mais, je le répète, il suffit qu'il y ait un bouton de vaccin qui se développe pour que le malade soit préservé.

Lorsque l'opération est terminée, il faut laisser la peau à l'air libre afin que le sang se dessèche sur la surface, et que le frottement ne fasse pas sortir la portion de virus qui est dans la plaie; on couvre ensuite le bras d'un linge fin que l'on maintient fixé au moyen d'un bandage circulaire peu serré.

On peut vacciner les enfants à tout âge; mais, à moins de circonstances particulières, telles que les épidémies de varioles ou même l'existence de quelques varioles dans le voisinage, il est bon d'attendre aux six derniers mois de la première année; dans les cas exceptionnels dont je viens de parler, il faut vacciner les enfants aussitôt que cela est possible. Il n'y aurait pas d'inconvénient à vacciner les enfants à l'âge de deux ou trois ans, et même beaucoup plus tard; mais les parents tiennent avec raison à les faire vac-

ciner de bonne heure, afin qu'ils aient moins de chance de
contracter la variole.

§ II. Marche de la vaccine.

Dans les deux ou trois premiers jours qui suivent l'inoculation, on ne voit rien ; mais à la fin du troisième au plus
tard, on aperçoit un point rouge à la place de chaque piqûre ; cette petite rougeur paraît reposer sur une base dure ;
le sommet présente à peu près l'apparence d'une piqûre de
puce ; le quatrième jour, la rougeur est plus apparente, circulaire, ombiliquée au centre ; le cinquième jour, la teinte
rouge est circulaire et enveloppe le bourrelet du centre qui
est plus saillant ; le sixième, le bourrelet augmente encore,
devient encore plus large, et s'entoure d'une auréole ar-
gentée distendue par du liquide ; le septième jour, le bourrelet se distend, l'auréole inflammatoire s'étend encore,
le tissu cellulaire sous-cutané s'enflamme ; le huitième jour,
le bourrelet est plus large, plus rempli de matière ; l'auréole s'étend d'une piqûre à l'autre quand elles ne sont pas
éloignées de plus de 3 centimètres ; le neuvième jour la
pustule acquiert son maximum de développement ; le
sommet commence à se recouvrir d'une petite croûte noirâtre ; la chaleur est mordicante, le bras pesant ; le malade
éprouve de la douleur, quelquefois même il existe un léger
mouvement fébrile ; le dixième jour, le bourrelet vaccinal
est plus aplati, plus large, se repose sur une tuméfaction
très prononcée ; la douleur qu'éprouvent les malades est
plus considérable ; il arrive même quelquefois que les ganglions de l'aisselle s'engorgent ; le onzième jour, la dessiccation commence, le bouton est dur, aplati, dépourvu de
liquide, se recouvre d'une croûte d'une couleur grise, ou
d'un jaune sale. C'est ainsi que se termine la période d'inflammation. A partir du douzième, l'on trouve sous la croûte
du pus au lieu de liquide ; la quantité de pus devient de
moins en moins considérable, l'inflammation disparaît complé-

tement, et du vingtième au vingt-cinquième jour les croûtes tombent entièrement, et laissent apercevoir une cicatrice pointillée très facile à reconnaître, et qui ne s'efface jamais.

La description que je viens de donner de l'éruption vaccinale, tout incomplète qu'elle est, peut facilement faire reconnaître la fausse vaccine de la vraie vaccine. Nous allons décrire la différence qui existe entre ces deux éruptions.

La *fausse vaccine* se rencontre chez les individus qui ont déjà été vaccinés et qui le sont pour la seconde fois, chez ceux qui ont eu la variole ou bien qui n'auraient pas été vaccinés avec un instrument en bon état, tel qu'une lancette émoussée ou oxidée, ou avec du vaccin de mauvaise qualité, ou bien chez lesquels l'opération a été mal faite. Dans la fausse vaccine il n'y a pas de période d'incubation, la suppuration se manifeste dès le troisième ou quatrième jour; la croûte est quelquefois très longue à se détacher, elle tombe souvent au bout de cinq ou six jours pour se reproduire, comme il arrive dans toutes les espèces d'ulcères. Enfin la fausse vaccine ne laisse point sur la peau des traces de pointillés qui puissent la faire reconnaître.

§ III. Conservation et transmission du vaccin.

La meilleure manière de vacciner est sans contredit celle qui consiste à vacciner de bras à bras, en plongeant la lancette dans un bouton de vaccin et en inoculant sur les bras d'un autre individu le virus entraîné par les deux faces de l'instrument. Avant le sixième jour il n'y a pas de liquide dans la pustule; mais depuis le sixième jusqu'au commencement du dixième, on trouve de la sérosité qui constitue le véritable vaccin; le pus qui succède à ce liquide ne s'inocule pas et produirait de fausses vaccines: c'est depuis la fin du sixième jour jusqu'au huitième que la propriété du vaccin est à son maximum d'intensité. Il faut donc autant que possible extraire le vaccin à cette époque, soit pour inoculer le vaccin de bras à bras, soit pour les conserver.

Les principaux moyens de conserver le vaccin sont :

1° *Les lancettes.* On peut, lorsqu'on ne veut pas conserver le vaccin pendant longtemps, charger l'extrémité de plusieurs lancettes, renfermer les lames dans leur châsse en maintenant la lame écartée des valves de la châsse, afin que leur contact n'enlève pas le vaccin. Il est à remarquer que de cette manière le vaccin ne peut être conservé que pendant un très court espace de temps, douze à dix-huit heures au plus ; car la lancette humide s'oxide, le vaccin s'altère, et on ne produirait qu'une fausse vaccine. Pour parer à cet inconvénient, on peut se servir de lancette à lame d'écaille, de corne ou d'ivoire ; on peut sur ces instruments conserver le vaccin plus longtemps que sur des lancettes à lames d'acier.

On peut se servir d'une plume d'oie, taillée comme un cure-dent, et dont on imprègne l'extrémité de vaccin ; ce moyen peut être facilement mis en pratique dans les campagnes. Les plumes doivent être conservées dans un étui, de manière que leurs extrémités n'éprouvent pas de frottement.

Quand on veut faire usage de vaccin ainsi conservé, il faut tremper l'extrémité de l'instrument dans un peu d'eau tiède, si le vaccin était desséché ; dans le cas contraire, il suffirait de plonger la lancette comme il a été dit pour la vaccination de bras à bras.

2° *Les plaques de verre.* Quand on emploie ce procédé pour conserver le vaccin, on prend deux petits morceaux de verre à vitre bien essuyés, d'égale dimension et taillés en carré. On pose une des faces sur le bouton largement ouvert, et lorsqu'il est recouvert d'une quantité suffisante de liquide, on le laisse exposé à l'air afin d'augmenter sa consistance, pour que la pression des deux lames entre elles ne fasse pas fuser le vaccin sur les parties latérales. Les deux surfaces couvertes de vaccin sont mises en contact l'une avec l'autre, et les bords sont lutés parfaitement avec un peu de cire, ou bien on les enveloppe parfaitement avec une lame d'étain ou avec un morceau de papier noir que l'on colle sur les bords ou même sur les faces externes des lames de verre. On peut, en maintenant ces plaques dans un lieu sec et frais, les conserver pendant très longtemps.

Quand on veut se servir de vaccin conservé de cette manière, après avoir enlevé avec précaution la substance qui réunissait les deux lames de verre, on les sépare, et on expose leur surface couverte de vaccin à la vapeur d'eau chaude, ou bien on trempe l'extrémité de la lancette dans de l'eau tiède, et on l'applique ainsi sur la lame de verre. On peut de cette manière recueillir facilement le vaccin et inoculer aussi bien qu'on pourrait le faire de bras à bras.

3° *Les tubes capillaires.*— En raison de la propriété que possèdent les liquides qui mouillent le verre de monter dans les tubes capillaires, on peut appliquer une des extrémités d'un tube sur un bouton largement ouvert; le liquide monte, et lorsque le tube est presque plein, on ferme ses deux extrémités en les exposant à la flamme d'une bougie.

Le tube de M. Fiard est fort ingénieux; il est long de 6 ou 7 centimètres environ et terminé par une boule semblable à celle d'un thermomètre; il échauffe la boule avec la main pour raréfier l'air; puis plaçant l'extrémité du tube sur un bouton de vaccin, l'air de la boule se condensant par le refroidissement, le liquide monte très facilement. Pour le chasser, lorsqu'on a besoin de s'en servir, il suffit d'échauffer la boule; alors l'air qui reste au sommet de la boule dilatée par la chaleur, presse sur la colonne le liquide et le fait facilement sortir. Quand on se sert des tubes capillaires dont l'invention appartient à M. Bretonneau, il suffit de casser les deux extrémités, de souffler légèrement à l'aide d'un chalumeau sur une ouverture, tandis que l'autre donne passage au vaccin, qui est reçu sur une plaque de verre, sur laquelle on peut facilement charger la lancette. Pour plus de facilité, on recevra le vaccin qui s'écoule par une des extrémités sur la lancette elle-même.

4° Les *fils*, autrefois employés par Jenner, sont aujourd'hui abandonnés, parce que le vaccin s'altère plus vite, et on est obligé, lorsqu'on veut s'en servir, de faire une incision assez profonde, douloureuse, qui peut quelquefois occasionner des accidents graves, et qui laissent toujours une cicatrice difforme et plus grande que celle qui succède à la piqûre.

Tels sont les moyens à l'aide desquels on peut conserver le vaccin. Les procédés de MM. Fiard et Bretonneau sont excellents en ce qu'ils permettent de conserver le vaccin pendant longtemps à l'abri du contact de l'air et de l'inoculer en nature. M. Bousquet, qui a examiné avec soin ces divers procédés de conservation, croit que les plaques conservent plus longtemps le vaccin; c'est d'ailleurs sous cette forme que l'Académie de médecine et le comité de Londres font leurs envois.

L'enlèvement du fluide de tous les boutons ne détruit pas l'efficacité de la vaccine; il est bon cependant d'en laisser au moins un intact; d'ailleurs les manœuvres que l'on exerce sur un enfant auquel on prend du vaccin ne sont d'aucune utilité pour lui, mais ne lui sont pas nuisibles; elles causent seulement un peu de fatigue. La quantité de vaccin que l'on retire des boutons est en rapport avec leur développement, mais non avec la santé et la constitution de l'enfant qui le fournit.

CHAPITRE XI.

De la méthode ectrotique.

Quoique la vaccine soit un préservatif à peu près infaillible de la variole; quoique son emploi se soit répandu partout; malgré le zèle de l'autorité, qui accorde une prime d'encouragement aux personnes pauvres qui font vacciner leurs enfants, on trouve encore des gens qui, par une ignorance que rien ne saurait justifier, se refusent à laisser appliquer ce remède, qui épargnerait une foule d'individus qui succombent encore en grand nombre, ainsi que j'ai pu le voir à l'Hôtel-Dieu en 1837, et à l'hôpital de la Pitié en 1842.

Frappés des lésions que la variole laisse après elle, telles que la perte de la vue, la formation de ces cicatrices du visage si horribles, les médecins ont cherché un remède qui pût prévenir des accidents aussi graves.

Il importait par-dessus tout de prévenir l'ulcération du derme, afin d'empêcher la formation des cicatrices.

La méthode qui consiste à faire avorter les pustules de variole a reçu le nom de *méthode ectrotique*.

Il existe deux procédés : l'un consiste à ouvrir avec la pointe d'une aiguille toutes les pustules, les unes après les autres, et à les cautériser avec le nitrate d'argent. Mais cette méthode est longue, douloureuse pour les malades; cependant, modifiée d'une certaine manière, elle peut être très utile quelquefois. C'est ainsi qu'au moyen d'un pinceau imbibé d'une solution de nitrate d'argent, on a pu, même sans qu'il fût besoin d'ouvrir les pustules, cautériser assez leur surface pour les arrêter dans leur marche. Mais ce procédé est infidèle, lorsque les pustules sont très nombreuses, très larges, qu'elles se réunissent entre elles de manière à former au-dessous de l'épiderme de larges foyers de suppuration : il vaut bien mieux donner, au moyen de nombreux coups de lancette, issue à la suppuration. Mais c'est surtout lorsqu'on a besoin de ne faire avorter qu'un petit nombre de pustules que la méthode ectrotique par la cautérisation doit être employée: ainsi dans les varioles on voit se développer des pustules sur les membranes muqueuses; c'est ainsi que la bouche, la langue, le pharynx, la trachée, les bronches et l'œsophage eux-mêmes sont envahis par une éruption quelquefois même très confluente. En général, les accidents que cause le développement de ces pustules ne sont pas très graves, à moins que, siégeant dans les bronches, ils n'empêchent la respiration, en déterminant le gonflement de la membrane muqueuse. Mais c'est surtout sur l'œil et les paupières que l'attention du praticien doit être fixée; car la conjonctive, la cornée même quelquefois, sont fort souvent le siége de pustules qui, en se développant, ont pu déterminer la perte de la vue. M. Serres, à qui on doit une foule de remarques très intéressantes sur la variole, a beaucoup insisté sur la marche des pustules qui se développent sur le globe de l'œil et sur les paupières; il a remarqué que les pustules des paupières, en contact avec la cornée et la conjonctive oculaire, inoculaient pour ainsi dire le virus sur les organes qui se trouvaient en contact avec elles. Il a décrit d'une manière très exacte les pustules de la cornée, et a vu que très souvent elles déterminent même très rapidement la perforation de cette membrane : aussi conseille-t-il de cautériser avec le nitrate d'argent non seulement toutes les pustules qui se développeraient sur la cornée, mais encore toutes celles du bord libre des paupières qui, par leur contact avec la cornée, pourraient déterminer le développement de pustules sur cette membrane et amener la perforation de l'œil et la perte de cet organe.

La manière de faire cette cautérisation est extrêmement simple. On taille un crayon de nitrate d'argent, ainsi que nous l'avons déjà dit page 49. On porte la pointe du crayon sur le sommet de la pustule, on le laisse appliqué pendant un instant, et la cautérisation est assez profonde pour empêcher des accidents. Il est bon de laver l'œil avec un peu d'eau fraîche ou tiède, afin d'enlever toute la partie du nitrate d'argent qui aurait pu être dissoute par les larmes et qui, entraînée sur tout le globe de l'œil, pourrait causer inutilement son inflammation. La cautérisation du bord libre des paupières prévient non seulement la formation de pustules sur la cornée, mais empêche la destruction du bord libre de ces organes, par conséquent la chute des cils, et prévient le développement de ces blépharites ciliaires qu'il est si difficile de guérir, et le renversement des cils, qui cause quelquefois des accidents tellement graves qu'il est nécessaire, pour guérir cette maladie, d'exciser tout le bord libre des paupières.

Appliquée à la face, la cautérisation avec un crayon de nitrate d'argent pourrait encore prévenir le développement des pustules; mais au moyen du second procédé on les fait parfaitement avorter, surtout si on a soin de la mettre en pratique dans les premiers jours de l'éruption.

Les médecins ne sont pas encore bien d'accord sur le mode d'action du topique appliqué sur les téguments pour faire avorter les pustules de la variole. M. Serres fait appliquer sur la face des bandelettes d'emplâtre de *Vigo cum mercurio*, et dit que c'est le mercure qui agit dans cette circonstance. M. Piorry, au contraire, pense que l'avortement n'a lieu que parce que les pustules sont à l'abri du contact de l'air; par conséquent il emploierait avec autant de succès l'emplâtre de *diachylon*. Je n'entrerai pas dans le détail de cette discussion, qui, en 1839, à l'hôpital de la Pitié, a provoqué de nombreuses expériences dans les salles de MM. Piorry et Nonat; je ferai seulement remarquer que les préparations mercurielles font avorter les pustules de variole beaucoup plus sûrement que le diachylon gommé ; que l'emplâtre de *Vigo cum mercurio*, qui avait déjà fait avorter des pustules, ne peut plus agir lorsqu'il a déjà servi ; que le calomel, mêlé à l'axonge et étendu sur l'avant-bras d'un malade, a arrêté complétement la marche des pustules, tandis que de l'autre côté, où l'on n'avait appliqué que de l'axonge, les pustules avaient continué à se développer ; que M. Piorry a vu les pustules avorter sous un morceau de diachylon aussi bien que sous un morceau d'emplâtre de Vigo.

Toujours est-il que l'on peut faire avorter les pustules ; que l'abri du contact de l'air est indispensable au succès du pansement, et que, dans tous les cas, on préférera l'emplâtre de Vigo, qui s'applique aussi bien que le diachylon, qui ne cause aucun accident, et qu'il est aussi facile de se procurer.

Plusieurs questions se présentent naturellement : à quelle époque de la maladie doit-on appliquer cette espèce de traitement abortif ? à quelle époque doit-on enlever les bandelettes ? est-il prudent de les appliquer même sur une surface peu étendue ?

La première question est facile à résoudre si on songe que, quelque soit le moyen employé, on n'empêchera pas la marche de pustules complétement développées : ainsi, le deuxième jour de l'éruption, on fera avorter quelques pustules du premier jour, et on préviendra le développement de toutes celles du deuxième et du troisième ; le troisième jour, on préviendra encore le développement de quelques pustules, celles du troisième, qui sont les moins graves de toutes, et qui le plus souvent n'arrivent pas jusqu'à la période de suppuration ; le quatrième jour l'emplâtre est tout-à-fait inutile, et ne doit point être appliqué, car il est très gênant pour le malade. C'est donc le jour même de l'éruption qu'il faut appliquer l'emplâtre, le second au plus tard. Au-delà de cette époque, il vaut mieux s'abstenir, surveiller les yeux, faciliter par des incisions de l'épiderme la sortie du pus, lorsque les pustules sont arrivées à la période de suppuration.

L'époque à laquelle on doit enlever l'emplâtre n'est pas indifférente; il faut le laisser appliqué deux ou trois jours après la fin de la période d'éruption, mais si on le met le premier jour de l'éruption, il ne faut l'enlever que le sixième jour; si au contraire on ne l'a appliqué que le deuxième jour, il est inutile de le laisser au-delà du cinquième jour à partir du moment de son application. Cet espace de temps est suffisant pour qu'il n'y ait pas à craindre la suppuration; si cependant il fatiguait trop le malade, on pourrait l'enlever un ou même deux jours plus tôt. Il est rare que les pustules avortées viennent à suppurer, surtout si l'avortement est complet.

Un grand nombre de praticiens repoussent complétement cette pratique. Empêcher la variole de se développer, c'est, disent-ils, enfermer le loup dans la bergerie; ils craignent par ce procédé de causer des accidents fort graves. On conçoit très bien que si on empêchait tout-à-fait la variole de se développer, il pourrait résulter des métastases très dangereuses; mais il est à remarquer que M. Serres ne conseille son procédé que là où les cicatrices sont apparentes et où elles défigurent les malades, et que par conséquent le danger est beaucoup moins grand qu'on ne pourrait le croire au premier abord. Il faut remarquer de plus que, par ce système, on empêche la formation du pus sur une surface assez étendue; on prévient le développement d'érysipèles et de congestions cérébrales qui accompagnent si souvent le gonflement prodigieux de la face dans les varioles confluentes. Je n'ai jamais vu d'accidents survenir à la suite de l'application de bandelettes de Vigo, et j'ai vu, au contraire, leur application couronnée de succès lorsqu'elles avaient été bien appliquées et en temps opportun, et que le malade, docile, ne les avait pas dérangées. Aussi n'hésiterai-je pas à conseiller la méthode ectrotique toutes les fois que l'occasion s'en présentera, et recommanderai-je l'emplâtre de Vigo, qui, outre la propriété de mettre les parties à l'abri du contact de l'air, possède encore, par le mercure qu'il contient, celle d'agir d'une manière incontestable sur les pustules de la variole.

L'application de ces bandelettes est assez difficile et très longue, à cause des irrégularités que présente la face, et à cause des ouvertures naturelles qu'il faut toujours laisser ouvertes : la bouche et les fosses nasales, pour la respiration et l'alimentation du malade ; les yeux, afin qu'on puisse surveiller les pustules de la conjonctive, qui, n'étant pas en contact avec l'emplâtre, se développent et peuvent déterminer des accidents fâcheux, ainsi que je l'ai dit plus haut.

On taille sur une large bande d'emplâtre de Vigo des bandelettes larges de 2 centimètres au plus, et on les applique sur la face, en ayant soin de les mettre les unes sur les autres, afin que la contraction musculaire ne détruise pas leurs rapports, et on recouvre avec ces bandelettes toutes les parties saillantes, le nez, les joues, en ayant soin d'en découper les bords, ainsi que nous l'avons dit en parlant de la bandelette découpée, car la moindre couche d'air interposée entre les bandelettes et la peau suffit pour empêcher leur action abortive. On peut renfermer le nez dans une espèce de petite bourse semblable à celle du bandage que nous avons appelé épervier ; autour de la bouche et des yeux on peut, dans une bandelette plus large, tailler une ouverture qui permette le libre exercice de ces organes. Cet appareil a besoin d'être surveillé avec soin ; il se dérange facilement, et dès qu'on s'est aperçu du déplacement de quelques bandelettes, il faut aussitôt les réappliquer. On pourrait se servir d'un large emplâtre que l'on taillerait en forme de masque, mais il s'appliquerait moins bien que les bandelettes : aussi, quoique l'application de ces dernières soit très longue et très difficile, il vaut mieux en faire usage.

CHAPITRE XII.

Séton.

Le *séton* est un exutoire qui consiste en une plaie à deux ouvertures intéressant le tissu cellulaire sous-cutané, et dont on entretient la suppuration à l'aide d'une mèche de fil ou de coton.

Le séton peut être appliqué sur toutes les parties du corps ; mais le point où il est plus souvent pratiqué est à la nuque, au niveau de la quatrième ou de la cinquième vertèbre cervicale. On le place plus rarement sur la poitrine, quelquefois au pubis dans les affections chroniques de la vessie ou de l'utérus, mais presque jamais aux membres, où cependant il serait d'une grande ressource dans les engorgements chroniques des articulations.

Le séton n'est pas toujours appliqué comme exutoire ; alors ce n'est pas à travers le tissu cellulaire sous-cutané que l'on fait passer la mèche à séton, mais à travers un organe que l'on veut dilater, ou bien un kyste dont on veut déterminer la suppuration ; tels sont les sétons que l'on passe dans le canal nasal pour guérir la fistule lacrymale, ceux que l'on emploie pour guérir les hydrocèles de la tunique vaginale ou du cou. On a donné à ces divers modes de traitement le nom de séton, sans qu'il y ait autre chose de commun avec l'exutoire que nous décrirons ici, que la mèche que l'on passe à travers les organes.

L'opération du séton est une des plus simples de la chirurgie pour la pratique. Il faut 1° un bistouri droit ou une *aiguille à séton de Boyer.* Cet instrument est une aiguille plate, longue de 12 à 15 centimètres, large de 10 à 15 millimètres, terminée en pointe à une de ses extrémités comme une lancette à grain d'orge, et dont l'autre extrémité est percée dans presque toute sa largeur d'une ouverture transversale ; cette ouverture est destinée à recevoir la bandelette à séton que l'on passe dans le chas d'un stylet aiguillé lorsqu'on opère avec le bistouri ; 2° d'un stylet aiguillé ; 3° d'une bandelette à séton large de 8 à 10 millimètres, assez longue pour qu'elle puisse suffire pour plusieurs pansements, ordinairement huit à dix ; 4° une bande, une petite compresse carrée, un petit plumasseau de charpie, un linge troué enduit de cérat ; 5° enfin des alèzes, afin de garantir le malade pour qu'il ne soit pas taché par le sang.

Comme c'est à la nuque que l'on place le plus souvent le séton, c'est le séton de la nuque que je vais décrire ; d'ailleurs l'opération et les pansements suivants, dans tous les autres cas, ne différant que par la position à donner au malade, il sera bien facile de suppléer à la description s'il était besoin de pratiquer cette opération sur tout autre point du corps.

Le malade est assis sur son lit ou sur une chaise, le dos tourné vers le chirurgien. Celui-ci rase parfaitement les cheveux qui descendent au niveau du point où on veut faire l'incision, et qui pourraient plus tard causer de la douleur au malade en irritant la plaie. D'ailleurs la propreté exige que tous les poils qui sont autour des plaies soient rasés, afin que le pus qui résulte de la suppuration ne fasse pas avec eux une masse compacte, dure, qui peut quelquefois causer des accidents et qui est toujours très malpropre. De la main droite on tient le bistouri comme un archet de violon, le dos de l'instrument dirigé en haut, le tranchant en bas ; si on se servait de l'aiguille à séton, on tiendrait son extrémité non aiguë entre le pouce et l'indicateur de la main droite. De la main gauche on fait un pli à la peau longitudinalement, on confie à un aide l'extrémité supérieure du pli, tandis qu'on le maintient à sa partie inférieure. On enfonce alors la pointe du bistouri perpendiculairement à la longueur du pli, et on traverse ce dernier de part en part. Il résulte de cette opération une plaie allongée ; sa longueur est proportionnelle à l'épaisseur du pli, elle doit être assez large pour y introduire une mèche à séton. Si le bistouri était trop étroit, il faudrait, en retirant un peu la lame, couper la peau en sciant, et faire cette incision secondaire plus grande d'un côté que de l'autre, afin que le bord inférieur de la plaie, étant obliquement dirigé en bas, puisse servir de conducteur à la suppuration. Lorsque l'incision est terminée, on glisse sur une des faces du bistouri laissé en place le stylet aiguillé garni à son extrémité d'une mèche à séton préalablement enduite de cérat dans une longueur double de celle que doit avoir la plaie ; on introduit la mèche dans la plaie, et lorsque l'aiguille est passée de l'autre côté, on l'enlève et on laisse la mèche à demeure. On recouvre le tout d'un petit morceau de linge troué enduit de cérat, d'un petit plumasseau de charpie et d'une compresse carrée. On replie alors sur la compresse toute la portion de mèche qui n'a pas été introduite dans la plaie, et on fixe l'appareil au moyen d'un bandage circulaire médiocrement serré.

La plaie donne une certaine quantité de sang ; mais cette hémorrhagie, qui n'est jamais considérable, cesse bientôt, et au bout de quatre ou cinq jours la suppuration s'est établie ; c'est alors qu'il faut procéder au second pansement. Il est très simple : on détache toutes les pièces d'appareil assez doucement pour ne pas faire sortir la mèche de la plaie, on graisse avec du cérat une petite partie de cette mèche, et avec des pinces à anneaux on la fait passer dans la plaie en tirant sur l'autre extrémité ; on coupe avec des ciseaux toute la partie qui a été en contact avec la plaie, et on applique comme dans le premier pansement un linge cératé, un plumasseau, une compresse et un bandage convenablement serré.

Les pansements du séton doivent alors être renouvelés tous les jours, et même deux fois par jour, lorsque la suppuration est trop abondante.

Lorsque la mèche est usée, il faut en replacer une autre; pour cela on fixe la nouvelle mèche à l'ancienne avec une couture très lâche, ou bien en faisant une boutonnière à l'ancienne mèche; passant l'extrémité de la nouvelle dans cette boutonnière, on l'entraîne facilement à travers la plaie. Si, comme nous allons le dire tout-à-l'heure, on était obligé de se servir de mèche de fil ou de coton circulaire, il faudrait éparpiller les deux extrémités des deux mèches, les réunir l'une à l'autre, et les fixer avec un fil spiral assez serré pour que leur réunion ne fît pas un volume trop considérable, et qu'elle pût traverser la plaie sans faire souffrir le malade.

On peut encore, et c'est ce procédé qu'il faudrait suivre si, par suite de l'indocilité du malade ou par quelque autre circonstance, la mèche venait à abandonner la plaie; on peut encore, dis-je, introduire l'extrémité de la mèche dans le chas d'un stylet aiguillé, et lui faire traverser la plaie, ainsi que nous l'avons dit pour le premier pansement.

Le côté de l'incision où l'on doit introduire la mèche n'est pas indifférent : ainsi nous avons vu que des deux bords inférieurs de la plaie l'un devait nécessairement descendre plus bas que l'autre; il faut alors faire attention à placer la mèche de la partie la plus élevée vers la partie la plus déclive; car si on la plaçait en sens inverse, le pus venant à couler sur la mèche la salirait et pourrait même se concréter sur les bords; et malgré la précaution de la graisser avec du cérat, elle serait trop dure, et le pansement causerait des douleurs très vives au malade.

Les sétons sont quelquefois très douloureux, surtout chez des malades très irritables; on peut, au lieu de la bandelette à séton que l'on emploie le plus souvent pour le pansement, se servir d'une mèche de coton cylindrique;

elle est beaucoup plus douce, cause moins d'irritation, et prévient souvent une douleur intolérable qui forcerait à retirer la bandelette.

Lorsque la suppuration du séton marche mal, il faut, au lieu de graisser la mèche avec du cérat, se servir d'un onguent un peu irritant, tel que l'onguent basilicum, la pommade épispastique. Enfin, lorsqu'on veut le supprimer, il faut retirer la bandelette.

Le séton peut quelquefois causer des accidents sur lesquels nous allons nous arrêter un instant.

Je ne parlerai pas de l'hémorrhagie, qui n'est jamais considérable, puisqu'il n'y a pas de vaisseaux importants dans le point où l'on applique le séton; si cependant elle était assez grande pour devenir inquiétante, la compression sur la plaie, en laissant la mèche en place, suffirait pour l'arrêter. Il est bien entendu que dans ce cas il faudrait attendre trois ou quatre jours de plus avant de faire le second pansement. La douleur qui dépend de la lésion des filets nerveux disparaît lorsqu'on a terminé la section des filets éraillés pendant l'opération. Mais les accidents qui surviennent le plus fréquemment sont l'inflammation et les abcès, qu'il faut combattre par l'emploi des émollients, et qui ne cèdent qu'à l'extraction de la mèche. Il arrive quelquefois que la peau se gangrène; il faut alors retirer la mèche et combattre cet accident par un traitement approprié; enfin il peut arriver, lorsque les deux incisions faites à la peau ne sont point assez distantes l'une de l'autre, que le travail de suppuration détruise les téguments, et qu'il ne reste plus qu'une large plaie avec perte de substance. On évitera cet inconvénient en faisant le pli de la peau très épais; et si on était menacé de cet accident, il faudrait supprimer la mèche, laisser cicatriser le séton et en refaire un autre plus large s'il était nécessaire. Enfin, souvent les bords de la plaie se recouvrent de bourgeons

20.

charnus fongueux ; il faut alors les réprimer par la cautérisation avec le nitrate d'argent.

Tel est le séton que l'on emploie comme exutoire ; nous avons vu en commençant qu'on s'en servait encore pour dilater les canaux naturels rétrécis, tels que le canal nasal, le canal de Sténon dans des cas de fistules salivaires, ou bien pour déterminer l'inflammation dans des kystes, afin de favoriser leur oblitération en les faisant suppurer. Les opérations qui consistent à pratiquer ces sétons ne sont point du ressort de la petite chirurgie : aussi ne doivent-elles pas trouver place ici ; quant à leurs pansements, ils sont très simples et se font de la même manière que le séton ordinaire. Il faut cependant remarquer que souvent le séton employé pour déterminer une inflammation n'a pas besoin d'être pansé ; que l'irritation que le fil cause dans le foyer que l'on veut enflammer est presque toujours suffisante pour déterminer l'adhérence des parois du kyste.

On introduit quelquefois dans les plaies des mèches pour faciliter la sortie des corps étrangers ; telles sont, par exemple, les plaies d'armes à feu dans lesquelles se trouvent renfermés des projectiles, des fragments de boutons ou de vêtements, des esquilles ; d'autres fois, c'est pour faciliter la sortie du pus qui croupit dans les clapiers. Ces espèces de pansements ne sont autre chose que des sétons ; je ne m'y arrêterai pas ici, j'en ai déjà parlé en décrivant les pansements.

CHAPITRE XIII.

Incisions.

On donne le nom d'*incisions* aux solutions de continuité faites par l'instrument tranchant. Les incisions constituent à elles seules plus de la moitié de la médecine opératoire, car il est rare de pratiquer une opération chirurgicale sans qu'il soit besoin d'inciser les parties molles. L'ouverture des abcès, l'ablation des tumeurs, les amputations, etc., ne sont autre chose que des incisions plus ou moins modifiées.

On pratique des incisions avec un très grand nombre d'instruments; mais les plus employés sont le bistouri et les ciseaux. Nous n'allons nous occuper ici que de celles qui sont faites avec ces deux instruments seulement.

§ I. Des incisions faites avec le bistouri.

A. *Bistouris.* — On donne le nom de *bistouris* à des instruments ayant à peu près la forme d'un couteau, composés d'une lame longue de 8 à 12 centimètres environ, et reçue dans un manche de même longueur. Les deux pièces du bistouri s'articulent de manière à pouvoir jouer l'une sur l'autre, afin que le tranchant et la pointe puissent être reçus entre les deux lames de corne, d'écaille ou d'ivoire qui forment le manche. Le bistouri ne doit pas s'articuler à ressort; car, lorsqu'on voudrait le fermer, la lame venant frapper trop brusquement le manche, pourrait s'émousser ; mais un autre inconvénient, c'est que le ressort d'acier constituant le dos de l'instrument formerait la base d'une gouttière dont les parties latérales seraient formées par les deux faces du manche, empêcherait de nettoyer convenablement l'instrument, et laisserait toujours dans cette gouttière une certaine quantité d'eau qui rouillerait la lame. Si, au contraire, les deux lames sont isolées sur le dos et sur le ventre de l'instrument, il est facile, en passant une compresse entre elles deux, d'essuyer entièrement leur face interne. Comme il est important que la lame du bistouri soit solidement fixée sur le manche, de manière qu'il ne puisse s'ouvrir ou se fermer sans la volonté du chirurgien, l'extrémité adhérente de la lame appelée *talon* présente deux échancrures, l'une en avant, l'autre en arrière, dans lesquelles une petite tige métallique qui est mobile dans une mortaise pratiquée sur le dos des deux lames du manche vient s'engager quand on veut tenir l'instrument ouvert ou fermé.

Il y a un très grand nombre de bistouris; la différence qui existe entre eux tient à la forme de leur lame. Nous ne parlerons que des trois formes le plus souvent employées, les autres bistouris étant en usage pour des opérations compliquées dont il ne doit pas être question dans cet ouvrage. Ces bistouris sont : 1° le *bistouri droit :* c'est celui dont le tranchant est droit, la pointe se trouvant tout-à-fait au sommet du bord tranchant, ou bien celui dont le tranchant est légèrement convexe, de telle sorte que la pointe se trouve à la partie moyenne de la lame et forme le sommet de son axe. 2° Le *bistouri convexe* est celui dont le tranchant est convexe et le dos droit; la pointe est en arrière au sommet du dos de l'instrument. Ce bistouri, ne devant couper que par la partie convexe du tranchant, peut être mousse sur ses deux bords dans son tiers inférieur. 3° Le *bistouri boutonné* est celui dont la lame est droite, étroite, tranchante par un de ses bords, et terminée à son sommet par un bouton mousse ou en forme d'olive qui remplace la pointe.

Les bistouris qui ne peuvent se fermer sont désignés sous le nom de *couteaux ;* tels sont les couteaux à amputation, à cataracte; ou bien sont appelés *scalpels.* Ces derniers sont, pour le volume et la forme, tout-à-fait semblables aux bistouris; leur lame est cependant un peu moins longue.

Le dos des bistouris, au lieu de se terminer, comme le dos des couteaux, par une surface plane sur les deux bords de laquelle se trouvent deux arêtes, doit présenter à sa partie moyenne une arête seulement. Ces deux bords doivent être mousses; de cette manière le bistouri peut glisser facilement dans la cannelure d'une sonde cannelée.

B. *Manière de tenir le bistouri.* — Il y a trois manières principales de tenir le bistouri : 1° comme un couteau de table, 2° comme une plume à écrire, 3° comme un archet. Mais il existe quelques nuances dans chacun de ces trois modes; nous allons les indiquer en leur donnant le nom de position.

1° *Première position. Bistouri tenu comme un couteau, le tranchant en bas.* — Troisième position de M. Malgaigne.

Dans cette position, le manche est renfermé tout entier dans la paume de la main, où il est fixé par le petit doigt et l'annulaire; le pouce et le médius sont placés sur l'articulation du manche avec la lame; l'indicateur appuie sur le dos. C'est la position la plus fréquente.

2° *Deuxième position. Bistouri tenu comme un couteau, le tranchant en haut.* — Quatrième position de M. Malgaigne.

Cette position est la même que la précédente : seulement le tranchant, au lieu d'être dirigé vers les tissus, est tourné dans le sens contraire ; le doigt indicateur est placé sur le côté externe de la lame, plus rarement sur le dos.

3° *Troisième position. Bistouri tenu comme une plume à écrire, le tranchant en bas.* — Première position de M. Malgaigne.

Cette position renferme la troisième et la quatrième de M. Velpeau ; dans la troisième, la pointe est dirigée en bas et en avant; dans la quatrième, la pointe est dirigée en bas et en arrière.

Le manche fait saillie sur le côté dorsal de la main; le pouce et l'indicateur saisissent l'instrument à l'articulation de la lame avec le manche ; le médius est appliqué sur une de ses faces; les deux derniers doigts sont libres, et servent à prendre un point d'appui.

4° *Quatrième position. Bistouri tenu comme une plume*

à écrire, le tranchant en haut. — Deuxième position de M. Malgaigne, cinquième de M. Velpeau.

Le tranchant est dirigé dans le sens du plan dorsal des doigts ; le pouce et le médius saisissent l'instrument à l'articulation avec le manche ; l'indicateur est appliqué contre une des faces de la lame.

5° *Cinquième position. Bistouri tenu comme un archet.* — Sixième position de M. Velpeau.

Le bistouri est tenu sur une des faces par le pouce appliqué sur son articulation ; et par les quatre autres doigts appliqués sur la face opposée, le manche de l'instrument est tout entier dans la paume de la main. Le tranchant peut être dirigé, 1° *en bas*, pour faire des scarifications, ouvrir de larges abcès superficiels ; 2° *en haut*, pour couper des brides légères des aponévroses sur la sonde cannelée ; 3° à droite ou à gauche : dans ce cas le bistouri, au lieu d'être maintenu par les faces, est soutenu par le ventre et par le dos. Il sert à couper lame par lame, et horizontalement, quand on craint de blesser quelque organe sous-jacent. On appelle cette manière de couper, couper en *dédolant*.

C. *Des diverses incisions.* — Il y a plusieurs manières de faire les incisions avec le bistouri : ou bien l'on appuie le tranchant de l'instrument sur les parties à inciser, c'est-à-dire de dehors en dedans, ou bien on fait pénétrer l'instrument en plongeant d'abord la pointe au milieu des parties molles, et on fait l'incision de dedans en dehors. Cette dernière espèce d'incision se fait ou sans conducteur, ou bien on introduit préalablement dans la plaie un stylet ou une sonde cannelée, et cet instrument servant de guide au bistouri, on pratique l'incision plus sûrement et sans crainte de blesser des parties qu'il est important de ménager. Nous nous occuperons dans un paragraphe particulier des incisions faites sur des conducteurs.

Les incisions sont *simples* lorsqu'elles sont faites dans une même direction et qu'on peut les terminer par un seul coup de bistouri. Elles sont *complexes* dans le cas contraire.

La plupart des incisions sont faites de *gauche à droite* quand on dirige la pointe ou le manche du bistouri directement en travers, en fléchissant les doigts, le poignet ou l'avant-bras préalablement étendu ; on peut les pratiquer de la même manière de *droite à gauche*, mais alors on doit tenir le bistouri de la main gauche. On dit qu'elles sont faites *contre soi* lorsque le bistouri est ramené du point de départ vers l'opérateur ; *devant soi* dans le cas contraire.

La position du chirurgien par rapport au malade a dû nécessiter ces modifications dans la direction des incisions.

A. DES INCISIONS SIMPLES.

Les incisions simples sont le plus souvent droites ; plus rarement elles sont courbes ; elles doivent être, à moins d'indications spéciales, parallèles au grand diamètre de la partie que l'on veut inciser, à la direction des gros vaisseaux et des gros troncs nerveux, à la direction des fibres musculaires, aux replis naturels des téguments. C'est ainsi qu'aux membres elles doivent être longitudinales ; sur la poitrine, en avant du grand pectoral, parallèles aux fibres de ce muscle, sur la face, parallèles aux filets du nerf facial, qu'il est important de ne pas blesser ; à la plante du pied et à la main, dans la direction des plis naturels de la peau. Il serait trop long d'énumérer la direction que doivent avoir les incisions sur les diverses parties du corps; ce que je viens d'en dire doit suffire, quand on possède quelques connaissances anatomiques assez précises, pour que jamais il n'y ait d'erreur grave et que l'on ait à déplorer un accident. Il est quelquefois, cependant, des parties qui, dans cette espèce d'opération, peuvent être lésées à cause de la place qu'occupe la maladie ; c'est alors qu'il faut user de précautions très grandes, telles que couper sur des conducteurs, en dédolant, ou couche par couche de dehors en dedans, en promenant très légèrement l'instrument sur la partie que l'on veut inciser.

Pour pratiquer des incisions, on doit tendre la peau ; on peut le faire de plusieurs manières différentes :

1° Avec le bord cubital de la main gauche, le pouce du même côté tirant en sens inverse. Cette méthode est un peu plus gênante pour le chirurgien, mais elle est plus sûre ; car il peut de cette manière tendre également la peau sur toute la partie qu'il veut inciser, et les lèvres de la solution de continuité faite sur la peau sont toujours parallèles à celles des parties profondes.

2o Une autre méthode est tout aussi sûre, mais est loin d'être applicable à tous les cas : elle consiste à saisir au-dessous la partie à pleine main. Elle ne peut être mise en usage que pour le testicule ou pour les membres ; encore faut-il que ceux-ci soient peu volumineux.

3° On applique la pulpe des quatre doigts sur la même ligne et dans le sens que doit parcourir le bistouri. La peau est, par cette méthode, solidement fixée ; les ongles mêmes offrent un point d'appui à l'instrument. Mais ce procédé ne pourrait servir si on devait inciser sur des téguments mous, car la tension n'est possible que d'un seul côté. On pourrait faire tendre l'autre côté par un aide ; mais on n'est jamais aussi sûr d'un aide qu'on le serait de soi-même ; il vaudrait mieux, si cela était possible, employer le premier procédé. Si cependant on avait à enlever une tumeur volumineuse ou à faire une incision trop étendue, cette méthode serait préférable à toutes les autres.

4° Quant à celle qui consiste à faire tendre les téguments à un ou à plusieurs aides, elle ne peut être employée que dans les cas que nous venons d'énumérer plus haut, lorsque l'opération doit être assez compliquée pour que le chirurgien ait besoin que ses deux mains soient libres.

5° Enfin on peut inciser sur un pli de la peau. Nous avons vu, en décrivant le séton, comment on faisait ce pli, comment on en faisait tenir une des extrémités; le procédé est exactement le même pour l'incision. On peut l'exécuter de deux manières: 1° en coupant du talon du bistouri vers la pointe, l'instrument étant tenu en cinquième position, le tranchant en bas; 2° en faisant une ponction comme pour le séton, et le tranchant de l'instrument étant dirigé en haut; on coupe les parties profondes vers la superficie de la pointe vers le talon. Il va sans dire que les incisions faites de cette manière sont perpendiculaires au pli des téguments, que la grandeur de l'incision est toujours double de la hauteur du pli.

a. Incisions de dehors en dedans. — Dans cette espèce d'incision, nous distinguerons quatre temps : 1° ponction, 2° abaissement de la lame, 3° section, 4° élévation. Ces différents temps de l'incision sont à peine séparés les uns des autres. Ainsi le bistouri étant tenu en troisième position et sa pointe étant plongée dans les tissus, on fait éprouver à l'instrument un léger mouvement d'abaissement, et on termine l'incision par un mouvement d'élévation, mais en sens inverse; on évite de cette manière des *queues*, qui, à la vérité, ne présentent pas grand inconvénient, mais qui prolongent inutilement l'incision.

On peut faire les incisions de dehors en dedans, avec un bistouri convexe ou un bistouri droit. Le premier coupe mieux, fait éprouver moins de douleur au malade; mais le bistouri droit a sur lui l'avantage de pouvoir couper plus longtemps lorsqu'il y a de longues dissections à faire; car, dans ces cas, la pointe de l'instrument doit surtout servir, tandis que c'est principalement le ventre qui agit dans le bistouri convexe.

L'instrument peut être tenu en première, en troisième ou en cinquième position.

Dans le premier cas, l'incision peut être faite d'une manière plus égale; il n'y a presque pas de crainte de faire des queues, le bistouri agit surtout de la pointe; dans le second, l'instrument agit également de la pointe, mais l'opérateur se sert de son petit doigt comme de point d'appui; il expose moins à blesser les parties sous-jacentes ; enfin, dans le troisième, il coupe par le ventre comme un rasoir, il pénètre moins bien et moins vite.

B. Incisions de dedans en dehors. Elles peuvent être faites avec ou sans conducteur.

1° *Sans conducteur*, les incisions peuvent être faites *devant soi*, ou *contre soi*. Si on les fait *devant soi*, on engage le bistouri à travers les téguments par une ponction ; l'instrument étant tenu en deuxième ou en quatrième position, on lui imprime un mouvement d'élévation et on coupe du talon vers la pointe, ou bien on peut traverser la peau une seconde fois et terminer l'incision en dirigeant l'instrument *contre soi*, c'est-à-dire de la pointe vers le bas.

Si on veut faire l'incision *contre soi*, on plonge l'instrument par ponction comme dans le cas précédent, le bistouri tenu en quatrième position, la pointe dirigée en arrière ; lorsqu'il a suffisamment pénétré dans les tissus, on le ramène rapidement à la perpendiculaire ; on dégage ainsi la pointe, qui, lorsque l'incision est terminée, est dirigée en avant et le tranchant en bas.

S'il existait une ouverture préalable, quelle que soit celle des deux espèces d'incisions à laquelle le chirurgien a donné la préférence, il faudrait autant que possible engager la pointe de l'instrument dans cette ouverture.

2° *Avec conducteur*, à moins que l'opération ne soit très facile, lorsqu'il existe une ouverture, on glisse un conducteur dans la solution de continuité. Si le trajet était assez grand, on pourrait y glisser le doigt indicateur ; dans le cas contraire, il faudrait glisser ou une sonde cannelée ou un stylet cannelé. La sonde étant engagée jusqu'au fond du trajet fistuleux, on appuie fortement le pouce de la main gauche sur la plaque de manière à en faire saillir la pointe. Si la sonde était avec cul-de-sac, il faudrait, lorsque la pointe du bistouri serait arrivée à l'extrémité, renverser le bistouri et couper du talon vers la pointe, ou bien on ferait une incision transversale sur le bec de la sonde, on la dégagerait par cette incision, et on conduirait le bistouri sur toute la longueur de la cannelure de la pointe vers le talon, l'instrument étant maintenu pendant toute l'opération en deuxième, en quatrième ou en cinquième position, le tranchant tourné en haut.

S'il n'existait pas du cul-de-sac, on pourrait agir comme précédemment ; mais il vaut mieux conduire le bistouri au-delà de l'extrémité de la sonde de manière à traverser les téguments, et inciser ou devant soi du talon vers la pointe, ou contre soi de la pointe vers le talon. Quand on fait des incisions sur des conducteurs, il faut toujours se servir des bistouris droits ; car les bistouris convexes, ayant leur pointe très fortement renversée en arrière, ne pourraient pas traverser la peau aussi facilement que le bistouri droit.

B. INCISIONS COMPOSÉES.

Les incisions composées, n'étant formées que par la réunion de plusieurs incisions simples, sont soumises aux mêmes règles : ainsi elles peuvent être faites devant soi ou contre soi, de droite à gauche, de gauche à droite, de dehors en dedans ou de dedans en dehors, avec ou sans conducteurs. Nous allons en examiner quelques unes.

1° *Incisions en V*. — Elles résultent de deux incisions droites, qui viennent se réunir à angle aigu vers la partie la plus déclive ; l'incision en L est celle dont les incisions se réunissent à angle droit. On les pratique quand on a besoin de dénuder des os, ou des parties molles sur lesquelles on veut opérer : elles n'intéressent en général que la peau.

Pour une incision en V, on fait une première incision droite ; comme nous l'avons dit plus haut la seconde doit commencer par la base du V. En effet, si on commençait par la pointe du V, le bistouri enroulerait la peau, nécessairement mal soutenue, et l'incision se ferait mal; au contraire, dans le sens inverse, l'instrument tranchant tend la peau à fur et mesure qu'il s'avance vers l'extrémité de l'incision. Il faut avoir soin, dans cette espèce d'incision, de couper entièrement la peau vers le point où les deux branches du V viennent se rencontrer; cela est indispensable lorsque l'on veut disséquer le lambeau; on doit encore éviter de faire des queues, qui font souffrir le malade sans nécessité.

2° *L'incision cruciale ou en croix* + est formée par deux incisions simples qui se coupent à angle droit. L'incision en X est absolument la même que l'incision cruciale; elle n'en diffère qu'en ce que les deux incisions se coupent à angle aigu.

On les pratique dans les mêmes circonstances que les précédentes, et surtout quand on a besoin de mettre à découvert une tumeur peu volumineuse que l'on veut enlever, ou bien quand il faut ouvrir largement un foyer purulent ou un anthrax.

Pour une incision cruciale, on fait une première incision, droite comme nous l'avons vu précédemment, puis une seconde perpendiculaire à la première, dirigée vers elle, enfin une troisième avec le bistouri de la main gauche, dirigée toujours vers la première incision et venant rencontrer la seconde au même point. Le même inconvénient que nous avons signalé pour l'incision en V se rencontrerait si on faisait les deuxième et troisième incisions des parties déjà coupées vers celles qui ne le seraient pas. L'incision cruciale doit donc se faire en trois temps; cependant lorsque la peau est indurée et ne recule pas devant le bistouri, on peut faire l'incision perpendiculaire à la première d'une seule fois.

3° *L'incision en T* ressemble beaucoup à la précédente; elle se fait dans les mêmes circonstances et de la même manière, c'est-à-dire en dirigeant la seconde incision perpendiculairement à la première de la circonférence vers la solution de continuité ; elle se fait en deux temps.

L'*incision elleptique*, ainsi nommée à cause de sa forme en ellipse, est souvent pratiquée lorsqu'avec une tumeur très volumineuse on veut enlever une partie des téguments malades ou sains, mais en trop grande quantité pour recouvrir la plaie ; elle est formée par la réunion de deux incisions courbes.

L'incision inférieure doit être faite la première ; un aide soutient la tumeur, le chirurgien tend la peau à la partie inférieure ; l'incision supérieure doit être faite ensuite. Le chirurgien tend alors la peau en pressant sur la tumeur, tandis que l'aide tend la partie supérieure. Pour peu que cette incision soit longue, l'aide doit faire attention à suivre le bistouri de l'opérateur et tendre la peau à fur et à mesure qu'il en est besoin.

Quelques praticiens ont conseillé de commencer cette espèce d'incision par la partie supérieure ; ils évitent par ce moyen de couper deux fois des filets nerveux, et épargnent de cette manière une douleur assez grande au malade. Ce précepte est bon ; mais il faut remarquer que le sang qui coule de l'incision supérieure vient couler vers la partie déclive et empêche le chirurgien de voir convenablement ; d'ailleurs la douleur n'est pas tellement considérable et ne dure pas si longtemps qu'il faille lui sacrifier un procédé qui a sur l'autre l'avantage incontestable de rendre l'opération plus sûre, en permettant au chirurgien d'apercevoir parfaitement les points sur lesquels il veut porter l'instrument tranchant.

Il arrive quelquefois que l'on marque avec de l'encre la ligne que doit suivre le bistouri. Cette précaution est complétement inutile, à moins que l'on ne fasse l'opération sur des points où la lésion de quelque organe important pourrait causer des accidents graves ; d'ailleurs la ligne d'encre ne sert pas même à grand'chose dans ces circonstances.

21.

5° L'*incision ovalaire*, dont on fait un si fréquent usage dans les amputations, n'est autre chose qu'une incision en **V**, dont les deux branches sont réunies par une incision courbe.

6° Quant aux *incisions en croissant*, elles sont moins souvent pratiquées que les précédentes ; nous ne nous y arrêterons pas ; il est d'ailleurs facile de comprendre comment elles doivent être faites en se conformant aux préceptes que nous avons donnés tout-à-l'heure.

C. RÉSUMÉ DES RÈGLES A SUIVRE DANS LES INCISIONS.

1° Le bistouri doit être bien tranchant, bien propre ; sa pointe doit être très acérée, afin que la section des parties cause moins de douleur, et qu'il ne reste pas dans la plaie de corps étrangers qui pourraient augmenter l'irritation. On a conseillé de graisser l'instrument afin qu'il coule mieux dans les parties. Cette pratique n'est point en usage, elle est à peu près inutile ; une main habile fait glisser le bistouri très rapidement sans qu'il soit besoin de l'oindre d'un corps gras. On a encore conseillé de tremper la lame du bistouri dans l'eau chaude ; je ne sais jusqu'à quel point cela est nécessaire. Il est bon cependant d'élever la température de l'instrument à la température du corps ; car s'il ne coupe pas mieux, du moins il cause moins de douleur, car, outre l'action de l'instrument tranchant, le malade n'éprouve point celle d'un corps froid en contact avec ses tissus.

2° Les parties sur lesquelles seront faites les incisions doivent être convenablement tendues.

3° Les incisions doivent être dirigées de telle sorte que l'instrument tranchant ne blesse que le moins possible de vaisseaux ou de filets nerveux, que les cicatrices soient aussi peu difformes que possible, et qu'elles ne puissent être tiraillées par la contraction des muscles ou par les mouvements du malade.

4° Le bistouri sera conduit en sciant, car il coupe

plus facilement que si on se contentait de presser sur les téguments, et les incisions sont encore moins douloureuses.

5° Les incisions doivent être faites aussi rapidement qu'il est possible sans compromettre la sûreté de l'opération, afin d'abréger la douleur qu'éprouvent les malades.

6° On donnera du premier coup aux incisions toute la longueur qu'elles doivent avoir; quant à leur profondeur, cela est souvent impossible, quand on opère en avant de parties dont la blessure ferait courir au malade des accidents graves. D'ailleurs les incisions au-dessous de la peau sont bien moins douloureuses que celles qui sont faites aux téguments. Les incisions trop longues causent au malade des douleurs inutiles; celles qui sont trop courtes n'atteignent pas ou atteignent mal le but que l'on se propose en les pratiquant.

7° Les incisions seront commencées sans queue et terminées de même; car celles-ci sont douloureuses et complétement inutiles.

8° La lame du bistouri doit toujours couper la peau perpendiculairement à sa surface; les incisions en biseau sont inutiles, plus douloureuses et guérissent moins vite.

9° Le bistouri sera dirigé de telle manière qu'il ne pénètre pas plus profondément que la maladie ne l'exige, et il ne faut jamais faire d'*échappées*, par lesquelles l'opérateur, ses aides et le malade lui-même pourraient être blessés.

10° Quand deux incisions doivent se toucher par un point commun, la seconde doit toujours se terminer sur la première.

11° Quand deux incisions seront faites l'une au-dessous de l'autre, l'inférieure doit être pratiquée la première.

12° Lorsque l'on veut faire plusieurs incisions qui doivent se rencontrer, on commencera par la plus courte; les autres qui doivent rencontrer la première, devant être

faites en plusieurs temps, seront par cela même considérablement raccourcies.

13° Les incisions qui sont partiqués dans le voisinage d'organes importants doivent être faites lentement, couche par
couche. S'il existait préalablement une ouverture, elle serait
faite sur un conducteur. Si enfin on était trop près de l'organe qu'on voudrait ménager, il faudrait soulever les parties
molles avec des pinces, et couper en *dédolant*.

§ II. Incisions avec les ciseaux.

Les ciseaux qui servent à faire des incisions sont **exactement** les mêmes que ceux dont nous avons parlé au **commencement** de cet ouvrage, les ciseaux de trousse; la même
raison qui m'a déjà empêché de les décrire plus haut m'empêchera d'en parler ici. Je ne m'arrêterai que sur quelques
points qui me paraissent essentiels pour le chirurgien qui
veut se servir de cet instrument dans les opérations.

Les ciseaux doivent être tenus de la main droite; il est
fort rare de rencontrer un opérateur qui puisse s'en servir
des deux mains, car il faut que les deux lames de
cet instrument tombent perpendiculairement l'une sur
l'autre, et le défaut d'habitude les fait facilement dévier;
alors elles ne peuvent plus couper les parties molles, surtout
celles qui ne sont pas tendues.

Le pouce doit être passé dans un des anneaux, le médius
et mieux l'annulaire dans l'autre; le doigt indicateur placé
au-dessous ou sur les parties latérales du point d'entrecroisement des deux lames augmente considérablement la force
de l'opérateur. Il ne faut jamais, comme le font les cou-
turières, placer le doigt indicateur dans l'anneau inférieur,
l'instrument est bien moins solide.

Les ciseaux coupent d'autant mieux que la partie des
branches située au-delà du point d'appui l'emporte sur la
partie tranchante.

Pour pratiquer les opérations, on se sert d'une multitude

de ciseaux de toutes les formes, de toutes les dimensions; nous ne les décrirons pas, car les opérations qui nécessitent l'usage de ces instruments ne sont point du ressort de la petite chirurgie; nous ne signalerons que les ciseaux droits et les ciseaux courbes sur le plat. Les premiers coupent perpendiculairement aux tissus; les seconds, conduits parallèlement à la surface des plaies, sont principalement employés pour exciser les bourgeons charnus, les tumeurs peu volumineuses, etc.

Nous avons vu tout-à-l'heure que le bistouri agissait en sciant, mais un peu en pressant, car c'est surtout par la pression que l'on peut obtenir une section parfaitement nette. On a rejeté les incisions faites avec les ciseaux, parce que, disait-on, ceux-ci ne coupent qu'en pressant, qu'ils déterminent une contusion, en serrant les tissus, parce que l'incision n'est jamais bien nette. Il est facile à démontrer que les lames n'agissent pas en pressant seulement, puisque, lorsque l'on est obligé de les faire reculer, lorsqu'on veut couper une partie trop résistante, ils agissent un peu en sciant. La contusion, que l'on a mise en avant pour les proscrire, est à peu près chimérique, ou tellement faible qu'il ne vaut pas la peine d'en parler. En effet, le bec-de-lièvre ne s'opère-t-il pas avec des ciseaux, et cependant les bords de la solution de continuité ne sont pas contus; car comment une plaie contuse pourrait-elle se réunir par première intention? Quant à la section, il est facile de voir qu'elle est aussi nette que celle que l'on fait avec le bistouri. Ainsi donc c'est à tort que l'on a voulu presque proscrire les ciseaux des opérations chirurgicales; ils sont même d'une grande ressource quand on veut couper des brides celluleuses ou fibreuses sur lesquelles le bistouri ne pourrait presque pas agir si elles n'étaient convenablement tendues.

Les incisions avec les ciseaux se font avec ou sans conducteur. Lorsque l'on veut couper une partie, on les introduit entr'ouverts, de manière à comprendre entre leurs deux lames tous les tissus que l'on veut couper, et en rapprochant les deux lames on excise facilement tout ce que l'on veut enlever. Si l'on craignait de blesser les parties importantes en glissant la lame inférieure à travers les tissus, on pourrait la conduire sur l'indicateur de la main gauche, ou sur une sonde cannelée placée préalablement dans la plaie.

La section de la peau avec les ciseaux est plus douloureuse que celle faite avec le bistouri ; on doit donc autant que possible éviter de s'en servir quand on veut couper un lambeau de peau.

§ III. Des dissections.

Les *dissections*, en médecine opératoire, ne sont autre chose que des incisions du tissu cellulaire ; elles sont le plus souvent le complément des incisions complexes, des incisions en V, cruciales, lorsqu'on veut détacher un lambeau de peau. Je ne m'arrêterai pas à décrire longuement ces incisions, qui appartiennent plutôt à la médecine opératoire qu'à la petite chirurgie. Je ferai remarquer seulement que l'on doit conserver le plus possible de tissu cellulaire adhérent aux lambeaux, la peau étant d'autant moins disposée à la gangrène qu'il reste un plus grand nombre de vaisseaux propres à la nourir. Les dissections doivent être faites, autant que possible, d'un seul coup, c'est-à-dire d'un bord du lambeau à l'autre ; lorsque la peau se trouve unie aux parties sous-jacentes par du tissu cellulaire lâche, le doigt est souvent suffisant pour la séparer. Dans le voisinage des vaisseaux, il ne faut pas faire de dissections avec le bistouri, mais bien rompre les brides celluleuses en pressant avec l'extrémité d'une sonde cannelée, ou en tirant en sens inverse avec deux pinces tenues de chaque main ; c'est ainsi que M. Gerdy isole les artères dont il veut faire la ligature ; enfin dans le voisinage des tumeurs que l'on ne veut pas ouvrir ou dont la blessure serait dangereuse , il ne faut disséquer qu'en dédolant , ou couper les brides celluleuses sur la sonde cannelée. Lorsque l'on veut enlever une tumeur, il faut disséquer sur ses limites et faire attention à ne pas la couper, car on l'ouvrirait ; le liquide qu'elle pourrait contenir s'écoulerait au-dehors, et la dissection serait beaucoup plus pénible ; ou bien, si la tumeur était solide et de mauvaise nature , il serait à craindre d'en laisser une partie et de la voir plus tard repulluler ; il est bien préférable, lorsqu'on le peut , d'enucléer la tumeur, c'est-à-dire de briser avec les doigts les brides qui la fixent aux parties environnantes, et de ne couper avec les ciseaux que celles qui sont trop résistantes pour être déchirées.

CHAPITRE XIV.

Mouchetures.

Les *mouchetures* sont de petites incisions faites aux téguments dans le but de favoriser l'évacuation d'un liquide infiltré ou épanché.

On pratique les mouchetures sur toutes les régions du corps, sur la conjonctive, la langue, les amygdales, pour déterminer le dégorgement de ces organes en permettant au sang de sortir ; mais c'est surtout sur le scrotum infiltré que l'on pratique le plus souvent des mouchetures, afin de faire évacuer la sérosité accumulée dans les mailles du tissu cellulaire.

Pour cette petite opération, il suffit d'une lancette que l'on plonge perpendiculairement à la surface des téguments, et que l'on retire sans élargir la plaie ; on peut se servir d'un bistouri à pointe très acérée. Cette opération est très facile à faire, ne cause aucune douleur, et doit être pratiquée très rapidement.

Les accidents qui peuvent en résulter, tiennent non pas à l'opération elle-même, mais bien à l'état des tissus. Elle est souvent suivie d'*érysipèles* qui se terminent quelquefois par la gangrène de la peau. Celle-ci, amincie, ne reçoit plus de vaisseaux comme à l'état normal : aussi est-elle facilement frappée de gangrène ; c'est par cette raison qu'il faut éloigner autant que possible les mouchetures des surfaces œdématiées, afin de couper le moins possible de vaisseaux déjà beaucoup trop rares.

CHAPITRE XV.

Scarifications.

Les *scarifications* présentent une très grande analogie avec les mouchetures ; je les place cependant dans un chapitre distinct, car il est important de ne pas confondre ces deux espèces d'opérations. Les premières, ce sont de simples piqûres faites avec un instrument tranchant de manière à faire une petite incision ; les secondes, au contraire, pénètrent dans les tissus à des profondeurs qui varient avec les lésions auxquelles on veut porter remède, et ont une longueur qui est très différente et toujours proportionnée à l'étendue de la maladie.

On fait des scarifications sur toutes les parties du corps et même sur les membranes muqueuses engorgées. C'est ainsi que, dans les érysipèles phlegmoneux, on pratique de larges incisions pour faire évacuer une certaine quantité de sang et avorter l'inflammation ; qu'on en pratique encore pour faire évacuer des liquides infectes accumulés dans l'épaisseur des parties sphacelées, sur les membranes muqueuses et la langue surtout, pour diminuer l'engorgement inflammatoire. Toutes ces scarifications doivent être faites, avec le bistouri tenu en cinquième position, d'une profondeur et d'une longueur variables avec l'intensité et l'étendue de la maladie.

Les scarifications qui sont pratiquées avec le *scarificateur* sont principalement destinées à déterminer l'évacuation d'une certaine quantité de sang. Elles ne sont que rarement employées seules; on les fait le plus souvent saigner au moyen de ventouses. Nous les décrirons plus loin. (Voy. *Ventouses scarifiées.*)

CHAPITRE XVI.

Saignée.

On appelle *saignée* toute émission de sang faite dans le but de guérir.

La saignée *locale* est celle qui est faite au niveau ou dans le voisinage de la partie malade, dans le but d'y diminuer la quantité de sang. La saignée *générale* est faite pour diminuer la masse du sang. Les anciens médecins considéraient la saignée comme *déplétive*, lorsqu'elle était pratiquée sur telle ou telle veine indistinctement; *révulsive*, lorsqu'elle est faite le plus loin possible de la partie malade, etc. Toutes ces dénominations sont à peu près abandonnées. M. Lisfranc a conservé le nom de *saignées révulsives*, à ces petites saignées du bras qu'il prescrit pour les affections de l'utérus.

L'opération qui consiste à tirer du sang d'une veine a reçu le nom de *saignée*, ou mieux de *phlébotomie*. Lorsqu'on tire le sang d'une artère, cette opération est appelée *artériotomie*.

On donne encore le nom de saignée au sang tiré d'une veine ou d'une artère : ainsi on dit une *petite saignée*, une *copieuse saignée*, pour dire qu'on a tiré peu ou beaucoup de sang.

ARTICLE I.

DE LA PHLÉBOTOMIE.

Les anciens pratiquaient la phlébotomie sur toutes les veines du corps, pourvu toutefois qu'elles fussent superficielles, et d'un calibre assez grand pour donner une quantité notable de sang : ainsi ils saignaient la veine *préparate*, la veine *temporale*, la veine *ranine*, etc.; mais aujourd'hui le nombre des vaisseaux sur lesquels on pratique la phlébotomie est beaucoup plus restreint : on ne saigne plus que les veines du *pli du bras*, les veines de *la partie inférieure de la jambe*, les veines *jugulaires externes*. Les diverses opérations sont désignées sous les noms de *saignée du bras*, *saignée du pied*, *saignée du cou* ou *de la jugulaire*. On saigne encore les veines du *dos de la main* au poignet, la *céphalique* à l'épaule, entre le muscle grand pectoral et le deltoïde ; mais ces saignées ne sont pratiquées que comme complémentaires de celle du pli du bras, quand celle-ci présente trop de difficulté.

Quelle que soit la veine que l'on choisisse, quand on veut pratiquer une saignée, il faut toujours établir une ligature entre le point qui doit être piqué et le cœur, de telle sorte que la ligature sera tantôt au-dessus, tantôt au-dessous du point où on veut ouvrir la veine. Cette ligature est faite dans un double but : 1° d'accumuler le sang dans la veine que l'on veut saigner, afin de la rendre plus apparente et plus résistante ; 2° de forcer le sang à s'échapper par l'incision, en l'empêchant de continuer son trajet vers le cœur. On conçoit très bien, d'après ces indications, que la ligature doit être assez serrée pour apporter un obstacle suffisant au cours du sang ; mais que, d'un autre côté, il faut faire attention à ne pas trop comprimer, car on arrêterait la marche du sang artériel ; par conséquent, la circulation étant arrêtée, le sang ne coulera plus dès que les veines seront vidées.

A quel instant de la journée doit-on pratiquer la saignée? Quand c'est une saignée de précaution, on peut choisir le matin ou le soir. Le matin est préférable, car le malade n'est pas fatigué par ses travaux de la journée; le malade ne doit pas non plus avoir mangé depuis trois ou quatre heures au moins, ni prendre de nourriture qu'une heure après l'opération. Mais dans les affections aiguës la saignée peut être faite indifféremment à toute heure du jour; quelquefois même la saignée est tellement urgente qu'il faut la pratiquer quand bien même le malade aurait mangé depuis peu de temps.

Les veines sous-cutanées, surtout celles du membre abdominal, contiennent bien moins de sang le matin lorsque le malade est resté au lit; la saignée est dans ce cas plus difficile; il faut donc, s'il est possible, faire prendre au malade un peu d'exercice qui, par la contraction musculaire, fera passer dans les veines sous-cutanées le sang qui aurait coulé dans les veines profondes.

La quantité de sang que l'on doit tirer varie depuis 125 grammes jusqu'à 2 kilogrammes, selon la nature de l'affection, l'état du sujet, etc.

a. Préparatifs. — Pour pratiquer la saignée, on doit se procurer des lancettes, des bandes : l'une qui sert de ligature, dite *bande à saignée*, l'autre pour le bandage de la plaie, des compresses, de l'eau tiède et de l'eau fraîche, un vase pour recevoir le sang, un drap en alèze ou une serviette pour garantir le lit ou les vêtements; enfin un stylet, des pinces à disséquer, des ciseaux. Si la lumière du jour est insuffisante, il faut avoir une bougie ou une chandelle allumée.

1° La *lancette* est un petit instrument composé de deux parties : la lame et la châsse; la lame est en acier bien trempé, pointue, tranchante des deux côtés et parfaitement polie. La châsse se compose de deux lames d'écaille, de corne ou de nacre, plus longues que la lame, et fixées, ainsi que celle-ci, au talon de la lancette sur un axe, de telle sorte que l'on peut facilement découvrir et recouvrir à volonté la lame de la lancette, en faisant rouler les valves de la châsse autour de cet axe.

On se sert de trois espèces de lancettes. L'une large et ne diminuant que vers la pointe : c'est la *lancette à grain d'orge*. Les commençants doivent se servir de cette lancette de préférence, car on fait le plus souvent une ouverture suffisante en la plongeant dans la veine.

D'autres fois la lancette est moins large et va en diminuant de sa partie moyenne vers le sommet : c'est la *lancette à grain d'avoine*; elle est préférable quand les veines sont profondes. Quand on fait usage de cette lancette, il faut pratiquer la saignée en deux temps : le premier temps, la ponction; le second temps, l'élévation. Dans ce second temps on élargit l'ouverture de la veine. La troisième espèce de lancette est la *lancette à langue de serpent;* elle est beaucoup plus étroite que les deux autres : la lame de la lancette va en diminuant de la base au sommet; elle est peu employée.

On se sert quelquefois pour l'artériotomie d'une lancette dite *à abcès;* elle est beaucoup plus grosse que les lancettes ordinaires.

Les lancettes sont conservées dans un petit étui de métal ou d'ébène que l'on appelle *lancetier*.

2° La *ligature* est une bande de drap rouge longue de 1 mètre 50 centimètres à 2 mètres environ, large de deux travers de doigt, souple, assez ferme. Cette bande est fort commode pour arrêter la circulation veineuse; mais à cause de sa couleur, elle peut effrayer le malade, lui causer du dégoût; elle pourrait peut-être transmettre quelques maladies contagieuses, surtout si le chirurgien est peu attentif ou peu soigneux. Mais comme un ruban de fil,

une autre bande la remplace facilement, on peut la considérer comme superflue.

3° Le vase destiné à recevoir le sang est une petite écuelle
en étain ou en argent à une oreille, d'une contenance de
125 grammes, qui a reçu le nom de *palette*. Ce vase est
maintenant peu employé; une cuvette ordinaire suffit au
chirurgien qui a l'habitude de la saignée. On se sert dans
les hôpitaux d'un vase en étain assez grand pour contenir
500 grammes de sang et gradué par des lignes circulaires,
de sorte que, quelle que soit la quantité de sang qu'on
veuille tirer, on peut toujours l'avoir exactement. Quelquefois on ne peut obtenir de sang qu'en plaçant le membre
dans l'eau tiède. Nous reviendrons sur ce sujet quand nous
décrirons la saignée du pied.

4° Les compresses sont au nombre de deux : l'une sert
à essuyer les environs de la plaie ; l'autre, plus petite, triangulaire, de linge fin plié en quatre doubles, est destinée
à recouvrir la blessure. Il est bon de la mouiller avec de
l'eau fraîche avant de l'appliquer sur la plaie.

5° La seconde bande sert à fixer la petite compresse ; sa
longueur variera avec le volume du membre ou de la partie
du corps sur laquelle on fait la saignée. On la fixe tantôt
avec une épingle, ou bien en nouant les deux chefs.

6° L'alèze ou les serviettes destinées à garantir le lit ou
les vêtements des malades ne présentent rien de particulier ;
il est bon toutefois de placer au-dessous une toile cirée,
si on suppose que l'on ne puisse diriger convenablement le
bras du malade, surtout quand il a du délire. On se sert
dans quelques hôpitaux d'un drap rouge ou brun qui est
bientôt souillé de sang, qui effraie le malade et dégoûte le
chirurgien.

7° Les autres instruments dont nous avons parlé plus
haut ne sont utiles que dans des cas tout-à-fait exceptionnels, c'est-à-dire lorsque quelque complication vient empêcher la marche régulière de la saignée. Nous dirons plus

loin dans quelles circonstances ils deviennent nécessaires.

Quant à la position du malade, il en sera question lorsque nous traiterons des différentes saignées en particulier; car elle doit nécessairement varier avec les diverses saignées que l'on veut pratiquer.

Lorsque l'on veut faire l'ouverture d'une veine, il faut ouvrir sa lancette, c'est-à-dire placer les deux valves de la châsse d'un côté, la lame de l'autre, de telle sorte que celle-ci fasse avec la châsse un angle variable selon la veine que l'on veut saigner, ou plutôt selon la manière dont on veut ouvrir la veine.

b. Opération. — La veine doit être préalablement fixée en haut par le bandage circulaire, en bas par le pouce d'une des deux mains. Il faut éviter dans cette manœuvre de tendre trop fortement la peau, qui, en revenant sur elle-même, détruirait le parallélisme. De l'autre main on saisit la lancette par son talon entre le pouce et l'indicateur; et se servant des autres doigts comme point d'appui, on enfonce doucement la lancette jusque dans le vaisseau, puis on la retire, tantôt sans agrandir la plaie, tantôt on agrandit l'ouverture en retirant l'instrument.

Revenons sur chacun des temps de cette opération.

La lancette doit être portée tantôt perpendiculairement sur le vaisseau; d'autres fois on la porte parallèlement aux tissus dans la crainte de blesser les organes placés au-dessous de la veine. Ce temps constitue la *ponction.*

Lorsque la veine est profonde, qu'elle n'est point en rapport avec des tissus qu'il importe de ménager, il faut l'enfoncer perpendiculairement; la même chose doit être faite quand on craint de voir rouler la veine en avant de l'instrument; quand au contraire la veine est très volumineuse, très superficielle, il n'y a pas d'inconvénient à faire l'incision un peu oblique; par ce procédé on a l'avantage de faire l'incision de la peau un peu plus large que celle de la veine.

Lorsque la veine est très profonde, qu'on ne la voit pas, qu'on ne peut que la sentir avec le doigt, il est prudent de marquer avec l'ongle le point où l'on veut piquer. On enfonce ensuite doucement la lancette, et on sait que la veine est ouverte, d'abord à une sensation particulière qui ne s'acquiert que par la pratique, ensuite à la présence de deux gouttelettes de sang sur les deux faces de la lancette. Lorsque la veine est ouverte, on retire l'instrument en faisant exécuter à la lame un mouvement de bascule, de telle sorte que la pointe soit portée en haut et le talon en bas ; c'est ce temps qui est appelé *temps d'élévation.* Il faut faire attention à ne pas élever sa lancette trop brusquement, mais bien couper en sciant. L'incision est plus facile, plus nette, moins douloureuse pour le malade.

L'élévation n'est pas toujours nécessaire ; elle est inutile quand on saigne une grosse veine superficielle avec une lancette à grain d'orge. Du reste, le chirurgien apprendra beaucoup mieux par la pratique ce qu'il convient de faire dans les diverses circonstances.

Les ouvertures des veines peuvent être en long, en travers ou obliques. On a conseillé de saigner en long les veines volumineuses, obliquement les veines d'un moyen calibre, en travers les petites veines et les veines profondes. Mais ces règles me paraissent complétement inutiles ; les incisions longitudinales que l'on fait pour permettre au sang de s'arrêter plus facilement dans les gros vaisseaux me paraissent d'une importance médiocre. Les incisions obliques sont infiniment plus commodes et conviennent parfaitement à tous les cas, surtout au pli du bras ; elles ont l'avantage d'être parallèles aux filets nerveux, si, un peu obliques à la direction des vaisseaux, elles sont parallèles à l'axe du bras.

La largeur de l'incision que l'on fait à la veine varie avec le volume des vaisseaux. Plus large pour une veine volumineuse, elle doit dans tous les cas l'être assez pour que le sang coule avec une rapidité suffisante ; car une saignée trop longue ennuie le malade , et ne produit pas toujours un effet satisfaisant.

Il arrive cependant que l'ouverture doit être plus ou moins large selon les indications : ainsi , quand on veut déterminer une syncope , il faut faire une large incision , le malade perdant d'autant plus facilement connaissance qu'il sort à la fois une plus grande quantité de sang ; par contre, on pratiquera une incision plus petite quand on voudra l'éviter.

L'incision de la peau doit être plus large que l'ouverture faite à la veine, afin de faciliter l'écoulement du sang au-dehors et d'éviter un trumbus, afin de rendre moins facile la destruction du parallélisme par suite des mouvements du bras du malade.

Lorsque l'incision est terminée, le sang coule le plus souvent par jet ; quelquefois il coule en nappe, c'est ce que l'on appelle *couler en bavant.* Ce dernier état est le plus souvent normal pour quelques saignées : au pied , au cou, par exemple ; mais pour la saignée du bras, l'écoulement du sang doit être par jet ; le contraire arrive quelquefois. Nous dirons en décrivant la saignée du bras quelles sont les causes de cette particularité et quels sont les moyens d'y remédier. Le sang est reçu dans un vase dont nous avons parlé plus haut.

c. Pansement. — Quand on a obtenu la quantité de sang voulue, on arrête la saignée ; pour cela on défait la ligature qui empêchait le sang de circuler dans les veines, on détruit le parallélisme en déplaçant la peau. Il faut avoir soin de tirer la peau de manière à rapprocher les bords de la plaie ; on y arrive facilement en faisant les tractions dans le sens de la division. Il est le plus souvent inutile d'appliquer son doigt sur l'incision , comme on le conseille généralement.

On nettoie ensuite les parties que le sang a tachées , en ayant soin de ne pas frotter les bords de la plaie, qui pourraient être irrités. On applique la petite compresse mouillée dont nous avons parlé plus haut, puis un bandage contentif approprié à la région qui a été saignée.

Nous allons maintenant décrire les modifications que nécessitent les saignées du bras, du pied, du cou.

§ I. De la saignée du bras.

La saignée du bras est celle que l'on pratique le plus souvent; les autres, au contraire, sont d'un usage bien moins fréquent.

Avant de décrire la saignée du bras, je crois qu'il est bon de donner quelques notions succinctes sur les veines du pli du bras, ainsi que sur les rapports des vaisseaux avec les organes qui les environnent.

(Pli du bras du côté droit.)

Explication de la figure.

A. Veine médiane basilique ouverte seulement à la partie supérieure et interne au-dessus du point d'entre-croisement avec l'artère humérale.

B. Veine médiane céphalique. On voit plusieurs incisions sur toute la longueur de son trajet.

C. Veine médiane.

D. Veine radiale, qui, réunie à la médiane céphalique, prend le nom de veine céphalique. On trouve une incision vers sa partie supérieure ; au niveau de l'incision le nerf musculo-cutané est encore sous-aponévrotique.

E. Veine cubitale ; commencement de la basilique.

F. Ligature convenablement placée pour les ouvertures les plus élevées. Trop haute pour les incisions inférieures.

G. Lancette. Toutes les incisions sont obliques.

H. Main gauche de l'opérateur.

a. Veines du pli du bras. — Cinq veines peuvent être saignées au pli du bras ; ce sont :

1° La *veine céphalique*, située sur la saillie musculaire externe, au niveau de l'articulation huméro-cubitale, sur le côté externe et un peu postérieur de l'avant-bras, reçoit, en passant sur le muscle long supinateur, la médiane céphalique ; elle est en rapport avec le nerf musculo-cutané, dont elle est séparée au bras par l'aponévrose brachiale, mais qui se trouve sus-aponévrotique au pli du bras. Elle est située dans toute sa longueur entre l'aponévrose et le fascia superficialis. Cette veine est entourée d'un assez grand nombre de filets nerveux.

2° La *veine basilique* est placée en avant de l'épitrochlée et en dedans du biceps. Elle est en rapport avec le nerf cutané interne, qui est toujours placé en dedans.

3° La *veine médiane*, située sur la partie antérieure de l'avant-bras, déviée tantôt à droite, tantôt à gauche, se divise, un peu avant d'arriver au pli du bras, en trois branches : une qui marche d'avant en arrière, c'est celle qui fait communiquer les veines superficielles avec les veines profondes ; les deux autres vont en divergeant se jeter, l'une en dehors dans la veine céphalique, l'autre en dedans dans la veine basilique.

4° La *médiane céphalique*, branche externe de bifurcation de la médiane, va se jeter dans la céphalique après un trajet de 5 ou 6 centimètres environ ; cette veine est entourée de quelques filets nerveux.

5° La *médiane basilique*, branche interne de bifurcation de la veine médiane, croise très obliquement l'artère brachiale, dont elle n'est séparée que par l'aponévrose antibrachiale et l'expansion aponévrotique du bras, croise encore le tendon du même muscle, et va se jeter dans la veine basilique un peu au-dessus de l'articulation du coude. Cette veine est en général la plus volumineuse et la plus apparente du pli du bras.

D'après ces dispositions anatomiques, qui sont extrêmement variables chez les différents sujets, nous voyons que toutes les veines sont plus ou moins entourées de filets nerveux. Mais il est un rapport que présente la médiane basilique qu'il ne faut jamais oublier ; elle croise très obliquement l'artère humérale : aussi ne faut-il jamais la saigner, à moins qu'elle ne soit assez éloignée de l'artère pour que l'on puisse porter la lancette sans danger, lorsqu'elle forme avec elle, par exemple, un angle qui se rapproche de l'angle droit ; mais toutes les fois que ces vaisseaux sont parallèles, qu'ils se croisent très obliquement, la saignée doit être considérée comme impraticable ; et s'il n'y avait pas d'autre vaisseau apparent, il vaudrait mieux ne pas pratiquer la saignée. En effet, quelle que soit l'habileté du chirurgien, il n'est jamais sûr de ne pas ouvrir l'artère ; car le plus léger mouvement du malade peut changer la direction de la pointe de la lancette, le malade peut précipiter son bras sur la pointe de l'instrument. Et qu'en résulterait-il ? un anévrisme ; et c'est sans contredit l'accident le plus grave qui puisse accompagner immédiatement la saignée.

Je ne sais pourquoi M. Lisfranc (1) préfère la saignée de la veine médiane basilique à la saignée de la basilique.

____

(1) *Clinique chirurgicale de la Pitié*, t. I, p. 263.

Il craint de blesser les filets du nerf cutané interne, et il dit, quelques lignes plus loin, que la lésion du nerf médian est à craindre quand on saigne la médiane basilique en dedans de l'artère; mais, ajoute-t-il, « sa lésion produirait des accidents moins graves que celle de l'artère. » Pourquoi donc courir les chances de blesser une artère sur la médiane basilique, de blesser le nerf médian, où la lésion est certainement beaucoup plus grave que celle du nerf cutané interne?

En résumé, toutes les veines du pli du bras, à l'exception de la médiane basilique, peuvent être saignées. Il est impossible d'éviter les nombreux filets nerveux qui accompagnent les veines. Il faut choisir la veine la plus superficielle, la plus apparente, et celle qu'on suppose devoir moins rouler sous l'instrument. La saignée de la médiane céphalique, quand elle est possible, doit être cependant préférée à toutes les autres. En effet, cette veine se trouve toujours sur la face antérieure du bras; par conséquent, la saignée est beaucoup plus commode. M. Lisfranc préfère la saignée de cette veine au-dessus de la partie moyenne du tendon du biceps; il dit n'avoir jamais trouvé de nerf en ce point. Le même auteur craint, pour la saignée de la veine médiane, la lésion de l'artère radiale, qui, chez les sujets maigres, n'en est séparée, entre le rond pronateur et le long supinateur, que par l'aponévrose antibrachiale. L'artère m'a toujours paru trop profonde pour que sa lésion soit à craindre. Cependant il faut tenir compte de cet avertissement, car dans toute saignée on évitera un point où une artère pourrait être blessée.

b. *Position du malade.* — La position à donner au malade n'est pas sans avoir quelque importance. Le malade peut être saigné debout si l'on veut obtenir une syncope. Si on fait une saignée de précaution, le malade peut être assis; mais s'il est sujet à tomber en défaillance, il vaut mieux le saigner couché, soit assis sur son lit, soit couché du côté opposé à celui qu'on veut saigner. Si le malade est alité, il va sans dire qu'il doit être saigné dans la dernière position.

c. Opération. —Lorsqu'on veut pratiquer une saignée du bras, il faut d'abord chercher la position de l'artère humérale ; quand on l'a bien constatée, on cherche sur la face antérieure de l'avant-bras s'il n'existerait pas d'anomalies. On a signalé fort souvent, et j'ai eu occasion de voir plusieurs fois des divisions prématurées de l'artère, de telle sorte qu'il peut exister à l'avant-bras deux artères d'un calibre assez considérable pour que leur lésion soit à craindre. Cela fait, on choisit la veine que l'on veut saigner; bien entendu, il faut rejeter les veines qui sont en rapport avec les artères. Souvent les veines sont peu apparentes ; une légère constriction sur la partie antérieure de l'avant-bras, que l'on embrasse dans l'arcade que forment le pouce et l'indicateur, suffit assez souvent pour rendre les veines plus visibles ; dans le cas contraire, il faut faire une constriction circulaire complète. Mais avant de l'appliquer on doit toujours s'assurer de la position de l'artère, dont les pulsations pourraient être arrêtées par l'application de la bande ; et on fera d'autant plus d'attention à ce précepte, que l'artère qui naît de la division prématurée de l'humérale est le plus souvent très superficielle.

Il arrive quelquefois que les veines sont tellement petites ou si peu apparentes, surtout chez les femmes qui sont très grasses, qu'on ne peut les apercevoir ; dans certaines circonstances on les sent sous le doigt. Ces veines peuvent être facilement saignées; elles roulent peu, et sont en général d'un calibre assez considérable. J'ai déjà dit qu'il était bon de marquer avec l'ongle le lieu où on veut porter la pointe de sa lancette, quand on craint de piquer à côté de la veine.

Enfin quelquefois les veines ne peuvent être ni vues ni

senties. M. Lisfranc (1) conseille de laisser la ligature appli·
quée pendant une demi-heure ou une heure, et de faire pendant ce temps contracter au malade les muscles de l'avant-
bras. On conseille encore de plonger le bras du malade dans
l'eau chaude. Mais, comme le fait parfaitement remarquer
M. Lisfranc, l'action de ce bain a souvent « l'inconvénient de
» rougir la peau, de la tuméfier, ainsi que le tissu cellu-
» laire sous-jacent, et de masquer davantage les vaisseaux. »

Lorsqu'on fait choix d'une veine, on appliquera une
bande circulaire pour arrêter le cours du sang. Nous avons
vu plus haut quelles étaient les règles qui devaient guider
dans l'application du bandage; la ligature doit être faite à
un ou deux travers de doigt au plus au-dessus du point
où on veut piquer la veine. Si on l'appliquait trop haut, on
ne remplirait pas une condition indispensable, on n'empêcherait pas la veine de rouler; au contraire, en plaçant la
ligature très près, on fixe la veine beaucoup plus solidement.

Si les veines ne sont pas très apparentes, il faut exercer
avec le dos de la main quelques légères frictions sur la face
antérieure de l'avant-bras.

Lorsque la veine est devenue apparente, si on veut saigner le bras droit, on le saisit avec la main gauche, on le
place entre le coude et la poitrine; on prend ensuite l'avant-
bras avec la main droite; puis, avec le pouce de la main
gauche, on fixe la veine à sa partie inférieure, toujours à 1
ou 2 centimètres du point où on veut pratiquer la saignée. Il ne faut tendre la peau que médiocrement; nous
avons dit plus haut pour quelle raison. On procède alors
de la main droite à l'ouverture de la veine de dedans en dehors, de la même manière qu'il a été dit plus haut.

Lorsque l'on veut saigner le bras gauche, il faut tenir la
lancette de la main gauche. Le chirurgien doit être ambi-

____

(1) Loc. cit., page 264.

dextre ; cependant, quand il ne sera pas sûr de lui, il pourra saigner le bras gauche de la main droite ; mais alors il devra faire l'incision de dehors en dedans, ce qui est beaucoup moins commode. Nous avons déjà vu que le sang pouvait couler en jet ou en bavant. Cette irrégularité mérite plus d'attention qu'on ne pense. En effet, le sang sortant par jet coule beaucoup plus rapidement, le malade est beaucoup moins fatigué, la saignée durant moins long-temps ; d'un autre côté, les caractères que l'on tire du sang dans les divers maladies, l'existence d'une couenne inflammatoire, sont beaucoup plus tranchés quand la sai-gnée s'est faite par jet.

Lorsque la veine est ouverte, de la main qui tenait la lancette on soutient le bras que l'on vient de saigner, et on fait contracter les muscles de l'avant-bras, en enga-geant le malade à tourner entre ses doigts une bande roulée, soit un lancetier, soit seulement un étui ; par ce moyen le sang sort avec plus de rapidité.

Il arrive quelquefois que le sang coule en bavant parce que le parallélisme n'est pas exact ; alors il faut tirer légè-rement la peau, afin de le rétablir ; mais on ne le fera qu'avec de grandes précautions, car la pression et les tiraillements peuvent, surtout chez les femmes à peau fine, causer des ecchymoses.

Il ne faut pas non plus exercer de friction sur la face an-térieure de l'avant-bras, afin d'accélérer le cours du sang ; car on s'expose à détruire le parallélisme, ce qui doit avant tout être évité.

d. *Pansement.* — Quand on a tiré la quantité de sang suffisante, on arrête la saignée comme nous l'avons déjà dit plus haut, et on maintient fixée la petite compresse par un bandage en 8 de chiffre qui vient sur la partie antérieure de l'avant-bras, en avant de la saignée (voy. *Bandage croisé du coude*). M. Piorry conseille, afin de prévenir les hémor-rhagies, de serrer fortement la ligature inférieure, et de laisser, au contraire, la supérieure plus lâche. **On met** l'avant-bras du malade dans la demi-flexion, appuyé **sur** la partie supérieure de l'abdomen jusqu'à ce qu'on suppose que la plaie doive être réunie.

Lorsque la maladie pour laquelle on pratique la saignée exige que celle-ci soit faite deux fois dans la même journée, la même ouverture peut suffire pour les deux saignées. Pour cela on met entre les lèvres de la plaie un peu de suif, ou tout autre corps gras, afin de les empêcher de se réunir ; puis on panse comme à l'ordinaire ; et quand on veut renouveler la saignée, on applique la ligature comme quand on veut pratiquer cette opération pour la première fois ; on fait gonfler les veines en frictionnant légèrement la face antérieure de l'avant-bras, le pouce de l'autre main étant appuyé sur l'ouverture ; quand les veines sont distendues par le sang, on retire le pouce et on écarte les bords de la plaie, le sang s'échappe en jaillissant. **Lorsque ces** moyens ne suffisent pas, quelques chirurgiens introduisent entre les lèvres de la plaie l'extrémité d'un stylet boutonné. Il faut en général être très avare de ce procédé ; car, outre que les lèvres de la plaie ne peuvent plus se réunir par première intention, par conséquent doivent suppurer pour guérir, la veine peut participer à cette inflammation, et la phlébite, accident si redoutable à la suite des saignées, avoir beaucoup plus de chances pour se produire ; et ces craintes devront être d'autant plus grandes qu'on aura employé un moyen plus violent pour faire sortir le sang : aussi faut-il bien se garder d'introduire un stylet dans la plaie, comme nous l'avons dit plus haut ; il vaut mieux saigner une autre veine, soit au même bras, soit au bras du côté opposé.

On ne doit user de ce moyen que quand les veines sont peu apparentes, et qu'on ne peut les ouvrir qu'après de nombreuses recherches, et lorsqu'il n'y a qu'une seule veine que l'on puisse saigner. Mais, je ne saurais trop le répéter, ce procédé peut être dangereux ; il vaut mieux pratiquer la saignée au poignet, et même à la main. Dans tous les cas, on doit le préférer à la saignée de la médiane basilique placée en avant de l'artère humérale.

A. DES DIFFICULTÉS DE LA SAIGNÉE.

Si simple, si facile en apparence, la saignée présente quelquefois des difficultés très grandes; elle peut avoir des imperfections, elle peut être suivie d'accidents graves.

Les difficultés peuvent tenir 1° à l'indocilité du malade.

Chez les enfants, et même chez les adultes, des mouvements involontaires empêchent le chirurgien de pratiquer la saignée; mais avec un peu d'habitude on peut percer la veine en suivant avec la main tous les mouvements que fait le malade, et faire en quelque sorte la *saignée en l'air*; mais ce moyen exige une dextérité et une précision très grandes dans les mouvements. Un procédé beaucoup plus sûr, et que conseille M. le professeur Velpeau, consiste à fixer le coude du malade sur le genou préalablement relevé, soit au moyen d'un tabouret, soit par la chaise du malade. Il est rare que dans ce cas la saignée ne puisse se faire, surtout si le chirurgien est bien secondé.

2° Parce qu'il n'y a d'apparent que la seule veine médiane basilique au-devant de l'artère. Il arrive quelquefois qu'en plaçant le bras dans la pronation on écarte la veine un peu de l'artère qui va s'accoler au tendon du biceps. On a conseillé pour saigner cette veine une lancette n'ayant qu'un tranchant; dans ce cas on ferait une piqûre horizontale, le dos de l'instrument étant dirigé vers l'artère; mais cet instrument n'offre pas de garantie suffisante pour qu'il faille risquer une saignée au-devant de l'artère humérale. On a conseillé encore de faire l'opération en deux temps; dans le premier temps, on divise la peau, le tissu cellulaire sous-cutané jusqu'à la veine par une incision horizontale; dans le deuxième, on fait à la veine une petite ponction. Mais, outre qu'il faut une très grande habitude pour faire la saignée de cette manière, ce procédé n'est pas assez sûr, il vaut encore mieux s'abstenir ; d'ailleurs, pour peu qu'on coupe la veine en faisant l'incision horizontale, la saignée devient impossible. Enfin on a conseillé de fléchir légèrement l'avant-bras sur le bras, afin de relâcher l'expansion aponévrotique du biceps et d'éloigner la veine de l'artère ; il vaut encore mieux chercher une autre veine.

3° Les veines sont quelquefois très petites et sont peu apparentes ; mais on peut quelquefois les faire paraître en appliquant une ligature longtemps avant de pratiquer la saignée.

· 4° Les veines peuvent être très mobiles ; on y remédie en les fixant solidement et en faisant la ponction perpendiculairement à leur axe.

5° Il arrive quelquefois que des cicatrices de la veine ont rétréci et même oblitéré le calibre du vaisseau ; dans ce cas, il faut toujours faire la saignée au-dessous : aussi, quand on suppose qu'un bras doit être très souvent saigné, le chirurgien doit-il saigner le plus haut possible et aller toujours en descendant, afin de ménager, comme on le dit, le terrain.

6° On trouve assez souvent des personnes qui ont un embonpoint énorme, et tel que souvent on n'aperçoit nullement les veines ; mais on sent sous le doigt un cordon dur, rénitent, qu'il est assez facile de distinguer des cordons formés par les tendons au moyen d'un sentiment de fluctuation et de vibration que l'on perçoit, soit en faisant arriver le sang dans les vaisseaux par quelques frictions légères, soit en exerçant quelques percussions sur un des points éloignés de celui où on a mis le doigt.

7° Mais la difficulté de trouver la veine n'est pas le seul inconvénient que présente la saignée chez les personnes grasses ; il s'interpose souvent entre les lèvres de la plaie des paquets graisseux qui empêchent l'écoulement du sang. Il faut alors ou les repousser avec un stylet ou bien les couper avec des ciseaux ; dans quelques circonstances, on est obligé d'élargir l'ouverture, et même de pratiquer une nouvelle saignée à quelque distance de la première.

8° Quelquefois la veine est ouverte et quelque autre obstacle s'oppose au cours du sang, comme la ligature trop ou trop peu serrée, ou bien des vêtements étranglant le bras du malade au-dessus de la ligature : il est facile de lever l'obstacle. Ou bien l'ouverture de la veine est trop petite : alors il faut l'agrandir en introduisant la lancette dans la même plaie. Si la veine est trop petite, alors il faut en ouvrir une autre. Si le parallélisme était détruit, on devrait successivement entraîner les téguments jusqu'à ce qu'on eût rencontré l'ouverture de la veine.

9° Quelquefois la faiblesse de l'individu empêche le sang de sortir ; des menaces de syncope peuvent arrêter la circulation. Dans ce dernier cas, il faut attendre que le cours du sang soit rétabli ; dans l'autre, on favorisera sa sortie en faisant contracter les muscles de l'avant-bras.

B. DES ACCIDENTS DE LA SAIGNÉE.

Parmi les accidents qui accompagnent la saignée, les uns sont communs à toute espèce de saignées, les autres sont particuliers à la saignée du bras.

Ces accidents sont :

1° *Saignée blanche.* — On appelle *saignée blanche* toute piqûre faite dans le but de tirer du sang et qui n'en laisse pas couler. Deux causes peuvent déterminer cet accident : ou la veine n'a pas été ouverte par suite de sa profondeur, ou de sa facilité à se déplacer au-devant de la lancette, etc., soit par suite des mouvements du malade ; dans ce cas on comprend très bien que le moyen d'y remédier est de piquer la veine au fond de la plaie si on l'aperçoit, ou bien de faire une autre saignée, soit sur la même veine, soit sur une autre ; quelquefois la veine a été ouverte, le sang ne coule pas cependant. Nous avons vu déjà que la syncope, l'émotion du malade pouvaient être la cause de cet accident.

2° *Trumbus.* — On donne le nom de *trumbus* à l'é-

panchement de sang qui se fait entre la **veine et les tégu-**
ments, avant la fin de la saignée. Cet accident, qui le plus
souvent empêche l'écoulement du sang au-dehors, est dû
à la destruction du parallélisme entre les bords de la solution
de continuité de la veine et des téguments, ou bien à une
incision trop petite. On peut arrêter ses progrès en rétablissant le parallélisme, en élargissant la plaie ; mais le plus souvent il vaut mieux, lorsque la quantité de sang que l'on veut
tirer est insuffisante, faire une piqûre à une autre veine.
Mais par lui-même le trumbus n'a rien de grave ; une
légère compression sur le pli du bras, quelques compresses
résolutives suffisent pour le faire disparaître au bout de
quelques jours.

3° *Ecchymose.* — Il en est de même de l'*ecchymose* ou
tache livide qui se développe autour de la plaie quelque
temps après que la saignée a été faite.

4° *Syncope.* — Elle arrive, soit avant la saignée : il faut
alors attendre que le malade ait repris ses sens ; soit pendant le cours de la saignée. La syncope peut dans ce cas tenir
à deux causes : ou bien le malade a perdu très peu de sang :
l'émotion, l'horreur qu'inspire la vue du sang, la constitution
individuelle, en sont la cause. Dans ce cas on applique le doigt
sur la piqûre, on place le malade dans une position horizontale, on lui projette de l'eau froide au visage. Ces divers
moyens suffisent le plus souvent pour lui faire reprendre
l'usage de ses sens ; alors si on n'a pas obtenu la quantité
de sang qu'on voulait tirer, on lâche la veine, et la saignée
continue.

D'autres fois la syncope est causée par la trop grande
quantité de sang tiré au malade ; il faut alors arrêter la saignée, panser la piqûre comme s'il n'était rien arrivé ; ensuite on fait revenir le malade à lui de la même manière
qu'il a été dit plus haut.

On ne doit pas oublier qu'il est des circonstances qui provoquent la syncope, comme une large ouverture, la position
verticale, et que si l'on veut provoquer la syncope, il faut

les mettre en usage, et les éviter dans le cas contraire.

5° *Vomissements.* — Les malades qui ont mangé depuis peu sont souvent pris de syncope; mais des *vomissements* sont les accidents les plus fréquents qu'on remarque quand on les saigne.

6° *Douleur.* — Outre la douleur, qui est quelquefois très vive quand on pratique la saignée du bras, il peut arriver que celle-ci soit persistante et assez violente pour causer des accidents convulsifs et même tétaniques. Cette douleur est due à la lésion de filets nerveux. Les anciens attachaient beaucoup d'importance à ce genre de lésion, et lui attribuaient la plupart des accidents si graves qui accompagnent quelquefois la saignée du bras; mais on a fait justice de ces craintes. Les accidents que cause la section des filets nerveux se calme ordinairement par les émollients, les narcotiques; si cependant ces moyens étaient insuffisants, on pourrait plonger un instrument dans la plaie et achever la section du filet blessé. Quoi qu'il en soit, cette lésion est loin de justifier le soin que M. Lisfranc a pris pour éviter la lésion des nerfs dans la saignée du bras. Je parle ici de ces petits filets nerveux destinés aux téguments, car la lésion de gros troncs nerveux importants pourrait être suivie d'accidents très graves.

7° *La piqûre du tendon du biceps, de l'aponévrose anti-brachiale,* a été aussi rangée autrefois parmi les lésions les plus graves qui puissent accompagner la saignée du bras. Mais on sait parfaitement que ces lésions sont sans importance; que si elles peuvent quelquefois causer des accidents, ce n'est qu'en enflammant le tissu cellulaire qui les environne. Ce que Samuel Cooper a désigné dans son *Diction-naire de chirurgie* sous le titre d'inflammation de l'aponévrose antibrachiale paraît n'être, comme le fait très bien remarquer Charles Bell, qu'une inflammation du tissu cellulaire sous-aponévrotique. Warton rapporte un cas dans lequel l'avant-bras resta dans un état permanent de contraction, et qui guérit en détachant l'aponévrose antibrachiale du tendon du biceps.

8° *Inflammation de la plaie.* — Cet accident survient à la suite de la saignée du bras quand le malade fait des mouvements intempestifs, ou bien que la saignée a été faite avec une lancette malpropre, ou bien que les bords de la plaie sont en contact avec un linge sale. Lorsque cette inflammation commence, les bords de la plaie se tuméfient, ne se réunissent point, ou bien même se séparent dans les points qui étaient déjà réunis. Lorsqu'elle est légère, l'accident est peu grave et se dissipe par les émollients; lorsqu'au contraire elle est intense, elle peut être le point de départ d'une maladie beaucoup plus grave, telle que l'érysipèle, le phlegmon.

9° *Phegmons.* — *Erysipèles.* — Il peut survenir à la suite de la saignée des *érysipèles*, des *phlegmons*; mais ces accidents arrivant à la suite de toute espèce de plaie et ne présentant pas de caractères particuliers au pli du bras, je ne crois pas devoir les décrire ici. Il peut arriver cependant que le phlegmon soit très limité, que le pus puisse facilement sortir par l'ouverture de la saignée; dans ce cas, de simples émollients peuvent suffire. Mais quand les accidents sont plus graves, le traitement ne diffère pas de celui des autres phlegmons.

10° *Lésion des vaisseaux lymphatiques.* — Elle ne détermine point d'autres accidents que l'inflammation de ces vaisseaux, comme cela arrive dans toute espèce de plaie. Cette inflammation est caractérisée par des stries dures, rougeâtres, noueuses sur le bras et l'avant-bras, quelquefois avec tuméfaction des ganglions axillaires. La crainte de voir la plaie devenir fistuleuse par suite de la lésion de ces vaisseaux n'est qu'imaginaire.

11° *Phlébite.* — C'est un des accidents les plus redoutables qui puissent accompagner la saignée. Confondue avec l'angioleucite et avec l'érysipèle phlegmoneux, on peut facilement la reconnaître par les cordes dures, peu noueuses, sur le trajet des veines, et par un empâtement général du membre. Elle ne présente de gravité que lorsque, la membrane interne étant enflammée, le pus se trouve porté dans le torrent de la circulation ; lorsque, au contraire, la membrane externe est seule malade, l'affection est beaucoup moins grave.

Si on a pu quelquefois assigner des causes à la phlébite, comme une piqûre faite avec une lancette malpropre ou mal affilée, des mouvements inconsidérés du malade, etc., on a vu souvent les saignées les mieux faites et pratiquées en apparence dans les meilleures conditions possibles être suivies de phlébites mortelles. Le traitement à apporter à la phlébite doit être très énergique, et appliqué au début ; car, dès que l'inflammation est étendue, elle est déjà au-dessus des ressources de l'art. On appliquera de nombreuses sangsues sur le point malade, des cataplasmes émollients, la compression, les frictions d'onguent napolitain, des vésicatoires assez grands pour dépasser les limites du mal. Abernethy a conseillé de diviser totalement la veine, afin d'arrêter la maladie et d'empêcher le pus de se mêler au sang. On a proposé de lier la veine au-dessus de la partie malade ; mais ce procédé, en raison des accidents qui accompagnent la ligature des veines, doit être rejeté : l'incision paraît préférable. Il arrive quelquefois qu'il se fait des adhérences entre les parois des veines. Cette circonstance est très favorable ; elle arrête les progrès de la maladie et empêche le sang mêlé de pus de se porter jusqu'au cœur. On reconnaît ce symptôme en ce que la maladie cesse de se propager en haut, s'arrête tout-à-coup, et même, dans certaines circonstances, se propage vers la partie inférieure, où souvent elle ne tarde pas à s'arrêter de la même manière.

12° *Blessure de l'artère.*— Elle est l'accident le plus grave qui puisse arriver à la suite de la saignée ; et il est d'au-

tant plus grave que jamais un chirurgien prudent n'aura
ce danger à redouter. En effet, s'il ne saigne jamais les
veines placées au-devant des artères, il n'aura jamais à
craindre le contact trop immédiat de la veine et de l'artère, les mouvements du malade. Il n'aura point à redouter les anomalies s'il a soin d'explorer attentivement toute
la face antérieure de l'avant-bras pour s'assurer s'il n'existe
pas de divisions prématurées de l'artère humérale. Aussi,
lorsqu'un chirurgien a blessé une artère en pratiquant une
saignée du bras, il n'est jamais excusable ; il vaut mieux
craindre un accident, et passer pour trop timide, que d'a-
voir à déplorer une imprudence.

Aussitôt que l'artère est ouverte, le sang s'écoule par
jets saccadés, isochrones aux battements du pouls; le sang
est rutilant, spumeux; celui qui vient de la veine est plus
brun, coule par jets continus, et mousse beaucoup moins
que le sang artériel; le plus souvent même il ne mousse
pas. Il est assez facile de distinguer les deux jets de sang.
Cependant, comme le jet de sang qui part de la veine peut
être séparé par un peloton graisseux par exemple, nous
allons donner quelques autres signes pour s'assurer si une
artère a été ouverte. Si on comprime entre la plaie et la
main, le sang, si l'artère est blessée, jaillira plus fort; si,
au contraire, la veine seule a été ouverte, le sang s'arrête, à moins qu'une libre communication entre les veines
superficielles et les veines profondes ne vienne en imposer.
Si on comprime entre la plaie et le cœur, le sang artériel
s'arrête; le sang veineux, au contraire, coule avec force.
Cependant le sang artériel pourrait couler, malgré la compression au-dessus de la plaie, s'il existait une division
prématurée de l'artère humérale. Dans ce cas, la compression dans le creux axillaire fait cesser l'écoulement du sang.
Il est indispensable de prendre toutes ces précautions, afin
d'éviter toute méprise. Le sang artériel peut encore couler
par le bout inférieur, à cause des anastomoses. Il est alors

un peu plus noir; la compression dans le creux axillaire rendra cette particularité beaucoup plus rare. On ne saurait du reste trop le recommander, car il arrive fort souvent que le chirurgien perd la tête quand il croit avoir blessé l'artère : aussi, quand cet accident survient, le chirurgien doit-il conserver assez de sang-froid pour ne pas effrayer le malade et pour faire ce qu'il convient pour arrêter le sang. Il faut d'abord faire sur la plaie une compression circonscrite avec des compresses graduées disposées en pyramide, fixer beaucoup plus solidement la bande que lorsque la saignée n'a pas été suivie d'accidents, tâcher de faire supporter au malade cette compression, qui est très douloureuse, veiller à ce que le bandage ne se dérange pas, le laisser en place pendant quinze jours. Mais comme la compression si violente que l'on fait au pli du bras pourrait causer un engorgement du membre, il faut appliquer un bandage roulé depuis le poignet jusqu'à l'aisselle. Il est fort difficile de justifier cet appareil aux yeux des malades ; mais enfin on fera son possible pour trouver un prétexte, comme la crainte de voir la saignée se rouvrir, en lui disant que son sang est enflammé. On peut encore faire la compression en plaçant un corps dur, une pièce de monnaie, par exemple, dans les plis de la compresse. Il arrive quelquefois que par ce moyen l'hémorrhagie s'arrête et que la plaie de l'artère guérit ; mais le plus souvent il survient, soit un anévrisme faux primitif, soit un anévrisme faux consécutif, soit un anévrisme variqueux. Il faut avoir recours à la ligature de l'artère, soit dans la plaie au niveau de l'anévrisme, soit entre le cœur et l'anévrisme.

La guérison sans opération peut-elle s'obtenir sans oblitération du vaisseau? Certainement non dans la plupart des cas. Cependant il est des exemples incontestables de guérison sans oblitération du vaisseau.

Il arrive quelquefois que des épanchements de sang considérables ont été pris pour des anévrismes, que des trumbus soulevés par les battements de l'artère ont été pris pour des anévrismes faux consécutifs. Il faut donc, crainte de méprise, lorsqu'il y a doute, essayer les résolutifs et la compression avant de pratiquer la ligature, et ce moyen réussira parfaitement si l'on n'a pas affaire à la lésion d'une artère.

Lorsque la saignée n'est pas praticable au pli du bras, on peut saigner ou la veine céphalique entre le deltoïde et la portion claviculaire du grand pectoral, ou bien au poignet ou à la main.

Saignée de la main. — Les veines du poignet qui peuvent être saignées sont : en dehors, la *céphalique* du pouce, formée par les veines du pouce et de la moitié du doigt indicateur; en dedans, la *salvatelle*, formée par les veines du reste du dos de la main. Ces deux veines vont form r à l'avant-bras les veines basilique et céphalique. Les veines de la paume de la main et de la face antérieure des doigts étant beaucoup moins grosses, on ne saigne point les veines de la partie antérieure du poignet; elles forment à l'avant-bras la veine médiane.

La saignée du poignet n'est pas toujours facile; en effet, outre qu'elle ne donne qu'une petite quantité de sang, le calibre des veines est souvent en rapport avec celui du pli du bras, de sorte que quand la saignée est difficile au pli du bras à cause de l'exiguïté des vaisseaux, elle est également difficile au poignet; cependant, chez les individus gras, à veines volumineuses, on peut faire assez facilement la saignée au poignet.

Les rapports de ces veines avec les organes environnants ne présentent point d'indications particulières; les gaînes tendineuses doivent surtout être évitées; quelquefois cependant la céphalique du pouce marche parallèlement à l'artère radiale, lorsque celle-ci contourne l'extrémité inférieure du radius ; mais elle est assez profonde pour qu'il n'y ait pas de crainte de la blesser.

Quand on veut pratiquer cette saignée, il est bon, outre les objets qui doivent avoir été préparés pour la saignée du bras, d'avoir un vase plein d'eau tiède assez grand pour que la main du malade puisse y plonger jusqu'au-dessus de la piqûre : le sang coule plus facilement. On applique autour du poignet la ligature qu'on avait mise autour du bras, et on ouvre la veine, soit longitudinalement, soit obliquement, soit transversalement.

Saignée à l'épaule. — Mais lorsque les veines sont trop petites au poignet, on peut faire la saignée de la céphalique à l'épaule, entre les muscles deltoïde et le grand pectoral. On fait avec le bistouri une incision longue d'un pouce environ au-devant de l'épaule, et on cherche la veine dans l'espace intermusculaire dont je viens de parler. Mais parallèlement à la veine et à côté d'elle marche la branche descendante de l'artère acromiale : aussi M. Velpeau conseille-t-il de faire une incision à trois ou quatre travers de doigt au-dessus de l'épicondyle, et d'aller chercher au fond de l'incision la veine, qui dans ce point est moins profonde.

§ II. Saignée du pied.

Nous avons déjà dit que l'on donnait le nom de *saignée du pied* à l'opération qui consistait à ouvrir une des veines de la partie inférieure de la jambe pour en tirer du sang. Le nom de saignée du pied est donc impropre, car il est très rare que l'on saigne les veines du pied ; celles-ci ne donneraient pas une quantité de sang assez considérable.

Les veines que l'on peut saigner à la partie inférieure de la jambe sont la *saphène interne* et la *saphène externe*.

La saphène interne, formée par les veines du dos du pied, vient se placer entre la peau et la face interne du tibia, ou l'aponévrose jambière, sur la face interne ou antérieure de la malléole interne côtoyée par le nerf saphène interne, depuis son origine jusqu'au genou : c'est la plus volumineuse des veines qui puissent être saignées à la jambe. Quelquefois la saphène interne se porte derrière la malléole ; dans ce cas, la saphène se divise en deux branches : l'une occupe la position normale, l'autre par derrière la malléole.

La saphène externe, accompagnée du nerf saphène externe, passe entre le tendon d'Achille et la malléole externe. Elle est plus irrégulière, moins volumineuse que la précédente : aussi est-il rare que l'on puisse la saigner quand la saignée de la malléole interne est impossible ; lorsqu'elle est double, la branche antérieure se place sur le côté externe de la malléole.

L'appareil nécessaire pour faire une saignée du pied consiste en un vase rempli d'eau chaude comme pour donner un bain de pieds, une alèze, une serviette, une bande longue de 2 mètres pour faire une ligature destinée à arrêter le cours du sang dans les veines, une autre de 3 ou 4 mètres pour le pansement, une petite compresse carrée.

Le malade doit toujours être assis ou sur une chaise ou sur le bord de son lit. Si le malade était trop faible, on le ferait appuyer sur des oreillers ou bien soutenir par une personne placée derrière lui.

Ensuite on lui fait placer les deux pieds dans l'eau chaude. Il vaut mieux mettre les deux pieds ; en effet, on détermine une plus grande congestion vers les extrémités, et outre que la position est moins gênante pour le malade, elle permet au chirurgien de choisir le pied sur lequel les veines sont le plus apparentes.

Lorsque les veines sont suffisamment gonflées, on met le pied du malade sur son genou préalablement couvert d'une alèze ; on explore la veine, on la choisit, et on applique la ligature soit à deux ou trois travers de doigt au-dessus des malléoles, soit au-dessus du genou. La ligature au-dessus du genou est moins efficace que l'autre ; on fixe la bande par un nœud coulant, en dehors si on saigne la saphène interne, en dedans si on a fait choix de la saphène externe. On fait plonger le pied une seconde fois dans le bain. Lorsque tout est prêt pour la saignée, on retire le pied du bain, on l'essuie, puis on pratique la saignée comme cela a été dit plus haut. La lancette doit être tenue de la main droite si on saigne la saphène interne du côté droit ou la saphène externe du côté gauche, de la main gauche si on saigne la saphène externe du pied droit ou la saphène interne du pied gauche. Il ne faut pas non plus oublier que, en raison de sa position, les veines saphènes ne peuvent être piquées perpendiculairement à leur axe dans la crainte de blesser le périoste, ou même de laisser la pointe de sa lancette dans l'une des malléoles, et que par conséquent on devra faire l'incision parallèlement à l'os, et la lame formera avec la châsse un angle aigu.

Lorsque le sang coule en jet, on le reçoit dans un vase ou dans une palette; mais lorsqu'il coule en nappe, ce qui arrive le plus souvent, on remet le pied dans l'eau, et le sang se mêle avec elle. Il est alors assez difficile de calculer la quantité de sang sortie; ce n'est que par la rapidité de l'écoulement de sang, par la couleur de l'eau que l'on peut l'apprécier approximativement.

Plusieurs causes peuvent empêcher l'écoulement du sang : la première est la formation de caillots autour de la piqûre; la seconde est la pression de l'eau sur la colonne de sang.

Dans le premier cas, on aura soin d'essuyer la plaie de temps en temps, afin d'enlever les caillots; dans le second, il faut soulever le pied du malade, de manière que la piqûre soit à fleur d'eau. Dans tous les cas, on engage le malade à remuer les orteils, ce qui facilite l'écoulement du sang.

Lorsqu'on a tiré une quantité de sang convenable, on détache la ligature sans retirer le pied de l'eau, on l'y laisse quelques instants, puis on prend le pied, on le place sur son genou comme quand on a pratiqué la saignée, on l'essuie, on applique sur la piqûre une petite compresse qui est fixée par un bandage en 8 de chiffre, dit bandage de l'étrier. (Voyez plus haut, page 88).

Les accidents de la saignée du pied peuvent être, à l'exception de la blessure de l'artère, les mêmes que ceux de la saignée du bras : aussi n'y reviendrons-nous pas ; mais les accidents qui lui sont propres sont la piqûre du périoste et la brisure de la lancette. Le premier, auquel on attachait beaucoup d'importance, est loin de mériter l'attention qu'on lui a donnée ; quant au second, il est assez rare ; mais s'il arrivait, il faudrait élargir la plaie, aller avec une pince chercher la pointe de la lancette ; dans le cas contraire, ce petit corps étranger déterminerait un petit phlegmon autour de la plaie et serait éliminé par la suppuration.

§ III. Saignée du cou.

La saignée du cou se pratique sur l'une ou l'autre jugulaire externe, quelquefois sur la jugulaire antérieure (1) : aussi appelle-t-on encore cette saignée, *saignée de la jugulaire.*

La veine jugulaire externe descend de la région parotidienne dans le creux sus-claviculaire, croisant très obliquement le muscle sterno-cléido-mastoïdien ; située entre le muscle peaucier et l'aponévrose cervicale, elle est entourée par les filets du plexus cervical en haut et en bas. Ces filets sont moins nombreux à la partie moyenne, où on trouve la branche cervicale superficielle, qu'il faut avoir soin d'éviter.

La jugulaire antérieure, formée par les veines de la face, descend sur la partie antérieure du cou, et va s'ouvrir dans la jugulaire interne, au-dessous du cartilage thyroïde. Cette veine est, en général, peu volumineuse, et donne-

(1) Velpeau. *Médecine opératoire*, t. I, p. 313.

rait moins de sang que la jugulaire externe : aussi n'est-
elle presque jamais saignée.

Il est très rare que la saignée de la jugulaire ne puisse
se faire à cause de son peu de volume; cependant cela
arrive quelquefois.

L'appareil nécessaire pour pratiquer cette saignée se
compose d'une ou deux petites bandes, d'une cravate, d'une
compresse carrée, d'une compresse graduée, d'une petite
gouttière en métal, quelques cartes peuvent la remplacer,
et des autres objets nécessaires pour toute autre saignée.

La compression doit se faire au-dessous du point où on
veut piquer la veine, c'est dans le creux sus-claviculaire
qu'il vaut mieux la pratiquer; elle peut être opérée de différentes manières, ou par le doigt d'un aide : mais au bout
de quelque temps il serait fatigué, et elle pourrait n'être
plus suffisante; on peut encore employer un cachet garni
d'une pelote, mais il vaut mieux se servir d'un lien.
On applique la petite compresse sur la veine que l'on veut
saigner; on fait, avec une bande qui est nouée derrière le
cou, une compression circulaire. Mais, afin que les voies
aériennes ne soient pas comprimées, on passe deux bandes
de chaque côté du larynx, on les fait tirer en avant; on
peut encore placer le plein du bandage derrière le cou, et
un aide placé en avant comprime les jugulaires autant qu'il
en est besoin en tirant sur les chefs de la bande; de
cette manière les voies aériennes sont également préservées. Mais le meilleur mode de compression est de
placer la bande sur les compresses, et d'aller nouer les
deux chefs sous l'aisselle du côté opposé; de cette manière
on ne comprime ni les voies aériennes ni la jugulaire de
l'autre côté, et on prévient l'engorgement des veines de la
tête, qui a lieu lorsqu'on comprime les deux jugulaires.

Le point que l'on doit choisir pour la saignée de la jugulaire est la partie moyenne. En effet, là, elle est plus
volumineuse qu'à la partie supérieure, elle est moins en-

tourée de filets nerveux, et plus bas on pourrait s'exposer à un accident formidable, l'introduction de l'air dans la veine. On peut choisir indistinctement le côté que l'on veut saigner : seulement, si le chirurgien se tient en face du malade, il faut faire la saignée du côté gauche de la main droite, et réciproquement. On fait incliner un peu la tête du malade du côté opposé à celui qu'on veut saigner. On tend légèrement la peau et la veine avec la main gauche, si on saigne du côté gauche en plaçant le pouce en bas, le doigt indicateur en haut, de manière à fixer la veine, car c'est entre ces deux doigts qu'on doit faire l'incision : de l'autre main on fait une incision transversale, c'est-à-dire perpendiculairement aux fibres du muscle peaucier. En effet, la contraction de ce muscle élargit les bords de l'ouverture, tandis que si ces fibres étaient coupées parallèlement, leur contraction rétrécirait l'incision.

L'incision doit être plus grande et plus profonde que pour la saignée du bras, car la veine jugulaire est plus volumineuse et plus profonde que les veines de l'avant-bras. Quelques chirurgiens recommandent de ne pas percer la veine de part en part, afin d'éviter l'épanchement du sang au-dessous de l'aponévrose cervicale, ce qui pourrait amener des abcès, des fusées purulentes ; mais ces craintes sont exagérées.

Lorsque la veine est ouverte, si le sang coule par jet on le reçoit dans un vase ; dans le cas contraire, ce qui arrive le plus souvent, il coule en bavant : alors on le reçoit sur la petite gouttière métallique, ou sur une carte, dont un des bouts est appliqué contre la peau, tandis que l'autre verse le sang dans le vase. Si le sang avait de la tendance à s'arrêter, il faudrait recommander au malade d'exécuter des mouvements de mastication.

Lorsqu'on veut arrêter la saignée, on applique le doigt sur l'ouverture, on détruit le parallélisme, puis on cesse la compression. On applique sur la plaie une petite compresse graduée, et on la fixe au moyen d'un bandage ou d'une cravate dont le plein est placé sur le côté sain du cou qui vient se croiser sur la compresse, et qu'on fixe sous l'aisselle du côté opposé. Un bandage circulaire pourrait arrêter le cours du sang et engorger les veines de la tête. On peut même se contenter d'une mouche de taffetas d'Angleterre. Par ce procédé on a l'avantage de ne pas diminuer le calibre de la veine, et de faciliter le cours du sang, qui tombe par son propre poids au-dessous de la piqûre. Au bout de vingt-quatre ou trente-six heures la cicatrisation est faite.

Les mêmes accidents que nous avons signalés pour la saignée du bras peuvent se rencontrer ici : seulement la phlébite et l'érysipèle phlegmoneux seront beaucoup plus graves à cause du voisinage du thorax. Il n'y a pas de lésions d'artère à craindre : aussi peut-on redouter l'entrée de l'air dans la veine, accident qui fait périr immédiatement le malade. Mais pendant le cours de la saignée, on ne peut le craindre ; et si on a soin de boucher l'ouverture de la veine avant d'enlever la compression, on n'aura rien à redouter ; d'ailleurs la veine jugulaire externe n'est pas très volumineuse à la partie moyenne, et elle est déjà assez éloignée du cœur pour qu'on n'ait pas à redouter cet accident ; mais il faut toujours, crainte de dangers, prendre les précautions que j'ai indiquées.

J'ai dit en commençant que les anciens pratiquaient la saignée sur la plupart des veines superficielles ; que ces saignées étaient aujourd'hui abandonnées. Je ne veux pas ici discuter si c'est à tort ou à raison : seulement, s'il était nécessaire de pratiquer une de ces saignées, il ne faudrait pas oublier qu'on doit toujours fixer la veine pour l'empêcher de rouler ; établir une compression entre le cœur et le point où on veut pratiquer la saignée ; que ces veines donnent en général peu de sang, et qu'il faut souvent les piquer en plusieurs endroits avant d'en avoir une quantité assez notable ; enfin on aura soin d'éviter une artère ou un organe important, en pratiquant cette opération.

ARTICLE II.

DE L'ARTÉRIOTOMIE.

Les anciens pratiquaient assez souvent l'artériotomie ; ils saignaient l'artère mastoïdienne, l'artère radiale. Mais ces opérations sont aujourd'hui complétement abandonnées ; il ne reste plus guère que la saignée de l'*artère temporale* qui soit conservée.

Cette artère, en effet, est placée directement sous la peau, ce qui permet de l'atteindre facilément ; de plus elle est placée directement sur un corps dur, sur l'os temporal, où elle peut être facilement comprimée ; il n'existe dans son voisinage aucun organe que l'on craigne de blesser ; enfin elle est assez volumineuse pour donner une quantité de sang suffisante.

La saignée de la temporale se fait sur une des divisions antérieures de l'artère temporale. Là, en effet, l'artère est assez volumineuse et elle repose immédiatement sur l'os, tandis que le tronc de cette artère repose, ainsi que la branche postérieure, sur le muscle temporal.

Pour pratiquer cette saignée il faut les mêmes pièces d'appareil que pour la saignée du cou : seulement la compression avant l'opération est inutile. Il est bien entendu que, si on la faisait entre la plaie et le cœur, on empêcherait le sang de couler. On prend, pour maintenir la compresse graduée, une bande longue de 6 à 8 mètres, roulée à deux globes. A la place de la lancette on peut se servir d'un bistouri.

Quand on a choisi l'artère que l'on veut ouvrir, on la fixe comme la veine jugulaire dans la saignée du cou, et on fait une incision transversale perpendiculairement au trajet de l'artère, et le sang coule tantôt par jet saccadé, alors on le reçoit dans un vase, ou bien en nappe, ou on le reçoit avec une carte pliée en gouttière. Si la saignée ne donne pas assez de sang, il faut laver la plaie, afin d'enlever les caillots qui en oblitèrent les orifices.

Quand la saignée est terminée, si le sang paraît ne pas vouloir s'arrêter, on plonge de nouveau le bistouri dans la plaie et on achève la section de l'artère, le sang coulant moins fort par une artère entièrement divisée que lorsqu'elle ne l'est qu'incomplétement. On applique en haut et en bas de la plaie une compresse graduée qu'on maintient fixée au moyen du bandage dit le nœud d'emballeur (voy. pag. 89). Comme ce bandage est très pénible pour le malade, il vaut mieux appliquer un bandage circulaire autour de la tête ; ce bandage est suffisant. L'oblitération de l'artère a lieu au bout de huit à dix jours ; le seul accident à craindre est l'anévrisme ; mais il est rare ; d'ailleurs on peut le guérir facilement. La lésion de quelques filets nerveux peut aussi avoir lieu ; mais elle est tout-à-fait sans importance.

CHAPITRE XVII.

Saignée locale.

On entend par *saignée locale* toute saignée faite dans le but de dégorger principalement la partie affectée, et pratiquée le plus près possible de l'organe malade. On lui donne aussi le nom de *saignée capillaire*, parce qu'elle se pratique, non pas sur des vaisseaux capillaires, mais sur des vaisseaux d'un trop petit calibre pour qu'une seule ouverture par la lancette donne une quantité suffisante de sang. Cette saignée s'obtient par les sangsues et les scarifications. Mais, je le répète, comme on ne peut agir que sur des vaisseaux d'une trop petite dimension, on est obligé, à moins que l'on ne pratique ces larges incisions dont nous avons parlé en décrivant les scarifications, de faciliter l'écoulement du sang en appliquant sur les ouvertures un appareil qui a reçu le nom de *ventouse*, dans lequel on raréfie l'air, et on procure ainsi au sang un écoulement beaucoup plus facile et plus abondant. Lorsque l'on se sert de sangsues pour faire des saignées capillaires, il est rare que l'on ait besoin d'appliquer des ventouses pour tirer une plus grande quantité de sang; la sangsue fait l'office de ventouses, et par conséquent, à moins d'indications spéciales, on obtient une quantité de sang presque toujours suffisante.

§ I. Des sangsues.

La sangsue est un animal de la famille des hirudinées; elle a le corps allongé, mais rétractile, formé d'un très grand nombre de segments. Chacune de ses extrémités est pourvue d'un disque aplati; l'antérieur, plus étroit, porte la bouche; celle-ci est placée au centre du disque, porte trois petites mâchoires cartilagineuses finement découpées sur leur bord en dents très aiguës. Le disque postérieur est beaucoup plus large; il sert à la progression. Elle est hermaphrodite, mais elle ne peut pas se féconder elle-même; deux individus se fécondent mutuellement. Les seuls hirudinées pourvues de dents peuvent entamer la peau des animaux. M. Savigny en a fait un genre qu'il a appelé *sanguifuga*. Les espèces qui sont employées de préférence, car on pourrait à la rigueur se servir de toutes, sont au nombre de deux.

1° La sangsue verte, sangsue officinale, *sanguifuga officinalis*, Savig; *hirudo officinalis*, Lin. Elle a le corps d'un vert peu foncé, le dos marqué de six bandes longitudinales, de couleur ferrugineuse et marquées de points noirs sur les bords et à sa partie moyenne; le ventre est d'un vert jaunâtre, largement bordé de noir ; les segments sont très lisses. C'est la plus grosse du genre.

2° **La sangsue grise**, sangsue médicinale, *sanguisuga medicinalis*, Savig. ; *hirudo medicinalis*, Lin., est d'un vert foncé ; son dos est marqué de 6 bandes longitudinales maculées de taches noires triangulaires ; le ventre est verdâtre, maculé et largement bordé de noir ; les segments du corps sont hérissés de mamelons grenus.

Il ne faut pas confondre ces deux espèces avec la sangsue noire, sangsue de cheval, *Hirudo sanguisuga*, Lin., *Hœmopis vorax*, Savig., si commune dans les marais et les eaux douces de France, dont le dos est olivâtre, déprimé, le ventre plus foncé que le dos et immaculé. Cette espèce a été considérée à tort comme causant les accidents qui surviennent à la suite des piqûres de sangsues ; car, à la forme émoussée des dents qui garnissent ses mâchoires, on a reconnu qu'il était impossible qu'elle pût entamer la peau de l'homme ou d'aucun vertébré.

Les sangsues habitent les étangs, les marais ; on en trouve quelquefois dans certains ruisseaux, mais c'est surtout dans les eaux stagnantes qu'on les rencontre le plus souvent. On les pêche à la main ou dans des filets de crin tendus sur des cerceaux. D'autres fois on leur jette des foies d'animaux sur lesquels elles viennent s'attacher ; mais prises de cette manière, elles sont beaucoup moins bonnes ; gorgées sang et engourdies, elle prennent difficilement.

Les grosses sangsues se vendent plus cher que les autres, surtout lorsqu'elles sont vendues au poids : aussi faut-il se mettre en garde contre cette fraude, qui consiste à les nourrir, dans le lieu où on les conserve, de foie de veau : ces sangsues ne valent presque rien ; elles se meuvent très lentement. L'on doit préférer celles qui sont pêchées depuis quinze jours, qui sont de moyenne grosseur et très agiles.

La question de conservation des sangsues est très impor

tante, car dans ces dernières années on en a fait une si prodigieuse consommation que l'on a été obligé d'aller les chercher jusque dans la Turquie et la Bohême ; de plus, on en perd quelquefois une très grande quantité. On les conserve en grand dans des réservoirs où leur reproduction peut se faire ; les pharmaciens les mettent dans des vases remplis d'eau qui doit être changée assez souvent, et qu'il faut toujours maintenir à l'abri du contact des rayons solaires. M. Piègu les aurait parfaitement bien conservées dans la mousse humide.

Peut-on faire servir les sangsues plusieurs fois? Cette question a beaucoup préoccupé les médecins et les pharmaciens : M. Henry, chef de la pharmacie centrale des hôpitaux, s'est prononcé pour la négative ; MM. Pallas et Bouchardat pensent au contraire que les sangsues peuvent servir plusieurs fois. On a proposé de leur faire rendre le sang qu'elles avaient sucé en les pressant entre les doigts, ou bien en les déposant sur de la cendre peu chargée d'alcali, ou en les mettant dans de l'eau salée ; mais M. Bouchardat pense que le meilleur moyen est de les enfermer pendant au moins six mois dans des réservoirs glaisés, de les conserver pendant un autre mois dans l'eau ; cet intervalle de temps est suffisant pour que la digestion se soit opérée et qu'elles soient aptes à servir de nouveau ; ce temps est tout-à-fait nécessaire pour éloigner toute chance de danger qui pourrait suivre leur emploi ultérieur ; cependant, comme il existe dans la science quelques observations de morsures de sangsues suivies de chancres, quoiqu'il ne soit pas bien démontré que celles-ci avaient déjà servi et qu'elles avaient été appliquées une première fois sur des sujets syphilitiques, il est prudent de jeter celles que l'on aurait mises sur des bubons, et en général sur toutes les parties malades, lorsqu'on aura à craindre la contagion.

La gastrotomie a été proposée pour vider l'estomac des

sangsues; je ne sais si ces annélides guérissent facilement après qu'on leur a pratiqué cette opération. Toujours est-il que M. Piègu est arrivé à ouvrir l'estomac des sangsues appliquées sur la peau, sans leur faire lâcher prise; que, le sang sortant facilement par la plaie et la sangsue suçant toujours, il a pu par ce moyen obtenir un écoulement de sang très considérable, et en économiser de cette manière une grande quantité, puisqu'il a pu tirer autant de sang avec quelques uns de ces animaux seulement que s'il en avait mis un très grand nombre. Toutefois cette opération est très délicate, car leur sensibilité est très grande; elles quittent facilement prise; il faut que leur estomac soit complétement distendu, car la lésion du moindre filet nerveux suffirait pour qu'elles se détachassent. Il va sans dire que la section doit se faire sur le dos, car on ne doit pas oublier que chez ces animaux le système nerveux est au-dessous du système digestif.

M. Moquin-Tendon, qui a publié une excellente monographie des sangsues, dit qu'une sangsue de petite taille peut absorber 2,70 grammes de sang, c'est-à-dire deux fois et demie son poids, qu'une grosse en absorbe la même quantité ou son poids; mais il faut en outre tenir compte de la quantité de sang qui s'écoule après qu'elles sont tombées, car elle varie avec les prédispositions individuelles, la nature des vaisseaux blessés, les circonstances dans lesquelles on place le malade après la chute des sangsues. Toutes ces considérations sont d'une très grande importance : aussi trouvera-t-on plus loin un paragraphe dans lequel on verra comment on doit favoriser l'écoulement du sang et comment il faut l'arrêter.

Des régions du corps sur lesquelles on peut appliquer les sangsues. — Les sangsues peuvent être posées sur toutes les parties du corps, excepté sur le trajet des gros vaisseaux et des gros troncs nerveux. On peut encore les appliquer sur quelques membranes muqueuses facilement accessibles, dans les fosses nasales, sur les amygdales, les gencives, le col de l'utérus, etc.

Nous avons à signaler quelques particularités importantes dans l'application des sangsues sur diverses parties du corps ; ainsi, lorsque la peau est fine, doublée d'un tissu cellulaire lâche, susceptible de s'infiltrer facilement de sérosité, leur morsure est le plus souvent suivie d'une infiltration considérable plus effrayante que dangereuse : tels sont les paupières, le scrotum. La piqûre est souvent suivie, dans ces mêmes régions, d'une ecchymose assez large : aussi quelques praticiens ont-ils conseillé de n'en jamais appliquer sur ces parties, de crainte de gangrène. Je ne sais si cette crainte est fondée sur quelques observations ; toujours est-il que j'ai vu fort souvent M. Gerdy appliquer des sangsues sur les paupières, que l'infiltration a été très considérable, que la résolution s'est faite rapidement, que jamais il n'a eu d'accidents à déplorer.

Doit-on appliquer des sangsues sur les parties enflammées ? On a craint, et avec plus de raison que dans le cas précédent, la gangrène des téguments ; ainsi, comme la saignée locale faite autour de la partie malade dégorge aussi bien que si elle était pratiquée sur le mal lui-même, il vaut mieux s'abstenir, lorsque cela est possible, d'appliquer des sangsues sur un érysipèle, un phlegmon.

D'ailleurs la morsure de ces animaux causerait une douleur qui serait d'autant plus vive que l'inflammation serait plus considérable. Il va sans dire qu'il n'est ici question que de l'inflammation des téguments ; car, lorsque ce sont des organes internes qui sont malades, c'est toujours le plus près possible et autant qu'on le peut sur le réseau capillaire des vaisseaux qui vont se rendre à ces organes que les sangsues doivent être appliquées.

On a prétendu que, posées sur un bubon, elles pouvaient déterminer par leur morsure la formation d'un chancre : j'ai peine à croire que cette crainte soit fondée.

On doit, autant qu'il est possible, éviter d'appliquer des sangsues, principalement chez les femmes, sur des parties qui restent découvertes, comme le visage, le cou, la partie antérieure et supérieure de la poitrine, l'avant-bras, le dos de la main, car la morsure de ces animaux laisse des cicatrices d'un blanc mat, ineffaçables, et qui souvent deviennent très difformes.

La piqûre de la veine jugulaire externe par une sangsue a été suivie, dans un cas, d'une hémorrhagie que l'on a eu beaucoup de peine à arrêter : aussi ne doit-on jamais les appliquer sur les points où il existe de grosses veines assez superficielles pour que la morsure de ces animaux puisse atteindre les parois du vaisseau.

On doit, autant qu'il est possible, éviter d'en faire usage sur les parties où l'on pense qu'une opération sera nécessaire, car le sang épanché autour des piqûres masquera les parties sur lesquelles devra porter l'instrument tranchant. C'est ainsi qu'on n'en mettra jamais sur une hernie qu'on voudra opérer ; qu'on évitera de se servir de ce même moyen thérapeutique quand on voudra pratiquer l'opération de la trachéotomie dans les cas de croup.

La vascularité de la région où on veut déterminer une évacuation sanguine doit toujours déterminer le praticien à en prescrire un plus ou moins grand nombre : c'est ainsi que dans les régions vasculaires il ne faut en mettre qu'un petit nombre ; au contraire, dans celles où il n'existe qu'un petit nombre de vaisseaux, où la peau est doublée d'une très grande épaisseur de tissu cellulaire graisseux, elles doivent être prescrites en grand nombre ; l'âge, la constitution du sujet, la finesse de la peau, doivent également entrer en ligne de compte.

La difficulté de poser les sangsues sur la surface des membranes muqueuses, la répugnance qu'éprouvent les malades à se laisser introduire ces animaux dans la bouche, font que rarement elles sont appliquées sur les gencives, les amygdales : ce n'est guère que sur le col de l'utérus que l'on place quelquefois des sangsues. Cette opération est assez délicate, et exige beaucoup de patience. On a pensé que des ulcérations pouvaient être la suite de cette pratique, surtout lorsqu'il y avait lieu de craindre une dégénérescence cancéreuse.

Mode d'application. — Pour appliquer les sangsues, il faut laver la peau avec un peu d'eau tiède ; si elle est couverte de poils, on la rasera exactement, puis on la lavera ; si les sangsues sont vives, bien affamées, elles peuvent facilement prendre sans qu'il soit besoin d'autres précautions ; dans le cas contraire, il faudrait faire de légères frictions avec un peu d'eau tiède, puis essuyer la peau. On a quelquefois l'habitude d'étendre sur le tégument un peu de lait ou d'eau sucrée, mais cette précaution est à peu près inutile. Il serait mieux, si elles voulaient pas mordre, de prendre un peu de sang pour en couvrir la peau. Lorsqu'elles devront être appliquées sur une partie déjà couverte d'un corps gras, il faut la laver avec un peu d'eau de savon, essuyer et laver une seconde fois, afin de dissoudre l'alcali en entier.

Les sangsues seront placées dans un linge où elles seront roulées, afin de les essuyer et de les exciter légèrement ; il est même bon de les tenir quelque temps hors de l'eau afin de les affamer, puis on les mettra en contact avec la peau. Il ne faut pas cependant qu'elles restent à sec pendant plus de trois ou quatre heures.

Les sangsues devront être posées en masse ou une à une. Quand on veut appliquer plusieurs sangsues à la fois, on les mettra dans un verre dont la grandeur sera en raison de l'étendue de la partie sur laquelle on voudra les placer ; le vase sera renversé sur les téguments, et bientôt on ne tardera pas à les voir, fixant leur ventouse postérieure au haut du verre, venir mordre la peau par leur ventouse antérieure, et les morsures seront disposées circulairement autour du bord du verre. S'il arrivait que quelques unes restassent au fond, il serait facile de les faire descendre en refroidissant le sommet du vase par un corps froid qu'on en approcherait. Ce procédé est commode, mais il présente l'inconvénient de réunir les morsures dans un espace souvent trop rétréci, et de les disposer d'une manière qui, dans certaines circonstances, serait trop régulière ; d'ailleurs il n'est pas applicable à tous les cas, puisque jamais on ne peut appliquer une grande quantité de sangsues, et jamais on ne peut les disposer sur une large surface. Un autre procédé est plus commode, et ne présente pas les inconvénients qui ont été mentionnés plus haut : on place les sangsues dans une compresse un peu plus grande que la partie de laquelle on veut tirer du sang, on renverse la compresse de manière à les mettre en contact avec les téguments. Celles-ci seront maintenues fixées dans la paume de la main, et les doigts appuyant sur les bords de la compresse empêcheront ces animaux de fuir et de se disséminer sur le corps.

Il arrive quelquefois que les sangsues placées aux environs des orifices naturels pénètrent dans l'intérieur. Lors donc qu'on les applique dans une région où cet accident est à craindre, il faut les surveiller attentivement. On a conseillé, lorsqu'on applique des sangsues à l'anus, et c'est à cette région que l'on doit le plus souvent se mettre en garde contre cet accident, on a conseillé, dis-je, de fermer l'orifice du rectum avec un petit tampon de charpie renfermé dans un linge huilé ; on prend rarement cette précaution, et l'on n'a pas à se repentir de l'avoir négligée, car l'odeur des matières fécales les éloigne, et la contraction du sphincter suffit le plus souvent pour les empêcher de pénétrer dans l'intestin.

Les sangsues peuvent être également appliquées une à une. Ce procédé est plus douloureux que le précédent, car dans le premier cas elles mordent toutes à la fois , tandis que dans le second la douleur persiste plus longtemps, puisqu'elles doivent mordre les unes après les autres. On doit néanmoins le préférer lorsqu'elles sont en petit nombre, et qu'elles doivent s'appliquer sur un point fixe, enfin lorsqu'on les pose sur les membranes muqueuses.

On peut appliquer les sangsues en les saisissant par la queue , et en dirigeant la ventouse antérieure vers les parties qui doivent être mordues ; mais comme leur peau est très glissante, on a peine à saisir convenablement l'animal , il vaut mieux l'envelopper d'un linge. Mais le meilleur procédé consiste à mettre la sangsue dans un tube de verre, la ventouse buccale dirigée vers les téguments , et le tube immédiatement appliqué sur la peau ; on est toujours sûr, par ce moyen , de faire mordre le point d'où on veut tirer du sang. Une carte roulée atteint tout aussi bien le but que le tube de verre , et se trouve beaucoup plus facilement. Lorsque la peau est entamée, on enlève le tube ou la carte. Cette dernière est encore plus commode , en ce qu'on peut la dérouler, et qu'il n'y a pas de danger à faire lâcher prise à la sangsue en la tiraillant. Il faut faire attention encore à garantir les parties voisines lorsqu'elles doivent être mises sur des parties profondes ; le spéculum, que l'on introduit dans le vagin quand on les applique sur le col utérin , a l'avantage de protéger les parties environnantes du col, qui pourraient être mordues, de dilater le vagin, et de rendre l'application plus facile, et enfin de permettre une surveillance toujours nécessaire.

Dès que la sangsue est mise sur les téguments, elle s'arrête , fixe sa queue sur l'épiderme ; ses lèvres adhèrent à la peau , et ses dents ne tardent pas à l'entamer, et continuent d'agir jusqu'à ce qu'elle ait ouvert un assez grand vaisseau pour qu'elle puisse sucer le sang. Cette section de la peau est quelquefois très douloureuse, la succion est à peine sensible.

Les sangsues ne prennent pas avec une égale facilité chez les différents sujets : ainsi chez les enfants elles mordent très vite, sucent beucoup de sang en peu de temps ; les plaies qu'elles laissent après leur chute sont très profondes; elles mordent plus difficilement chez les adultes, et encore plus chez les vieillards. Chez les femmes, elles prennent plus facilement que chez les hommes.

Pendant la succion, il faut avoir soin de ne pas les remuer, car on les dérangerait et on leur ferait lâcher prise : aussi est-ce une mauvaise méthode de les toucher à plusieurs reprises pour les exciter à la succion, car il arrive fort souvent qu'on leur fait abandonner la plaie. Il est vrai que quelquefois les sangsues percent la peau en plusieurs endroits, mais presque toujours celles-ci tombent sans être gorgées de sang, et les plaies qu'elles font ne sont jamais assez profondes pour permettre à une quantité assez notable de sang de s'écouler : aussi est-il préférable, quand on veut avoir une émission sanguine abondante, de retirer cette sangsue et de la remplacer par une autre. La succion dure de trois quarts d'heure à deux heures ; mais elle n'est pas toujours aussi active, il existe fort souvent des intervalles de repos après lesquels elle reprend toute son activité première.

Dans le but de procurer l'évacuation d'une grande quantité de sang, quelques chirurgiens ont proposé de couper la queue des sangsues, oubliant que cette opération leur fait lâcher prise. M. Piègu, ainsi que nous l'avons dit, leur ouvre l'estomac, procure l'écoulement d'une quantité considérable de sang ; mais cette opération est extrêmement délicate, et est loin de réussir toujours.

Lorsqu'elles sont gorgées de sang, elles se détachent et tombent d'elles-mêmes ; quelquefois cependant elles restent fixées à la peau, quoique très fortement distendues. On pourra leur faire lâcher prise en les saupoudrant avec un peu de tabac ou de sel marin ; il faut

bien se garder de les arracher, car on déchirerait leurs
mâchoires, qui resteraient dans la plaie, qui dans ces cas
aurait beaucoup plus de peine à guérir. S'il survenait quelques accidents causés par la sensibilité du malade, ou par
sa répugnance pour les sangsues, il faudrait les faire tomber de la même manière, sauf à pratiquer une saignée
locale par un autre procédé, car les convulsions et tous les
autres symptômes nerveux qui se manifesteraient chez ces
malades rendraient le remède pire que le mal.

La plaie qui succède à la morsure de ces animaux présente la forme d'un triangle équilatéral de chacun des angles duquel partiraient des lignes qui se réuniraient au
centre ; elles donnent issue à une quantité de sang variable
avec l'âge et la constitution du sujet, la vascularité de la
région, la vigueur de la sangsue. Ce sang coule toujours
en nappe, à moins que quelques vaisseaux artériels un
peu volumineux n'aient été blessés, ce qui est assez rare.

Lorsqu'on veut arrêter immédiatement l'écoulement du
sang, il suffit de laisser les plaies exposées au contact de
l'air; si ce moyen était insuffisant, il faudrait avoir recours
à d'autres procédés ; nous les décrirons tout-à-l'heure avec
les accidents qui peuvent survenir après l'application des
sangsues.

Il est rare que la perte de sang causée par la succion soit assez considérable : aussi faut-il la plupart
du temps favoriser l'écoulement du sang, et quelquefois même appliquer une ou plusieurs ventouses afin
d'en tirer une plus grande quantité. Mais il arrive que,
malgré toutes les précautions les mieux dirigées, on ne
peut faire couler le sang, soit que les morsures n'aient pas
été assez profondes, soit que le sang se coagule avec une
très grande rapidité. Il faut alors réappliquer d'autres
sangsues, ou déterminer une évacuation sanguine par un
autre moyen.

Lorsqu'il est nécessaire de tirer une plus grande quantité de sang que celle qui a été sucée par la sangsue, on favorise l'écoulement par plusieurs moyens. On peut faire des lotions continuelles d'eau chaude sur les plaies, exposer cette partie à la vapeur de l'eau presque bouillante, l'immerger, s'il est possible, dans un bain local. Quand la disposition des parties ne permet pas d'employer ces derniers moyens, on se borne à laver sans cesse les piqûres avec de l'eau tiède, et à enlever en les frottant doucement avec un linge mouillé les caillots qui empêchent le sang de couler. Comme les malades sont le plus souvent couchés, on applique presque toujours sur les plaies des cataplasmes émollients que l'on renouvelle au moins toutes les deux heures; on évite ainsi de mouiller le lit des malades; toutefois ils n'empêchent pas toujours le sang de se coaguler.

Accidents des sangsues. — Les accidents qui accompagnent l'application des sangsues, et dont nous parlerons ici, sont l'hémorrhagie et l'inflammation; car les symptômes nerveux que l'on rencontre chez les individus à sensibilité excessive sont assez rares, et on peut les faire cesser, ainsi que nous l'avons vu plus haut, en faisant lâcher prise à la sangsue.

1° *Hémorrhagie.* — Souvent, après l'application des sangsues, l'écoulement est assez considérable pour qu'il soit nécessaire d'en suspendre le cours. On emploie pour cela différents moyens : le plus fréquent consiste à appliquer sur les plaies un petit morceau d'agaric ou de chiffon brûlé, ou une toile d'araignée que l'on maintient, quand faire se peut, par deux petites compresses graduées, fixées par un bandage contentif. On peut encore saupoudrer leur surface avec une poudre styptique et astringente telle que l'alun, le sulfate de fer, ou une poudre inerte qui fasse magma avec le sang, comme l'amidon, la colophane.

Ces moyens sont souvent insuffisants, soit que le·sang ait été appauvri et qu'il puisse difficilement se coaguler, ou que la sangsue ait ouvert un vaisseau artériel un peu volumineux ; alors on saisit entre les mors d'une pince les lèvres de la plaie, et on maintient la compression pendant quelques minutes, ou bien on fait une ligature qui embrasse toute la partie comprise entre les mors de la pince ; d'autres fois il faut cautériser, et si la pierre infernale ne suffit pas, on emploie un stylet rougi au feu. M. Vidal de Cassis emploie un procédé fort simple et qui est ordinairement suivi de succès ; il taille de petits cônes d'agaric, les place dans la morsure triangulaire, les recouvre de poudres styptiques, place par-dessus un morceau plus grand d'agaric qu'il maintient serré à l'aide d'un bandage approprié. (*Traité de path. extern.*, t. I, p. 93.)

C'est surtout chez les enfants qu'il est important de surveiller l'écoulement du sang, car non seulement les sangsues font chez eux des morsures plus profondes que chez les adultes, mais leur sang a moins de tendance à se coaguler ; il faut encore remarquer qu'ils sont moins propres que les adultes à avertir les personnes qui les entourent, et que chez eux l'hémorrhagie a des suites souvent très fâcheuses. Il faut également tenir la même conduite à l'égard des sujets trop affaiblis, chez lesquels on aurait appliqué les sangsues sur une partie abondamment pourvue de vaisseaux.

Lorsque les pièces d'appareil sont très épaisses, il arrive aussi que le malade a perdu une énorme quantité de sang sans qu'on ait pu s'en apercevoir : aussi, je le répète, il faut surveiller avec soin l'écoulement, et c'est pour avoir manqué à ce précepte qu'on a quelquefois à déplorer des accidents fort graves.

Quant à la douleur qui persisterait après la lésion d'un petit filet nerveux, on la ferait bientôt disparaître en achevant sa section.

2° *Inflammation.* — Aussitôt que les sangsues sont tombées, il survient un léger gonflement ; au bout de quarante-huit heures, en général, la douleur et la tuméfaction disparaissent; on trouve autour de la piqûre une ecchymose violette qui ne tarde pas à s'effacer, et il reste une petite cicatrice blanchâtre indélébile. Mais les choses ne se passent pas toujours ainsi : les bords de la morsure s'enflamment, finissent par suppurer, et la plaie se trouve convertie en un petit ulcère qui est quelquefois long à se cicatriser. D'autres fois, enfin, l'inflammation s'étend aux environs, et chaque petite plaie devient le point de départ d'un érysipèle, et quelque fois même d'un phlegmon. Cette inflammation doit être combattue par des cataplasmes émollients, et si le phlegmon était trop considérable, il faudrait le combattre par un traitement approprié, et ne plus s'occuper des morsures de sangsues.

Cet accident est assez rare et n'arrive que lorsque l'on a posé un trop grand nombre de sangsues sur un espace peu étendu, chez des personnes prédisposées aux affections inflammatoires, ou bien lorsqu'il existe de ces circonstances qui font développer sans qu'on sache pourquoi ces érysipèles qui, dans les grands hôpitaux, compromettent souvent la vie des opérés.

Effets thérapeutiques des sangsues. — Les sangsues sont employées : 1° pour déterminer un dégorgement local ; dans ce cas elles doivent être appliquées tout près de la partie malade en nombre assez considérable pour obtenir un écoulement de sang suffisant. C'est au moyen de sangsues que Sanson obtenait des écoulements de sang permanents en appliquant un petit nombre de sangsues sur la partie malade, et dès qu'une sangsue était tombée, il la remplaçait par une autre, de manière à obtenir quelquefois pendant vingt-quatre heures un écoulement de sang continuel. Ce moyen qui, dans une multitude de circonstances, a produit d'excellents résultats, ne pourrait pas être employé chez les sujets trop affaiblis, et chez lesquels on craindrait de voir le sang s'arrêter difficilement. 2° Les sangsues sont appliquées comme dérivatifs, alors elles doivent être mises à une certaine distance du point malade ; c'est ainsi qu'on les applique à l'anus dans les congestions cérébrales, à la partie interne des cuisses dans l'aménorrhée, etc. Ces sangsues sont en général employées en bien plus petit nombre que dans le cas précédent.

3° Enfin, on emploie les sangsues à titre de saignée générale, chez les sujets pléthoriques et qui redoutent la saignée. Dans ce cas, peu importe le point sur lequel on les applique. Il faut seulement faire attention à choisir une partie pourvue d'un grand nombre de vaisseaux ; c'est à l'anus qu'elles sont mises de préférence.

Quelques praticiens ont pensé que les sangsues ne pouvaient être remplacés par aucun autre moyen thérapeutique. En effet, elles produisent une irritation qu'ils ont regardée comme fort importante ; mais les mouchetures et les scarifications sur lesquelles on applique des ventouses irritent aussi la peau, et permettent d'extraire une quantité de sang que l'on peut plus facilement évaluer, et si les sangsues doivent être préférées aux ventouses, ce n'est que dans le cas où la ventouse ne pourrait être appliquée à cause de la forme des parties.

Il arrive quelquefois que les sangsues s'introduisent dans les ouvertures naturelles : ainsi on en a vu entrer dans le pharynx d'individus qui buvaient dans des ruisseaux, dans l'œsophage et même dans l'estomac ; on cite même des cas dans lesquels celles-ci s'étaient introduites dans les voies aériennes. Outre l'irritation que l'animal en contact avec les membranes muqueuses est susceptible de produire, il peut survenir des hémorrhagies souvent très importantes, et la suffocation peut être le résultat de l'introduction de l'un d'eux dans le larynx. Il faut donc remédier rapidement à cet accident. Une solution de sel marin suffira lorsque la sangsue aura pénétré dans les voies digestives ; mais si elle se trouvait dans la trachée, il ne faudrait pas hésiter à pratiquer l'opération de la bronchotomie.

Quant à celles qui s'introduisent dans le rectum lorsqu'on en fait une application à la marge de l'anus, nous avons vu plus haut quels étaient les moyens de prévenir les accidents, et si, les précautions étant négligées, ces accidents survenaient, un lavement d'eau salée suffirait pour détacher la sangsue. Quoi qu'il en soit, quand bien même on pourrait atteindre l'extrémité de l'animal avec des pinces, il faudrait se garder d'exercer des tractions trop fortes, de crainte de lui déchirer la bouche; car la présence des mâchoires dans la plaie pourrait causer des accidents inflammatoires qu'il faut avoir soin d'éviter.

§ II. Ventouses.

On appelle *ventouse* un récipient ordinairement en forme de cloche, qui est appliqué sur une partie plus ou moins étendue de la surface du corps, et dans lequel l'air se trouve raréfié, de manière à faire affluer le sang dans toutes les parties qu'il recouvre.

Les ventouses sont dites *sèches* lorsque les téguments sur lesquels elles sont appliquées ne présentent point de solution de continuité; lorsque, au contraire, on a fait préalablement des incisions sur la partie qui doit être recouverte par la ventouse, celles-ci sont désignées sous le nom de *ventouses scarifiées;* nous désignerons sous le titre de *ventouse à pompe* celles où on a adapté un corps de pompe destiné à raréfier l'air : telles sont celles qui agissent sur une très large surface, les *ventouses Junod ;* celles qui, au contraire, n'ont d'action que sur une petite surface, les *ventouses de M. Toirac ;* enfin le *bdellomètre* est un instrument qui sert à la fois de ventouse et de scarificateur. Nous en dirons quelques mots après avoir décrit toutes les espèces de ventouses.

A. VENTOUSES SÈCHES.

On donne le nom de *ventouses sèches* à celles qui sont appliquées sur les téguments, de manière à rougir la peau, à déterminer une congestion en y appelant les fluides.

On se sert pour les ventouses d'un petit vase de verre en forme de cloche, surmonté ou non à son sommet d'un bouton de même substance, ayant à leur base un diamètre de 4, 6 ou 8 centimètres, et offrant à leur partie supérieure une moitié de sphère à diamètre plus grand que l'ouverture. On peut se servir de tout autre vase, pourvu que ses dimensions ne soient pas trop grandes et que l'orifice ne soit pas trop large : un verre à boire pourrait, faute de mieux, être employé.

Avant d'appliquer la ventouse, on commence à faire le vide : on y arrive facilement avec la ventouse à pompe; mais cet instrument est moins souvent employé que celui qui vient d'être décrit.

Pour faire le vide, il suffit de raréfier l'air par la chaleur : on y arrive en faisant brûler dans la ventouse ou dans le vase qui doit en servir un morceau d'étoupe ou de charpie imbibé d'alcool, ou plus simplement en enflammant de l'alcool ou de l'éther, mis en petite quantité dans ce vase; ou bien en y plaçant un petit morceau de papier fin préalablement enflammé; mais ces différents procédés ont l'inconvénient d'échauffer les bords de la ventouse, ce qui pourrait, dans certaines circonstances, brûler les téguments jusqu'à produire des escarres. Il vaut mieux placer l'ouverture de la ventouse sur une lampe à l'alcool, laisser pendant quelques secondes la flamme pénétrer dans l'intérieur du vase, et l'air se trouve suffisamment raréfié. Dès que le vide est fait, il faut l'appliquer sur les téguments, ayant surtout soin que les bords soient parfaitement en contact avec la peau, car l'air pénétrerait dans l'intérieur, et on serait obligé de recommencer : aussi est-il bon, avant de faire le vide dans le vase, de le poser sur les téguments, afin de s'assurer s'il est possible de la mettre parfaitement en contact. Aussitôt la ventouse appliquée, la peau s'élève dans son intérieur, se congestionne, les vaisseaux capillaires s'injectent ; elle devient violette. On laisse le verre deux ou trois minutes en place, et pour le retirer, il suffit de déprimer les téguments sur un des côtés pendant que de l'autre main on le fait basculer en sens inverse. L'air pénètre ainsi dans l'intérieur, et il se détache aussitôt ; la peau reprend son niveau primitif, mais elle reste violette, et au bout de quelques jours l'ecchymose a complétement disparu.

Les ventouses ne peuvent pas être appliquées indifféremment sur toutes les régions du corps : partout où il existe des saillies osseuses, partout où il n'y a pas une surface aussi large que les orifices, il est impossible de les employer. Ainsi, chez les sujets amaigris, les ventouses ne peuvent pas être appliquées sur les parois thoraciques, à cause de la saillie des côtes. Il est souvent fort difficile de les poser sur les parois du crâne, à cause de la forme de cette partie.

B. DES VENTOUSES SCARIFIÉES.

Les ventouses scarifiées s'appliquent exactement de la même manière que les ventouses sèches ; elles ne diffèrent des précédentes que par les solutions de continuité qui ont été faites aux téguments. On les place quelquefois sur les morsures de sangsues, afin de faciliter l'écoulement du sang ; mais, ainsi que nous l'avons dit plus haut, il est souvent inutile d'employer ce procédé, car les piqûres saignent habituellement bien ; d'ailleurs, à moins de cas tout-à-fait particuliers, il est assez difficile de placer les ventouses favorablement pour que le sang puisse couler d'uue manière convenable, à cause de l'espace qu'occupent les morsures de sang-

26.

sues, et à cause de l'irrégularité que présentent en général les surfaces sur lesquelles les sangsues doivent être appliquées. Mais le plus souvent, lorsqu'au moyen d'une ou de plusieurs ventouses on veut pratiquer une saignée capillaire, celles-ci sont mises sur les scarifications.

Pour appliquer des ventouses scarifiées, on place le vase sur les téguments, ainsi qu'il a été dit en décrivant les ventouses sèches; on l'enlève lorsque la peau est congestionnée; c'est alors qu'il convient de faire des scarifications. L'avantage que l'on retire de l'application préalable de la ventouse est celui-ci : d'abord la peau est congestionnée, engourdie par l'afflux de liquides que la raréfaction de l'air a appelés dans son tissu, par conséquent les incisions sont moins douloureuses; mais on a surtout limité parfaitement le siége des scarifications, et on n'a aucune crainte de faire des incisions inutiles; les scarifications peuvent être faites avec le bistouri, la lancette ou le rasoir, ou bien avec des instruments spéciaux auxquels on a donné le nom de *scarificateurs*. Lorsqu'on se sert d'un des trois premiers instruments, on doit les tenir comme un archet en cinquième position, les promener sur la surface de la peau congestionnée, et les enfoncer au plus de 1 à 2 millimètres; chaque incision doit être séparée de l'incision voisine par une distance de 3 millimètres environ; elles doivent être toutes parallèles; il vaut mieux ne pas faire d'incisions qui coupent perpendiculairement les premières, car s'il survenait de l'inflammation autour des solutions de continuité, la gangrène des téguments serait beaucoup plus à craindre. Les scarifications faites avec le bistouri, la lancette ou le rasoir sont plus douloureuses que celles qui sont pratiquées avec le scarificateur; mais ces instruments ont l'avantage de permettre aux incisions d'être aussi longues, aussi nombreuses, et aussi profondes que le mal l'exige. A la vérité, l'opération est un peu plus longue, mais avec un peu d'habitude on parvient à les exécuter presque aussi rapidement qu'avec le scarificateur.

Le scarificateur dont on fait le plus souvent usage est formé par une boîte en cuivre contenant un nombre variable de lames de dix à vingt environ. Toutes les lames sont placées perpendiculairement sur un axe, auquel on peut, au moyen d'un ressort, faire exécuter rapidement un mouvement de demi-cercle. En passant d'un côté à l'autre de la caisse, elles traversent des fentes pratiquées sur une des faces de l'instrument. Si donc le scarificateur est armé, c'est-à-dire que toutes les lames soient d'un côté, en pressant sur un petit bouton qui permet au ressort de se détendre, elles passent rapidement du côté opposé. Si on a appliqué sur les téguments la face de l'instrument à travers les fentes de laquelle les lames doivent passer, celles-ci entament la peau dans une épaisseur qui varie avec la partie saillante de la lame. Lorsqu'on veut armer une seconde fois le scarificateur, il suffit de tendre le ressort en pressant sur lui au moyen d'une espèce de levier qui fait saillie sur la face de l'instrument opposée à celle à travers laquelle les lames font saillie.

La surface de l'instrument qui doit donner passage aux lames est mobile, c'est-à-dire qu'au moyen d'une vis de rappel on peut la rapprocher ou l'éloigner du ressort, de telle sorte que l'on peut faire saillir les lames autant qu'il est nécessaire.

Les scarifications se font au moyen de cet instrument avec une telle rapidité, qu'à peine si le malade a le temps de sentir la douleur; aussi, à moins d'indications spéciales, doit-on toujours préférer le scarificateur à l'instrument tranchant.

Quel que soit le procédé que l'on ait employé pour pratiquer les scarifications, le sang coule en nappe et en petite quantité; il s'arrête bientôt par suite de la coagulation; il faut donc réappliquer la ventouse s'il est besoin d'en tirer une quantité un peu notable. Cette application se fait exactement comme nous l'avons dit précédemment ; on doit autant que possible faire attention à recouvrir toutes les scarifications, ce qui est toujours facile si on a pris soin de ne les faire que partout où la peau avait changé de couleur par l'application de la première ventouse. Aussitôt que la cloche est placée sur les plaies, le sang s'y introduit avec rapidité, mais bientôt l'équilibre se rétablissant, il cesse de couler; il faut alors la retirer, laver la surface des plaies avec un peu d'eau tiède, afin de détacher le sang coagulé qui s'opposerait à l'écoulement d'une nouvelle quantité de sang, et réappliquer une seconde fois la ventouse s'il est nécessaire. On peut ainsi, par ce moyen, tirer une quantité de sang assez forte.

Les ventouses scarifiées doivent être, dans certaines circonstances, appliquées en nombre considérable; leur nombre est subordonné à la nature et à l'étendue de la maladie, quelquefois à la quantité de sang que l'on veut obtenir ; mais il est en général facile d'obtenir beaucoup de sang avec peu de ventouses, lorsque les scarifications sont assez profondes et que l'on a bien su faire le vide dans le vase qui doit servir.

Les plaies qui succèdent aux scarifications ne présentent pas de gravité; il suffit de les panser avec un linge ou un papier brouillard enduit de cérat ; si cependant elles étaient très douloureuses, on les couvrirait d'un cataplasme émollient. Il est rare que l'on ait à redouter une inflammation et la gangrène des téguments. Elles se cicatrisent presque toujours très rapidement.

J'ai déjà dit, lorsque les ventouses étaient appliquées sur un point où l'on devait exercer une compression assez forte, qu'il fallait toujours les surveiller attentivement, car la peau gorgée de sang, couverte de solutions de continuité, est susceptible de se gangrener beaucoup plus facilement que lorsqu'elle est saine.

Ventouses à pompe. — Cet instrument se compose de

la ventouse ordinaire surmontée d'une tubulure garnie d'un robinet en cuivre que l'on peut ouvrir et fermer à volonté, d'un corps de pompe aspirante qui s'adapte à la tubulure soit au moyen d'un pas de vis, soit à frottement. Pour appliquer cet instrument, il est inutile de raréfier l'air au moyen de la chaleur; il suffit de le placer sur la peau, de faire jouer le piston pour opérer le vide. Lorsqu'on veut enlever la ventouse, on ouvre le robinet; l'air entre par la partie supérieure, rétablit l'équilibre, et la cloche se détache facilement. Lorsque l'on se sert de cette ventouse pour tirer le sang des scarifications, on fait le vide à fur et à mesure que le sang pénètre dans la cloche, et lorsqu'elle est presque pleine on la détache en ouvrant le robinet, on la nettoie et on la réapplique de nouveau.

Il est inutile d'avoir plusieurs corps de pompe lorsqu'on a besoin d'appliquer plusieurs ventouses, un seul suffit; il faut seulement que celui-ci puisse s'adapter à toutes les tubulures des cloches dont on veut faire usage; le robinet de la tubulure doit être fermé quand on enlève le corps de pompe.

Cet instrument est très commode, d'un emploi très facile, mais il est cher, c'est pourquoi son usage est peu répandu.

Ventouses Junod. — Depuis quelques années, on emploie des ventouses que l'on peut appliquer à une surface très étendue, à tout un membre par exemple; ces ventouses, dues à M. *Junod*, représentent un cylindre en cuivre dans lequel on peut emprisonner un ou même plusieurs membres; une manchette en caoutchouc très souple occupe l'extrémité supérieure du cylindre, et doit être appliquée autour du membre, de manière que la cavité de la ventouse n'ait aucune communication avec l'extérieur; on raréfie l'air dans cette cavité au moyen d'une pompe aspirante; le degré de la raréfaction est mesuré par un manomètre. Ces ventouses agissent sur une large surface, produisent une révulsion puissante: si la raréfaction est trop prompte, ou portée trop loin, elle est rapidement suivie de syncope; aussi doit-on ne faire le vide que graduellement, consulter souvent le manomètre qui, par la hauteur de la colonne de mercure, permettra de connaître exactement le degré de raréfaction de l'air; si, malgré ces précautions, il survenait quelques accidents, on rétablirait l'équilibre en ouvrant un robinet placé sur les parties latérales du cylindre; il va sans dire qu'il ne faut laisser entrer l'air que lentement, car un changement trop rapide dans l'état du malade pourrait déterminer l'accident qu'on voulait éviter.

Ventouses de M. Toirac. — M. Toirac a imaginé de remplacer les sangsues au moyen de petits verres fusiformes, à l'extrémité desquels on place un long tube flexible en gomme élastique, auquel est adapté un corps de pompe qui puisse faire le vide dans le tube; la longueur du tube permet d'introduire à une très grande distance, et au fond des cavités, cette espèce de ventouse, qui n'est autre chose que la ventouse à pompe à cloche plus étroite. Au moyen de cet instrument on peut facilement faire le vide sur une surface irrégulière, où les verres ordinaires à ventouses ne pourraient pas être placés.

Bdellomètre. — M. Sarlandière a imaginé de placer au sommet de la ventouse à pompe, une espèce de scarificateur communiquant à l'extérieur par une tige qui glisse à frottement dans la tubulure; il fait de cette manière des scarifications dans le vide. La tubulure qui doit donner passage à l'air que l'on veut retirer de la ventouse se trouve placée sur les parties latérales de la cloche; il a même imaginé une troisième tubulure placée à la partie inférieure de la cloche, afin de permettre au sang de s'écouler. Cet instrument est beaucoup trop compliqué pour pouvoir être employé avec avantage. D'abord la cloche qui doit contenir un scarificateur est trop grande pour pouvoir être appliquée dans un grand nombre de cas; la tige entrant à frot-

tement permet souvent , lorsqu'elle glisse trop facilement ,
l'entrée de l'air dans la ventouse ; enfin la tubulure ne laisse
pas, le plus souvent, le sang sortir au dehors, puisque,
pour ouvrir le robinet , il faut attendre que le niveau du
sang soit au-dessus de la tubulure ; le sang coagulé , la plupart du temps , ne pourra pas sortir par une ouverture
qui doit toujours être assez étroite pour qu'il ne puisse
s'en écouler une quantité plus grande que celle qui sort
par les incisions, sous peine de voir l'air rentrer dans la
cloche, et rétablir l'équilibre. La rapidité de l'opération
est loin de compenser les inconvénients attachés à cet instrument.

Les ventouses sèches déterminent une dérivation souvent
très puissante , surtout lorsqu'elles sont , d'après la méthode Junod, appliquées sur une large surface ; elles servent
encore à déterminer une saignée locale. Mais en outre ,
elles ont été mises en usage dans les plaies empoisonnées
afin d'attirer le venin au dehors. Si on possède de meilleurs
procédés pour empêcher l'absorption du virus, il n'en est
pas moins vrai que l'application des ventouses peut , dans
une foule de circonstances , rendre de grands services , et
qu'on doit toujours mettre ces moyens en pratique à titre
de ressources provisoires. On se sert encore de cet instrument dans l'engorgement des seins , afin d'évacuer le lait,
lorsqu'il s'y trouve accumulé en trop grande quantité.
Appliquées dans ces circonstances, elles rendent souvent des
services signalés.

Il n'est pas besoin de dire que la succion des plaies envenimées agit de la même manière que la ventouse. Nous y
reviendrons du reste plus tard , en décrivant les plaies envenimées.

Tels sont les moyens que l'on emploie pour faire la saignée capillaire : on voit que, quel que soit le procédé qui ait
été mis en usage , on ouvre non seulement des vaisseaux

veineux, mais encore des vaisseaux artériels contenant le sang qui doit porter la nutrition dans nos organes. Aussi, partant de ce fait, quelques praticiens ont-ils pensé qu'une saignée capillaire affaiblit plus les malades qu'une saignée générale; mais ils n'ont pas fait attention que l'écoulement de sang étant beaucoup plus rapide dans la saignée générale, la réparation ne se fait pas aussi vite que dans la saignée locale, où souvent un long espace de temps est nécessaire pour avoir une quantité de sang assez notable. Il va sans dire que si quelque artère d'un assez gros calibre était blessée, la saignée locale causerait des accidents graves; mais il n'est ici question que de la saignée capillaire sans aucune complication.

TROISIÈME PARTIE.

CHAPITRE PREMIER.

Phlegmon.

Le *phlegmon* est l'inflammation du tissu cellulaire libre ou atmosphérique, c'est-à-dire placé autour de nos organes. Lorsque cette inflammation est bien limitée, le phlegmon est appelé *phlegmon circonscrit;* si, au contraire, elle est très étendue, le phlegmon a reçu le nom de *phlegmon diffus.*

§ I. Phlegmon circonscrit.

Le phlegmon circonscrit peut être sous-cutané, c'est-à-dire *superficiel*, ou bien sous-aponévrotique ou *profond*.

Le *phlegmon superficiel* est caractérisé par une tension douloureuse et une tuméfaction bien limitée; la peau est chaude, douloureuse à la pression, se colore en rouge plus ou moins foncé; cette rougeur disparaît à la pression du doigt. A mesure que l'affection fait des progrès la douleur prend plus d'intensité; elle devient *pulsative*, c'est-à-dire que chaque pulsation artérielle augmente la violence de la douleur; bientôt elle est *lancinante*, et le malade éprouve de légers frissons; plus tard la douleur disparaît en grande partie; le sommet de la tumeur blanchit, la peau s'amincit et ne tarde pas à donner issue à du pus dont la quantité varie avec l'étendue de la maladie.

Le *phlegmon profond* ne présente pas de tuméfaction ni de changement de coloration à la peau au début, la température au niveau du point malade n'a presque pas augmenté, mais il existe de la douleur, beaucoup plus profonde que dans le phlegmon superficiel, et le plus souvent n'augmentant pas à la pression; les autres symptômes, tels que les douleurs pulsatives, lancinantes, les frissons, existent comme dans le précédent.

Le phlegmon superficiel, peu étendu, ne détermine le plus souvent pas de réaction sur l'économie; mais dans le cas contraire, le malade éprouve de la fièvre, le pouls est dur, fréquent, plein; la soif est vive, il y a céphalalgie, quelquefois même la langue devient rouge, se couvre d'un enduit blanchâtre; il y a embarras du côté des voies digestives. Lorsque l'inflammation est très intense, le pouls est faible, serré, concentré; mais par un traitement approprié, il ne tarde pas à reprendre sa force; aussi doit-on faire attention à ne pas s'en laisser imposer par ce dernier symptôme, et ne pas craindre de pratiquer des émissions sanguines, malgré la faiblesse du pouls, car, je le répète, ce n'est point une contre-indication de la saignée.

Le phlegmon se termine le plus souvent par *résolution,* par *suppuration,* rarement par *gangrène.*

Lorsqu'un phlegmon doit se terminer par résolution, les symptômes, au bout de deux ou trois jours, s'amendent, la douleur est moins vive, la peau moins rouge; celle-ci se couvre de petites écailles furfuracées, le gonflement disparaît complétement, et la maladie est guérie. Il arrive quelquefois qu'il reste au centre de la tumeur un noyau plus dur; on dit alors que le phlegmon s'est terminé par *induration.* Cette terminaison est assez rare; d'ailleurs, cette induration disparaît facilement au bout de quelques semaines.

Mais lorsque les symptômes inflammatoires persistent au-delà de quatre ou cinq jours, malgré un traitement actif, on ne doit plus compter sur la résolution; l'apparition des douleurs lancinantes indique que la suppuration commence ; l'apparition des frissons, une rémission notable dans les symptômes, indique que le pus est réuni en foyer.

La gangrène termine rarement le phlegmon circonscrit ; cependant, lorsque celui-ci est assez étendu, qu'il est profond, on trouve souvent du tissu cellulaire sphacélé au milieu du foyer.

Le phlegmon sous-cutané est, en général, peu grave ; sa gravité est, d'ailleurs, en rapport avec l'importance des parties qui sont le siége de l'inflammation. Quant au phlegmon profond, il est infiniment plus dangereux ; et si on ne le combat énergiquement, il peut entraîner la perte des malades.

Les causes du phlegmon sont quelquefois très incertaines ; cependant, la malpropreté, la présence de corps étrangers dans les tissus, des écorchures, peuvent souvent déterminer le développement de cette affection.

Traitement. — Il faut avant tout enlever la cause qui a déterminé le phlegmon ; car la cause d'irritation persistant, l'action des médicaments sera tout-à-fait impuissante.

La position que l'on donne au membre malade est d'une grande importance ; c'est ainsi qu'on doit toujours avoir soin de le maintenir plus élevé à son extrémité qu'à sa racine, afin que les liquides puissent plus facilement circuler par leur propre poids.

Le traitement antiphlogistique est celui qu'il convient de mettre en usage. Il est bien entendu qu'il doit être d'autant plus énergique que la maladie est plus étendue, et plus intense que le malade est plus vigoureux. Une ou deux saignées du bras au début, une large application de sangsues sur la tumeur, sont les moyens qu'il faut employer d'abord contre la maladie. Si cependant le phlegmon était superficiel et peu étendu, une ou deux saignées locales seraient suffisantes. Il faut faire attention, lorsque l'on prescrit des sangsues sur un phlegmon, d'en appliquer plutôt plus que moins ; car si on n'en posait qu'un petit nombre, au lieu de déterminer le dégorgement de la partie malade, on y appellerait, au contraire, une grande quantité de fluides qui pourraient par leur présence aggraver la maladie.

On apposera sur la partie enflammée des cataplasmes émollients de farine de graine de lin, de fécule de pomme de terre. Si la douleur était très intense, on arroserait les cataplasmes de quelques gouttes de laudanum, ou bien on ferait des cataplasmes de décoction de feuilles de morelle. Quelques chirurgiens ont pensé que les narcotiques appliqués sur les phlegmons pouvaient déterminer la gangrène des téguments. Je ne sais jusqu'à quel point ces craintes sont fondées : toutefois, il faudrait s'en abstenir si le phlegmon avait de la tendance à se terminer par gangrène. Quant aux applications répercussives, elles pourraient être nuisibles, car il arrive souvent qu'elles empêchent l'inflammation de se développer, sans pour cela apporter de modifications favorables à la maladie.

Lorsque au bout de quelques jours le traitement antiphlogistique n'aura point amené la résolution du phlegmon, si la suppuration commence à se former, il faut abandonner tout-à-fait cette modification, désormais inutile, et qui ne servirait qu'à affaiblir en vain le malade. On continuera les applications émollientes, afin de faciliter la réunion du pus en foyer ; il se sera formé un abcès. (V. *Abcès*, p. 223.) Des boissons délayantes, de légers laxatifs, seront prescrits à l'intérieur. On administrerait des éméto-cathartiques s'il existait quelques complications du côté des voies digestives.

M. Serres d'Uzès a préconisé dans les phlegmons les frictions d'onguent mercuriel administrées, comme nous l'avons dit plus haut (V. *page* 23), toutes les deux heures. Si au bout de vingt-quatre heures la résolution n'était pas obtenue, la suppuration est inévitable.

La compression est quelquefois employée pour cette espèce de phlegmon quand il est très étendu ; mais elle est d'un usage bien plus fréquent pour les phlegmons diffus : nous allons y revenir tout-à-l'heure.

Quant aux incisions profondes, elles sont quelquefois utiles dans les vastes phlegmons qui menacent la peau de gangrène ; mais elles sont, comme la compression, plus souvent employées pour les phlegmons diffus.

§ II. Phlegmon diffus.

Désigné encore sous le nom *d'érysipèle phlegmoneux*, *de phlegmon érysipélateux*, le *phlegmon diffus* diffère du phlegmon circonscrit par la rapidité avec laquelle il s'étend à travers le tissu cellulaire, et par la facilité avec laquelle celui-ci et la peau se mortifient.

Nous distinguerons, avec M. Nélaton, trois périodes dans le phlegmon diffus. Nous étudierons les symptômes et les caractères anatomo-pathologiques dans chacune de ces trois périodes.

Première période. — *Inflammatoire.* — Le tissu cellulaire paraît épaissi par suite de l'accumulation d'une très grande quantité de sérosité qui en distend les mailles ; plus tard la sérosité perd sa fluidité et sa transparence, adhère aux cloisons celluleuses, et ne peut plus sortir au-dehors par les incisions ; plus tard encore, il redevient plus liquide, il est lactescent.

Deuxième période. — *Période de mortification.* — Le liquide contenu dans les mailles cellulaires devient de véritable pus ; celui-ci est tantôt de bonne nature, d'autres fois il est séreux, il baigne les vacuoles du tissu cellulaire, qui se recueillent en masse pelotonnée, jaunâtre, analogue à des écheveaux de fil ; ces masses se séparent les unes des autres ; elles se détachent par lambeaux. La peau décollée, amincie, ne tarde pas à perdre sa couleur, elle devient noirâtre.

Troisième période. — *Élimination des escarres.* — A

27.

moins que le pus ne puisse se faire jour à l'extérieur, la maladie se limite, les escarres des téguments se détachent très vite et donnent passage au pus, aux lambeaux de tissu cellulaire, toutes les parties dénudées se recouvrent de bourgeons charnus. Si, au contraire, le pus ne trouve pas de passage au-dehors, il fuse dans les gaînes aponévroti- ques, passe de l'une à l'autre à travers les trous ménagés aux aponévroses pour donner passage aux nerfs et aux vais- seaux; alors les muscles baignés de pus participent à la mortification, les tendons sont détruits, et quand les pa- rois du foyer sont ouvertes, ils sortent au-dehors sous la forme de filaments blancs; le pus décolle également le pé- rioste, et les accidents ne cessent qu'à la mort du malade. C'est ainsi que des phlegmons s'étendent depuis l'extrémité inférieure d'un membre jusqu'à sa racine, car si les apo- névroses s'opposent quelquefois à la migration du pus, il ne faut pas oublier qu'elles sont percées d'orifices à tra- vers lesquels le pus peut se faire jour, et que fort sou- vent toutes les gaînes aponévrotiques d'un membre peuvent être disséquées et détruites par la suppuration.

Le phlegmon diffus débute très rapidement; la peau, dans une très grande étendue, se gonfle, devient d'un rouge dont les nuances sont assez variables; à certains en- droits, elle est d'un violet foncé, tandis que dans d'autres elle est beaucoup plus pâle, elle est tendue, couverte de phlyctènes remplies de sérosité roussâtre, principalement vers les points où la maladie a débuté. Si on comprime la partie tuméfiée, elle cède à la pression, et, comme les infiltrations, elle conserve l'impression du doigt; mais au bout de quelque temps elle devient dure, se laisse déprimer plus difficilement, et le chirurgien éprouve une sensation particulière, désignée sous le nom d'*empâtement*. La maladie est le siége d'une douleur vive avec sensation de compression.

Les symptômes généraux sont très intenses; au début

un frisson , puis de la chaleur avec accélération du pouls ; ce frisson présente des intermittences assez régulières pour que l'on ait pu croire à l'existence d'une fièvre d'accès. La soif est vive, le malade éprouve quelquefois des nausées, des vomissements ; ces symptômes tantôt précèdent l'apparition des symptômes locaux, d'autres fois ce sont ceux-ci qui apparaissent les premiers ; la peau est sèche, le malade est tourmenté par des insomnies, il a du délire , quelquefois même très violent ; la langue est sèche, fendillée, couverte d'un enduit limoneux ; il y a constipation.

Tout-à-coup, au bout de cinq ou six jours, les symptômes s'amendent, la peau s'affaisse, la douleur est moins vive, la peau se laisse une seconde fois déprimer facilement et garde l'impression du doigt. M. Vidal a désigné cette infiltration secondaire sous le nom *d'œdème de retour.* Ces phlyctènes se crèvent, laissent écouler une sérosité sanguinolente, au-dessous on trouve la peau profondément ulcérée, noirâtre ; celle-ci s'amincit et donne bientôt passage à du pus, tantôt bien lié, d'autres fois séro-purulent , mais toujours mêlé à des flocons de tissu cellulaire gangrenés. La peau est décollée, il ne reste plus que quelques filaments vasculaires, insuffisants pour la nourir ; elle ne tarde pas à tomber en gangrène. La suppuration fuse à travers les aponévroses ; les muscles sont décollés, les articulations s'ouvrent quelquefois.

Les escarres se détachent facilement et laissent une ou plusieurs places très vastes avec des décollements très étendus, et une perte de substance. variable avec l'intensité de la maladie ; la suppuration est très considérable , elle se trouve quelquefois accompagnée d'hémorrhagies souvent très graves, causées par la destruction des vaisseaux par la gangrène. Les malades ont de la fièvre , le pouls est petit, fréquent ; des sueurs très abondantes, un dévoiement colliquatif, se joignent souvent aux symptômes locaux dont nous venons de parler ; des abcès métastatiques se développent dans le poumon, le foie, la rate, et le malade ne tarde pas à succomber.

Le phlegmon diffus est une affection excessivement grave, car le malade se trouve exposé à des causes de mort nombreuses. Dans la première période, l'intensité du mal, son étendue, peuvent être assez considérables pour causer la perte du malade. Mais s'il peut résister aux accidents de cette première période, l'infection purulente peut être la cause de sa mort; enfin, il peut périr épuisé par l'abondance de la suppuration. Mais quand bien même le malade, robuste, pourrait résister à tous ces dangers, les vastes pertes de substance qu'entraîne la gangrène du tissu cellulaire, des téguments, des muscles mêmes, causent des délabrements tellement grands, que la cicatrisation est souvent très difficile à obtenir, et que l'atrophie, et même la perte du membre, sont les résultats de cette affreuse maladie.

Le phlegmon diffus arrive souvent sans causes connues; lorsqu'il existe des prédispositions particulières sous l'influence d'une plaie simple, et surtout d'une plaie contuse, on ne tarde pas à le voir se développer avec une grande intensité; le défaut de soin, la malpropreté, l'action de pommades irritantes, la présence de corps étrangers dans les tissus, sont les causes les plus fréquentes de phlegmon diffus. Il faut le dire, des prédispositions individuelles sont souvent la cause de cette affection; car si, à la suite de la saignée du bras, on voit des phlegmons survenir, à la vérité, dans quelques circonstances, la saignée aura été mal faite, ou bien l'opération aura été pratiquée avec une lancette émoussée ou malpropre, les pansements auront été appliqués d'une manière peu méthodique; mais dans une foule de cas, il peut survenir un phlegmon diffus sans qu'il soit possible de trouver quoi que ce soit qui puisse rendre compte de son développement.

Traitement. — Il faut avant toute chose, quand un

phlegmon diffus se développe, en détruire la cause, si cela est possible, diriger ensuite tous ses soins pour faire avorter la maladie; un grand nombre de chirurgiens ont cherché quelque moyen pour prévenir le développement de phlegmons diffus; on a employé :

1° Les saignées locales : les sangsues sont appliquées en grand nombre sur la partie malade ; des cataplasmes émollients, des bains locaux prolongés, sont les moyens qui doivent venir en aide aux émissions sanguines.

La saignée générale pourrait être aussi employée, mais avec une grande réserve. Il vaudrait mieux s'abstenir, parce que, ainsi que nous l'avons vu fort souvent, le phlegmon diffus doit son existence à des causes prédisposantes, et que la saignée du bras pourrait être le point de départ d'un nouveau phlegmon. Mais une raison qui est bien meilleure, est celle-ci : le malade ne doit pas perdre une trop grande quantité de sang, car il ne faut pas oublier que si le phlegmon n'avorte pas, le malade devra fournir au travail d'une longue suppuration et d'une cicatrisation souvent fort difficile, et qu'on doit ménager ses ressources autant que possible. A la vérité, nous venons de dire que les saignées locales pouvaient être employées avec succès dans le traitement du phlegmon ; mais la partie malade étant dégorgée directement, on a beaucoup plus de chances de faire avorter l'inflammation.

2° Béclard faisait, sur la surface enflammée, de longues incisions qui ne divisaient que la couche superficielle du derme, puis il favorisait l'écoulement du sang par des lotions d'eau tiède. Ce moyen a souvent été suivi de bons résultats ; mais il est très douloureux, et il vaut mieux pratiquer une saignée locale au moyen de sangsues, qui causent au malade des souffrances beaucoup moins grandes.

Quant au procédé qui consiste à faire sur la surface du phlegmon un grand nombre de piqûres avec une lancette, de répéter ces incisions plusieurs fois dans les vingt-quatre heures, il a été également abandonné ; cependant il serait préférable au précédent.

Il est infiniment mieux d'employer les grandes incisions profondes qui divisent la peau dans toute son épaisseur, ainsi que le tissu cellulaire sous-cutané, et même l'aponévrose d'enveloppe si le phlegmon est profond : les incisions donnent passage à une grande quantité de sang, arrêtent sa marche et en amènent promptement la résolution ; une suppuration très peu abondante se manifeste sur les bords des incisions ; mais leur cicatrisation est, en général, assez rapide, et le phlegmon est bientôt guéri. D'ailleurs, ces larges incisions doivent toujours être pratiquées quand bien même le mal serait trop avancé pour qu'on ne puisse espérer d'en déterminer la résolution, afin de prévenir les fusées purulentes autant qu'il est possible de le faire, car elles ont l'avantage d'ouvrir une large issue au pus et aux lambeaux de tissu cellulaire.

3° M. le professeur Velpeau emploie avec beaucoup de succès la compression dans les phlegmons diffus ; il la fait modérée, mais permanente. Elle détermine rapidement le dégorgement des tissus : aussi le bandage doit-il être réappliqué plusieurs fois en vingt-quatre heures. Cependant il ne faut pas employer ce moyen lorsque le phlegmon est assez avancé pour que l'on ne puisse compter sur la résolution, car il ne pourra faire rétrograder le mal ; cependant si on avait l'espoir d'amener la résolution d'une partie du phlegmon ; il ne faudrait pas hésiter à la mettre en pratique, car partout où la suppuration ne sera pas encore établie, on pourra conserver l'espoir de voir la maladie avorter.

4° Le vésicatoire est presque entièrement abandonné, car il est très douloureux, ne fait pas toujours avorter la maladie et prédispose à la gangrène des téguments. Si cependant on voulait se servir de ce moyen, les vésicatoires qu'il faudrait préférer sont ceux dont M. Velpeau a conseillé l'usage, ce sont de larges vésicatoires qui recouvrent la partie malade tout entière, et dont on ne doit pas entretenir la suppuration. (Voy. p. 139.)

Lorsque l'on aura pu prévenir la suppuration, on pratiquera de larges incisions pour ouvrir au pus un libre accès, faire partout où la peau est saine et décollée une légère compression, afin de chasser le pus et de faciliter le recollement des téguments; si, malgré ces précautions, le pus sortait mal, des *contre-ouvertures* seraient indispensables.

Le traitement général devra aussi fixer l'attention du chirurgien; au début, la diète et des boissons laxatives; mais dans la période de suppuration, il ne tiendra pas un régime trop débilitant, car il ne faut pas oublier qu'il doit fournir à une longue suppuration, et à un travail de cicatrisation difficile. D'un autre côté, on fera attention à la diarrhée si fréquente dans la même période de cette maladie, et tout en prescrivant des aliments d'une digestion facile, on s'attachera à combattre cette complication par des moyens appropriés.

CHAPITRE II.

Abcès.

On donne le nom d'*abcès* à un épanchement de pus dans une cavité contre-nature.

Lorsque l'abcès succède à une inflammation aiguë, on lui donne le nom d'*abcès phlegmoneux* ou d'*abcès chaud*; s'il succède à une inflammation chronique, ou s'il s'est développé sans travail inflammatoire manifeste, on l'appelle *abcès froid* ou *symptomatique*; si l'abcès est formé par une lésion des os, et que son siége soit loin de l'organe primitivement lésé , on lui donne le nom d'*abcès par congestion ;* enfin , les *abcès métastatiques* sont ceux qui se développent dans les organes à la suite de l'infection purulente.

Nous ne décrirons ici que les abcès phlegmoneux et les abcès froids ; nous ne parlerons dans les abcès par congestion que de l'abcès lui-même, sans nous occuper des lésions qui en sont le point de départ. Quant aux abcès métastatiques, il n'en sera pas question, leur description sortant tout-à-fait du cadre que je me suis tracé.

§ I. Abcès chauds.

La description des abcès phlegmoneux devrait nécessairement arriver après le phlegmon, car ce ne sont que des phlegmons arrivés à leur période de suppuration. Nous avons vu que lorsque le phlegmon commençait à suppurer, on trouvait dans les mailles du tissu cellulaire de petites masses purulentes ; peu à peu les brides celluleuses se brisent par l'accumulation du pus et les progrès de l'inflammation ; le pus se réunit au foyer ; c'est à ce foyer qu'on a donné le nom d'*abcès.*

Anatomie pathologique. — Nous ne pouvons décrire que succinctement l'anatomie pathologique des abcès ; cette description nous entraînerait trop loin. D'ailleurs, les théories de la formation du pus ne pourraient pas trouver place dans ce manuel ; nous nous contenterons de signaler les faits les plus importants.

Le pus est d'un jaune verdâtre , épais, crémeux ; c'est ce pus qu'on appelle *pus phlegmoneux, pus de bonne nature ;* il diffère essentiellement du pus des abcès froids dont nous allons parler tout-à-l'heure.

La cavité du foyer purulent est tapissée à moins que la marche de la maladie n'eût été très rapide , d'une membrane de nouvelle formation , qui le circonscrit parfaitement ; cette membrane a reçu le nom de *membrane pyogénique. C'est elle, en effet, qui sécrète le pus;*

elle présente une surface interne en contact avec la matière purulente, couverte de bourgeons charnus tout-à-fait semblables à ceux qu'on trouve à la surface des plaies qui marchent vers la cicatrisation. Cette membrane semble formée par le refoulement du tissu cellulaire de la région, se prolonge autour des nerfs et des vaisseaux qui traversent le foyer, et les protège contre l'action du pus : aussi est-il rare que ces organes soient altérés. Il faut bien se garder, lorsqu'on ouvre un abcès, de détruire ces prolongements vasculaires et nerveux qui vont nourrir la peau qui forme une des parois du foyer. Les abcès, en s'agrandissant, ont toujours de la tendance à se porter vers l'extérieur ; mais il ne faut pas croire que le pus se fasse constamment jour vers les téguments, il gagne aussi en profondeur ; et s'il a plus de tendance à s'ouvrir sur la peau et sur les téguments, c'est parce que vers ceux-ci il trouve une résistance moins grande.

La peau ou la membrane muqueuse à travers laquelle le pus doit trouver jour s'amincit plutôt par une absorption des couches qui la composent que par la distension que lui fait éprouver l'accumulation du pus ; le foyer devient plus saillant à l'extérieur, et la peau est bientôt tellement mince qu'elle est tout-à-fait transparente et qu'on aperçoit très facilement le pus à travers.

Action des abcès sur les parties qui les environnent. — Lorsqu'un abcès marche lentement, les parties qui l'avoisinent, et surtout les membranes fibreuses, résistent à son action ; mais lorsque sa marche est rapide, celles-ci ne tardent pas à être détruites par les progrès du mal. C'est ainsi que l'on voit des abcès froids rester pendant longtemps renfermés dans un foyer, sans qu'on puisse voir le pus fuser au loin, tandis que des abcès à marche très aiguë décollent très rapidement les aponévroses, le périoste lui-même, et causent des accidents que l'on prévient facilement en donnant une large issue à la suppuration.

28

L'action des abcès sur les membranes séreuses est importante à étudier : lorsque la maladie marche lentement, le tissu cellulaire sous-séreux s'épaissit, devient dur, résistant, et apporte une digue que le foyer ne peut franchir. Si elle marche rapidement, au contraire, la séreuse pariétale s'enflamme, contracte avec le feuillet viscéral des adhérences qui oblitèrent sa cavité ; de cette manière le pus, dans le cas où le foyer s'ouvrirait à l'intérieur, ne peut pénétrer dans la cavité séreuse. C'est ainsi que des abcès des parois thoraciques se sont ouverts dans les bronches, etc. ; mais la terminaison n'est pas toujours aussi favorable, car tout le monde sait que le fils de J.-L. Petit est mort d'un abcès de l'aisselle qui s'était ouvert dans les plèvres. Dans ces cas, si un épanchement se développe dans la cavité de la séreuse, les deux feuillets ne peuvent plus contracter d'adhérence, et le pus fuse dans la cavité : aussi faut-il ouvrir de bonne heure les foyers purulents qui se développent dans les parois du thorax ou de l'abdomen, crainte d'avoir à déplorer un accident qui entraîne presque toujours la perte du malade.

L'action du pus sur les os peut, dans certaines circonstances, déterminer leur mortification ; mais c'est dans les cas où le périoste serait décollé que cette complication serait à redouter. Les vaisseaux qui traversent les foyers purulents ne paraissent pas éprouver d'altération par le contact du pus ; cependant M. Breschet a signalé un cas dans lequel une artère en contact avec le pus avait été ramollie.

Le pus qui sort d'un abcès et qui est en contact avec les téguments détermine toujours une rougeur érysipélateuse qu'il faut prévoir par des soins de propreté ; car non seulement elle peut être le point de départ d'un érysipèle, complication toujours fâcheuse des plaies, et en irritant les bords de la solution de continuité, cette inflammation peut retarder la cicatrisation.

Diagnostic.—Le diagnostic des abcès est d'une grande importance ; car cette maladie est très fréquente, et des erreurs pourraient être fort préjudiciables au malade.

La *fluctuation* est le signe à l'aide duquel on peut toujours reconnaître un abcès ; très facile à percevoir, lorsque les abcès sont superficiels ; dans les abcès profonds, elle présente au contraire de grandes difficultés. Nous allons exposer les moyens de la sentir, et nous signalerons les causes d'erreurs contre lesquelles le chirurgien devra se mettre en garde.

Lorsqu'un foyer purulent est très étendu, que ses parois sont minces, il est facile, en appliquant une des mains sur une des parois du foyer, en donnant de l'autre main un coup, ainsi que nous l'avons dit en parlant de la paracentèse, de sentir un *flot de liquide ;* mais rarement les abcès sont assez étendus pour qu'il soit possible d'user de ce moyen ; il faut employer un procédé à peu près analogue, mais beaucoup plus minutieux.

On applique une main sur un des côtés de la tumeur, tandis que de l'autre main, appliquée sur l'autre côté, on dirige le liquide vers la première ; les doigts éprouvent alors un soulèvement graduel dû à la pression du liquide sur la paroi interne du foyer. C'est à cette sensation qu'on a donné le nom de *fluctuation*. Avec un peu d'habitude, ce signe est facile à percevoir ; mais il faut se mettre en garde contre une sensation analogue qui pourrait être causée par le déplacement des parties molles : c'est ainsi qu'il faut presser alternativement des deux côtés ; qu'il faut, lorsque l'on veut diagnostiquer un abcès situé dans l'épaisseur d'un membre, chercher, ainsi que le conseille M. Nélaton, la fluctuation parallèlement à l'axe du membre, afin de ne pas être trompé par le déplacement des masses musculaires ; qu'il faut placer les deux mains à la plus grande distance possible, afin de déplacer une plus grande quantité de liquide et de reconnaître autant que possible l'étendue du foyer. Lorsque la fluctuation a fait reconnaître la présence d'un liquide dans la tumeur, on cherchera, à l'aide des signes commémoratifs, sur lesquels nous allons revenir tout-à-l'heure, s'il n'y aurait pas lieu de soupçonner une autre affection ; car des kystes, des lipomes peuvent souvent donner la sensation de la fluctuation.

Lorsque les abcès présentent un trop petit volume pour qu'il soit possible de placer même un doigt sur un des côtés de la tumeur et un doigt sur l'autre, on exercera sur le sommet une légère pression, de manière à appliquer la paroi antérieure sur la partie profonde : le doigt se trouve alors repoussé par le liquide, qui tend à reprendre sa place ; le chirurgien éprouve une sensation qui lui fait reconnaître la présence du pus. C'est cette sensation qui a été désignée par M. Lisfranc sous le nom de *choc en retour*. Il faudrait agir de la même manière si le foyer purulent était trop profondément situé pour qu'il fût impossible d'y porter les deux mains. C'est ainsi qu'on reconnaîtrait les abcès dans le vagin, les amygdales, etc.

Il arrive quelquefois que le foyer purulent se trouve séparé des téguments par une épaisseur très considérable de parties molles. Dans ces cas, la fluctuation est très difficile à sentir, quelquefois même impossible. Il faut alors redoubler d'attention. Si cependant on ne pouvait la percevoir, on pourrait, ou bien faire une *ponction exploratrice*, ainsi que nous l'avons vu page 221, ou bien pratiquer une *incision* qui traverserait la peau, le tissu cellulaire sous-cutané, l'aponévrose d'enveloppe, au-dessous de laquelle il serait souvent facile de sentir la fluctuation ; d'ailleurs cette incision, bien qu'elle ne pénètre pas jusque sur les parois du foyer, est souvent suffisante pour donner passage au pus. On s'aiderait encore des signes commémoratifs ; on s'informerait de la manière dont la maladie a débuté, de sa marche ; on saurait si le malade a éprouvé des frissons irréguliers ; enfin, la sensation d'élancement dans une tumeur qui s'est développée rapidement dans une partie où on est en droit de supposer un phlegmon, mettra facilement le chirurgien sur la voie.

Une tumeur encéphaloïde peut être fluctuante, lancinante, mais elle marche lentement; elle ne débute pas, comme les abcès, par des symptômes inflammatoires. La marche d'un anévrysme, pris si malheureusement quelquefois pour des abcès, est toute différente; d'ailleurs les battements isochrones aux battements du cœur pourront facilement guider le chirurgien la plupart du temps; à la vérité, il existe des cas d'une difficulté telle qu'il est presque impossible d'arriver à un diagnostic certain; on devra examiner le malade plusieurs fois, de différentes manières, dans un nombre de positions aussi grand que possible, et rarement on aura à déplorer une erreur.

Causes. — Les causes des abcès sont absolument les mêmes que celles du phlegmon: aussi je ne crois pas devoir y revenir; je signalerai seulement une variété d'abcès qu'on remarque à la suite de certaines fièvres graves, et qui ont été désignés sous le nom *d'abcès critiques.*

Pronostic. — Le pronostic des abcès varie avec leur siége, plus graves lorsqu'ils sont plus profonds ou qu'ils occupent des parties plus importantes, plus graves encore lorsqu'ils sont plus étendus que lorsqu'ils le sont moins. La constitution des individus, les complications dont ils sont souvent accompagnés, doivent nécessairement apporter quelque modification dans le pronostic.

Terminaisons. — Les abcès peuvent se terminer par absorption ou par l'évacuation de la matière purulente.

Dans le premier cas, l'abcès s'est développé; mais bientôt, après avoir acquis son maximum de développement, il reste pendant quelque temps stationnaire; peu à peu il diminue de volume, les parois du foyer se recollent, et la maladie disparaît complétement. Cette terminaison est assez rare; elle est la plus favorable de toutes,

28.

parce que la résorption de ce pus, qui n'a pas été en contact avec l'extérieur, n'exerce aucune action fâcheuse sur l'économie. Le plus souvent le pus sort au-dehors ; quel que soit le moyen que l'on ait mis en pratique pour lui donner issue, la cicatrisation du foyer se fait de deux manières différentes : tantôt, et c'est le cas le plus rare, cette terminaison ne se présente que quand le foyer est peu étendu ; l'abcès se vide entièrement, les deux faces de la membrane pyogénique se mettent en contact, il y a pour ainsi dire réunion par première intention. Il ne faut pas en général compter sur cette terminaison : la guérison est à la vérité plus rapide, mais il pourrait arriver qu'il y eût recollement partiel des parois du foyer, qu'il y eût réunion par première intention des bords de la solution de continuité, pratiquée dans le but de donner issue au pus ; alors, si les parois ne se réunissaient pas *immédiatement*, il faudrait recommencer : aussi conseille-t-on de mettre entre les lèvres de la plaie une mèche de linge afin d'en empêcher la réunion.

Le second mode de cicatrisation est un peu plus long : la réunion des parois du foyer se fait de la partie profonde vers les téguments, la quantité de pus sécrété diminue, les bourgeons charnus en contact se réunissent petit à petit ; de cette manière le foyer devient chaque jour moins grand et ne tarde pas à s'oblitérer complétement.

Traitement. — Lorsqu'un abcès s'est formé, il faut que le pus sorte au dehors ; car ce n'est que très rarement que l'on pourra espérer le mode de guérison dont nous avons parlé plus haut : on doit donc ou laisser le pus se frayer lui-même une route à l'extérieur ou lui en ouvrir une artificiellement. Examinons dans quel cas on donnera la préférence à l'une ou l'autre de ces deux méthodes.

Les abcès superficiels peu étendus s'ouvrent facilement à l'extérieur, ne laissent, lorsque la peau n'est pas décollée, qu'une cicatrice peu difforme, et même à peine visible ; on peut donc les laisser s'ouvrir seuls, sans qu'il y ait d'inconvénient pour les malades. Mais il est à remarquer qu'au moyen de l'incision on épargne aux malades plusieurs jours de souffrance, qu'on évite le décollement de la peau, et qu'on arrête les progrès du mal en empêchant le foyer de s'étendre; il faudra donc préférer, dans la plupart des cas, l'ouverture artificielle, et ne laisser les abcès s'ouvrir que lorsqu'ils sont peu étendus, qu'ils peuvent facilement se faire jour à l'extérieur, et qu'on supposera que la cicatrisation laissera moins de difformité sur une partie exposée à la vue, que l'incision.

Quant aux abcès profonds, on doit toujours les ouvrir. Mais ici il se présente deux cas : faut-il ne faire d'incision que lorsque l'abcès sera tout-à-fait *mûr* ? ou bien faut-il l'ouvrir prématurément ? Certes, dans une multitude de cas on doit éviter d'ouvrir un abcès trop tôt; car le pus, encore infiltré dans les mailles du tissu cellulaire, se réunit beaucoup plus difficilement au foyer lorsqu'on a pratiqué une incision sur la partie enflammée, par conséquent la maladie est beaucoup plus longue à guérir. Mais on doit préférer les incisions prématurées lorsque l'abcès est profond et que l'on craint que la suppuration ne détruise au loin le tissu cellulaire; lorsque l'abcès siège dans des points où le recollement de la peau est très difficile au creux de l'aisselle, au périnée par exemple; lorsque le foyer comprime un organe important, et que cette compression apporte quelques troubles dans l'exercice des fonctions du malade; quand on craint qu'il ne se fasse jour à travers quelque organe ou dans quelque cavité; enfin, lorsqu'il est urgent de donner issue à des liquides épanchés dans le tissu cellulaire lorsque ceux-ci pourraient en déterminer la mortification.

Les abcès peuvent être ouverts, soit au moyen des incisions, soit au moyen des caustiques.

1° *Incisions.* L'incision des abcès peut se faire avec une

lancette ordinaire ou une *lancette à abcès*, instrument presque abandonné, qui ne diffère de la lancette ordinaire que par ses dimensions, qui sont plus grandes ; mais le plus souvent on se sert du bistouri. Nous avons vu plus haut, page 234, comment on pratiquait les incisions : tout ce que nous en avons dit est parfaitement applicable à l'ouverture des abcès.

Nous n'allons signaler que quelques particularités importantes. Ainsi il faut explorer la tumeur avec soin afin de s'assurer s'il n'existe pas, en avant, des vaisseaux qu'il est important de ménager. On doit, autant que possible, pratiquer l'ouverture d'un abcès sur la partie de la peau la plus mince, mais toujours, afin de faciliter la sortie du pus, sur la partie la plus déclive ; enfin, lorsque les abcès sont profonds et qu'on craint de blesser quelque organe important, les parties seront coupées couche par couche, afin que l'on puisse arriver sur le foyer purulent sans danger pour le malade.

Lorsqu'un abcès est ouvert, on ne doit pas passer son doigt dans l'intérieur du foyer, afin de détruire les brides. Cette manœuvre est tout-à-fait inutile ; elle sera même nuisible, car quelquefois elle sera douloureuse et pourra détruire les vaisseaux nutritifs de la peau, par conséquent causera quelquefois la gangrène des téguments.

Les pansements que l'on doit faire après l'ouverture des abcès sont très simples. On place entre les bords de la plaie une bandelette enduite de cérat, afin d'empêcher la réunion des lèvres de la solution de continuité par première intention. Le lendemain cette bandelette est inutile, et si on introduit une mèche dans un abcès ouvert, ce n'est que pour servir de guide à la suppuration.

Si le pus s'écoulait mal au dehors, on changerait la position du malade, afin de disposer l'ouverture de la plaie le plus favorablement possible pour la sortie de la suppuration. Si cette précaution était insuffisante, on ferait une légère compression sur tout le foyer, afin d'empêcher la formation de clapiers ; on aurait soin, dans ce cas, de comprimer tout-à-fait au fond du clapier, car, sans cette précaution, la compression serait inutile, et même nuisible, car elle apporterait un obstacle à l'écoulement du pus. Si, enfin, la compression n'était pas suffisante pour chasser toute la matière purulente, on pourrait encore pousser des injections d'eau tiède ou d'un liquide émollient, afin d'entraîner le pus avec le liquide ; ou bien enfin, quand tous ces moyens auraient échoué, on pratiquerait des incisions tout-à-fait au fond des foyers ; ces incisions ont reçu le nom de *contre-ouvertures.*

La contre-ouverture se pratique ou en incisant directement sur le foyer distendu par la suppuration, ou en introduisant dans le trajet une sonde cannelée, ou simplement une sonde de femme ; l'extrémité de l'instrument étant reconnue, on incise perpendiculairement les téguments sur ce point jusqu'à ce qu'on soit arrivé au foyer. On fait passer l'instrument par la ponction, et il sert de conducteur pour faire une incision convenable. On place une mèche de linge dans les lèvres des solutions de continuité comme on le fait pour un séton.

Dans certaines régions du corps, les tissus sont disposés de telle manière que les parois du foyer ne peuvent se recoller ; il faut alors rapprocher les parties molles, en faisant une légère compression dont le but sera de mettre en contact les parois de l'abcès et de déterminer la cicatrisation.

2° *Caustiques.* On ouvre très rarement les abcès phlegmoneux par les caustiques : ce n'est que quand on a affaire à des malades pusillanimes qui craignent l'instrument tranchant qu'on doit y avoir recours; mais outre que l'escarre qui résulte de l'application des caustiques est longue à se détacher, et que la maladie se trouve prolongée outre mesure, l'ouverture ne peut avoir lieu sans qu'il y ait perte de substance, et la guérison ne peut se faire sans une cicatrice difforme. Il faut néanmoins employer les caustiques pour ouvrir les abcès développés dans l'abdomen; l'action de ces topiques détermine des adhérences entre les deux feuillets de la membrane séreuse. (Voy. pages 143, 144.)

§ II. Abcès froids.

Les abcès froids sont ceux qui se sont développés lentement sans avoir été précédés d'un travail inflammatoire bien manifeste.

Anatomie pathologique. — Le pus des abcès froids n'est pas homogène, bien lié comme celui des abcès phlegmoneux; il se compose d'un liquide visqueux, demi-transparent, au milieu duquel nagent des grumeaux blancs caséeux. La membrane pyogénique est bien mieux organisée que celle des abcès phlegmoneux; elle est plus épaisse, ressemble davantage à une membrane muqueuse. Les abcès froids peuvent rester très souvent en contact avec les parties environnantes sans les altérer.

Symptômes. — Les abcès froids ne sont, ainsi que nous l'avons vu tout-à-l'heure, précédés d'aucun travail inflammatoire. Quelquefois il survient un peu d'engorgement dans le tissu cellulaire ; et sans que le malade ressente la moindre douleur, la tumeur devient molle, fluctuante. Il n'est pas rare que la formation de l'abcès ne soit pas même précédée de l'engorgement préalable du tissu cellulaire. Une fois l'abcès développé, il augmente le plus souvent de dimension sans qu'il y ait de douleur. Il peut acquérir de cette manière jusqu'au volume de la tête d'un fœtus ; la peau qui le recouvre s'amincit, devient luisante, violacée, et il arrive un peu d'inflammation, la peau se perce, et le pus coule à l'extérieur. Quelquefois les bords de la solution de continuité se recollent pour s'ouvrir plus tard et donner passage à une nouvelle quantité de pus qui est rapidement sécrétée par la membrane pyogénique ; mais le plus souvent la peau s'ulcère, devient fistuleuse, donne toujours passage au pus, car le foyer purulent n'a aucune tendance à se cicatriser.

Il est un autre mode de terminaison beaucoup plus favorable : l'abcès, après avoir acquis un volume assez considérable, diminue tout-à-coup, et disparaît même complétement sans laisser aucune trace. Il peut même quelquefois disparaître lorsque la peau est amincie ; mais alors il existe au centre du foyer une dépression analogue à une cicatrice.

Le pronostic des abcès froids n'est pas grave par lui-même ; mais il ne faut pas oublier qu'ils se développent souvent chez des individus d'une mauvaise constitution, et que ce n'est pas l'abcès lui-même qui présente de la gravité, mais bien l'altération qui en a été la cause.

Traitement.— Dans le traitement des abcès froids, deux indications se présentent : 1° favoriser la résorption du foyer ; 2° faire évacuer le pus. Il est très difficile d'obtenir la disparition du foyer ; la nature agit beaucoup mieux dans ce cas que les remèdes que l'on peut employer. Quoi qu'il en soit, on pourrait essayer de guérir le malade en appliquant des vésicatoires sur la tumeur ; mais il faudrait bientôt cesser l'emploi de ce moyen si on voyait la tumeur augmenter on songerait seulement à ouvrir une ouverture au pus.

Plusieurs moyens ont été proposés pour évacuer le pus dans les abcès froids ; nous allons les examiner successivement :

1° *Ponction.*— La ponction doit être faite avec un trocart ou avec un bistouri à lame étroite ; elle doit être très oblique, afin d'empêcher l'entrée de l'air dans la cavité du foyer. On peut la pratiquer d'après la méthode de Boyer : il enfonçait obliquement un bistouri à travers les parois de la tumeur, après avoir tiré ces mêmes parois vers la partie inférieure ; et lorsque le foyer était vide, il abandonnait les téguments à eux-mêmes, et ceux-ci, revenant à leur place, fermaient complétement l'ouverture faite aux parois du kyste, et empêchaient l'action de l'air d'exercer une influence funeste sur la maladie. M. Jules Guérin conseille de faire la ponction par la méthode sous-cutanée ; il se sert d'une espèce de trocart plat dont la canule est munie d'un robinet : il fait à la partie inférieure de l'abcès un pli à travers lequel il enfonce obliquement son instrument ; il retire la lame, et en exerçant de légères pressions sur la tumeur, il fait sortir le pus. Lorsque la tumeur est vide, il ferme le robinet, lâche le pli fait aux téguments, et retire doucement la canule. Par ce procédé, comme dans le précédent, l'air ne peut pénétrer dans la cavité du foyer.

Il ne faut pas croire que cette ponction soit suffisante pour guérir la maladie, car on ne tarde pas à voir le foyer rempli de pus, et on est obligé de faire bientôt une seconde ponction. Lorsque l'abcès est assez vaste, il vaut mieux pratiquer la seconde ponction avant que celui-ci ait repris son volume primitif ; par ce moyen, on peut espérer obtenir plus facilement, sinon la guérison du malade, du moins la diminution de la capacité du kyste, et on pourra, lorsqu'il sera rétréci, essayer un autre moyen qui puisse conduire à la guérison radicale.

L'action de l'air sur les foyers des abcès froids cause fort souvent des accidents qu'il faut avoir soin d'éviter ; la partie malade devient douloureuse, de légers frissons se font sentir, le pus prend une odeur infecte, et ces accidents ne tardent pas, s'ils se prolongent, à conduire le malade au tombeau. Mais c'est surtout dans les abcès symptomatiques des caries osseuses que ces phénomènes se manifestent ; nous y reviendrons en parlant des abcès par congestion.

2° *Incision.*—Elle amène plus tôt que la ponction la guérison des abcès froids ; elle doit être très grande, afin que le foyer soit largement à découvert, et qu'on puisse y introduire de la charpie ou d'autres corps étrangers qui puissent en dé-terminer l'inflammation. Il ne faudra pas pratiquer d'incision étroite ; car le pus se trouvant toujours sécrété en grande quantité par la membrane pyogénique, le foyer ne se ré-trécira pas, l'ouverture deviendra fistuleuse, et on aura perdu tous les avantages des ponctions obliques. Mais, d'un autre côté, on remarquera que la guérison ne peut s'ob-tenir sans qu'on ait modifié la surface du foyer par des sub-stances plus ou moins irritantes ; que, par conséquent, il pourrait y avoir du danger à provoquer une inflammation sur une surface trop étendue : aussi, lorsque l'on aura à traiter un vaste abcès froid, devra-t-on pratiquer plusieurs ponctions comme nous venons de le dire ; la seconde avant que le foyer ait repris son volume primitif, et ainsi des autres jusqu'à ce que l'étendue de l'abcès ne soit plus assez grande pour que son inflammation détermine des accidents. Si les parois du foyer étaient peu étendues, et si elles étaient le siége d'une altération notable, on pourrait en faire l'*excision;* mais cette méthode ne doit être employée que lorsque les cas sont urgents, car il en résulterait une perte de sub-stance, et une cicatrice difforme que l'on aurait souvent beaucoup de peine à obtenir.

3° *Caustiques.* — Ce procédé est souvent mis en usage avec succès pour guérir les abcès froids, car non seulement il ouvre passage à la suppuration, mais encore il enflamme légèrement les parois du foyer et facilite la cicatrisation. On les emploie de la même manière que pour les abcès phleg-moneux. Nous avons donné, page 143, la manière de les appliquer.

4° Le *séton,* dont on fait traverser la tumeur, détermine dans le foyer une inflammation favorable à sa cicatrisation.

5° Les *injections* irritantes, vineuses, aromatiques, chlorurées, agissent de la même manière, c'est-à-dire en irritant la face interne du kyste ; elles peuvent être em-ployées avec succès.

29

On doit, quand on veut employer des moyens propres à enflammer les parois des kystes, les surveiller attentivement, car si l'inflammation était trop intense il faudrait la combattre par des saignées locales et des émollients.

Un traitement général serait dirigé contre les causes probables de la maladie ; tel serait le traitement anti-scrofuleux, etc.

§ III. Abcès par congestion.

Il ne faut pas s'attendre à trouver ici une description complète des abcès par congestion, car nous ne décrirons pas les causes de ces abcès, dont le point de départ existe dans les os ou dans les parties fibreuses qui les environnent ; nous supposerons l'abcès formé, et nous n'examinerons que les différences qu'ils présentent avec les abcès oids.

Les abcès par congestion se développent constamment loin du point qui est le siége primitif de la lésion ; ils sont toujours symptomatiques : aussi sont-ils précédés d'une douleur fixe, n'augmentant point à la pression vers le point dont l'affection a été la cause de l'abcès. C'est principalement à la région lombaire, et par suite de la carie vertébrale, ou des tubercules des os, que cette affection se développe : aussi est-il quelquefois difficile de distinguer les douleurs qui précèdent l'apparition de l'abcès par congestion de celles du lumbago.

Le pus de ces abcès est séreux, mal lié comme celui des abcès froids ; le foyer est tapissé par une membrane pyogénique ; mais il existe toujours vers un des points de la circonférence du foyer une ouverture fistuleuse qui communique par un trajet plus ou moins tortueux avec les parties malades : aussi ne doit-on jamais, *à moins que la maladie des os ne guérisse,* espérer obtenir la cicatrisation du foyer sans avoir obtenu la guérison de la maladie primitive.

Le pus des abcès par congestion est, encore plus que celui

des abcès froids, susceptible de contracter une odeur infecte par suite du contact de l'air. Ce phénomène, qui est dû souvent à l'inflammation des parois de l'abcès, est assez fréquent, et enlève souvent les malades au milieu du marasme et de la fièvre hectique. M. Lisfranc a proposé d'appliquer des sangsues sur l'abcès lui-même, afin de diminuer l'inflammation de la membrane pyogénique, et il a obtenu de bons résultats de cette pratique.

L'abcès par congestion ne reste pas sédentaire comme un abcès froid; il augmente, au contraire, plus ou moins rapidement de volume, de telle sorte que la peau s'amincit, et ne tarde pas à se perforer; l'orifice devient fistuleux, l'air pénètre dans le foyer, de là des accidents qui enlèvent rapidement les malades.

Plusieurs procédés sont mis en pratique pour le traitement des abcès par congestion : les uns veulent attendre que le foyer s'ouvre de lui-même, car on épargnera pendant longtemps au malade l'incommodité de ces écoulements continuels de pus qui salissent ses vêtements et son lit, car l'incision ne lui aura procuré aucune espèce de soulagement, puisque l'abcès par congestion n'est qu'incommode et ne cause aucune douleur.

D'autres, d'après Boyer, veulent ouvrir l'abcès de bonne heure, en faisant, comme nous l'avons dit plus haut en parlant des abcès froids, une ponction oblique. On fait cicatriser la solution de continuité en la recouvrant d'un morceau de diachylon que l'on enlève dès que la cicatrisation est complète; on fait une autre ponction lorsque le foyer a repris son volume primitif; on peut, en agissant ainsi, prolonger considérablement la vie du malade.

Enfin, Larrey conseille de laisser le foyer se distendre; et lorsqu'il présente à son sommet une petite phlyctène qui annonce sa rupture prochaine, il veut qu'on pénètre dans la cavité au moyen d'un carrelet rougi au feu. Après l'écoulement du pus, le contour de l'ouverture se gonfle, empêche l'entrée de l'air, et la plaie se cicatrise. La méthode de Boyer est préférable en ce qu'elle empêche au foyer de prendre une trop grande extension ; il faudrait, lorsqu'on aurait attendu trop longtemps, que la peau est sur le point de s'ouvrir, préférer la méthode de Larrey, car l'action du feu dispose mieux dans ce cas à la cicatrisation que la division par l'instrument.

CHAPITRE III.

Panaris.

Le *panaris* est l'inflammation phlegmoneuse des doigts. Tous les doigts peuvent être affectés de cette maladie ; mais le médius, l'indicateur et le pouce sont ceux qui en sont le plus souvent le siége. Le panaris n'attaque en général qu'un seul doigt. Heister rapporte qu'un soldat a eu tous les doigts attaqués en même temps.

On distingue quatre espèces de panaris, d'après les profondeurs de l'inflammation.

La première espèce réside sous l'épiderme ; c'est à celle-ci que le nom de *panaris*, *paronychia*, convient spécialement, car son siége existe surtout autour de l'ongle.

Le siége de la seconde espèce, désignée sous le nom de *panaris phlegmoneux*, est dans le tissu cellulaire sous-cutané entre la peau et la gaîne des tendons.

La troisième espèce consiste dans l'inflammation de la gaîne des tendons.

La quatrième espèce, enfin, est caractérisée par l'inflammation entre les os et le périoste.

A l'exception de la première espèce, qui fait fort souvent le tour de l'ongle et qui, pour cette raison, a reçu le nom de *tourniole*, le panaris siège sur la face palmaire des doigts. Cependant le panaris de la seconde espèce se montre quelquefois sur la face dorsale et sur les parties latérales des doigts : c'est cette variété qui a été désignée par Ravaton, sous le nom de *panaris anthracoïde*.

Symptômes. — Le panaris de la première espèce, ou panaris érysipélateux, s'annonce par un léger prurit avec un peu de rougeur à la peau, un peu de douleur ; bientôt l'épiderme se trouve soulevé par la suppuration, qui ne tarde pas à se faire jour au dehors. Quelquefois, cependant, on trouve sous l'ongle une assez grande quantité de pus qui peut causer une douleur un peu plus vive jusqu'à ce que la suppuration ait un passage à l'extérieur.

Il est très difficile d'établir des symptômes propres aux trois autres espèces de panaris, les altérations qui accompagnent cette maladie étant, ainsi que les douleurs, subordonnées à la profondeur de l'affection.

Au début, une douleur extrêmement violente, accompagnée d'une tension considérable, avec de la rougeur à la peau.

Il est facile de se rendre compte des douleurs excessives qu'éprouvent les malades affectés de panaris, en examinant la structure des parties qui en sont le siége. On trouve en effet, sur la face palmaire des doigts, un très grand nombre de vaisseaux, qui apportent sur la partie malade une grande quantité de fluides; il existe en outre de gros filets nerveux qui ne tardent pas à être fortement comprimés par suite de l'inextensibilité du tissu fibreux qui les environne, et de la peau toujours très dure et inextensible, et qui augmente de dureté et d'épaisseur chez les individus qui se livrent à des travaux manuels : aussi se manifeste-t-il dans la région malade une sorte d'étranglement extrêmement douloureux.

Le panaris de la troisième espèce est le plus douloureux de tous; car il ne faut pas oublier que la gaîne fibreuse qui environne les tendons devient une nouvelle cause d'étran-

29.

glement. Astruc a désigné cette douleur sous le nom de *pertérébrante*.

Quant au panaris de la quatrième espèce, si surtout il s'est développé à l'extrémité du doigt, il est un peu moins douloureux que le précédent, donne moins de suppuration, et se termine par la perte de la troisième phalange. En général, la maladie ne s'étend pas au-delà de cette troisième phalange. Dans le deuxième, et dans le troisième surtout, l'inflammation fait quelquefois des progrès très rapides ; c'est ainsi qu'ils envahissent, le second, la gaîne des tendons, et dans le troisième l'inflammation se propage le long de ces tendons, gagne la paume de la main, l'avant-bras, cause l'inflammation des ganglions lymphatiques dont les vaisseaux vont se rendre à la partie malade, et occasionnent des accidents extrêmement graves.

A ces symptômes se joignent souvent des symptômes généraux très alarmants ; la soif, la chaleur de la peau, la fréquence et la force du pouls, la langue sèche et couverte de fuliginosités, la perte de l'appétit, la céphalalgie, l'insomnie, et quelquefois même le délire. C'est à l'intensité de la douleur qu'il faut le plus souvent attribuer le développement de ces symptômes.

Terminaison. — Le panaris peut, mais très rarement, se terminer par résolution ; lorsque cette terminaison très heureuse se fait, les douleurs deviennent moins vives, la peau perd de sa tension et de sa rougeur, et bientôt les symptômes disparaissent complétement.

Mais la terminaison la plus fréquente est la suppuration. Dans le panaris érysipélateux la chute de l'ongle peut être la suite de cette suspension ; mais lorsque la matrice de l'ongle n'est point altérée trop profondément, l'ongle repousse, quelquefois difforme à la vérité ; cet accident est le plus grave qui puisse survenir à la suite de cette espèce.

La suppuration peut, dans le panaris plus profond, ne pas dépasser la gaîne des tendons, et se faire jour à l'extérieur :

dans ce cas, la terminaison est favorable ; mais souvent aussi elle peut passer dans la gaîne des tendons, déterminer l'exfoliation de la gaîne et des tendons eux-mêmes, et par là causer la perte du doigt, par la destruction des tendons fléchisseurs. La suppuration peut encore marcher de proche en proche, gagner la paume de la main, l'avant-bras, et déterminer des accidents graves, ou pour le moins la formation d'abcès. Quelquefois même la présence du pus, dans les diverses régions que nous venons de nommer, cause des accidents formidables, tels que la destruction des articulations ; et les délabrements sont tels que l'amputation du membre peut devenir nécessaire.

Quand au panaris de quatrième espèce, il est le plus souvent limité à la phalange primitivement malade, et s'il se termine par la perte de cette phalange, le doigt ne présente pas une difformité considérable, et les deux phalanges qui restent peuvent encore rendre de très grands services au malade.

La terminaison des panaris par gangrène est la plus fâcheuse de toutes. On la reconnaît facilement par le changement de couleur de la peau, qui prend une teinte noirâtre, se couvre de phlyctènes remplies de sérosité sanguinolente. Le résultat de cette terminaison est la perte de toute la partie gangrenée, lorsqu'elle n'attaque que le doigt ; mais la mort du malade est le plus souvent la suite d'une gangrène étendue à la main, à l'avant-bras.

Causes. Quelquefois le panaris se développe sans causes connues ; on lui a donné le nom de *mal d'aventure.* Ce nom est surtout réservé au panaris érysipélateux ; quelquefois il est causé par ces petites plaies que présentent les téguments autour de l'ongle, et qui sont désignés sous le nom d'*envies.* Mais les plaies par instruments piquants, surtout lorsque ceux-ci sont chargées de substances délétères, sont souvent la cause des panaris. Les contusions déterminent aussi fréquemment cette affection ; mais la présence de corps étrangers dans nos tissus, d'échardes, de fragments de verre, sont les causes les plus fréquentes.

Il faut encore ajouter les plaies contuses, surtout celles qui sont accompagnées d'un grand délabrement des parties molles et de fractures des phalanges. M. Roux a vu un panaris se développer à la suite d'une luxation de la seconde phalange du pouce sur la première, avec une déchirure des parties molles qui avait rendu nécessaire l'extirpation de cette seconde phalange.

Diagnostic. — Le panaris est une affection en général assez facile à reconnaître; son siége, l'intensité de la douleur, peuvent facilement mettre le chirurgien sur la voie; mais il est très difficile de reconnaître le panaris phlegmoneux du panaris de la troisième espèce, surtout lorsqu'une incision n'a pas découvert les parties malades. A la vérité, lorsqu'une incision a mis les gaînes tendineuses à découvert, on les trouve souvent percées de trous qui communiquent avec leur cavité; mais lorsque ces trous manquent, on ne peut encore dire d'une manière précise si l'inflammation existe dans leur gaîne : à la vérité, l'incision faite dans le tissu cellulaire a pu diminuer les douleurs, mais ce n'est que le lendemain ou le deuxième jour que l'on peut porter un diagnostic exact.

La fluctuation est très difficile à percevoir à cause de l'épaisseur de la peau, de sa tension, et de celle du tissu cellulaire sous-cutané.

Traitement.—Au début du panaris le traitement abortif est celui qu'il faut préférer ; on appliquera, comme le veut M. Roux, un assez grand nombre de sangsues à la base du doigt malade au-delà de la partie enflammée, ainsi que sur la main et les doigts voisins ; on pourra encore, comme le conseille Sanson, remplacer les sangsues, à fur et à mesure qu'elles tombent, par d'autres sangsues, afin d'obtenir un écoulement de sang permanent ; on placera ensuite sur la partie malade des cataplasmes émollients arrosés de laudanum, si la douleur était extrêmement vive. On a conseillé, à cette période, l'eau froide, l'eau chaude ; on a encore obtenu de bons résultats en plongeant le doigt malade dans du laudanum ; mais ces moyens, ainsi que beaucoup d'autres plus ou moins inutiles, ne doivent pas dispenser des saignées locales, desquelles on peut espérer un bon résultat. On devrait encore, si les symptômes généraux étaient trop alarmants, pratiquer une saignée du bras.

L'incision prématurée est conseillée par la plupart des chirurgiens dans le traitement des panaris. En effet, si l'on considère la douleur si vive qui accompagne le panaris, la densité si considérable du tissu cellulaire et l'épaisseur de la peau auxquelles il faut attribuer tous ces accidents, il paraît tout-à-fait rationnel de débrider de bonne heure, tant pour arrêter les accidents que pour empêcher l'inflammation de se propager à la gaîne des tendons. M. Roux (1) ne partage pas cette opinion. Voici ce qu'il dit au sujet des incisions prématurées : « Une incision faite avant la formation du pus » paraît diminuer sa douleur, affaiblir l'intensité du panaris » quand il est borné au tissu cellulaire sous-cutané ; mais » celui-là n'est jamais très douloureux, et ne paraît pas né- » cessiter un moyen que l'usage des autres remèdes peut très » bien remplacer et rendre inutile plus tard, en prévenant » la terminaison par suppuration. Fera-t-on cette incision, » suivant l'opinion de quelques personnes, pour prévenir l'ex- » tension de l'inflammation à la gaîne tendineuse, extension » dont la possibilité devrait d'abord reposer sur les observa- » tions les plus précises, et qu'on pourrait d'ailleurs révoquer » en doute ? Mais l'emploi de ce moyen ne m'a jamais paru » atteindre le but désiré. J'ai constamment vu, malgré la » section de la peau et du tissu cellulaire, la douleur et les » autres accidents persister, la suppuration s'établir dans

____

(1) *Dictionnaire de médecine*, t. XXIII, p. 61.

» la gaîne des tendons, quand l'intensité de ces accidents
» pouvait faire craindre ce fâcheux résultat ; tandis que des
» faits nombreux, observés avec le soin le plus scrupuleux,
» m'ont démontré que le panaris phlegmoneux ne change-
» rait pas de caractère pour en revêtir un plus grave, bien
» qu'on n'eût pas employé le débridement. Dans le panaris
» de la dernière espèce, où cette division des parties molles
» antérieures ne procure aucun soulagement et n'apporte
» aucun adoucissement à la maladie, fendra-t-on de prime
» abord la gaîne tendineuse ? Se décidera-t-on à dénuder les
» tendons ou à inciser jusqu'aux os, ainsi que le veulent
» certains praticiens ? Mais quels seraient les regrets du
» chirurgien si, par une erreur de diagnostic dans laquelle
» il est facile de tomber, appliquant mal à propos à un pa-
» naris phlegmoneux un moyen thérapeutique au plus con-
» venable dans celui de la gaîne, il amenait la perte des
» mouvements du doigt, suite inévitable de ce dernier cas,
» ou de la section des tendons proposée par quelques chi-
» rurgiens ! Je ne crains donc pas de rejeter entièrement
» ces incisions prématurées, le plus souvent inutiles, et
» quelquefois dangereuses. »

La seconde période du panaris exige, au contraire, que
le pus soit évacué de bonne heure.

Si l'on avait affaire à un panaris érysipélateux, il faudrait ouvrir la petite tumeur en piquant l'épiderme, couper tout l'épiderme détaché. Si le pus avait fusé sous l'ongle, on le gratterait jusqu'à ce qu'on fût arrivé au foyer ;
ou bien, si le foyer s'étendait jusqu'à l'extrémité du doigt,
on pourrait, en coupant l'ongle très court, ouvrir une ouverture suffisante à la sortie du pus ; si, enfin, celui-ci
était décollé dans la plus grande partie de son étendue, il
vaudrait mieux l'arracher.

Si on ouvre un panaris phlegmoneux, il faut prendre
garde de blesser une des artères collatérales des doigts, et
d'ouvrir la gaîne des tendons ; pour cela, on fera l'incision

sur le côté de la face palmaire du doigt, sur le tiers externe ou interne de cet organe. Si, arrivé au niveau de la gaîne des tendons, on apercevait quelques uns des petits troncs dont nous avons parlé plus haut, on passerait une sonde cannelée dans un des orifices, et se servant de la cannelure comme conducteur, on inciserait largement cette gaîne ; dans le cas contraire, quand bien même le malade éprouverait encore de grandes douleurs, il faudrait s'abstenir, de crainte de provoquer inutilement la perte du doigt en déterminant l'exfoliation des tendons. Quant à la quatrième espèce de panaris, l'incision devra être faite de bonne heure.

Joubert employait les caustiques pour faire avorter le panaris ; si, malgré ce moyen, il n'avait pu y réussir, il préférait ouvrir le foyer au moyen de cet agent thérapeutique : ce procédé est aujourd'hui complétement abandonné.

L'exfoliation des tendons ne se fait en général pas attendre longtemps ; au bout de quinze à vingt jours toutes les parties exfoliées sont sorties à l'extérieur ; elles se présentent sous la forme de longs filaments blancs faciles à reconnaître.

La guérison des panaris ne se fait pas longtemps attendre dès que l'on a ouvert au pus une large issue ; mais tant qu'il reste une portion de tendon exfolié ou une partie d'os nécrosé, on trouve au milieu de la cicatrice une petite ouverture fistuleuse qui ne se ferme que quand il n'existe plus dans la plaie aucune partie qui y entretienne la suppuration. Lorsque les phalanges se sont nécrosées en partie, que les tendons se sont en même temps exfoliés, ou que les cicatrices se sont tiraillées d'une manière si difforme, le doigt est quelquefois tellement déformé qu'il est infiniment plus nuisible qu'utile ; il faudrait dans ce cas préférer l'amputation.

Les abcès qui se développent à la main, au poignet, doivent être traités comme tous les autres abcès. (Voy. *Abcès.*)

S'il existait dans le courant de la maladie quelques symptômes généraux graves, il faudrait les combattre par un traitement approprié.

CHAPITRE IV.

Furoncle. Anthrax.

Je réunis dans un même chapitre ces deux affections, dont les caractères anatomiques sont tout-à-fait semblables, et qui ne diffèrent que par leur étendue

§ I. Furoncle.

Le furoncle est une maladie qui a son siége dans le tissu cellulaire contenu dans les aréoles de la face inférieure du derme. Lorsqu'un petit nombre de ces paquets graisseux sont malades, l'affection porte le nom de *furoncle* ou de *clou;* si elle siège sur le bord libre des paupières, elle prend le nom d'*orgelet.* Lorsque, au contraire, un très grand nombre de ces paquets graisseux est malade, l'affection prend le nom d'*anthrax furonculeux, anthrax bénin.*

Anatomie pathologique. — Le siége du furoncle est bien, ainsi que nous venons de le dire tout-à-l'heure, dans le tissu cellulaire qui remplit les aréoles du derme. Les chirurgiens ont pensé que le paquet blanchâtre désigné sous le nom de *bourbillon*, qui sortait par les ouvertures faites naturellement ou artificiellement à la peau, était en-tièrement formé par le tissu cellulaire gangrené ; mais M. Denonvilliers, thèse inaug. 8 août 1837, p. 55, dit : « Dans le furoncle, il n'y a pas nécessairement étranglement et inflammation gangreneuse ; ce que l'on prend pour du tissu cellulaire adipeux gangrené n'est qu'un produit de sécrétion qu'on pourrait appeler *matière bourbillonneuse.* » M. Nélaton (1) a démontré *que le bourbillon était un pro-duit de sécrétion pseudo-membraneuse.* En effet, il n'y a rencontré aucune des traces d'organisation que l'on doit trouver dans tous les tissus sphacélés; d'ailleurs il ren-

____

(1) *Éléments de pathologie chirurgicale*, t. I, p. 380.

verse complétement la théorie qui tendait à prouver qu'il y avait gangrène du tissu cellulaire par suite de l'étranglement que cet organe enflammé éprouvait dans les aréoles du derme, en démontrant qu'*il n'y a pas d'étranglement*, puisque la base des cônes celluleux est parfaitement libre ; que si le sommet seulement des petits cônes est maintenu par des prolongements nerveux et vasculaires, eux seuls seront frappés de gangrène, et que les escarres seront excessivement petites, tandis que le bourbillon présente un volume beaucoup plus considérable que le prolongement celluleux tout entier.

Symptômes. — Au début, le furoncle dépasse à peine le niveau de la peau ; mais au bout de trois ou quatre jours, il se présente sous la forme d'une tumeur d'un rouge très vif, dure, à base très large, à sommet acuminé très saillant ; du quatrième au sixième jour, la pointe s'élève encore, blanchit, la peau se gerce, et on ne tarde pas à la voir se percer, donner passage à une petite quantité de pus par une ouverture très étroite à travers laquelle on aperçoit le bourbillon. Du huitième au douzième jour celui-ci se détache, tantôt par lambeaux ; d'autres fois, lorsque l'ouverture des téguments est assez large, on le voit sortir tout entier, et on trouve au fond de la plaie une cavité cylindrique qui ne tarde pas à le rétrécir, et du douzième au quinzième jour la cicatrisation est complète. La douleur qui accompagne le furoncle est très vive jusqu'à la sortie du bourbillon ; on l'a comparée à celle que produirait une vrille qu'on enfoncerait dans les tissus. Mais le furoncle est une affection essentiellement locale, qui ne cause jamais de symptômes généraux.

Terminaison. — Le furoncle, en raison de ce produit de sécrétion qui constitue un corps étranger dans nos tissus, se termine toujours par suppuration.

Causes. — Les causes du furoncle sont peu connues ; c'est ainsi qu'on les voit se montrer quelquefois en très grand nombre chez des individus jouissant en apparence de la meilleure santé. D'autres fois, un état d'irritation des voies digestives peut en être la cause; mais le plus fréquemment la malpropreté, l'application continue de corps gras ou d'onguents sur la peau sont la cause des furoncles; enfin, dans quelques circonstances, ils se développent dans le cours d'une maladie ou bien à sa terminaison. Il n'est pas rare de voir se développer chez le même individu une multitude de furoncles qui se succèdent les uns aux autres.

Traitement. — Il est fort difficile de faire avorter le furoncle, c'est-à-dire d'empêcher la formation de cette matière qui constitue le bourbillon. On a conseillé, dans ce but, de cautériser profondément la tumeur avec le nitrate d'argent; mais pour faire cesser le prétendu étranglement, cause de tous les accidents, on a ouvert très largement la tumeur jusqu'à sa base. M. Lallemand conseille même de faire une incision circulaire autour de la tumeur; ce procédé a l'inconvénient de faire tomber en gangrène une partie des téguments : aussi lui préfère-t-on avec beaucoup de raison une incision simple ou une incision cruciale lorsque la tumeur est volumineuse. M. Nélaton (1) pense que l'incision prématurée n'apporte aucune modification à la terminaison de la maladie. Il dit que, malgré l'incision, la sécrétion du liquide albumino-gélatineux continuera de se faire, et que l'instrument tranchant porté sur nos tissus sera cause d'une irritation plus violente : aussi conseille-t-il d'appliquer sur la tumeur, au début, des émollients et des narcotiques, de favoriser la suppuration, afin que le bourbillon soit éliminé plus rapidement. On favorisera la sortie du bourbillon en ouvrant la tumeur, lorsqu'elle sera suppurée, avec un coup de bistouri. Les saignées locales doivent être abandonnées; car, outre qu'elles sont inutiles, puisque jamais elles ne détermineront l'avortement du furoncle, elles augmenteront

(1) *Loc. cit.*, p. 384.

l'irritation tant par les piqûres qu'elles nécessitent qu'en appelant le sang vers la partie enflammée. Jamais les accidents ne sont assez considérables pour que la saignée générale soit nécessaire.

S'il existait quelque embarras du côté des voies digestives, de légers purgatifs, de l'eau de Sedlitz, par exemple, seraient administrés avec avantage.

§ II. Orgelet.

On appelle *orgelet* ou *orgeolet* le furoncle du bord libre des paupières.

Les caractères de l'orgelet sont exactement les mêmes que ceux du furoncle : tumeur dure, livide, douloureuse, se terminant toujours par suppuration et par la sortie du bourbillon. Il se développe tantôt vers la face externe des paupières ; il est alors moins grave que celui qui se montre sur la face interne, car, dans ce dernier cas, non seulement il gêne la vision, mais encore il peut irriter le globe de l'œil par les frottements qu'il exerce sur lui. L'orgelet peut être chronique, c'est-à-dire qu'il se développe sur les paupières une tumeur dure, indolente, gênant la vision, qui, au bout d'un mois et même plus, s'enflamme, et prend tous les caractères d'un orgelet aigu.

Le traitement de l'orgelet consiste dans l'application de cataplasmes émollients et de lotions émollientes sur les paupières. Il ne faudrait pas faire d'incisions pour faciliter la sortie du bourbillon : l'expérience a démontré que cette pratique était mauvaise.

Si l'orgelet s'était développé sous l'influence d'embarras du côté des voies digestives, il faudrait combattre cette lésion par de légers laxatifs dans la crainte de voir l'affection furonculeuse récidiver.

§ III. Anthrax bénin.

L'*anthrax bénin* n'est autre chose qu'un furoncle très

étendu , c'est-à-dire dans lequel un grand nombre d'aréoles du derme sont malades ; aussi nous décrirons en peu de mots cette maladie : ce que nous avons dit du furoncle pouvant parfaitement lui être appliqué.

L'*anthrax malin* sera décrit avec les affections gangréneuses. (Voyez *Pustule maligne.*)

L'anthrax se présente sous la forme d'une tumeur beaucoup plus considérable que le phlegmon ; sa base est plus large ; son sommet, au lieu de se terminer en pointe, est hémisphérique; la peau est rouge, violacée, se recouvre quelquefois de phlyctènes remplies de sérosité sanguinolente; bientôt elle se perfore en presque autant de points qu'il existe de bourbillons, c'est-à-dire de paquets cellulo-graisseux malades; les ouvertures qui leur livrent passage donnent à la tumeur à peu près l'apparence d'une pomme d'arrosoir. Lorsque ces ouvertures sont très rapprochées les unes des autres, la peau se détruit, et après l'élimination du produit pseudo-membraneux la plaie se présente sous la forme d'un véritable ulcère, mais qui guérit facilement ; d'autres fois, au contraire, la peau est décollée, les aponévroses sont mises à nu, et l'anthrax est le point de départ d'un phlegmon diffus ; il suit alors la même marche que cette dernière maladie : c'est dans cette circonstance qu'il a pu quelquefois causer la mort des malades.

L'anthrax, lorsqu'il a un volume assez considérable, donne lieu à des symptômes généraux quelquefois assez intenses, tels que la fièvre, des nausées, des vomissements.

Le pronostic de cette maladie varie avec son siége, son intensité; c'est ainsi que quelquefois l'anthrax a pu causer la mort, et que, siégeant au cou, il a pu par son développement déterminer la suffocation. Mais, en général, cette affection ne présente pas une grande gravité; le mouvement fébrile disparaît en général aussitôt que les bourbillons se sont fait jour au dehors.

Traitement. — M. Nélaton proscrit, comme dans le

furoncle, les incisions prématurées. Il se contente de prescrire les émollients et le repos absolu ; il recommande, lorsque la peau est perforée, d'exercer une légère pression sur la base de la tumeur, afin de faciliter la sortie du bourbillon. Sanson conseille d'appliquer, au début, de nombreuses sangsues sur la base ; il les fait abondamment saigner, afin de faire avorter l'anthrax en partie ; et, si la douleur était trop considérable, il ferait une incision cruciale du sommet vers la base de la tumeur ; il diminue par ce moyen considérablement l'intensité de la douleur, et en procurant une large issue aux bourbillons et à la suppuration, il prévient la gangrène de la peau.

S'il existait quelques complications du côté des voies digestives, on les combattrait au moyen de légers laxatifs et des boissons délayantes.

Si après l'ouverture des téguments le bourbillon tardait à se faire jour au dehors, on panserait avec quelques digestifs ou avec des liqueurs aromatiques ; et lorsque la plaie serait détergée, un pansement avec du cérat ou des bandelettes agglutinatives serait le seul qu'il faudrait employer.

CHAPITRE V.

Plaies.

Les plaies sont des solutions de continuité produites par cause externe.

Les plaies sont simples, composées ou compliquées.

Les plaies *simples* sont celles qui, n'affectant qu'un ou deux tissus, ne présentent d'autres indications que la réunion ; les plaies *composées* affectent plusieurs tissus ; enfin les plaies *compliquées* sont accompagnées d'accidents graves ou de quelques maladies qui présentent des indications particulières.

Les plaies peuvent être observées sur toutes les parties du corps, et leur gravité est en raison de l'importance des organes qui peuvent avoir été blessés : aussi les plaies du cou sont-elles en général plus graves que celles des membres, en raison de la grande quantité d'organes importants qu'on trouve dans cette région.

Il est important de noter la direction des plaies, et par rapport à l'axe du corps, et par rapport aux tissus blessés. Une plaie sera *longitudinale* lorsqu'elle sera parallèle à l'axe du corps, *transversale* lorsqu'elle lui sera perpendiculaire, *oblique* quand elle tiendra le milieu entre ces deux directions. Sous le rapport des tissus divisés elles seront également longitudinales, transversales et obliques. On conçoit parfaitement que telle qui est longitudiale par rapport à l'axe du corps peut-être transversale par rapport à la direction des organes blessés : ainsi une plaie du muscle du grand pectoral ou du trapèze sera transversale à ces muscles si elle est longitudinale par rapport à l'axe du corps, et réciproquement.

On appelle *plaie à lambeau* toutes celles qui sont formées par plusieurs solutions de continuité qui se réunissent à une de leurs extrémités, ou bien qui se croisent dans leur longueur.

Les instruments qui produisent les plaies les ont fait distinguer en *plaies par instruments piquants, tranchants et contondants;* elles peuvent encore être produites par *arrachement,* par *morsure d'animaux enragés* ou *venimeux* ou bien par des *brûlures.* Nous allons revenir sur leurs caractères et sur les indications qu'elles présentent ; nous ne décrirons les dernières que plus loin, elles seront l'objet d'un chapitre particulier. (Voyez *Brûlures.*)

Les plaies présentent une étendue quelquefois très

grande ; cette étendue peut exister dans les trois sens, longueur, largeur et profondeur.

Une plaie peut être très étendue en longueur sans pour cela être large et profonde ; lorsqu'elles sont simples, elles sont les moins graves de toutes.

Toutes les fois qu'une plaie est très étendue en largeur, il y a perte de substance, comme dans les brûlures, les plaies contuses, les plaies par armes à feu. Il est vrai qu'une plaie d'une longueur même médiocre paraît présenter une certaine étendue en largeur, sans perte de substance ; cette disposition tient à la contractilité et à l'élasticité des tissus, comme nous allons le voir dans un instant.

Les plaies par instrument piquant ont une plus grande étendue en profondeur que dans les autres sens ; presque sans importance lorsque l'instrument est très fin et très acéré, comme on a pu le voir dans l'acupuncture, elles peuvent être très graves lorsque, pénétrant très profondement, elles lèsent de gros vaisseaux ou de gros filets nerveux, ou qu'elles pénètrent dans une des cavités splanchniques.

Plus la plaie sera nette, plus elle guérira facilement. Il est bien entendu qu'il est question ici des plaies simples ; car, toutes les fois qu'il survient une complication, la guérison est retardée ; plus elle est profonde, plus elle est grave. Celles avec perte de substance sont souvent très graves.

§ I. Plaies par instruments tranchants.

Les plaies faites par un instrument tranchant sont produites tantôt par cet instrument, qui pénètre dans les chairs comme le ferait un coin, tantôt en sciant ; dans ce dernier cas, elles sont en général plus profondes et divisent les parties molles avec plus de netteté.

Quoi qu'il en soit, les phénomènes qui les accompagnent sont : 1° l'effusion du sang ; 2° la douleur ; 3° l'écartement des lèvres de la solution de continuité. Nous allons voir bientôt que ces phénomènes, qui appartiennent à toutes les plaies, peuvent, lorsqu'ils sont exagérés, causer des accidents, l'hémorrhagie, les douleurs très vives, etc. Après avoir examiné ce que l'on peut appeler *phénomènes primitifs*, nous en étudierons un second ordre qui constitue les *phénomènes consécutifs* ; ce sont ceux qui se manifestent à la guérison des plaies.

A. PHÉNOMÈNES PRIMITIFS.

1° *Hémorrhagie*. — Aucun instrument ne peut pénétrer dans nos tissus sans rompre un ou plusieurs vaisseaux ; à plus forte raison les plaies par instrument tranchant seront-elles accompagnées d'un écoulement de sang plus ou moins considérable. L'hémorrhagie variera avec la vascularité de la partie blessée, avec la profondeur et l'étendue de la plaie. A moins qu'il n'y ait de gros vaisseaux ouverts, l'écoulement de sang ne doit pas être considéré comme une complication : il s'arrête en général de lui-même. Le sang qui est fourni par les solutions de continuité est plus rouge que noir, quoique des veines aient été divisées en aussi grand nombre au moins que les artères ; mais les artérioles donnent une plus grande quantité de sang que les veinules ; le contact de l'air rend au sang veineux sa couleur rouge , qu'il a perdue en traversant nos tissus.

2° *Douleur*. — Toutes les solutions de continuité sont accompagnées d'une douleur plus ou moins vive , en rapport avec le nombre de filets nerveux sensibles qui vont se rendre à l'organe blessé. Les plaies de la peau sont les plus douloureuses de toutes ; celles du tissu cellulaire des muscles le sont beaucoup moins ; lorsqu'elles intéressent des parties enflammées, elles sont beaucoup plus douloureuses. Il en est de même lorsque l'attention du malade se trouve concentrée vers une incision que l'on doit lui faire. Dans le cas contraire, les blessés ne s'aperçoivent de leurs plaies que par l'écoulement du sang.

3° *Ecartement des lèvres de la plaie.* — Les causes de l'écartement tiennent : 1° à l'instrument lui-même, qui, pénétrant dans les tissus comme le ferait un coin, les écarte. Cette cause est toute mécanique.

2° A la contractilité des tissus ou a leur élasticité. Ces deux causes peuvent se réunir pour produire l'écartement des plaies. La contractilité des tissus a été mise en avant pour expliquer l'écartement des plaies : on disait que les muscles coupés et en contact avec un corps étranger se rétractaient, et que par conséquent les lèvres de la solution de continuité en étaient d'autant plus distantes les unes des autres que la contraction était plus considérable. Mais il ne faut pas oublier que cette contraction n'est pas permanente ; qu'aussitôt que l'agent qui la détermine cesse son action, les tissus reprendraient à peu près la place qu'ils occupaient, s'il n'existait une autre cause, l'élasticité, la tonicité musculaire. Il n'est pas nécessaire que l'agent qui détermine la contraction ne soit plus en contact avec les muscles pour que la contractilité cesse ; car au bout d'un certain temps ceux-ci sont accoutumés à l'action de cet agent : aussi n'est-ce pas à la contractilité musculaire qu'il faut attribuer la conicité des moignons si redoutée par les chirurgiens, mais bien à l'élasticité des tissus.

L'élasticité est cette propriété que possèdent les tissus de revenir sur eux-mêmes lorsqu'ils ont été divisés ; cette propriété persiste après la mort ; si elle est plus faible que sur le vivant, c'est qu'elle diminue à fur et à mesure que la décomposition fait des progrès.

Les tissus ne sont pas également élastiques : en première ligne on doit placer la peau, puis le tissu cellulaire, les muscles, les aponévroses, les ligaments, les tendons ; les nerfs ne sont que peu ou point contractiles. Le tissu jaune élastique présente également une élasticité très remarquable : c'est à elle qu'il doit son nom. Nous verrons plus loin que la différence d'élasticité des divers tissus qui entrent dans la composition des artères joue un très grand rôle dans l'histoire des hémorrhagies.

Quelque tranchant que soit un instrument, jamais la plaie ne présente la régularité que l'on pourrait attendre d'une section bien nette ; c'est encore dans l'élasticité différente des tissus que l'on doit chercher la cause de ce phénomène : aussi les plaies par instruments tranchants présentent-elles une forme conique dont la base serait dirigée du côté de la peau, et dont le sommet serait au fond de la plaie.

Ainsi c'est surtout à l'élasticité que l'on doit attribuer l'écartement des bords des plaies, la contractilité n'étant que passagère et surbordonnée à l'existence des causes exceptionnelles.

3° La position des parties blessées peut encore augmenter l'écartement des lèvres des plaies ; mais cet écartement disparaît aussitôt que cette cause a cessé. C'est ainsi que dans les plaies transversales des membres, l'écartement, très considérable quand le membre est dans l'extension, diminue considérablement quand on a donné à celui-ci sa position normale.

B. PHÉNOMÈNES CONSÉCUTIFS.

Réunion par première intention. On dit qu'une plaie est réunie par première intention lorsque la cicatrisation est immédiate, c'est-à-dire qu'elle a lieu sans suppuration. Les plaies qui peuvent être réunies par première intention sont celles qui sont bien nettes, dont les bords ne sont pas contus, dans lesquelles il n'y a pas de perte de substance. On peut encore réunir par première intention celles avec perte de substance, lorsque les tissus sont assez élastiques pour que les surfaces saignantes puissent être mises en contact. Une condition indispensable à la réunion immédiate d'une plaie, est d'être soigneusement purgée des corps étrangers et des caillots sanguins qu'elle contient; il faut encore qu'il existe sur les deux lèvres des communications vasculaires et nerveuses avec les parties voisines : ainsi une partie entièrement détachée ne se réunit pas à moins qu'elle ne soit d'un petit volume; le bout du nez, du doigt, sont dans ce cas. Il existe de nombreux exemples de réunion immédiate de ces parties entièrement détachées, et réappliquées même au bout de quelque temps après avoir été lavées pour enlever tous les corps étrangers attachés à l surface saignante des lambeaux. Enfin les bords de la plaie doivent être réunis exactement, et les tissus analogues doivent se correspondre; c'est ainsi qu'il faut mettre la peau en contact avec la peau, les muscles avec les muscles, etc.

Lorsque les bords des solutions de continuité sont mis en contact, la douleur cesse presque complétement ; ceux-ci se tuméfient et sécrètent un liquide visqueux désigné sous le nom de *lymphe plastique, lymphe organisable*. Ce liquide ne tarde pas à devenir plus épais par l'évaporation de ses parties les plus liquides, s'organise très rapidement ; au bout de quarante-huit heures il est déjà traversé par des vaisseaux, et au bout de sept ou huit jours son organisation est complète ; sa solidité égale celle des tissus voisins, sa couleur rosée disparaît bientôt, et il ne reste, après quelques jours, de trace de la plaie. Les vaisseaux qui se forment dans l'épaisseur de cette lymphe organisable établissent une large communication entre les deux lèvres de la plaie, de telle sorte que la circulation ne se trouve pas le moins du monde arrêtée, quand bien même la solution de continuité ferait tout le tour d'un membre.

Réunion médiate ou secondaire, réunion par suppuration. — Cette réunion se fait lorsqu'il existe une perte de substance peu considérable, mais assez grande pour empêcher la réunion immédiate; lorsque la plaie est contuse, ou bien lorsque, les lèvres étant rapprochées, des circonstances particulières en ont empêché la réunion.

La douleur qui accompagne les plaies qui se réunissent par seconde intention diminue assez rapidement, l'écoulement de sang cesse peu à peu et fait place à un écoulement quelquefois très abondant de sérosité sanguinolente ; les bords de la solution de continuité se tuméfient, la plaie devient sèche, blafarde, grisâtre ; il se forme sur toute sa surface une couche de lymphe organisable, analogue à celle que nous avons vue dans la réunion immédiate ; celle-ci s'organise et donne naissance à un grand nombre de *bour geons charnus*, de *bourgeons cellulo-vasculaires*, tout-à-fait semblables à ceux que l'on trouve dans le foyer des abcès phlegmoneux. Ces bourgeons sécrètent du pus d'abord séro-purulent, mais qui peu à peu devient blanc, crémeux. Bientôt les granulations des deux surfaces se mettent en contact, se réunissent, et la plaie guérit de cette manière en peu de temps, du fond vers la circonférence. Au bout de peu de temps, la cicatrisation est tout-à-fait solide, la cicatrice est fort peu apparente.

Réunion par interposition d'un tissu cicatriciel. — Les plaies qui se réunissent par une cicatrice sont celles qui présentent une large perte de substance, celles dont les bords sont désorganisés par la contusion, par la brûlure.

Nous aurons à étudier deux choses capitales dans la guérison des plaies par le développement des cicatrices : 1° la rétractilité de la cicatrice primitive et consécutive ; 2° la formation de la cicatrice.

Les plaies qui se réunissent par le développement de cicatrices restent plus longtemps douloureuses que les précédentes. A leur début elles marchent comme celles qui se guérissent par suppuration ; il faut seulement remarquer que l'inflammation non seulement provoque la formation d'une membrane pyogénique qui doit donner naissance à des bourgeons cellulo-vasculaires qui seront le point de départ de la cicatrice, mais encore la chute des escarres qui existent sur les bords de la plaie.

Mais en même temps que les bourgeons charnus se développent, arrivent au même niveau que les téguments, la plaie diminue graduellement d'étendue, les bords se rapprochent de la circonférence vers le centre; bientôt la couche granuleuse occupe tout l'intervalle qui sépare les lèvres de la solution de continuité; il se forme, sur les bords, une pellicule très mince de nature épidermique, qui se réunit bientôt à celle du côté opposé, lorsque la perte de substance n'est pas très étendue. Dans le cas contraire, il se forme, sur la surface des bourgeons charnus, de petits îlots de la même substance qui se réunissent à ceux qui se développent sur d'autres points et sur les bords de la plaie. La cicatrice est alors complète; mais le travail de cicatrisation ne se borne pas là, la cicatrice tend toujours à se rétrécir: c'est ainsi qu'on trouve ces déformations considérables des membres dues à sa rétraction. D'un autre côté, ce tissu nouveau perd sa vascularité, devient d'un blanc mat; la cicatrice s'enfonce, elle reste toujours très apparente.

Ce mode de guérison des plaies est souvent très long; les cicatrices sont souvent assez peu solides pour que les malades ne puissent se servir de leurs membres sans les voir se déchirer.

Les tissus se régénèrent-ils dans la cicatrisation? Il est facile de voir, d'après ces phénomènes, que les tissus ne se régénèrent pas; que s'il ne reste plus tard aucune trace des solutions de continuité, c'est à l'absorption du tissu cicatriciel, qui tend toujours à disparaître, que l'on doit de ne plus rencontrer de substance intermédiaire entre les parties divisées.

Les plaies, lorsqu'elles sont peu étendues, causent rarement des symptômes généraux; lorsqu'au contraire elles siègent sur une large surface, il peut survenir des accidents, et à cause de l'intensité de l'inflammation qui attaque toute la surface de la plaie, et des phénomènes de résorption purulente qui enlève tous les malades chez lesquels cette complication se manifeste. Leur pronostic doit donc varier avec le siége et l'étendue de la plaie, ainsi qu'avec la constitution du malade.

Les plaies ne peuvent, en général, être confondues avec aucune autre lésion ; cependant les ulcères , les brûlures, en voie de cicatrisation, peuvent être pris pour des plaies avec perte de substance; mais les signes commémoratifs mettent facilement le chirurgien sur la voie. Quant à la profondeur, à la direction des plaies, à l'importance des organes blessés, la forme, la longueur de l'instrument, la position du blessé et de celui qui a porté le coup, seront d'une grande ressource pour établir le diagnostic d'une manière à peu près certaine.

Traitement. — Nous nous arrêterons fort peu sur le traitement général des plaies, et sur les différentes modifications qu'il faut apporter à la thérapeutique dans les diverses espèces de solutions de continuité; mais le point auquel nous donnerons toute notre attention, est le pansement des plaies, c'est-à-dire le traitement local, qui en est, sans contredit, la partie la plus importante. Le traitement des plaies doit varier suivant leur état et suivant les indications qu'elles réclament. Ainsi, il faut quelquefois les réunir immédiatement ; d'autres fois la réunion immédiate est impossible, soit qu'il y ait une trop grande perte de substance et que les bords des solutions de continuité ne puissent pas être mis en contact, soit qu'il existe dans leur intérieur des corps étrangers , qui toujours empêcheront la réunion ; alors la réunion immédiate serait formellement contre-indiquée. Enfin, la perte de substance est tellement considérable, dans certains cas, que ce n'est qu'au moyen de l'autoplastie que l'on peut espérer prévenir des cicatrices très difformes sur les parties exposées à la vue, ou bien oblitérer des ori fices qui deviennent fistuleux par suite de l'écoulement incessant de liquides.

Nous ne parlerons que des moyens à l'aide desquels on peut obtenir la réunion immédiate et la réunion secondaire.

Ce sont : 1° la *situation* ; 2° les *agglutinatifs* ; 3° les *bandages* ; 4° la *suture* ; 5° la *compression* ; 6° la *cautérisation*.

1° *La situation.* — La position la plus convenable est celle qui met en contact les bords de la solution de continuité. La flexion dans les plaies transversales, relâchant les tissus, favorise la réunion. La flexion doit être faite du côté de la lésion ; et dans les cas où la flexion serait impossible du côté de la solution de continuité, il faut au moins maintenir les parties dans l'extension et empêcher la flexion du côté opposé. Dans les plaies longitudinales, on conseille de fléchir les parties dans le sens opposé à la solution de continuité, et de les étendre lorsque la flexion est impossible.

Il faut remarquer que jamais la position n'est suffisante pour mettre les bords des solutions de continuité en contact ; que, si on tend fortement les plaies longitudinales, il peut arriver, ainsi que le font remarquer MM. A. Bérard et Denonvilliers, que les tissus divisés soient exposés à des tractions douloureuses qui rendent très pénible, quelquefois même impossible, l'application des autres moyens propres à maintenir les plaies réunies : aussi conseillent-ils toujours le relâchement des parties, la réunion étant d'autant plus facile par les bandelettes et les bandages que les tissus seront moins tendus. La position ne peut être mise en usage que pour les plaies des membres et du cou ; il est impossible de s'en servir pour les plaies de la tête et du tronc.

2° *Agglutinatifs.* — Ceux dont on se sert pour réunir les plaies sont sous la forme de bandelettes ; nous avons vu, page 26, comment les bandelettes devaient être taillées sur un morceau de sparadrap. Leur largeur ne doit pas dépasser un centimètre, car alors elles s'appliqueraient mal et formeraient des godets; leur longueur, si elles sont appliquées aux membres, sera telle qu'elles puissent faire une fois et demi le tour du membre; si elles étaient appliquées sur le tronc, elle doit être assez considérable pour que l'on puisse prendre un point d'appui éloigné de 20 à 30 centimètres au moins des bords de la solution de continuité; si l'emplâtre était trop dur, il serait ramolli par la chaleur.

Toute la partie des téguments sur laquelle les bandelettes seront accolées devra être rasée et essuyée avec soin; car l'humidité empêche les bandelettes de se coller convenablement; les poils se fixant dans l'emplâtre causeront, par leur arrachement, des douleurs très vives aux malades lorsqu'on voudra défaire le pansement.

Lorsqu'on a pris tous ces soins préliminaires, on procède à l'application des bandelettes; on peut le faire de deux façons:

1° On place la moitié de la bandelette sur un des côtés de la plaie; quand celle-ci est solidement fixée, on rapproche les bords de la solution de continuité; on essuie parfaitement le sang ou la sérosité, afin que l'humidité ne s'oppose pas à l'agglutination de l'emplâtre; puis on place le reste de la bandelette du côté opposé. Ce procédé est applicable à toutes les solutions de continuité; il ne présente pas autant de solidité que celui que nous allons décrire tout-à-l'heure. La bandelette qui est appliquée la première est celle qui correspond à la partie moyenne de la plaie; les autres doivent être placées alternativement en haut et en bas jusqu'à ce que la plaie soit couverte en entier.

2° Ce procédé n'est applicable que lorsque les parties ne présentent pas un volume trop considérable pour que les bandelettes puissent en faire le tour. C'est surtout aux membres qu'il est employé: on place la partie moyenne de la bandelette sur la face opposée à la plaie, et on ramène les deux chefs l'un à droite, l'autre à gauche, de manière à les entre-croiser sur la plaie ; on porte ensuite les chefs sur les parties latérales de la plaie jusqu'à ce qu'ils soient .épuisés.

La constriction circulaire que les bandelettes exercent autour du membre augmente considérablement la solidité de l'appareil. Les bords de la plaie sont par ce procédé bien plus faciles à affronter et ne se dérangent pas aussi facilement.

Ces bandelettes doivent être appliquées d'un des angles de la plaie jusqu'à l'autre angle ; on commence le plus souvent par l'angle inférieur.

Lorsque, au moyen des bandelettes agglutinatives, on veut faire la réunion immédiate, elles doivent s'imbriquer de telle sorte qu'il n'existe aucun intervalle entre elles ; mais lorsque la plaie doit suppurer, qu'elles ne sont destinées qu'à rapprocher les bords des solutions de continuité, elles doivent être séparées par un espace dont la largeur sera en raison de l'abondance de la suppuration. Si cependant la suppuration était très considérable, et qu'il fût nécessaire d'appliquer beaucoup de bandelettes sur une partie dont les déplacements seraient extrêmement faciles, il faudrait les échancrer des deux côtés au niveau de la plaie, afin de laisser entre elles un intervalle suffisant pour donner issue au pus.

Les *emplâtres* sont fort rarement employés comme agglutinatifs, lorsque les plaies ont une étendue un peu considérable ; en effet, s'il survenait de la suppuration elle ne pourrait se faire jour au-dehors, à moins qu'on n'eût le soin de faire sur l'emplâtre des incisions au niveau de la plaie et perpendiculairement à son axe. Ils s'appliquent beaucoup plus mal que les bandelettes sur les parties qui présentent des inégalités.

Emplâtres jumeaux. — Ils sont formés par deux emplâtres agglutinatifs, à un bord desquels sont fixés des cordons dont le nombre est en raison de la largeur de l'emplâtre.

Pour en faire usage, on place sur un des côtés de la plaie un des deux emplâtres, le côté qui supporte les cordons tourné vers la solution de continuité; l'autre emplâtre est appliqué de même sur l'autre côté. Lorsque ces emplâtres sont très adhérents, on les rapproche l'un de l'autre, et en même temps les bords de la plaie, puis on noue les cordons. Ces moyens de réunion présentent le même inconvénient de tous les emplâtres, c'est-à-dire de se fixer difficilement sur des surfaces inégales. Les cordons sont loin de maintenir les lèvres de la plaie aussi bien en contact que les bandelettes agglutinatives. M. Roux applique un emplâtre de chaque côté de la plaie; les bords qui sont du côté de la solution de continuité sont percés de trous, à travers lesquels on passe un fil; on les rapproche à peu près à la manière d'un corset.

Tous ces procédés, qui sont quelquefois désignés sous le nom de *suture sèche*, ne sont presque pas employés.

Les agglutinatifs ont l'inconvénient de ne pouvoir rapprocher les plaies un peu profondes; mais il survient fort souvent de leur application des accidents auxquels le chirurgien doit donner toute son attention. Je veux parler des érysipèles.

Nous avons dit que l'on pouvait faire usage d'un emplâtre, ayant beaucoup d'analogie avec le taffetas d'Angleterre, dont la propriété était de prévenir les érysipèles; mais je n'ai pas vu cet emplâtre assez employé pour en conseiller l'usage exclusif.

Je crois devoir décrire un procédé dont M. Gerdy se sert fort souvent et avec beaucoup de succès, pour empêcher les bandelettes de déterminer une inflammation érysipélateuse de la peau. Il est très simple : il consiste à appliquer sur les bords de la plaie, dans une étendue de cinq à six centimètres, des bandelettes de linge cératé, afin d'empêcher le contact immédiat de l'emplâtre avec la peau près de la solution de continuité. Les bandelettes de diachylon doivent être assez longues pour qu'elles puissent être appliquées à une distance suffisante pour ramener les bords de la plaie en contact.

On peut, lorsque les plaies sont profondes, placer des compresses graduées sur les bords et appliquer des agglutinatifs par-dessus. Il faudrait surtout faire usage de ce moyen lorsque les surfaces sont inégales, les compresses graduées comblant l'espèce de pont que formeraient les bandelettes au niveau de la plaie ; les mêmes préceptes seraient conseillés avec les emplâtres jumeaux.

3° *Bandages.* — Les bandages unissant des plaies sont ceux que nous avons déjà indiqués sous le nom de *bandages invaginés.*

Il y a deux espèces de *bandages invaginés :* l'un , le *bandage unissant des plaies longitudinales ;* l'autre, le *bandage unissant des plaies en travers.*

A. *Bandage unissant des plaies longitudinales,* ou *invaginé à une bande.* — Pour ce bandage il faut une bande dont la largeur dépasse un peu la longueur de la plaie : on taille sur une de ses extrémités des chefs larges d'environ 3 centimètres, et assez longs pour faire les trois quarts de la circonférence du membre ; on place la bande autour de la partie où elle doit être appliquée, et on marque l'endroit où elle rencontre la racine des chefs ; on pratique dans ce point autant d'ouvertures qu'il y a de chefs, et on prolonge les boutonnières du côté de ces derniers ; on peut encore faire ces ouvertures à une distance des chefs égale à leur longueur. D'ailleurs, peu importe à quelle distance ces ouvertures soient pratiquées, pourvu que la distance entre la racine des chefs et l'ouverture ne soit pas plus grande que la circonférence de la partie qui doit être entourée. Il faut en outre deux compresses graduées dont l'épaisseur sera en raison de la profondeur de la plaie.

Pour appliquer ce bandage, on place sur les bords de la plaie les compresses graduées, d'autant plus loin que la plaie sera plus profonde ; on portera ensuite le plein de la bande intermédiaire aux chefs et aux boutonnières sur la partie opposée à la solution de continuité ; on ramènera les chefs et les ouvertures vers la plaie, puis on engagera chacun des chefs dans les ouvertures. On fait des tractions en sens opposé plus ou moins fortes, afin de ramener les bords de la plaie en contact, puis on fixe le bandage en enroulant le reste de la bande ; il est bon néanmoins, afin de donner plus de solidité, de fixer chacun des chefs avec des épingles. Si le bandage devait être très serré, on appliquerait un bandage spiral depuis l'extrémité du membre jusqu'au niveau de la plaie ; il vaudrait même mieux appliquer ce bandage spirale auparavant, jusqu'au niveau de la plaie, faire tenir la partie de bande qui resterait par un aide, appliquer le bandage unissant, et continuer les tours de spire jusqu'au-dessus du bandage unissant.

Le bandage invaginé spiral de M. Gerdy diffère un peu du précédent. Au lieu d'une large compresse dont on est obligé de se servir lorsque la plaie est un peu longue, il prend une bande roulée à deux globes, large de quatre travers de doigt ; il place le plein intermédiaire aux deux globes sur la partie opposée à la plaie, il ramène les deux globes au niveau de la plaie ; là il perfore un des côtés de la bande, de manière à passer le globe opposé. Il engage ainsi la bande à travers l'ouverture qui a été pratiquée; il dirige les deux globes vers le côté opposé à la plaie, les entre-croise en arrière, les ramène en avant où il fait une seconde ouverture, ainsi qu'il a été dit tout-à-l'heure ; il continue à appliquer le bandage de la sorte jusqu'à ce que la plaie soit entièrement couverte, et il épuise la bande en faisant des tours de spire.

B. *Bandage unissant des plaies transversales, ou invaginé à deux bandes.* — Les pièces nécessaires pour appliquer ce bandage sont deux bandes non roulées, longues de 60 centimètres environ et d'une largeur égale à la longueur de la plaie ; deux bandes roulées à un globe. Une des bandes non roulées doit être divisée à une de ses extrémités en chefs de trois centimètres de large ; l'autre bande doit présenter près de son extrémité des ouvertures en nombre égal.

Pour appliquer ce bandage, on fixe la première bande non roulée inférieure au moyen d'un bandage spiral, et afin qu'elle ne soit pas entraînée en haut par les tractions qu'on est obligé de faire pour rapprocher les bords de la plaie, il est nécessaire de la replier sur elle-même une ou plusieurs fois, par-dessus les tours de spire qui ont été faits pour la maintenir en place. Lorsque le bandage spiral est arrivé au niveau de la solution de continuité, on fait tenir le globe par un aide, on fixe la bande non roulée supérieure de la même manière, en allant de la partie supérieure vers la partie inférieure ; arrivé au niveau de la solution de continuité, on engage les chefs qui ont été taillés sur une des deux bandes dans les ouvertures pratiquées sur l'autre : cela fait, on tire sur les deux extrémités de la bande pour rapprocher les lèvres de la plaie, et on fixe le bandage en épuisant la bande inférieure sur la partie supérieure, et réciproquement. Il est bon, afin que le bandage soit plus solide, de replier les deux extrémités des bandes non roulées, comme nous l'avons dit en commençant.

Si la solution de continuité était trop profonde, il faudrait appliquer sur les bords de la plaie deux compresses graduées, dont l'épaisseur serait en raison de la profondeur de la blessure.

Les bandages invaginés sont peu employés dans le traitement des plaies ; le bandage des plaies longitudinales peut être très avantageusement remplacé par des bandelettes agglutinatives; quant au bandage des plaies transversales, il est moins actif qu'on ne pourrait le croire d'abord; il se relâche facilement, gêne beaucoup les malades; et si la position et les bandelettes étaient insuffisantes pour rapprocher les bords de la plaie, il faudrait faire quelques points de suture qui réuniraient beaucoup plus solidement et permettraient de surveiller le travail de cicatrisation.

Le bandage unissant des plaies transversales est surtout employé dans les cas de fracture de la rotule, de rupture du tendon d'Achille, etc.

4° *Suture*. — On doit recourir à la suture toutes les fois que les plaies intéressent une partie dans toute son épaisseur, aux paupières, aux joues, aux lèvres, lorsque les moyens que nous venons de décrire sont insuffisants tant à cause de l'étendue de la plaie que de son décollement.

Après avoir joui de la plus grande vogue, la suture a été presque entièrement proscrite par l'Académie de chirurgie, mais à tort, car il est des cas dans lesquels elle est à peu près indispensable, et ne présente pas les dangers qu'on lui avait reprochés. Elle est bien préférable aux agglutinatifs dans une foule de circonstances; elle s'oppose à toute espèce de déplacement, propriété si importante quand on veut obtenir la réunion immédiate. Elle fixe parfaitement les plaies à lambeaux, et, les empêchant de s'enrouler, elle met les parties saignantes dans un contact parfait; et si, quelquefois, elle a pu déterminer de l'étranglement par suite de l'inflammation, si les fils ou les aiguilles ont ulcéré et détruit la peau, il n'en est pas moins vrai qu'avec un peu de précaution on pourra prévenir ces accidents. C'est ainsi qu'il ne faut jamais trop rapprocher les points de suture, afin qu'ils ne s'opposent pas au gonflement de la partie enflammée. L'intervalle qui doit les séparer ne doit cependant pas être trop considérable, car la plaie se réunirait mal. Lorsque l'inflammation des lèvres de la plaie est très intense, quand les sutures sont appliquées sur des parties très vasculaires, et qui peuvent être coupées facilement par la présence d'un corps étranger au milieu d'elles, elles doivent être retirées de bonne heure. Il n'y a pas d'ailleurs beaucoup d'inconvénients à passer des points de suture à travers les parties douées d'une grande vitalité ; car si on est, d'un côté, forcé d'enlever l'appareil de bonne heure, d'un autre les parties se recollent beaucoup plus promptement.

Nous décrirons six espèces de sutures.

a. *Suture entrecoupée.* — Elle a pour caractère d'être formée par un ou plusieurs fils passés perpendiculairement à la plaie, et dont les chefs sont ramenés et noués en avant. Pour faire cette suture, on se sert d'aiguilles et de fils. Les aiguilles sont le plus souvent courbes, aplaties, pointues à une des extrémités, et tranchantes sur leurs bords. L'autre extrémité est percée d'un large chas dans lequel on peut engager un fil simple, double, triple. Les fils sont cirés ; leur volume est en rapport avec l'épaisseur des parties que l'on veut rapprocher.

On peut pratiquer la suture entrecoupée de trois manières différentes :

1° En engageant les deux extrémités du fil chacune dans une aiguille, on perce la peau des deux côtés de dedans en dehors ;

2° Une seule extrémité du fil est engagée dans une aiguille, et la peau est percée en un seul temps, d'un côté de dehors en dedans, de l'autre de dedans en dehors.

Dans ces deux variétés, on a besoin d'autant de fils qu'on doit faire de points de suture ;

3° On ne se sert que d'un seul fil et d'une seule aiguille. Commençant la suture par un des angles de la plaie, on traverse les téguments, comme dans la seconde variété, de droite à gauche ; par exemple, on recommence de l'autre côté de gauche à droite, à une distance convenable du premier point de suture, en laissant dans l'intervalle des deux points de suture une longueur assez grande de fil pour que celui-ci étant coupé on puisse le nouer avec le fil de l'autre côté.

Quel que soit le procédé qu'on ait employé pour faire cette espèce de suture, les règles qui doivent accompagner la ligature des fils sont exactement les mêmes. On doit, avant de nouer les fils, régulariser la coaptation, nouer les fils les uns après les autres d'une des extrémités de la plaie à l'autre, faire les nœuds à la partie la moins déclive, afin qu'ils soient moins tachés par le sang ou le pus, qu'ils puissent être aperçus facilement lorsqu'on voudra enlever les points de suture.

Les sutures doivent être enlevées le troisième, le quatrième, et même le cinquième jour; il suffit de couper le fil au niveau du nœud, de le saisir, et de tirer doucement avec les doigts ou une pince, pendant qu'avec la main on maintient solidement les lèvres de la plaie, afin que l'ébranlement que causeraient les tractions ne détache pas les bords de la solution de continuité encore imparfaitement réunis.

b. *Suture à anses.* — Imaginée par Ledran pour l'entéroraphie, cette suture est mauvaise en ce qu'elle fronce la partie sur laquelle les points de suture sont appliqués. En effet, il passe, comme dans la suture entrecoupée, des fils à travers les tissus. Au lieu de les nouer un à un, il les réunit en un gros faisceau qu'il fixe à l'extérieur; les fils doivent être séparés et enlevés un à un quand on défait la suture.

c. *Suture continue, en surjets, du pelletier.* — Cette suture se fait avec une aiguille plutôt droite que courbe, de la même manière que la troisième variété de la suture entrecoupée : seulement les fils doivent être tirés assez fort pour affronter les bords de la plaie. Elle décrit des tours de spire depuis une extrémité de la plaie jusqu'à l'autre. Il ne faut pas fixer les extrémités avant qu'on se soit assuré qu'elle réunit bien les lèvres de la plaie. Si la suture était trop lâche, il faudrait la serrer en tirant sur les deux extrémités des fils ; si elle était trop serrée, et si elle faisait faire un pli aux téguments, on la relâcherait un peu. On arrête les deux extrémités en les fixant au moyen d'un nœud coulant à la spirale voisine. On a reproché à cette suture de causer de l'étranglement, mais elle n'en est pas plus souvent suivie que les autres.

d. *Suture à points passés ou en faufil.* — Cette espèce de suture a la plus grande analogie avec la précédente : seulement, au lieu de décrire des tours de spire, elle forme des zigzags sur les deux faces des bords de la plaie. On la commence comme la suture à surjet ; mais au lieu de décrire un tour de spire en avant de la solution de continuité, on en perce les deux lèvres en sens inverse, de droite à gauche, si on a commencé de gauche à droite. On a prétendu qu'elle étranglait moins que la suture à surjet, qu'elle facilitait la réunion des parties sous-jacentes ; mais elle a l'inconvénient de soutenir moins bien les lèvres de la solution de continuité.

e. *Suture entortillée.* — Pour faire cette suture, on prend plusieurs aiguilles métalliques, qui doivent rester à demeure dans la plaie, et un long fil ciré. On introduit une des aiguilles à une des extrémités de la plaie, en enfonçant de dehors en dedans d'un côté, de l'autre de dedans en dehors. On place sur les deux extrémités la partie moyenne du fil ciré, qui alors décrit une anse dont la convexité regarde la plaie ; on applique les autres aiguilles de la même manière. On reprend alors le fil, on le fait entre-croiser en avant de la plaie ; on le repasse derrière les deux extrémités de l'aiguille ; on l'entre-croise de nouveau, et on décrit ainsi des 8 de chiffre en nombre suffisant pour fixer solidement l'aiguille. Cela fait, on passe à l'aiguille immédiatement au-dessus, en laissant les fils en avant de manière à former une espèce d'X. On se comporte pour la seconde aiguille comme pour la première, et on continue jusqu'à ce que toutes les aiguilles soient solidement fixées. On arrête l'extrémité du fil par un nœud, ou bien en le roulant et le plaçant sous une des aiguilles.

Les aiguilles qui ont été employées pour faire cette suture ont été de toutes sortes : d'or, d'argent, de cuivre, etc. Elles ont été droites, courbes, fines, grosses, etc. On a imaginé de placer à l'extrémité d'une tige métallique une petite pointe en fer de lance, qui servait à introduire cette tige dans la plaie et qui pouvait s'adapter à tous les cylindres métalliques.

Mais on se sert le plus communément d'épingles dont on aiguise la pointe en les frottant sur un corps dur, du grès, par exemple. Celles que l'on préfère sont les épingles à insectes, qui sont très longues, très fines, et qui, en raison de cette dernière propriété, déchirent les tissus beaucoup moins que les autres.

Les aiguilles doivent être enlevées aux mêmes époques que tout autre point de suture, c'est-à-dire lorsque l'on suppose que la plaie est bien réunie et avant que les tissus soient déchirés par les aiguilles. Il faut avoir soin, en les retirant, de fixer solidement les bords de la solution de continuité, sans quoi les tractions pourraient les décoller. On laissera aussi en place les fils durcis par le sang et le pus qui coulent par les piqûres ; il font l'office d'agglutinatifs et empêchent les décollements consécutifs.

Afin que les parties voisines ne soient pas blessées par la pointe ou par la tête des aiguilles, il est bon de placer au-dessous une petite compresse ou un petit morceau de diachylon.

f. *Suture enchevillée.* Pour cette suture on passe entre les lèvres de la plaie des fils doubles ; on place de chaque côté un petit cylindre solide, une plume, un morceau de bougie, etc., ou bien un petit cylindre d'emplâtre ; celui-ci a l'avantage de pouvoir prendre la forme des parties ; on passe un des chefs du fil en avant, l'autre en arrière de ce cylindre, on les noue d'un seul côté, puis on approche les deux lèvres de la plaie et on noue les fils sur le cylindre de l'autre côté. Cette suture a l'avantage d'exercer une pression égale sur tous les points qui doivent être en contact, d'être très solide et de ne pas déchirer les parties. Elle réunit aussi les parties profondes; mais de cet avantage résulte un inconvénient : elle ne met pas en contact parfait les divisions de la peau, en les renversant légèrement en dehors ; mais on peut y remédier en recouvrant la face antérieure de la plaie d'un fil spiral, que l'on fixe de chaque côté aux deux cylindres latéraux. Cette suture est très avantageuse pour réunir les plaies très longues et rectilignes.

Règles générales des sutures. — 1° La plaie doit être lavée, débarrassée du sang ou de tout autre corps étranger qui s'opposerait à sa réunion.

2° Les lèvres de la plaie doivent être mises en contact ; les tissus de même nature doivent, autant que possible, se correspondre.

3° Les fils ne seront pas assez serrés pour opérer une constriction trop forte sur les tissus, afin que l'inflammation consécutive ne cause pas des symptômes d'étranglement.

4° Les sutures doivent être placées à une profondeur assez grande pour qu'il ne reste pas au-dessous de cavité dans laquelle le pus ou le sang pourrait s'accumuler.

5° Si on supposait que la suppuration dût survenir, il faudrait laisser à la partie la plus déclive un intervalle qui pût permettre au pus de sortir facilement.

6° Le nombre des points de suture sera toujours assez considérable pour que dans leur intervalle les plaies ne puissent s'entr'ouvrir.

7° La distance entre les points de suture variera donc avec la nature des tissus, la profondeur et le décollement de la plaie. Les sutures seront toutefois placées, pour la même solution de continuité, à une égale distance les unes des autres.

8° La nature des tissus blessés, la profondeur de la plaie, détermineront la distance qui doit exister entre les lèvres de la plaie et les bords de la suture. C'est ainsi que dans les plaies superficielles elles seront placées de 3 à 5 millimètres, et ne devront jamais, dans les plaies profondes, dépasser 8 à 10 millimètres.

9° En général, on appliquera le premier point de suture à la partie moyenne de la plaie ; si cependant celle-ci intéressait le bord libre d'un organe, il faudrait placer le premier point de suture près du bord libre.

10° On ne doit serrer les fils que lorsque tous les points de suture sont appliqués ; des aides rapprocheront les bords de la plaie.

11° Il faut avoir soin de ne pas blesser des vaisseaux ou des filets nerveux considérables, en traversant les tissus pour appliquer des sutures.

12° On devra, autant que possible, éviter les fibres musculaires dans lesquelles la présence de corps étrangers paraît déterminer des contractions violentes qui s'opposent à la réunion des plaies. Cependant, dans le bec-de-lièvre, elles traversent les parties charnues qui entrent dans la structure des lèvres, et n'y causent pas d'accidents.

5° *Compression.* — La compression se fait au moyen de bandages ; nous avons vu plus haut comment on appliquait des compresses graduées afin de déterminer le rapprochement des bords des solutions de continuité.

Mais sur les plaies à lambeau on est souvent obligé d'appliquer au-dessous des bandages des compresses afin d'amener le recollement des téguments. Il en est de même des foyers purulents dont on a évacué le pus. La compression se fait encore pour faciliter la réunion des canaux fistuleux, etc.

6° *Cautérisation.* — La cautérisation dans le pansement

des plaies ne peut être employée que pour faciliter la cicatrisation, en changeant la nature de l'inflammation, et en déterminant un gonflement souvent très favorable pour mettre en contact les bords des solutions de continuité.

Tous les moyens que nous venons d'indiquer, à l'exception du dernier, peuvent être mis en usage pour amener la réunion immédiate des plaies. Ils peuvent, à l'exception du premier, être employés seuls; mais le plus souvent on se sert de plusieurs d'entre eux, en combinant leur action. C'est ainsi que pour l'opération du bec-de-lièvre on pratique la suture et qu'on applique un bandage unissant, etc.

Le pansement des plaies, après la réunion, est souvent inutile; après l'application des bandages invaginés il ne reste plus rien à faire : lorsqu'on a mis les bandelettes en usage, une simple bande suffit pour empêcher qu'elles ne se dérangent. Si cependant la plaie était au contact de l'air, il suffirait d'un pansement à plat; on lèverait le premier appareil, et on ferait les pansements suivants ainsi que nous l'avons dit dans la première partie de cet ouvrage.

Le traitement général des plaies par instruments tranchants est très simple, et variera avec la grandeur de la plaie, l'importance des organes blessés, l'âge et la constitution du sujet; nous ne nous y arrêterons pas. Les émissions sanguines sont rarement indiquées; des boissons délayantes, de légers purgatifs, la diète, suffisent pour dissiper les symptômes fébriles qui se manifestent quelquefois

§ II. Plaies par instruments piquants.

Les instruments piquants peuvent être à la fois piquants et tranchants; leur pointe est acérée, quelquefois mousse; leur volume est plus ou moins considérable. C'est ainsi que les plaies par instruments piquants peuvent présenter un grand nombre de variétés.

32.

1° Plaies par instrument piquant acéré et d'un petit volume : ce sont les simples *piqûres*.

2° *Piqûres et coupures*, celles qui sont faites par les instruments piquants et tranchants.

3° Les piqûres peuvent être accompagnées de contusions par instruments à pointe mousse et d'un gros volume : telles sont les dents de fourches, les baïonnettes, etc.

4° On pratique depuis quelque temps, afin de faire des sections sous-cutanées, des plaies très étroites, accompagnées de sections très étendues dans les parties profondes ; ces plaies présentent dans leur marche des phénomènes assez curieux pour qu'il soit nécessaire d'en dire quelques mots,

a. Les piqûres sont sans contredit les moins graves de toutes les solutions de continuité : elles sont peu douloureuses, ne laissent écouler qu'une très petite quantité de sang, écartent les tissus plutôt qu'elles ne les divisent, de telle sorte que quand l'instrument, est retiré la solution de continuité est plus étroite que l'instrument n'est volumineux. Elles se cicatrisent, en général, très vite, se réunissent par première intention en l'espace de vingt-quatre heures au plus. Un peu de diachylon gommé, ou un peu de linge qui mette la plaie à l'abri du contact de l'air, suffisent pour le traitement.

b. Les plaies faites par les instruments à la fois piquants et tranchants présentent plus de gravité que les précédentes : les tissus ne reviennent pas sur eux-mêmes ; au contraire, ils s'écartent comme dans les plaies par instruments tranchants. Leur gravité dépend principalement de leur profondeur ; en effet, l'action de la pointe et du tranchant s'entr'aidant mutuellement, ces plaies sont quelquefois excessivement profondes. A moins qu'il n'y ait des complications, telles que l'hémorrhagie, la blessure d'un organe important, ces plaies doivent toujours être réunies par première intention. Elles suppurent rarement lorsqu'elles ne sont pas trop étendues et que le pansement a été bien fait.

c. *Les plaies par instruments mousses* sont les plus graves de toutes, surtout lorsqu'elles sont profondes. Elles écartent les tissus sans les diviser, pénètrent très difficilement, déchirent et compriment fortement les parties qu'elles traversent : tels sont les clous, les dents de fourches, etc. Quelquefois ces plaies ne causent aucun accident ; assez douloureuses, elles ne donnent lieu qu'à un faible écoulement de sang, et se réunissent par première intention. Mais c'est aussi à la suite des plaies de ce genre qu'on voit survenir ces phlegmons diffus qui causent la perte du malade, ces panaris si graves ; enfin, à la paume des mains et à la plante du pied, elles peuvent être suivies de tétanos.

Les plaies de cette nature, suivies d'accidents, sont celles qui pénètrent très profondément au-delà d'aponévroses résistantes, s'opposant au gonflement des parties molles ; la gangrène en est souvent la suite : celles qui affectent des tissus très denses, très résistants, comme la paume de la main, la plante du pied, le cuir chevelu, etc., présentent le plus souvent cette complication. Une douleur excessive accompagne le gonflement de ces plaies ; la résolution, mais bien plus souvent la suppuration, en est la terminaison.

Lorsque ces plaies sont légères, le traitement en est très simple ; mais lorsque, en raison de leur siége, de leur profondeur, on craint de voir se développer des accidents graves, il faut tâcher de les prévenir par un traitement énergique. Ainsi, autant qu'il sera possible, on plongera, pendant deux ou trois heures, la partie blessée dans l'eau froide, afin de prévenir l'inflammation. Si cependant on ne réussissait pas par ce mode de traitement, on appliquerait de nombreuses sangsues autour de la plaie, et on débriderait, au moyen d'une ou de deux incisions, afin de permettre aux parties enflammées de se développer librement.

d. *Les plaies sous-cutanées* ne présentent pas autant de gravité que pourraient le faire croire les délabrements qui les accompagnent quelquefois. Lorsque l'instrument tranchant a divisé les tissus, ceux-ci s'écartent ; cependant les plaies guérissent très rapidement, sans inflammation et sans accidents.

Plus la piqûre à travers laquelle on a introduit l'instrument est étroite, moins on doit avoir crainte de voir des accidents survenir : aussi doit-on la faire aussi petite que possible, et assez oblique pour que l'air ne puisse pénétrer dans le foyer. Une simple mouche de taffetas d'Angleterre appliquée sur la piqûre suffit pour prévenir toute espèce d'accident.

e. Les plaies par instruments piquants sont souvent compliquées de la présence d'un corps étranger, surtout lorsqu'elles ont été faites par un corps très fragile ; des fragments de verre, de petits morceaux de bois, des aiguilles entières ou brisées restent très souvent dans les plaies. L'aspect de l'instrument qui a fait la plaie, la douleur qu'éprouve le malade surtout lorsqu'il fait des mouvements, le toucher, peuvent faire reconnaître la présence de ce corps. On doit autant que possible en faire l'extraction, soit en le saisissant avec des pinces, soit en faisant des débridements nécessaires. Il arrive cependant que son extraction est impossible ; alors il cause de la douleur, détermine l'inflammation et la suppuration autour des parties qui l'environnent, et il ne tarde pas à sortir avec le pus.

Lorsqu'on a extrait le corps étranger, ces plaies doivent être pansées de la même manière que celles que nous avons vues plus haut.

§ III. Contusions.

La contusion est cette lésion des tissus vivants, accompagnée d'extravasation des liquides, produite par le choc d'agents extérieurs sans solution de continuité aux téguments.

Pour que la contusion puisse se produire, ainsi que l'a démontré M. Velpeau, un point d'appui, une puissance, une résistance; sont nécessaires; la contusion sera toujours en raison directe de la solidité du point d'appui et de la puissance, en raison inverse de la résistance : aussi les contusions ne seront-elles pas également intenses sur les diverses parties du corps. Elles pourront être à leur maximum dans les points où il existe un point d'appui solide, en regard des os par exemple. Mais. les points d'appui peuvent exister en dehors de l'économie ; alors des parties qui par leur structure sembleraient être à l'abri d'une contusion peuvent être quelquefois contuses, comprimées entre deux forces qui marchent en sens inverse. C'est ainsi que les morsures des parties molles ne sont souvent que des contusions. « La » contusion résulte de l'écrasement des couches organiques » les moins solides contre celles qui ont une solidité plus » grande, remplissant à l'égard des autres le rôle de point » d'appui. » (Velpeau, *De la contusion dans les divers organes*, 1833, in-4°; thèse de concours.)

On admet généralement trois degrés de contusion : 1° déchirure des petits vaisseaux, *simple ecchymose;* 2° déchirure des vaisseaux d'un plus gros calibre des tissus, *épanchement de sang plus considérable;* 3° destruction plus profonde des tissus, et gangrène secondaire des téguments, quelquefois désorganisation complète des tissus.

a. *Contusion au premier degré.* — Le caractère de cette lésion est une ecchymose plus ou moins étendue selon que le corps contondant est plus ou moins large, plus ou moins noire selon que la partie est plus ou moins vasculaire, que les vaisseaux divisés sont plus ou moins profonds, qu'il existe ou non des aponévroses qui empêchent le sang extravasé de devenir apparent au-dehors. L'ecchymose est en général d'un violet foncé; lorsqu'elle est considérable, elle est très noire au centre, violette seulement sur les bords. Bientôt elle s'élargit dans la direction des lames celluleuses, s'agrandit surtout vers les parties les plus déclives; peu à peu elle devient moins foncée, verdâtre, puis jaune, et bientôt la peau a repris sa couleur normale. Cette différence de coloration de la peau tient à la décomposition du sang et à la résorption successive de ses éléments.

Quelquefois assez douloureuse, la contusion au premier degré est rarement suivie d'accidents. Le repos, les résolutifs, l'acétate de plomb étendu d'eau, l'eau-de-vie camphrée, sont le plus souvent suffisants pour guérir la maladie. Si la contusion était trop profonde, on pourrait appliquer des ventouses scarifiées.

Les contusions, même assez légères en apparence, causent souvent aux malades des douleurs qui persistent pendant fort longtemps; alors on les combattra avec des saignées locales, quelquefois même par de larges vésicatoires.

Il arrive quelquefois que les contusions ne sont pas suivies d'ecchymoses; c'est principalement lorsque les parties contuses siègent au-dessous d'aponévroses très résistantes; quelquefois l'ecchymose ne paraît qu'au bout de quelques jours : toutes ces différences n'apportent aucune modification dans le traitement.

b. *Contusion au second degré.* — La contusion au second degré diffère de la précédente, d'abord, par l'épanchement de sang; celui-ci, en effet, s'échappe des vaisseaux plus volumineux, au lieu de s'infiltrer dans les mailles du tissu cellulaire, se réunit en foyers dont l'étendue et le volume varient avec la quantité de sang épanché.

Il se forme sur la peau une ecchymose violette comme dans la contusion au premier degré ; mais le mode de guérison n'est pas le même : en effet, le sang se résorbe bien en partie, mais il en reste toujours une quantité notable qui est renfermée dans une espèce de poche qui s'est organisée autour de l'épanchement. Le sérum disparaît par l'absorption ; mais la partie fibrineuse persiste souvent et devient le point de départ de tumeurs telles que des kystes, des loupes, etc. ; d'autres fois elle peut causer l'inflammation des parties voisines, et déterminer des abcès qui ont été désignés sous le nom d'*abcès sanguins.*

Les symptômes de la contusion au second degré sont assez tranchés : une tumeur molle, fluctuante au centre, dure sur les bords ; cette dureté peut être quelquefois assez considérable pour faire croire à l'existence de fractures avec enfoncement ; c'est surtout au crâne qu'on rencontre ce phénomène, qui pourrait faire croire à un chirurgien peu attentif qu'il existe un enfoncement des os. On peut facilement éviter toute erreur en comprimant fortement sur cette partie dure, et elle ne tarde pas à se déprimer. Si on touche avec soin le lieu qu'occupait l'épanchement résorbé en partie, on sent sous le doigt une espèce de crépitation analogue à celle qu'on sentirait en frottant de l'amidon entre ses doigts.

Lorsque le foyer sanguin ne présente pas un trop gros volume, lorsque la peau n'est pas trop profondément désorganisée, on peut espérer la résolution ; mais si le foyer est large, si le sang s'est épanché dans une vaste étendue de tissu cellulaire, la terminaison est souvent très fâcheuse, car non seulement un abcès peut survenir, mais encore des phlegmons diffus sont souvent la suite de la désorganisation du tissu cellulaire ; la peau, privée des vaisseaux qui la nourrissent, se gangrène ; la contusion prend alors tous les caractères d'une plaie avec perte de substance et accompagnée de délabrements très considérables, tels que déchirure et broiement des muscles, décollement des os.

Lorsque l'épanchement est profond, les caractères sont souvent très difficiles à saisir : on ne sent que très difficilement la fluctuation ; la peau ne présente de coloration violette que beaucoup plus tard, au bout de deux ou trois jours. La douleur profonde, l'impossibilité de remuer la partie blessée, pourront apprendre au chirurgien que, bien qu'il n'y ait que des signes peu apparents à l'extérieur, il existe une lésion profonde, à laquelle il devra donner tous ses soins, puisqu'elle peut être souvent suivie d'accidents très graves.

On favorisera autant que possible la résolution, en appliquant des topiques résolutifs sur la partie malade, sous-acétate de plomb, eau-de-vie camphrée étendue d'eau, etc.; mais il faut éviter de mettre en contact avec les téguments des corps irritants, qui pourraient causer une inflammation de la peau par suite de sa perforation ; on évitera par la même raison les saignées locales. Un des meilleurs modes de traitement de la contusion au second degré est la compression : elle facilite la résolution, détruit l'épanchement sanguin en faisant passer le sang dans le tissu cellulaire, et par conséquent d'une contusion au second degré elle en fait une contusion au premier degré, mais très étendue.

J'ajouterai que la compression est inutile lorsqu'il s'est organisé autour du foyer une membrane qui empêcherait d'étendre le sang sur une large surface. Dans le cas que nous venons de signaler, la quantité de liquide diminue sensiblement par l'absorption de la sérosité : on facilite alors la résolution par l'application des moyens que nous avons indiqués plus haut. Si le caillot devenait dur, on l'écraserait afin d'en rendre l'absorption plus facile. Dans le cas contraire, il faudrait ouvrir une issue au sang. Mais comme, ainsi que nous l'avons déjà dit, il existe souvent

au-dessous des téguments des délabrements très considérables, qu'il faut surtout éviter de les mettre en contact
avec l'air extérieur, on évitera les larges incisions ; on se
servira , au contraire , du bistouri à lame étroite , que l'on
enfoncera très obliquement à travers la peau , ainsi que
nous l'avons dit , page 335, pour l'ouverture des abcès
froids par la méthode sous-cutanée.

Parfois il existe, dans la contusion au second degré, des
accidents généraux ; mais ils sont les mêmes que ceux de
la contusion au troisième degré ; ils sont seulement moins
intenses. Nous allons y revenir dans un instant.

c. *Contusion au troisième degré*. — La contusion au troisième degré est caractérisée par la désorganisation de la
peau et des parties sous-jacentes à une profondeur qui s'é-
tend quelquefois à toute l'épaisseur des tissus. C'est ainsi
que les muscles, les os, les vaisseaux, peuvent être broyés.

Cette lésion est caractérisée par une douleur profonde ,
à laquelle succède un engourdissement local et même
la perte complète de la sensibilité ; toute la partie contuse
est froide , livide , et donne la sensation d'une espèce de
pâte homogène formée par la désorganisation de tous les
tissus. Bientôt la chaleur revient autour de la partie frappée
de mort ; c'est cette inflammation qui doit déterminer la
chute de toute la partie blessée. Cette inflammation est
absolument la même que celle de la gangrène, et la maladie
se comporte absolument comme cette affection. Nous y reviendrons plus tard. (Voyez *Gangrène*).

Mais ces symptômes locaux sont souvent accompagnés
de symptômes généraux, tels qu'un état de stupeur profonde,
surtout si l'accident a été accompagné d'un ébranlement
violent. Le corps est couvert d'une sueur froide ; il est
pâle ; la sensibilité est considérablement diminuée ; les
mouvements , la parole, sont difficiles, et même impossi-
bles ; le pouls est petit, très faible. Quelquefois le malade
succombe dans cette première période. Dans le cas

contraire, les sens reprennent leurs fonctions, le pouls se relève; la partie contuse seule ne recouvre pas la sensibilité : elle est éliminée bientôt par l'inflammation.

Cette espèce de contusion ne présente pas beaucoup d'indications pour le traitement. Il faudra autant que possible réchauffer le malade, réveiller sa sensibilité par des frictions sèches, des stimulants, des cordiaux, etc. ; et lorsque les symptômes de stupeur auront cessé, on pourra, si le pouls est dur, pratiquer une petite saignée du bras, appliquer sur la partie malade des résolutifs, afin de diminuer autant que possible l'étendue de la partie qui doit être éliminée ; et lorsque l'inflammation se sera développée, on la combattra par des émollients. Quant aux phénomènes qui accompagnent la chute des parties molles et au traitement que la perte de substance nécessite, nous en parlerons à l'article *Gangrène.*

Si un membre était broyé dans toute son épaisseur, on en pratiquerait immédiatement l'amputation. Si un vaisseau d'un calibre important était divisé, il faudrait aussi en faire la ligature.

§ IV. Plaies contuses.

Les plaies contuses peuvent être produites par des corps contondants ordinaires, souvent très lourds, mais ne jouissant jamais d'une grande force d'impulsion ; les autres sont mus par la poudre à canon. Nous diviserons cet article en deux parties : dans la première, nous traiterons *des plaies contuses*; la seconde aura pour titre des *plaies d'armes à feu.*

A. PLAIES CONTUSES.

Lorsqu'un corps contondant est mû par une grande vitesse, et que le plan sur lequel reposent les parties molles est assez résistant, au lieu d'une simple contusion, il en

résulte une plaie dont les bords sont plus ou moins irréguliers, plus ou moins contus.

Les plaies contuses sont le plus souvent irrégulières,
mâchées, donnent peu de sang; les bords, au contraire,
présentent des ecchymoses qui s'étendent plus ou moins
loin.

Les parties molles au-dessous de la solution de continuité
participent dans une étendue plus ou moins grande à la
lésion des téguments. On peut enfin trouver au fond de la
solution de continuité tous les désordres que nous avons
signalés dans les trois degrés de contusion.

D'autres fois, lorsque le corps qui a déterminé la plaie
contuse est anguleux, la plaie participe autant des plaies
ordinaires que de la contusion ; c'est ainsi que des coups
de bâton, des pierres lancées avec force, peuvent former
une plaie régulière, souvent très nette, peu ecchymosée,
saignante. Les plaies ne doivent pas, à proprement parler,
être rangées parmi les plaies contuses ; elles se réunissent
quelquefois par première intention sans qu'il y ait élimination de parties désorganisées. Il n'y a point ou peu d'inflammation ; mais il arrive quelquefois que dans les cas les
plus simples elle se développe ; c'est alors qu'on voit
survenir, lorsque la lésion est profonde, des étranglements
qu'il faut débrider, des érysipèles phlegmoneux très graves.
Lorsqu'au contraire les bords de la plaie sont profondément
désorganisés, l'inflammation se termine par la gangrène
d'une portion des parties contuses, et la guérison ne peut
s'obtenir qu'après la chute des escarres ; elle suit la même
marche que les plaies qui suppurent et que celles avec perte
de substance. Enfin, lorsque la désorganisation s'étend sur
une large surface, il survient une inflammation violente qui
détermine l'élimination non seulement des parties désorganisées, mais encore celle des parties qui sont saines ; le plus
souvent la suppuration s'en empare ; beaucoup plus

rarement cette inflammation se termine par résolution.

Un phénomène que l'on rencontre souvent dans les plaies contuses est le décollement de la peau ; celle-ci, en effet, lorsque le corps contondant tombe obliquement sur le tissu, se déchire ; mais toute la partie des téguments qui se trouve dans la direction de l'agent contondant se trouve entraînée par lui ; elle se plisse, se décolle dans une étendue plus ou moins grande ; les petits vaisseaux qui vont s'y rendre se déchirent ; il y a un épanchement de sang qui s'oppose à son recollement, qui provoque la suppuration, la destruction des petits vaisseaux qui allaient se rendre aux téguments, et bientôt la gangrène de la peau succède à cette série de phénomènes.

Tous les accidents que nous avons signalés en décrivant la contusion, tels que la déchirure et la désorganisation des muscles et des vaisseaux, les fractures et même le broiement des os, peuvent compliquer les plaies contuses. **Nous ne nous y arrêterons pas.**

Les plaies contuses sont plus graves que les plaies par instruments piquants et tranchants. Rarement, mais quelquefois, ainsi que nous l'avons vu, elles peuvent **se réunir** par première intention ; mais, lorsqu'on tente la réunion immédiate, il faut avoir soin de ne pas trop rapprocher les bords de la plaie, car l'inflammation qui succède si souvent aux plaies contuses pourrait déterminer de graves accidents. Si la peau était décollée et si les lambeaux ne présentaient pas, ainsi que les parties molles sous-jacentes, d'altérations graves, il faudrait les remettre en place et les maintenir fixes, soit avec des bandelettes agglutinatives, soit avec des points de suture assez distants les uns des autres, si le lambeau tendait à retomber par son propre poids. Ce précepte ne doit pas être oublié dans les plaies à lambeau des téguments du crâne.

S'il existait un épanchement de sang sous la peau décollée, il serait nécessaire de faire de nombreuses incisions, tant pour faire sortir le sang qui s'opposerait au recollement de la peau que pour donner issue à la suppuration.

Quant à l'écrasement des muscles, des os, il faudrait le combattre par un traitement approprié. Les irrigations continues d'eau froide et d'eau tiède sont les moyens qu'on devrait employer pour prévenir l'inflammation consécutive ; cette thérapeutique a été suivie d'un très grand succès lorsque les contusions étaient accompagnées de lésions même les plus graves, telles que fractures comminatives des os, lésions des articulations (Voyez *Irrigations*, page 46.)

B. PLAIES PAR ARMES A FEU.

Le défaut d'espace ne nous permettra pas de nous étendre longuement sur les plaies par armes à feu ; nous nous contenterons de signaler les particularités les plus importantes qui les distinguent, les symptômes locaux et généraux, les accidents qui les accompagnent, les causes mêmes les rendant si différentes de toutes les autres.

Les plaies d'armes à feu sont des plaies contuses au plus haut degré ; elles ont une ouverture en rapport avec le volume du projectile lancé par la poudre ; quelquefois il existe deux ouvertures, celle d'entrée et celle de sortie.

On a prétendu que l'ouverture d'entrée était moins grande que celle de sortie ; mais M. Gerdy a démontré que l'ouverture d'entrée était quelquefois aussi considérable que celle de sortie, qu'il arrivait même qu'elle était plus grande.

La plaie qui résulte du choc du projectile est tantôt arrondie, lorsque celui-ci a frappé perpendiculairement sur les tissus ; elle est au contraire elliptique, lorsque les téguments sont frappés obliquement ; mais les mouvements que l'on imprime à une partie, un membre par exemple, peuvent déformer et rendre elliptique une ouverture qui avait été primitivement arrondie : l'état d'extension et de flexion des parties apporte aussi des modifications dans l'étendue des solutions de continuité.

Le trajet du projectile est tantôt direct , de telle sorte que l'ouverture d'entrée correspond parfaitement à celle de sortie ; d'autres fois le trajet est extrêmement sinueux ; cette particularité arrive lorsque la balle, rencontrant des parties très résistantes par leur structure , comme les os, ou par leur état de tension, comme les aponévroses, se réfléchit , va se frayer un passage vers un point souvent très éloigné de celui qui est opposé à sa direction primitive. C'est ainsi qu'on a vu des balles présenter un trajet tout-à-fait demi-circulaire autour du crâne, du thorax , celles-ci ayant glissé sur les côtés et sur les parois du crâne ; quelquefois même elles décrivent une ligne presque complétement circulaire, ainsi que Dupuytren en a rapporté un cas.

L'ouverture d'entrée est nette , fortement contuse ; les parties molles sont dirigées vers les parties profondes ; celle de sortie au contraire est moins contuse , plus irrégulière, les parties molles sont repoussées en dehors.

Enfin il n'existe souvent qu'une seule ouverture ; nous reviendrons sur ce point lorsque nous parlerons des corps étrangers qui souvent compliquent les plaies d'armes à feu.

Nous venons de dire que les balles pouvaient se réfléchir sur les os , les contourner ; ce phénomène se présente surtout pour les os plats , plus rarement pour les os longs. La balle peut ne pas laisser de traces sur l'os ; d'autres fois il y a contusion du périoste et de l'os lui-même ; il peut y avoir contusion seulement de sa table externe et du tissu réticulaire, et fracture de sa table interne ; enfin l'os lui-même peut être fracturé dans toute son épaisseur : les fractures sont alors ou comminutives , quelquefois il n'y a qu'une simple fêlure ou une fracture en étoile.

Lorsque la balle ne se réfléchit pas sur l'os , elle le pénètre quelquefois, le traverse de part en part en formant une ouverture de sortie plus large que l'ouverture d'entrée : c'est ce qui arrive pour les os plats et les os courts ; d'autres fois elle se loge dans l'épaisseur du tissu spongieux : c'est ce qu'on rencontre pour les os courts et les extrémités spongieuses des os longs. Dans ces derniers elle pénètre ou dans l'articulation ou dans le canal médullaire ; enfin sur les os longs elle peut les écorner, les fracturer : la fracture dans ce cas est comminutive, le plus rarement elle est simple. Enfin, ce qui est fort rare, la balle peut se diviser en deux parties sur la crête saillante que présentent quelques os.

Tels sont les phénomènes qui se passent lorsque les projectiles sont d'un petit volume, tels que les balles, les biscaïens peu volumineux ; mais les boulets doués d'une force beaucoup plus grande, beaucoup plus lourds et plus volumineux, emportent tout ce qu'ils rencontrent, et s'ils ne coupent pas un membre tout entier, parce qu'ils ne l'auront touché que sur un des côtés, ils enlèvent toutes les parties molles et laissent une perte de substance très considérable. S'ils atteignent une des cavités splanchniques, ils causent la mort immédiatement, ou laissent après eux, même lorsqu'ils ont perdu la plus grande partie de leur force d'impulsion, des désordres tellement graves que presque toujours la mort est le résultat de la blessure qu'ils occasionnent, et, chose remarquable, la peau est intacte quelquefois, et on voit quelquefois périr des individus sans lésions apparentes, et l'autopsie nous apprend que les viscères sont broyés. Les éclats d'obus, de bombes, causent des lésions extrêmement graves ; elles sont plus irrégulières que celles des balles et des boulets, elles saignent davantage ; les délabrements que causent ces projectiles sont en rapport aussi avec leur volume, leur force d'impulsion, et la manière dont les organes ont été frappés.

Telle est l'action des projectiles sur nos tissus ; nous

allons examiner maintenant l'aspect de la plaie. Celle-ci est noirâtre, comme cautérisée ; cet aspect est dû à la contusion énorme que les organes ont éprouvée, à la coagulation d'une petite quantité de sang qui s'est écoulée ; mais les vaisseaux ont encore été lesés loin des lèvres de la plaie : aussi trouve-t-on une ecchymose dont l'intensité marche de la solution de continuité vers la circonférence, car l'espèce d'escarre qui recouvre la partie interne de la plaie empêche l'écoulement du sang. On avait pensé que cette apparence tenait à une véritable cautérisation ; mais il est démontré depuis longtemps que ce n'est qu'une contusion. Nous avons dit que les boulets pouvaient enlever quelquefois des membres tout entiers ; l'aspect des plaies qui en résulte est irrégulier comme celui des plaies par arrachement, et l'écoulement de sang est arrêté par le même mécanisme. (Voy. *Plaies par arrachement.*)

Les phénomènes généraux qui accompagnent les plaies d'armes à feu sont une douleur peu intense, quelquefois nulle, mais surtout un engourdissement et une stupeur locale, qui va en s'irradiant tout autour de la plaie, et qui devient général lorsqu'il existe de grands délabrements ; le pouls est très faible, la pupille dilatée et immobile ; la peau est couverte d'une sueur froide ; tous les sens sont émoussés ; le malade répond difficilement et avec indifférence aux questions qu'on lui adresse. Au bout de quelques heures il sort de cet état, sans quoi il y a tout lieu de craindre une terminaison fâcheuse.

Les accidents qui suivent les plaies d'armes à feu sont assez nombreux ; tels sont : 1° l'*inflammation*, que nous allons étudier tout-à-l'heure comme symptôme consécutif ;

2° L'*hémorrhagie consécutive*, qui arrive très fréquemment, et à laquelle il est souvent difficile de porter remède, à cause de l'impossibilité de faire une ligature dans le fond d'une plaie inflammée ;

3° Le *tétanos*, le *délire nerveux*, les *émotions* si variées qu'éprouvent les blessés pendant le combat et à la suite des batailles ; car, chose remarquable, les blessés des vainqueurs guérissent beaucoup mieux que les blessés des vaincus ;

4° La *pourriture d'hôpital*, la *résorption purulente*, qui enlèvent un si grand nombre de blessés en voie de guérison ;

5° La *présence de corps étrangers* dans les plaies est la complication sur laquelle nous nous arrêterons plus longtemps ; en effet, si cette complication n'est pas particulière aux blessures par armes à feu, elle se présente d'une manière toute particulière, et c'est sur ce point que nous devons nous arrêter.

Les corps étrangers qu'on peut rencontrer dans les plaies sont les projectiles, la bourre, des fragments de vêtement, des boutons d'habits, etc.

Examinons d'abord les plaies à une seule ouverture. Il y a tout lieu de croire que le projectile est resté dans la plaie ; il peut arriver cependant que les vêtements du blessé aient été entraînés par la force d'impulsion, que ceux-ci aient entraîné la balle en déshabillant le malade ; il faudrait donc s'assurer, dans ces cas, si les vêtements ont été percés de part en part sur quelques parties peu éloignées de la plaie, avant de faire des explorations qui pourraient être dangereuses pour le malade. Il ne serait pas suffisant d'examiner les vêtements au niveau de la plaie, car les vêtements auraient pu être déplacés par suite des mouvements du blessé.

Si la plaie présente deux ouvertures, il est probable qu'il ne reste pas de corps étrangers ; mais il peut y avoir eu plusieurs balles dans la même arme, et une seule aurait pu sortir : la balle peut avoir entraîné des fragments de boutons, de buffleteries, etc. Enfin la balle aurait pu se diviser sur le tranchant d'un os, et une des moitiés serait restée dans la plaie : on devra donc, quand bien même il existerait deux ouvertures, sonder la plaie, afin de s'assurer s'il n'y a rien qui puisse entraver ou même compromettre la guérison du blessé.

Enfin si l'arme était chargée avec du plomb, il se trouverait dans les tissus une multitude de petits corps qui auraient pris les directions les plus variées, et qu'il serait impossible de retirer.

Les projectiles plus volumineux, les biscaïens, les boulets, se logent rarement dans les tissus; cependant Larrey a vu un artilleur dans le pli de l'aîne duquel un boulet de cinq livres était venu se loger; il n'avait pas été reconnu par les premiers chirurgiens qui avaient examiné le malade. En 1814, Sanson a extrait de la cuisse d'un artilleur un boulet de neuf livres, qui occupait la partie supérieure et interne de la cuisse.

Enfin les fragments des os brisés par les projectiles constituent de véritables corps étrangers; les esquilles sont tout-à-fait séparées de l'os et du périoste; elles doivent être enlevées de suite; les autres encore adhérentes aux parties molles peuvent se recoller, mais sont souvent détachées par la suppuration.

Les phénomènes consécutifs sont : une inflammation qui doit éliminer l'escarre; elle se développe lorsque les phénomènes de commotion ont disparu; avec elle apparaît la douleur, que nous avons vue manquer dans ces sortes de blessures; la fièvre traumatique s'allume; la suppuration détache les escarres au bout de huit à dix jours; lorsque la perte de substance est très considérable, la suppuration peut être assez abondante pour faire périr le malade s'il a résisté à l'inflammation; dans ces circonstances, s'il peut fournir au travail de cicatrisation, la cicatrice est difficile à obtenir et se déchire avec une grande facilité.

Les corps étrangers n'empêchent pas toujours la plaie de se cicatriser; ils peuvent rester très longtemps dans la plaie; la plupart du temps ils sont éliminés par la suppuration. Mais aussi ils s'enveloppent d'un kyste, et resteraient indéfiniment dans les tissus si, par la gêne qu'ils font éprouver au malade lorsqu'ils sont un peu volumineux, on n'était quelquefois forcé de les extraire. Sanson a enlevé à un malade une chevrotine qu'il avait dans le mollet depuis huit ans ; elle était située bien au-dessous de la cicatrice ; elle tendait toujours à descendre. Les grains de plomb s'enkystent très souvent, et restent dans l'épaisseur des organes sans causer de gêne aux malades. Les grains de poudre n'ont d'inconvénient que cette espèce de tatouage qu'ils laissent sur la peau.

Traitement.— Lorsque les plaies d'armes à feu sont étroites, il faut les débrider afin de prévenir l'étranglement que l'inflammation pourrait amener. Si, au contraire, elles sont ou superficielles ou largement ouvertes, il est inutile, nuisible même, d'y porter l'instrument tranchant. On doit se borner à faciliter l'élimination des escarres.

On extraira les corps étrangers. Si la plaie est superficielle et qu'il n'existe qu'une seule ouverture, on peut les retirer par l'orifice d'entrée. Si elles sont profondes, et si le projectile est tout près des téguments d'un autre côté que la plaie, une autre ouverture sera pratiquée sur la saillie qu'il forme à l'extérieur. Il est quelquefois très difficile de trouver un projectile dans une plaie, parce que celle-ci est sinueuse. Un soin qu'il ne faut pas oublier de mettre en pratique, est de placer le malade dans la position qu'il occupait au moment où il a été frappé : on peut souvent par ce moyen rencontrer le corps étranger en explorant attentivement son trajet ; presque toujours il est nécessaire d'agrandir l'ouverture qui lui a donné passage.

Les pinces sont les instruments qui doivent être employés de préférence pour extraire les corps étrangers ; mais elles sont souvent insuffisantes. On a imaginé pour les remplacer une foule d'instruments, sur lesquels je ne m'arrêterai pas. Il est souvent fort difficile de reconnaître les débris de vêtements, etc., car ils n'ont pas le son ni la résistance des balles ni des boutons ; mais ils sont en général à peu de distance de l'orifice de la plaie, et il est facile de les saisir. Lorsqu'une plaie est trop étroite pour que l'extraction puisse se faire, et que le débridement est dangereux à cause de son siége, on peut la dilater avec l'éponge préparée.

§ V. Plaies par arrachement.

Toutes les parties saillantes du corps peuvent être arrachées. Cet arrachement peut être complet ; quelquefois il n'est que partiel.

C'est principalement aux membres que l'on observe des plaies par arrachement. On les rencontre au niveau des articulations.

Ces plaies sont remarquables par l'irrégularité de la solution de continuité, le peu de douleur qui les accompagne et le défaut d'écoulement de sang.

L'inégalité de la plaie se comprend parfaitement bien quand on songe à la résistance différente que présentent les parties molles et à la rétraction qui se manifeste dès que la solution de continuité est produite. Ainsi les ligaments sont les premiers à se rompre, puis les tendons, enfin les muscles, les nerfs. Les vaisseaux et la peau se rompent en dernier.

L'inégalité de résistance et de contractilité des tuniques artérielles explique d'une manière très satisfaisante l'absence d'hémorrhagies ; en effet, les tuniques interne et moyenne se rompent les premières ; l'externe, au contraire, plus résistante, se rompt la dernière, longtemps après les deux premières ; elle s'allonge en un long tube dont le sommet est effilé, tordu sur lui-même, de telle sorte que le sang ne peut couler au dehors ; ajoutez à cela que les artères possèdent encore la propriété de se rétracter, et qu'elles ne tardent pas à se trouver cachées dans l'épaisseur des tissus, ce qui apporte encore un obstacle à l'hémorrhagie.

La lenteur avec laquelle la peau se rompt, sa contractilité, que nous avons vue être très considérable, rendent presque toujours saillants à l'extérieur les muscles, les tendons, et surtout les nerfs.

Les plaies par arrachement ne sont graves que par la mutilation qui en est la suite; rarement il survient des accidents inflammatoires considérables; elles se réunissent souvent par première intention; et la suppuration qui les accompagne cause peu de symptômes alarmants. Elles ne provoquent pas le développement d'accidents généraux comme les plaies contuses et les plaies par armes à feu : ainsi on ne rencontre jamais cette stupeur si commune dans les lésions dont nous venons de parler.

Le traitement en est très simple : il suffit d'égaliser les bords de la plaie, de réséquer les parties d'os dénudés et de réunir par première intention.

Les plaies par arrachement incomplet sont accompagnées de symptômes beaucoup plus graves. On les rencontre le plus souvent à la suite de luxations du pied en dedans, de luxations du poignet; elles diffèrent des précédentes par les accidents qui les accompagnent pendant le traitement : c'est ainsi que l'on voit la mort survenir très souvent à la suite de lésions de cette nature. Quoique la solution de continuité soit quelquefois bornée à la peau, l'inflammation pénètre très souvent dans les articulations.

Leur traitement est le même que celui des précédentes. On doit tâcher d'obtenir la réunion immédiate. Un traitement antiphlogistique énergique, les irrigations continues d'eau froide, seront les moyens qui devront être employés pour prévenir l'inflammation.

§ VI. Plaies par morsures.

Les plaies par morsures présentent une très grande analogie avec les plaies contuses. Il faut seulement remarquer que le plus souvent il existe une série de contusions disposées sur deux lignes parallèles, contusions qui, en apparence, ne présentent pas de gravité, mais qui, par leur multiplicité et par leur profondeur, peuvent fort souvent causer de très graves accidents, tels que des phlegmons diffus extrêmement étendus : les morsures de cheval sont dans ce cas.

Les morsures de chien sont moins graves que les précédentes quand les tissus n'ont pas été déchirés et mâchés par l'animal. Elles se réunissent quelquefois par première intention ; d'autres fois elles suppurent, mais donnent rarement lieu à des phlegmons diffus.

Les morsures par les dents de l'homme paraissent tenir le milieu entre les deux précédentes ; elles peuvent causer des phlegmons très étendus.

Le traitement de ces plaies est fort simple ; il est le même que celui des plaies contuses. S'il existait quelques lambeaux mâchés et fortement contus, il faudrait les exciser ou attendre que la suppuration les eût détachés. Une surveillance active est nécessaire à la suite des plaies par morsure, car il ne faut pas perdre de vue qu'elles sont souvent suivies de phlegmons : aussi ne devra-t-on pas hésiter à pratiquer de longues incisions afin de prévenir ces complications dangereuses.

§ VII. Plaies empoisonnées.

Les plaies que nous avons étudiées successivement peuvent être compliquées de la présence de corps étrangers. Nous avons vu comment on en faisait l'extraction et comment on devait en faciliter la sortie. Mais quelquefois des virus peuvent être portés dans nos tissus et occasionner la mort par un véritable empoisonnement, ou causer par inoculation des affections formidables, et dont l'art peut très rarement se rendre maître : telles sont les plaies empoisonnées. Nous les diviserons :

1° En *plaies empoisonnées proprement dites ;* ce sont celles dans lesquelles un véritable poison déposé sur la surface d'un instrument tranchant et le plus souvent piquant est introduit dans nos tissus.

2° Les *plaies envenimées ;* celles dans lesquelles un venin, produit de sécrétion chez certains animaux, pénètre dans les chairs en même temps que les aiguillons ou les dents de ces mêmes animaux.

3° Enfin les *plaies virulentes*, celles qui introduisent dans l'économie un virus morbifique accidentel développé chez certains animaux et même chez l'homme.

A. PLAIES EMPOISONNÉES PROPREMENT DITES.

On n'a plus occasion maintenant d'observer des plaies empoisonnées ; ce n'est que chez les sauvages que l'on voit les armes de guerre, et surtout les flèches, couvertes d'un poison très actif, qu'ils tirent du règne végétal. Les seules plaies empoisonnées que nous rencontrons sont celles qui sont faites par des instruments qui ont servi aux travaux anatomiques. Nous avons déjà parlé des piqûres anatomiques, page 146 et suiv., nous n'y reviendrons pas.

B. PLAIES ENVENIMÉES.

Nous avons dit qu'à cette espèce de plaie appartenaient les lésions produites par des morsures ou des piqûres d'animaux jouissant de la propriété de sécréter un liquide délétère, qui agit sur l'économie avec une rapidité plus ou moins grande. Les unes sont produites par des insectes : telles sont les piqûres de la guêpe, de l'abeille, du frelon, etc. ; d'autres par des arachnides, la tarentule, les scorpions ; d'autres, enfin, par des reptiles, les vipères, les serpents à sonnettes.

1° Les *piqûres d'insectes*, lorsqu'elles ne sont pas trop nombreuses, ne présentent point de gravité, mais elles peuvent, lorsqu'elles sont en nombre assez considérable, causer la mort par la douleur excessivement intense qu'elles déterminent. Une douleur très vive accompagnée d'un peu de gonflement, est le seul symptôme qui se manifeste ; il se dissipe au bout de très peu de temps : quelques heures suffisent pour faire disparaître tous les accidents. Si l'aiguillon était resté, il faudrait le retirer avec de grandes précautions et enlever préalablement la petite vésicule de sa base, qui contient encore du venin qui pourrait être versé dans la plaie.

Des applications réfrigérentes suffisent pour calmer les accidents ; si cependant ceux-ci étaient trop intenses, des émollients et des narcotiques deviendraient nécessaires.

2° Les *piqûres par les arachnides* sont un peu plus graves que celles qui sont produites par les insectes.

On a rapporté à la piqûre de la tarentule des contes absurdes. Ainsi, disait-on, les individus piqués avaient une très grande propension à danser, et on ne pouvait calmer l'excitation du malade qu'en lui procurant les moyens de satisfaire ses désirs ; la musique était le remède qu'il fallait employer. Le charlatanisme a pu seul faire supposer l'existence de symptômes aussi bizarres ; mais toujours est-il que les piqûres de tarentules peuvent causer quelques accidents inflammatoires, même avec quelques symptômes généraux. Mais la piqûre de ces animaux n'a pas une grande gravité.

Le *scorpion* présente à l'extrémité de sa queue un aiguillon percé d'une gouttière, à la base de laquelle, dans la dernière articulation de la queue, se trouve une glande qui sécrète du venin. La piqûre du scorpion d'Europe n'est pas grave, elle détermine au plus quelques phlyctènes, avec un peu de gonflement de la peau et quelques symptômes fébriles. Mais le scorpion d'Afrique et le scorpion roussâtre sont plus dangereux ; leur blessure peut quelquefois être suivie d'accidents. Du reste, la piqûre de ces animaux sera traitée comme les autres plaies envenimées.

3° Les *piqûres des reptiles.* 1° Les morsures de vipères sont à peu près les seules que l'on ait occasion d'observer chez nous. Les accidents que cause la morsure de ces animaux sont dus à un venin sécrété par une petite glande située en arrière de l'œil, qui communique par un petit canal avec une espèce de dent canaliculée, renversée habituellement en arrière, mais qui se redresse lorsque les mâchoires se rapprochent. Ces dents, désignées sous le nom de *crochets à venin*, pénètrent dans les tissus et y versent le liquide venimeux qui cause les accidents dont nous allons parler.

« La morsure de la vipère (1) est promptement suivie
» d'accidents dont les uns sont locaux, et les autres géné-
» raux. Mais c'est toujours par les premiers que le désordre
» commence : le blessé éprouve à l'instant même, dans
» l'endroit de la morsure, une douleur vive qui, comme un
» trait de feu, se répand dans tout le membre et même dans
» les organes intérieurs. Peu à peu l'endroit blessé se tumé-
» fie, devient rouge ; quelquefois la tuméfaction se borne
» aux environs de la plaie ; mais le plus souvent elle s'étend
» au loin, gagne tout le membre qui a été mordu, et même
» le tronc. Souvent il découle de la plaie une liqueur sa-
» nieuse et il s'élève dans les environs des phlyctènes ana-
» logues à celles de la brûlure. Mais bientôt la douleur
» diminue beaucoup, la tension inflammatoire dégénère en
» un empâtement mou et œdémateux ; la partie devient
» froide, et la peau se couvre de grandes taches livides et
» comme gangréneuses.

» Les accidents généraux ne tardent pas non plus à se
» manifester : le malade éprouve des angoisses, des fai-

1) Boyer, *Maladies chirurgicales*, t. Ier, p. 338.

34.

» blesses, de la difficulté à respirer, des sueurs froides et
» abondantes. Le pouls se concentre, devient petit et inégal ;
» l'œil se trouble; la raison s'égare ; souvent il survient
» des vomissements, quelquefois des déjections bilieuses
» abondantes, des sueurs froides, presque toujours une
» jaunisse universelle et des douleurs vives autour de l'om-
» bilic.

» Ces accidents se présentent quelquefois de la même
» manière chez tous les sujets, à quelques différences près;
» ils dépendent de la sensibilité et du tempérament de la per-
» sonne mordue, de la température plus ou moins élevée
» de l'atmosphère, de la plus ou moins grande force de la
» vipère, du nombre de blessures qu'elle a faites et de son
» volume , en raison directe desquelles se trouve ordinai-
» rement la quantité de venin qu'elle communique. Le plus
» ou moins de profondeur de la plaie doit encore entrer
» en considération, surtout si elle a son siége dans les par-
» ties nerveuses. En général, les personnes faibles, caco-
» chymes, pusillanimes, qui ont l'estomac plein, éprouvent
» des accidents plus prompts et plus graves que les hommes
» forts, vigoureux et qui voient le danger sans s'effrayer.
» Plusieurs morsures sont plus dangereuses qu'une seule.
» Enfin on a remarqué que le poison de la vipère était plus
» actif en été qu'au printemps. »

A moins que les morsures de la vipère n'aient été très
nombreuses, que la quantité de venin inoculé ne soit considérable, ou que la plaie ne siège dans le voisinage d'organes
importants, il est rare que la mort soit la suite de cette
blessure , quand bien même on n'y aurait pas porté remède.
Mais comme les accidents se dissiperaient plus lentement,
et que le venin pourrait réagir sur la constitution du malade,
il faut la combattre par un traitement actif. Outre les
moyens dont nous allons parler tout-à-l'heure et qui sont
propres à toutes les plaies empoisonnées , l'ammoniaque a

surtout été préconisée contre la morsure de la vipère ; nous en avons déjà dit quelques mots page 152. Non seulement ce remède doit être appliqué dans la blessure, mais encore administré à l'intérieur, à la dose de quelques gouttes, de deux heures en deux heures.

2° Dans les régions équatoriales, on a souvent occasion d'observer des morsures de plusieurs espèces de serpents, dont le venin agit avec une activité telle qu'il tue presque instantanément ; tels sont les *crotales* ou *serpents à sonnettes*, les *trigonocéphales,* etc. Nous ne nous arrêterons pas sur ces blessures, auxquelles il est à peu près impossible de porter remède. Je ne parlerai que de cet industriel qui, débarquant au Havre avec trois serpents à sonnettes, a été mordu par l'un d'eux, et qui, malgré une forte ligature appliquée au-dessus de la plaie et la cautérisation pratiquée au bout d'un quart d'heure, n'en succomba pas moins **neuf heures** après l'accident.

C. PLAIES VIRULENTES.

Nous décrirons ici les plaies qui inoculent des virus morbifiques ; telle est l'inoculation du virus de la rage, de la morve et de la syphilis.

1° *Inoculation du virus de la rage.* — La rage se développe principalement chez le chien et chez le loup d'une manière spontanée ; mais ces animaux peuvent la porter chez tous les animaux qu'ils mordent. Les accidents de la rage ne se manifestent pas aussitôt après l'accident ; la plaie au contraire suit absolument la même marche que les autres plaies par morsures ; mais au bout de trente-cinq à quarante jours, les accidents se développent, la cicatrice devient rouge, œdémateuse, s'ouvre et donne issue à un liquide sanieux. Si elle n'est pas cicatrisée, la suppuration devient de mauvaise nature. D'autres fois les cicatrices ne présentent aucun change-

ment ; mais les symptômes généraux ne tardent pas à se manifester. « Le malade (1) devient triste, mélancolique ;
» son teint éprouve une altération remarquable ; son sommeil
» est interrompu par des rêves effrayants. Il éprouve sou-
» vent une horripilation générale. Il ressent une chaleur,
» une espèce de frémissement, qui, de la partie mordue, s'é-
» tend à toutes les parties du corps, et semble s'arrêter par-
» ticulièrement à la poitrine et à la gorge. Le pouls est
» quelquefois alors petit et serré. Bientôt les symptômes
» augmentent, une fièvre nerveuse très intense s'allume ;
» il y a chaleur brûlante et incommode à l'épigastre ; sou-
» vent le malade vomit avec abondance une bile verte et
» porracée ; le visage est rouge, la voix forte, le regard
» farouche et étonné, la respiration laborieuse, le pouls
» dur, tendu, fort, précipité ; des sanglots involontaires et
» des soupirs profonds se font entendre. Il survient, plus
» tôt ou plus tard, une répugnance invincible pour la bois-
» son, ou si cette répugnance n'existe pas, un état convulsif
» des muscles du pharynx empêche le malade d'avaler ;
» mais chez la plupart, cette horreur des liquides a lieu ;
» les yeux sont brillants, la pupille est dilatée et immo-
» bile. » Des accès de fureur se manifestent ; en général,
les malades savent les prévoir, avertissent les personnes
qui les entourent et se laissent lier. Mais ces symptômes ne
tardent pas à augmenter d'intensité : un refroidissement
des extrémités, une faiblesse et un abattement considérable,
succèdent aux accès de fureur, et, au bout de trois ou
quatre jours, le malade succombe. La rage développée est
à peu près au-dessus des ressources de l'art, mais on peut
la prévenir en cautérisant les plaies aussitôt après les morsures. La cautérisation doit être immédiate et énergique ;
il faut la pratiquer partout, sur les gros vaisseaux, sur l'œil,
sauf à avoir recours plus tard aux moyens nécessaires qui

(1) Boyer, loc. cit., p. 351.

arrêtent les accidents qu'elle pourrait déterminer. On devra d'autant moins hésiter que toujours la rage se développe quand du virus est inoculé, et que l'individu est toujours préservé de cette affreuse maladie quand la cautérisation est faite assez profonde et en temps convenable.

2° *Inoculation du virus de la morve.* — Il est aujourd'hui bien démontré que cette affreuse maladie peut se transmettre du cheval à l'homme, de l'homme à l'homme. Après une incubation de quelques jours, un engorgement des vaisseaux lymphatiques, une inflammation diffuse du tissu cellulaire sous-cutané, se manifestent. L'écoulement nasal, des douleurs arthritiques et musculaires, des pustules gangréneuses de la peau, des collections purulentes dans le tissu cellulaire sous-cutané et dans l'épaisseur des muscles, sont les symptômes qui accompagnent presque toujours la morve. Une fois développée, elle est au-dessus des ressources de l'art : aussi faut-il avoir soin de la prévenir par une cautérisation profonde de la plaie.

3° *Inoculation du virus de la syphilis.* — Je n'aurais pas parlé de cette lésion si chaque jour on n'était exposé dans les hôpitaux à contracter cette affection, soit en se blessant avec des instruments ayant servi à ouvrir des bubons, soit en touchant avec son doigt excorié des surfaces couvertes de chancres. Si l'inoculation faite par le chirurgien est rarement suivie d'accidents, parce que celui-ci a l'œil tendu vers la plaie qu'il a produite, il n'en est pas de même de celle qui a été contractée dans les conditions dont nous avons parlé tout-à-l'heure. Les malheurs qu'on a eus à déplorer ces années dernières doivent rendre les chirurgiens aussi prudents que possible et les engager à s'entourer de grandes précautions.

D. TRAITEMENT DES PLAIES EMPOISONNÉES.

Tous les moyens qui ont été conseillés pour empêcher l'absorption des virus ne sont pas également bons, mais on doit toujours les employer, ne serait-ce que pour arrêter l'absorption et attendre qu'un moyen plus énergique soit appliqué.

Le *lavage des plaies* est le premier soin que l'on doit prendre ; il enlève, en effet, une grande partie de la matière virulente. La *pression* sur les parties latérales fera encore sortir une assez grande quantité de matière délétère, pour qu'on ne doive pas la négliger. La *succion* peut quelquefois suffire pour entraîner tout le poison, en attirant le sang et la lymphe au-dehors. Enfin les *ventouses* rempliront à peu près le même but, mais d'une manière moins énergique que la succion. Les ventouses, cependant, peuvent rester appliquées pendant longtemps ; le virus, se trouvant par la raréfaction de l'air maintenu à la surface de la plaie, ne sera pas absorbé pendant tout le temps que la cloche restera appliqué.

La *compression circulaire* pratiquée sur un membre, s'opposant au retour du sang veineux et de la lymphe, peut empêcher l'absorption. M. le professeur Bouillaud a pu à son gré arrêter et reproduire alternativement les phénomènes d'absorption, en appliquant la compression circulaire et en l'enlevant successivement.

Mais le procédé le plus sûr est la *cautérisation* faite avec le cautère actuel, ou avec les caustiques solides ou liquides. Ils détruisent, en effet, complétement les virus, et lorsqu'elle est bien faite, l'absorption devient impossible. Voyez *Cautérisation*, pages 142 et suivantes. On applique quelquefois une ou plusieurs ventouses avant de pratiquer la cautérisation. L'*excision des parties* prévient l'absorption en enlevant le virus, mais la cautérisation est plus sûre. On l'emploie aussi avec la cautérisation ; mais celle-ci est suffisante dans les circonstances où l'excision serait utile. Il n'est donc pas nécessaire de faire souffrir deux fois le malade.

Quant à l'*électricité*, au moyen de laquelle M. Pravaz a

neutralisé le virus de la rage chez les chiens, elle n'a été appliquée qu'une seule fois sur l'homme : elle n'a pas été suivie de succès. On ne sera pas tenté de reproduire des expériences qui, si elles échouent, causent nécessairement la mort des sujets.

§ VIII. Accidents qui peuvent compliquer les plaies.

Nous avons dit que les phénomènes qui accompagnaient les plaies pouvaient, lorsque les symptômes qui les caractérisent étaient portés à un haut degré, causer des accidents, de véritables complications : ce sont l'*hémorrhagie*, la *douleur*. D'autres accidents ne sont que des complications des accidents consécutifs : tels que l'*inflammation*, l'*infection purulente*. Nous allons étudier les diverses complications des plaies ; mais nous nous occuperons spécialement des hémorrhagies, qui, plutôt que les autres, sont des accidents auxquels il faut remédier immédiatement. Quant aux autres complications, comme elles ne nécessitent que rarement des pansements particuliers, nous n'en dirons que quelques mots, n'en parlant que pour laisser le moins possible de lacune dans l'histoire des solutions de continuité.

A. HÉMORRHAGIES.

Les hémorrhagies surviennent souvent à la suite des plaies par instruments tranchants ; car les piqûres déplacent les tissus, les écartent sans les diviser ; les plaies contuses, surtout les plaies d'armes à feu, déterminant une désorganisation autour des vaisseaux qui empêche le sang de s'écouler au-dehors, sont rarement accompagnées d'hémorrhagies, surtout d'*hémorrhagies primitives*. Ce n'est que plus tard, lorsque l'inflammation a éliminé les escarres, que l'hémorrhagie paraît ; elle est appelée *hémorrhagie consécutive*.

L'hémorrhagie est *artérielle*, *veineuse* ou *capillaire*, suivant la nature des vaisseaux blessés. Leurs symptômes étant très différents, les accidents qui les accompagnent étant très variables, nous allons successivement donner les divers caractères de chacune de ces hémorrhagies.

1° *Hémorrhagie artérielle.* — Cette espèce d'hémorrhagie est caractérisée par un écoulement de sang rouge, vermeil, par jets saccadés, isochrones au battement du pouls. Si on comprime entre la plaie et le cœur, l'hémorrhagie s'arrête. La compression entre la plaie et les extrémités n'apporte que peu ou point de changements dans la quantité de sang qui s'écoule. Il est impossible de percevoir les pulsations artérielles au-dessous du point divisé.

Examinons maintenant chacun de ces phénomènes, étudions leurs causes, et nous verrons que dans certains cas quelques uns peuvent manquer, et que dans d'autres ils se modifient d'une manière fort remarquable.

Si un gros vaisseau se trouve blessé à la racine d'un membre, vers un point où il existe peu de vaisseaux anastomotiques, si l'artère est complétement divisée, si la plaie est largement béante, nous trouverons tous les caractères que nous venons de signaler.

Mais si la lésion existe beaucoup plus bas, sur la radiale, par exemple, le bout supérieur donnera un jet de sang saccadé, isochrone aux battements du cœur, rouge vermeil. Le bout inférieur recevant de l'artère cubital une grande quantité de sang, par les anastomoses de la paume de la main, donnera également un jet de sang rouge saccadé, mais peut-être un peu moins rouge que celui du bout supérieur. La compression entre la plaie et le cœur sur la radiale fera cesser l'écoulement de sang par le bout supérieur; la compression entre la plaie et les extrémités fera cesser l'écoulement par le bout inférieur.

Si les anastomoses ne sont pas aussi larges que celles de la radiale avec la cubitale, le bout inférieur laissera passer aussi une certaine quantité de sang; mais il sera beaucoup plus noir, et coulera en nappe.

On conçoit que dans ces deux cas, surtout dans le premier, il sera possible de sentir les pulsations artérielles au-dessous de la plaie.

Si un vaisseau ne se trouve divisé qu'en partie, une portion du sang s'écoulera vers la partie inférieure ; l'autre s'échappera par la plaie en jets de volume variable, saccadés, isochrones aux battements du cœur : il sera encore possible de sentir les pulsations artérielles au-dessous de la plaie. Si on comprime entre la plaie et le cœur, l'écoulement de sang s'arrêtera. La compression entre le cœur et les capillaires augmentera l'écoulement.

Enfin la plaie des téguments peut être assez étroite pour empêcher le sang de s'écouler entièrement au-dehors. Alors, arrêté par les inégalités de la solution de continuité, il coulera en nappe ; mais la plus grande partie passera le long de la gaîne des vaisseaux, dans les mailles du tissu cellulaire, qu'elle distendra, déchirera, et la peau sera violette, tendue, gonflée ; il sera impossible de sentir à travers les pulsations des vaisseaux divisés ; la tumeur sera agitée de battements profonds, expansifs, isochrones aux battements du cœur. Cette sensation sera d'autant plus facile à apercevoir que la distension de la peau sera moins considérable.

Si on comprime la tumeur, on fera sortir une quantité quelquefois considérable de sang ; dans quelques circonstances, le sang s'écoulera spontanément en jet ou en nappe, mais seulement lorsque la réaction des parois du foyer ou la contraction musculaire rétrécira la cavité dans laquelle le sang s'est accumulé.

Rarement l'hémorrhagie artérielle s'arrête seule ; ce n'est que lorsque la plaie est très étroite et que le sang se coagule à travers les fibrilles du tissu cellulaire, et forme par son caillot une espèce de bouchon qui s'oppose à sa sortie. Lorsque les tuniques du vaisseau sont complétement divisées elles se rétractent inégalement, on peut encore espérer voir l'hémorrhagie se suspendre. Des syncopes longtemps prolongées arrêtent quelquefois l'écoulement du sang.

2° *Hémorrhagie veineuse.* — L'hémorrhagie veineuse est caractérisée par un écoulement de sang noir en jet continu ou en nappe. L'écoulement cesse lorsqu'on comprime entre la plaie et les capillaires ; il augmente lorsqu'on comprime entre les capillaires et le cœur ou que l'on fait contracter les muscles d'où viennent les vaisseaux blessés.

Si une veine volumineuse est divisée entièrement, et si les bords de la plaie permettent au sang de s'échapper facilement au-dehors, les caractères que nous avons indiqués plus haut existent tous ; mais si une partie seulement du calibre du vaisseau est divisé, une partie de la colonne de sang remonte vers le cœur ; l'autre partie coule en nappe par les bords de la plaie. Si on comprime entre la plaie et le cœur, tout le sang s'échappera par la plaie en formant un jet dont le volume sera en raison de la grandeur de l'incision. C'est ce phénomène qui se passe dans la phlébotomie au pli du bras.

Si les bords de la plaie ne sont pas parallèles à ceux de l'artère, le sang s'épanche dans le tissu cellulaire et forme ce qui a déjà été désigné sous le nom de trumbus.

Le plus souvent l'hémorrhagie veineuse s'arrête spontanément.

3° *Hémorrhagie capillaire.* — L'écoulement de sang à la suite des hémorrhagies capillaires n'est jamais très considérable, à moins qu'il n'existe quelques prédispositions particulières chez des individus auxquels des hémorrhagies capillaires survenues à la suite de blessures insignifiantes ont causé la mort. Sanson en rapporte un assez grand nombre de cas dans sa thèse de concours (*Hémorrhagies traumatiques*, in-8°, 1836). Nous ne parlerons pas de ces cas exceptionnels, très rares.

Le sang qui s'écoule par les vaisseaux capillaires est plus rouge que le sang veineux, moins rouge que le sang artériel ; il s'écoule en nappe. Nous avons dit plus haut, page 356 , quelles étaient les causes de la prédominance du sang rouge sur le sang noir dans les hémorrhagies capillaires. Nous ne nous y arrêterons pas davantage.

Il est important de noter que pour toutes les hémorrhagies le sang a d'autant moins de tendance à s'arrêter que les hémorrhagies ont été plus considérables, qu'elles se sont succédé avec une plus grande rapidité. En effet, le sang est plus séreux ; il entre dans sa composition une bien moins grande quantité de fibrine ; le caillot se forme beaucoup plus difficilement.

Le pronostic des hémorrhagies varie avec la nature du vaisseau blessé : ainsi les hémorrhagies artérielles sont-elles beaucoup plus graves que les hémorrhagies veineuses, avec le calibre du vaisseau , plus graves par une artère volumineuse que par une autre qui l'est moins.

Les plus dangereuses de toutes les hémorrhagies externes sont celles qui tiennent à la lésion de la veine principale d'un membre , la fémorale , par exemple , la jugulaire interne, etc. ; elle est même plus grave que celle de l'artère correspondante, la fémorale , la carotide interne ; car si au moyen d'une ligature on peut arrêter l'hémorrhagie artérielle , la circulation se trouve bientôt rétablie par les anastomoses ; la circulation veineuse , au contraire , ne se rétablit pas, ou du moins n'en a pas le temps, car l'oblitération du vaisseau détermine des accidents qui enlèvent le malade en peu de temps.

Les hémorrhagies des cavités splanchniques sont le plus souvent, à cause de la situation des vaisseaux , au-dessus des ressources de l'art.

Traitement.— Un grand nombre de moyens ont été conseillés pour arrêter les hémorrhagies ; ils ne sont pas tous également efficaces; tous ne peuvent pas être employés dans tous les cas. Nous allons, en les décrivant, faire connaître les indications qui réclament l'emploi de tel ou tel procédé.

1° *Absorbants.* — La charpie, l'éponge fine et sèche, l'agaric de chêne, les toiles d'araignée, sont souvent employés pour arrêter les hémorrhagies. Chacune de ces substances n'agit pas d'une manière spéciale ; il en est de même des poudres inertes, telles que la colophane, que l'on place quelquefois à la surface d'une plaie saignante ; elles forment avec le sang une espèce de magma solide, qui n'arrête le sang qu'en apportant à son écoulement une digue qu'il ne peut franchir. Ce moyen ne peut agir, lorsque l'écoulement de sang est un peu considérable, que quand la compression lui vient en aide. A moins que l'on n'emploie des poudres que l'on peut facilement introduire dans le fond des solutions de continuité, les substances absorbantes doivent être assez souples pour s'adapter à la forme des parties : c'est ainsi qu'il faut, lorsque l'agaric présente une résistance assez grande, le frotter entre les doigts afin d'augmenter sa souplesse.

Les absorbants ne peuvent être mis en usage que pour arrêter une hémorrhagie capillaire ; encore faut-il que celle-ci soit peu considérable. L'agaric de chêne, dont on fait l'amadou, agit non seulement en absorbant les liquides, mais encore par le nitrate de potasse que l'on y incorpore.

2° *Réfrigérants.* — Ils diminuent le calibre des vaisseaux ouverts en déterminant sur les vaisseaux et sur les parties molles une espèce de crispation. En effet, toutes les plaies exposées au contact d'un corps froid tendent à se resserrer. C'est ainsi qu'on voit souvent des plaies qui, exposées au contact de l'air, ne donnaient pas de sang ; mais aussitôt que le pansement était fait, que la plaie était échauffée, on a vu l'hémorrhagie reparaître, puis cesser aussitôt qu'on avait enlevé l'appareil. L'eau froide est souvent employée pour arrêter les hémorrhagies. On a reproché aux réfrigérants de causer une réaction vive qui déterminait une inflammation quelquefois très intense ; mais leur plus grand inconvénient est de permettre à l'hémorrhagie de reparaître aussitôt qu'on en a cessé l'emploi. C'est ici le lieu de parler d'un précepte que les aides ne doivent pas oublier lorsque l'on fait une opération : de laver les parties avec de l'eau froide, afin de diminuer l'écoulement de sang. Lorsqu'au contraire l'opération étant terminée, on fait le pansement, la plaie sera lavée avec de l'eau tiède ; par cette précaution, le sang, que la constriction des parties avait empêché de couler, s'échappera par des vaisseaux que l'application d'une douce chaleur rendra perméables ; ils pourront être liés, et les hémorrhagies consécutives en deviendront d'autant moins fréquentes.

3° *Styptiques.* — *Astringents.* — Les solutions de *sulfate de fer* et de *cuivre*, l'*alcool*, l'*eau de Rabel* et l'*eau vinaigrée*, sont les styptiques le plus souvent usités ; ils agissent en resserrant les tissus et par conséquent le calibre des vaisseaux, et en facilitant la coagulation du sang. Ils présentent, comme on le voit, beaucoup d'analogie avec les réfrigérants ; on leur a reproché les mêmes inconvénients. Ils sont en général employés à l'état liquide ; on les applique quelquefois à l'état pulvérulent. C'est la poudre d'alun dont on fait le plus fréquent usage. Les eaux hémostatiques, dont on a si longtemps abusé la crédulité du public, ne sont autre chose que des liquides styptiques qui resserrent les tissus et facilitent la coagulation du sang ; elles n'ont pas de plus grandes vertus que les liquides que nous avons mentionnés au commencement de cet alinéa.

Les réfrigérants, les styptiques, ne peuvent être mis en usage que pour arrêter des hémorrhagies capillaires ; il ne faut jamais compter sur leur action lorsque le calibre des vaisseaux divisés est assez considérable.

4° *La compression.* — On peut arrêter les hémorrhagies au moyen de la compression ; elle peut être faite perpendiculairement au vaisseau : c'est la *compression directe* ; ou

35.

parallèlement au vaisseau : c'est la *compression latérale*.

La compression peut se faire au moyen des doigts d'un aide ; mais dans ces cas elle ne peut être que provisoire ; il en est de même d'une pelote que l'on maintient sur le vaisseau. Pour établir une compression définitive, on se sert de compresses graduées plus ou moins épaisses, de bourdonnets de charpie, de disques d'agaric superposés en pyramide, etc. Mais il est trois appareils spécialement employés pour faire la compression : ce sont le *garrot*, le *tourniquet* et le *compresseur*.

1° Le *garrot* n'est autre chose qu'un lien circulaire fortement serré au moyen d'un bâtonnet que l'on fait tourner, afin de diminuer la largeur du lien, en le tordant. L'application du garrot a été très perfectionnée : ainsi, comme, pour diminuer le calibre d'un vaisseau, il était nécessaire, par ce procédé, de serrer très fortement les parties molles, on a placé entre le lien circulaire et les parties molles, en avant du vaisseau, une compresse graduée sur laquelle la compression se ferait principalement ; sur la partie opposée à la compresse graduée, on met une lame de corne, d'ivoire, afin de donner un point d'appui au bâtonnet. Cette plaque doit s'adapter sur les parties molles dans une assez grande étendue, afin d'empêcher le plissement de la peau qui pourrait résulter de la constriction du lien.

2° Le *tourniquet* a été imaginé au commencement du dernier siècle (1718) par J.-L. Petit ; il a été perfectionné en Angleterre, en Allemagne, en France, et présente sur le garrot l'avantage d'exercer la compression sur une partie beaucoup moins étendue, sur le vaisseau seulement, et de pouvoir être appliqué à demeure, tandis que le garrot doit toujours être surveillé et même maintenu par un aide : aussi cet instrument a-t-il rendu l'emploi du garrot beaucoup plus rare, et on n'emploie plus ce dernier que lorsqu'on manque de tourniquet, car on peut facilement l'improviser : il suffit, en effet, d'un lien circulaire et d'un morceau de bois qu'il est facile de rencontrer partout.

Le tourniquet se compose : 1° d'une plaque garnie de coussins destinés à garantir les parties sur lesquelles elle repose; 2° d'une seconde plaque mobile à l'aide d'une vis, et qui en s'éloignant de la première entraîne un lacs qui à son tour affaisse la pelote compressive sur le vaisseau, et par conséquent le comprime ; la plaque inférieure a une étendue transversale de 12 centimètres environ ; la plaque supérieure n'est large que de 6 centimètres.

Le tourniquet de Percy diffère du précédent en ce que la pelote, les deux plaques et la vis sont du même côté. Si cet instrument a l'avantage d'être plus commode, il a l'inconvénient d'exercer, comme le garrot, une constriction circulaire plus considérable, inconvénient qui n'existe pas dans l'instrument de J.-L. Petit, puisque la plaque inférieure est assez large pour que les liens ne compriment pas le membre latéralement.

3° Le *compresseur de Dupuytren* n'est autre chose que le tourniquet de J.-L. Petit, dont les lacs sont remplacés par un arc métallique brisé à sa partie moyenne, et dont les deux parties viennent s'engager l'une dans l'autre. La plaque inférieure est placée sous le membre, la pelote sur le vaisseau, et il suffit pour le comprimer de faire descendre la pelote au moyen d'une vis. Cet instrument est fort commode, n'exerce aucune pression latérale ; mais la facilité avec laquelle il se dérange quand le malade fait le moindre mouvement, son poids, qui est assez considérable, l'ont fait à peu près abandonner.

a. La *compression latérale* peut être immédiate ou médiate.

La première est presque entièrement abandonnée, et à juste titre, car elle consiste à appliquer dans la plaie elle-même des bourdonnets de charpie ; au-dessus de ceux-ci, des compresses graduées. On conçoit parfaitement que la réunion immédiate est tout-à-fait impossible, que cette compression détermine une inflammation considérable et des douleurs excessives : aussi lui a-t-on préféré la seconde, la compression latérale médiate, qui est celle qui est le plus souvent en usage.

La *compression latérale médiate* doit être faite entre la plaie et le cœur si 'elle est destinée à combattre une hémorrhagie artérielle, entre les capillaires et la plaie si elle est dirigée contre une hémorrhagie veineuse. Elle peut être faite dans le but d'arrêter momentanément le sang, dans les opérations, par exemple. Dans cette circonstance, les doigts d'un aide intelligent sont le meilleur moyen de la pratiquer. En effet, il peut sentir les battements du vaisseau, et dès qu'il l'aura quitté, il le saisira facilement. Voici comment cette compression doit se faire. L'aide s'assurera du point où il veut faire la compression, c'est-à-dire qu'il cherchera un point où l'artère est superficielle, où elle se trouve séparée d'un plan solide, un os par une épaisseur peu considérable des parties molles, il s'assurera de la position de l'artère, puis il placera les quatre doigts de la main droite ou gauche sur le vaisseau parallèlement à lui, il poussera légèrement, et il augmentera la pression jusqu'à ce que les doigts de l'autre main, placés au-dessous du point comprimé, ne sentent plus les battements du vaisseau; alors il restera en place sans diminuer la compression et sans l'augmenter ; car, comme elle est très fatigante, elle ne tarderait pas à devenir impossible par l'engourdissement des doigts, s'il n'avait soin de menager ses forces en ne pressant pas outre mesure. D'ailleurs, si l'opération était assez longue pour que, malgré cette précaution, il fût fatigué, il pourrait changer de main, mais sans lâcher le vaisseau, en plaçant les deux doigts d'une main à la place des deux autres ; puis, quand ceux-ci seraient bien appliqués, il retirerait la main fatiguée. Il pourrait encore soutenir les doigts qui compriment en pesant avec ceux de l'autre main. Mais il faut toujours avoir une main en sentinelle, afin d'explorer le vaisseau et d'être plus prompt à le saisir si, par un mouvement inopportun du malade ou par toute autre circonstance, on venait à le lâcher. On peut exercer la compression au moyen d'une pelote en forme de cachet; mais les doigts sont préférables. Ce moyen ne doit être appliqué que quand le vaisseau est extrêmement profond et que la compression doit être considérable. Enfin le garrot, le tourniquet et le compresseur peuvent être mis en usage.

Lorsque l'on veut employer la compression latérale médiate comme moyen hémostatique définitif, on applique une compresse graduée que l'on fixe au moyen d'un lien circulaire. Il va sans dire que, lorsque l'on veut établir une compression pendant un temps assez long, il est toujours nécessaire d'appliquer un bandage spiral depuis l'extrémité du membre.

Préférable sans contredit à la compression latérale immédiate, elle est encore un mauvais moyen quand elle doit oblitérer définitivement les artères; en effet, elle est douloureuse, elle comprime en même temps les veines collatérales, et détermine des engorgements des extrémités que le bandage spiral le mieux appliqué ne peut prévenir.

b. La *compression directe*, ainsi que nous l'avons déjà dit page 126, est un mauvais moyen pour arrêter les hémorrhagies; on peut l'employer comme moyen hémostatique provisoire dans les opérations: alors les doigts d'un aide sont suffisants: il place son doigt sur l'orifice des vaisseaux, ou bien il tient le vaisseau entre deux doigts.

3° *Torsion.* Cette opération, applicable seulement aux artères, consiste à saisir l'extrémité du vaisseau et à le tordre plusieurs fois sur lui-même. Elle peut être *libre* ou *limitée.*

a. La *torsion libre* consiste à saisir avec une pince l'extrémité d'une artère et à la tordre plusieurs fois. Elle n'est applicable qu'aux petits vaisseaux; elle offre l'inconvénient d'étendre quelquefois très loin la lésion des tuniques artérielles.

b. La *torsion limitée* est applicable aux artères d'un plus gros calibre; pour la pratiquer, on saisit avec une pince l'extrémité du vaisseau, on l'attire au-dehors de la plaie, on le saisit en travers à une certaine distance de son extrémité avec une autre pince, puis on tord toute la partie qui est au-delà de la seconde pince. Elle offre sur la méthode précédente l'avantage de limiter la déchirure de la tunique moyenne et interne du vaisseau.

Je ne parlerai pas d'une multitude d'opérations que l'on pratique encore sur les artères, afin d'arrêter l'écoulement du sang; tels sont la *mâchure*, le *refoulement*, le *froissement*, l'*arrachement*, etc.; ils agissent, comme la torsion, en lésant les deux tuniques internes. Ils ne sont pas encore entrés dans la pratique, et il est difficile d'en apprécier la valeur.

6° *Ligature*. C'est le plus simple et le plus sûr de tous les moyens hémostatiques.

La ligature se fait au moyen d'un fil de chanvre, de lin, de soie, assez solide pour qu'elle ne se brise pas en serrant l'artère. On a imaginé des ligatures faites avec des substances animales, afin que l'absorption pouvant se faire, la réunion par première intention puisse être possible. Cooper a obtenu avec un morceau de boyau de chat l'absorption de la ligature; beaucoup d'autres chirurgiens sont arrivés au même résultat avec des substances tirées du règne animal. Mais avant de les adopter, il est encore besoin de répéter les expériences qui ont été faites.

Les ligatures exercent sur les vaisseaux une constriction circulaire qui empêche le sang de passer; par suite de la rupture des tuniques moyennes et internes, il se développe une inflammation, sous l'influence de laquelle une lymphe plastique s'épanche à l'extrémité des vaisseaux, et qui fait coaguler le sang à une certaine hauteur, quelquefois jusqu'au niveau de la première collatérale.

Le fil qui doit servir à une ligature doit être assez volumineux pour que la tunique externe ne soit pas coupée ; il ne doit pas être trop gros, car il ne romprait pas les tuniques internes et moyennes, et on courrait le risque de ne point voir le vaisseau s'oblitérer ; mais celles-ci ont l'avantage d'aplatir l'artère sans la plisser, de ne pas détruire les *vasa vasorum*. L'inflammation qui succède à la pression suffit souvent pour oblitérer le vaisseau ; mais ces ligatures mettent beaucoup de temps à se détacher, et ne présentent pas l'avantage des ligatures plus étroites.

Si on lie un vaisseau, au bout d'un certain temps il se passe dans la partie sur laquelle la constriction a été faite un travail d'élimination, la ligature tombe ; cette espèce a été désignée sous le nom de *ligature permanente*. Lorsqu'elle est appliquée sur un vaisseau sain, il est excessivement rare que l'oblitération ne soit pas le résultat de son application. On a craint la mortification du vaisseau avant son oblitération ; mais il est parfaitement démontré que, dès le quatrième ou le cinquième jour, le caillot est déjà formé et la ligature ne tombe que du dixième au vingtième jour.

Si l'artère était malade, le vaisseau se romprait beaucoup plus tôt, le caillot se formerait mal, et une hémorrhagie consécutive serait à craindre.

Dans le but de prévenir les hémorrhagies consécutives, on a apposé des ligatures dites *ligatures d'attente* ; elles étaient pratiquées dans le but de serrer un peu le vaisseau et de diminuer la colonne sanguine qui vient frapper la ligature, et elles étaient aussi destinées à être serrées fortement, si une hémorrhagie consécutive venait à se déclarer. Mais outre qu'elles irritaient la plaie en y laissant plusieurs corps étrangers, ces ligatures avaient l'inconvénient d'enflammer le vaisseau sur les points où elles sont appliquées, et par conséquent de rendre sa rupture très probable ; elles sont à juste titre abandonnées, car elles ne peuvent être que nuisibles.

Quant aux *ligatures temporaires*, c'est-à-dire celles qui sont appliquées quelque temps, depuis quelques heures seulement, elles paraissent avoir dans beaucoup de circonstances déterminé l'oblitération des artères sans rupture du vaisseau ; et si elles ont échoué quelquefois, on a attribué peut-être avec raison cet insuccès aux tiraillements que l'on faisait éprouver au vaisseau en détachant la ligature. Celles au moyen desquelles on veut obtenir la *fermeture graduée* des artères doivent être à peu près rejetées de la pratique ; les premières peuvent être utiles, et l'expérimentation ayant déjà donné des résultats satisfaisants, elles méritent d'être essayées.

Les anciens comprenaient quelquefois entre l'anse de fil une épaisseur plus ou moins grande de parties molles, ou bien ils passaient sous le vaisseau une épingle qui traversait les téguments de part en part, et serrait toutes les parties molles au moyen d'un fil qui embrassait alternativement les deux extrémités de l'épingle ; mais cette pratique, désignée sous le nom de *ligature médiate*, est à juste titre abandonnée. Les ligatures doivent être immédiatement appliquées sur les vaisseaux ; il faut les isoler avec soin, et éviter de comprendre entre les fils les veines et les nerfs qui accompagnent l'artère.

Quant aux *doubles ligatures*, elles doivent être mises en nsage dans les plaies des vaisseaux, lorsqu'on craint de voir l'hémorrhagie revenir par le bout inférieur ; dans toute autre circonstance elles sont inutiles.

Ces ligatures se font tantôt sur l'extrémité d'un vaisseau divisé, d'autres fois dans la plaie sur la continuité d'un vaisseau divisé incomplétement ; dans tous les cas, elle doit être perpendiculaire à son axe.

Lorsque le vaisseau est divisé complétement et qu'on en

fait la ligature dans la plaie, le chirurgien en saisit l'extrémité au moyen d'une pince à disséquer, en appliquant chacun des deux mors de la pince sur deux points opposés de l'axe, et en les rapprochant de manière à mettre les deux faces internes du vaisseau en contact. Lorsque toutes les parties molles ont été séparées aussi bien que possible, un aide, muni d'un fil ciré, passe la partie moyenne de celui-ci sur une des faces du vaisseau, ramène les deux chefs sur l'autre face, fait un premier nœud qu'il serre en introduisant les deux doigts indicateurs ou les deux pouces dans le fond de la plaie, et en pressant les deux fils par leur face palmaire, il peut ainsi serrer convenablement le fil, sans exercer de tractions sur le vaisseau. La constriction doit être assez forte pour rompre les tuniques interne et moyenne. Ce nœud est rendu plus solide par un second qui est·fait de la même manière.

Lorsque, au contraire, le vaisseau est divisé en partie seulement ou qu'il ne l'est pas, la ligature étant pratiquée sur un point où une incision a été faite dans le but de découvrir l'artère, on passera au-dessous le fil au moyen d'un stylet aiguillé que l'on glissera sur la sonde cannelée, et on le serrera, ainsi qu'il a été dit tout-à-l'heure, en introduisant les doigts indicateurs, ou les pouces, dans le fond de la plaie aussi près que possible du nœud.

Si enfin une grosse veine était ouverte par une petite incision, et si on craignait une hémorrhagie grave, il faudrait la lier ; mais comme la gangrène peut être la suite de la ligature de la veine principale d'un membre, on saisit avec la pince les bords de la plaie que l'on met en contact, et avec le fil on exerce une constriction circulaire, immédiatement au-dessous de la pince, et on laisse au-dessous de la ligature une partie du canal du vaisseau, qui permet à la circulation de se faire.

§ II. Pourriture d'hôpital.

On a donné improprement le nom de *pourriture d'hôpital* à une altération particulière des plaies que l'on rencontre dans les hôpitaux encombrés de malades.

Cette complication se présente sous deux formes : l'une, la *forme ulcéreuse* ; l'autre, la *forme pulpeuse*.

1° *Forme ulcéreuse.* — Lorsque cette affection tend à se développer, le malade ressent sur différents points de la plaie une douleur plus ou moins vive ; bientôt apparaissent de petits ulcères disséminés qui marchent à la rencontre les uns des autres, et ne tardent pas à former une surface assez large ; ils peuvent se développer sur tous les points de la surface des plaies, sur celles qui sont récentes ou en voie de guérison ; quelquefois ils n'envahissent qu'une partie de la plaie ; l'autre, restée intacte, continue à marcher vers la cicatrisation.

2° *Forme pulpeuse.* — Si la maladie se développe sous cette forme, la plaie devient violette, se recouvre sur un ou plusieurs points de son étendue d'une matière grise demi-concrète, ayant l'apparence d'une fausse membrane ; celle-ci ne tarde pas à s'étendre, à couvrir toute la plaie ; en même temps elle augmente d'épaisseur et de consistance. Au bout de quelques jours, elle se ramollit à sa surface et se reproduit par sa partie profonde. Les bourgeons charnus placés au-dessous sont violacés, gorgés de sang, et en laissent couler quelquefois en assez grande quantité pour simuler la formation de caillots. Cette membrane, tantôt détruit tous les tissus placés au-dessous d'elle, s'étend en profondeur ; d'autres fois elle gagne en largeur, détruit la peau, le tissu cellulaire sous-cutané, le tissu cellulaire des muscles des vaisseaux, des nerfs, et cause souvent des hémorrhagies par la destruction des vaisseaux eux-mêmes et le sphacèle de toute la partie située au-dessous de la plaie, et enfin des décollements auxquels il est impossible de porter remède

Des symptômes généraux alarmants viennent encore se joindre à ces accidents déjà si graves : les malades ont de la fièvre, le pouls est petit, fréquent ; la peau est sèche, la soif vive, le visage devient pâle et triste ; ils tombent dans un abattement extrême, et ne tardent pas à succomber, si on ne se hâte d'y porter remède.

L'encombrement dans des hôpitaux malsains, peu aérés, prédispose au développement de cette maladie, devenue très rare chez nous par l'amélioration du régime des hôpitaux. Mais ce qui ne doit jamais être oublié, c'est que cette affection est épidémique, qu'un seul malade peut la communiquer à toute une salle, qu'elle est contagieuse. C'est ainsi qu'on se gardera bien de panser des malades sains avec des linges ou de la charpie qui aurait séjourné dans une salle où la pourriture d'hôpital existe, ou laver des plaies saines avec des éponges qui auraient servi à nettoyer des plaies affectées de pourriture d'hôpital ; qu'on prendra attention à ne pas se blesser avec des instruments qui auraient servi aux pansements ; que le chirurgien doit prendre garde s'il n'a pas d'écorchures aux doigts lorsqu'il fait le pansement, car elles pourraient être envahies par la maladie.

Bien différente de la gangrène, la pourriture d'hôpital s'arrête rarement seule, et emporte les malades très rapidement si on ne vient à leur secours ; fort heureusement, il est facile de s'en rendre maître.

Les moyens employés pour combattre cette maladie sont :

1° La *cautérisation* avec l'azotate d'argent, les acides minéraux, la potasse caustique ; mais leur action se voit le plus souvent arrêtée par l'épaisseur de la pseudo-membrane. Le cautère actuel doit leur être préféré : si l'escarre est bien sèche, la maladie est guérie sans retour ; s'il restait quelques points humides, il faudrait le réappliquer une seconde fois. L'action du cautère détruit non seulement l'affection locale, mais encore diminue l'engorgement qui avoisine les parties malades.

2° Lorsque la maladie est à son début, on en a arrêté les progrès avec le jus de citron, les acides acétique, sulfurique, chlorhydrique, étendus ; mais lorsque la couche pulpeuse est assez épaisse, ceux-ci deviennent insuffisants, car ils ne peuvent agir sur le foyer. Je dirai la même chose du charbon, de la poudre de quinquina : ces substances n'ont d'action que quand la pseudo-membrane ne s'oppose pas à leur contact avec les tissus malades.

Les toniques seront administrés à l'intérieur, si le malade est affaibli ; des boissons acidulées, de légers purgatifs, pourront être prescrits avec avantage.

Il n'est pas nécessaire d'ajouter qu'afin de prévenir cette maladie, il faut entourer les malades d'une grande propreté, qu'on doit éviter l'encombrement, et bien aérer les salles, etc.

§ III. Des autres complications des plaies.

Les autres accidents qui compliquent les plaies nous arrêteront moins longtemps : non pas que quelques uns soient moins graves que les hémorrhagies ; mais comme ils n'exigent pas de pansements particuliers, il est inutile de leur donner ici un trop long développement.

A. La *douleur* médiocre ne doit pas être considérée comme un accident des plaies, mais bien comme un phénomène inséparable de la lésion de filets nerveux ; au contraire lorsqu'elle est très intense, elle devient un véritable accident. Elle peut être causée par :

1° La section incomplète d'un filet nerveux ; elle doit être, dans ce cas, calmée à l'aide des narcotiques ; si les topiques sont insuffisants, on achèverait la section des filets nerveux ;

2° La présence d'un corps étranger : il faut alors en faire l'extraction ;

3° L'inflammation trop vive : on la combattrait par des antiphlogistiques ou des émollients ;

4° Un pansement mal fait, ou l'application de topiques irritants : il sera nécessaire de réappliquer l'appareil ;

5° La douleur peut se développer sans causes que l'on puisse saisir : les narcotiques, l'opium sur la plaie et à l'intérieur, suffiront le plus souvent pour la faire disparaître.

B. Le *délire nerveux* complique rarement les plaies. On le voit survenir assez souvent, cependant, chez les individus qui ont tenté de se suicider, chez ceux qui, faibles et pusillanimes, s'arment, pour une opération, d'un courage factice. Dupuytren traitait cet accident à l'aide de lavements opiacés, ou du laudanum pris à l'intérieur, lorsqu'il n'était pas possible d'administrer de lavements.

C. Si l'*inflammation* est nécessaire pour conduire une plaie à la guérison, il arrive quelquefois que celle-ci est tellement intense qu'elle détruit le travail de cicatrisation déjà commencé, et cause quelquefois des accidents fort graves, tels qu'une douleur excessive, une abondante suppuration, la gangrène des téguments ; elle peut être déterminée par des délabrements considérables, par la présence du corps étranger, l'étranglement des parties, un pansement mal fait, etc. Après en avoir détruit la cause s'il est possible, elle sera combattue par un traitement antiphlogistique en rapport avec son intensité.

D. Le *tétanos* est une des complications les plus graves des plaies ; il est caractérisé par une contraction spasmodique, violente et permanente, des muscles soumis à l'empire de la volonté, en tout ou en partie. Cette maladie se développe le plus souvent sous l'influence d'une plaie contuse, surtout lorsqu'elle siège au pied ou à la main. L'impression d'un froid vif succédant à une température élevée, et *vice versa,* paraît être une des causes prédisposantes du tétanos : on l'a vu quelquefois survenir à la suite de corps

36.

étrangers restés dans les tissus et surtout dans l'épaisseur des nerfs.

Cette complication se termine presque toujours par la mort des malades. Beaucoup de moyens ont été préconisés pour combattre le tétanos ; ce sont :

1° Les bains de vapeur longtemps prolongés. J'ai vu dans le service de Sanson un cas de tétanos consécutif à l'ouverture d'un abcès sur le dos du pied guéri en peu de jours par ce moyen : le malade restait au milieu de la vapeur dix-huit heures sur vingt-quatre.

2° Les sudorifiques.

3° L'opium à haute dose a été suivi de succès : on le prescrit à la dose de 15 à 20 centigrammes toutes les trois heures et même toutes les heures; on peut le donner en lavement lorsque la déglutition n'est pas possible.

4° Les évacuations sanguines ont produit aussi de bons résultats chez un malade que M. Lisfranc a guéri : il avait été appliqué 772 sangsues. M. Lepelletier (de la Sarthe) en a guéri un autre en lui pratiquant cinq saignées de 1 kilogramme chacune.

5° Larrey a été jusqu'à conseiller de débrider la plaie, et même de pratiquer l'amputation du membre au-dessous de la blessure. Mais cette pratique, et surtout la dernière, est rejetée, et avec raison.

E. L'*infection purulente* est caractérisée par le développement, dans plusieurs points de l'économie, de foyers purulents qui se développent avec une rapidité surprenante.

Les plaies des veines paraissent être celles qui prédisposent principalement à cette affection; celles qui existent dans le voisinage des os qui ont été dénudés sont aussi quelquefois suivies de cette complication. C'est ainsi que les plaies de tête peuvent être assez souvent suivies d'abcès métastatiques du foie. L'encombrement des salles par un grand nombre de malades, l'état puerpéral, prédisposent à cette maladie.

Une foule de médicaments ont été tour à tour administrés, mais la plupart du temps sans succès ; car il est bien rare qu'un malade guérisse de cette maladie lorsqu'elle est bien confirmée.

F. La *paralysie* peut être la conséquence d'une plaie ; elle n'apporte aucun changement dans sa marche ; elle existe lorsqu'un filet nerveux a été coupé : à moins que les deux bouts ne se soient parfaitement réunis, et que l'influx nerveux ne puisse se rétablir à travers la cicatrice, cette lésion est incurable.

CHAPITRE VI.

Gangrène.

La gangrène est la mort d'une partie du corps , c'est-à-dire l'abolition complète du sentiment , du mouvement, et de toute action organique dans cette partie. Cette dernière condition est absolument nécessaire ; car la sensibilité et le mouvement peuvent être anéantis sans que pour cela la vie cesse d'exister, comme on le remarque dans la paralysie : car dans cette affection l'action organique n'est pas détruite, on y sent encore les pulsations artérielles. Les mouvements et la sensibilité peuvent être abolis dans un organe ; la perte de la chaleur, l'absence de pulsations artérielles, pourraient dans quelques circonstances faire croire à l'existence de la gangrène ; mais la partie que l'on avait crue morte reprend peu à peu ses fonctions. C'est ce qui arrive dans la ligature de l'artère principale d'un membre : il n'y a pas eu gangrène dans ce cas , l'action organique n'a pas cessé, elle a été seulement assez faible pour ne pas apparaître à l'extérieur.

Lorsque la mort n'a frappé que la peau ou le tissu cellulaire sous-cutané, on dit qu'il y a *gangrène*; si, au contraire, un membre est mort dans toute son étendue, on a donné à cet état le nom de *sphacèle*. Ces deux cas ne sont réellement que deux degrés d'une même maladie, et la distinction qu'on en a faite est complétement inutile : nous considérons ces deux mots comme synonymes. On appelle *escarre* les parties mortifiées.

Lorsque la cause de la gangrène attire dans la partie affectée une quantité très grande d'humeurs, l'engorgement précède la mortification, et la gangrène est suivie de près par la putréfaction : alors on dit qu'il y a *gangrène humide*.

Si, au contraire, la cause agit en coagulant les liquides et en crispant les solides, le membre diminue de volume, les chairs deviennent coriaces et difficiles à couper : dans ce cas, la gangrène est dite *sèche*.

La marche, les phénomènes et le traitement de la gangrène diffèrent suivant les causes qui ont été déterminées : aussi allons-nous commencer par la description des causes de cette affection.

A. *Causes.* — Ce sont :

1° Les agents extérieurs, les acides concentrés et tous les caustiques, déterminent sur nos tissus une action spéciale qui les désorganise et produit une véritable gangrène. Nous avons déjà parlé de ces agents sur nos organes, en décrivant la cautérisation (voy. pages 142 et suiv.). L'action du feu désorganise aussi nos tissus. Nous avons vu dans le chapitre que nous venons de citer comment le feu pouvait être employé comme agent thérapeutique. Lorsque la désorganisation par le feu n'est pas produite dans le but de guérir, il y a *brûlure*. La description des brûlures sera l'objet d'un chapitre spécial. L'action du froid intense et prolongée peut mortifier les tissus, et par conséquent causer la gangrène : cette espèce est la *gangrène par congélation*. Les contusions très violentes détruisent, ainsi que nous l'avons déjà dit, les parties qui sont en contact avec les agents contondants, et déterminent la *gangrène par contusion*. La compression, quand elle est trop violente et trop longtemps prolongée, peut déterminer la gangrène : celle-ci est désignée sous le nom de *gangrène par compression ;* nous en avons déjà parlé plus haut (voy. *Compression*, pag. 121).

2° L'inflammation est fort souvent assez intense pour déterminer le sphacèle, surtout lorsqu'elle se développe dans des parties qui, par leur structure, ne peuvent se distendre convenablement.

Les liquides irritants introduits dans l'épaisseur de nos tissus causent fort souvent une inflammation qui se termine par le sphacèle ; nous la décrirons sous le nom de *gangrène par inflammation*.

3° La circulation peut être arrêtée dans une partie par l'artérite, l'oblitération des capillaires ou de l'artère principale, ou des veines. C'est à cet ordre de causes qu'il faut rattacher la gangrène par compression ; c'est encore à elle que sont dues ces gangrènes sèches, désignées improprement sous le nom de *gangrènes séniles*, et qui seront décrites tout-à-l'heure sous celui de *gangrènes sèches spontanées*.

4° Enfin des substances délétères introduites dans l'économie peuvent déterminer le sphacèle ; tels sont : le seigle ergoté, l'opium, etc. Cette affection sera l'objet d'un paragraphe particulier.

Toutes ces espèces d'affections ne sont que des variétés d'une seule et même maladie. Il n'existe le plus souvent de différence que dans les causes ; naturellement des points de contact nombreux doivent résulter de cette conformité. Nous allons développer les symptômes communs à toutes les gangrènes, et nous reviendrons sur ceux qui appartiennent à chacune des variétés que nous venons de signaler.

Symptômes. — Les symptômes qui précèdent ou qui accompagnent la formation des escarres étant différents pour chaque espèce de gangrène, nous renvoyons pour leur description à celle de ces dernières maladies en particulier.

2° *Mortification.* — Les tissus sont tantôt gorgés de liquides, plus volumineux qu'à l'état normal : c'est la gangrène humide ; dans la gangrène sèche, au contraire, leur volume est beaucoup moins considérable ; ils sont beaucoup plus durs, plus résistants.

Les téguments sont, en général, d'un violet foncé ; beaucoup plus rarement d'un blanc grisâtre : *gangrène blanche* de Quesnay ; le tissu cellulaire est brun lorsqu'il est gorgé de sang ; blanc-grisâtre quand il est baigné par du pus ; les muscles sont d'une teinte brune. Les membranes muqueuses, d'abord d'un blanc sale, deviennent jaunâtres. La *sensibilité* est complétement abolie ; cependant, dans la gangrène sèche, les malades éprouvent des douleurs atroces dans toute la partie sphacélée. La *température* est abaissée ; elle est égale à celle du milieu ambiant. L'*odeur* qu'exhalent les parties gangrenées est le plus souvent très infecte ; la gangrène sèche, au contraire, est inodore dans toute la période qui précède l'élimination des escarres.

3° *Élimination des escarres.* — Dès qu'une partie est frappée de mort, elle tend à se séparer des parties vivantes ; c'est ce travail que nous allons examiner. La peau saine autour des escarres se gonfle, devient rouge, chaude ; ce cercle inflammatoire se prolonge dans une étendue variable. Toute la partie gangrenée paraît déprimée par suite du gonflement ; bientôt un sillon se forme entre les parties mortes et les parties saines ; ce sillon augmente peu à peu de profondeur ; il donne issue à un liquide séreux, mais qui devient bientôt purulent ; les escarres se soulèvent, le travail marche toujours de cette manière de la circonférence vers les parties profondes, jusqu'à ce que toute l'épaisseur des parties mortifiées ait été détachée.

Le temps nécessaire à l'élimination des escarres est très variable; quelquefois il suffit de douze à quinze jours; d'autres fois, et c'est surtout lorsque la vitalité des tissus est peu considérable, il faut attendre beaucoup plus long-temps. C'est ainsi que l'on voit souvent, lorsque la gangrène siège à une grande profondeur, les parties mortifiées de la peau, des muscles, du tissu cellulaire, détachées complétement, et l'escarre n'être plus adhérente que par des parties fibreuses.

4° *Cicatrisation.* — La chute des escarres laisse après elle une large plaie suppurante avec perte de substance; plus rarement on trouve une cicatrice toute formée au-dessous de la partie mortifiée. La cicatrisation se fait par le même mécanisme que celle des plaies qui suppurent; nous n'y reviendrons pas (voy. pag. 360).

La partie gangrenée ne cause habituellement pas de douleur aux malades; c'est ainsi que, lorsque cette affection est consécutive à une inflammation, à des douleurs très violentes succède une rémission dans l'intensité des symptômes. Il ne faut pas se laisser induire en erreur par ce phénomène, qui souvent peut causer de graves accidents; c'est pour cela que M. le professeur Blandin conseille, dans le pansement des plaies, même dans celles que l'on veut réunir par première intention, de vérifier, autant qu'il est possible de le faire sans compromettre la guérison, l'état des parties blessées, car fort souvent la gangrène peut se manifester sans que le malade en ait connaissance; par conséquent, sans qu'il puisse avertir le chirurgien. Cette pratique a souvent prévenu des accidents très graves.

Les symptômes généraux qui accompagnent la gangrène des parties non essentielles à la vie sont à peu près nuls, à moins qu'elle ne se manifeste par cause interne et sur une grande étendue. Mais l'inflammation qui doit déterminer la chute des escarres cause seule des accidents de réaction.

Le diagnostic de la gangrène est tellement facile que nous ne nous y arrêterons pas. La perte de la sensibilité et de la motilité, la cessation de tout phénomène organique, le changement de coloration des tissus et la décomposition putride empêcheront toujours de confondre cette affection avec une autre.

Traitement. — La première indication que présente la gangrène est d'arrêter les progrès du mal. Si elle est de cause externe, on peut quelquefois, par des incisions faites à propos, arrêter l'étranglement que cause l'inflammation ; mais quand elle est de cause interne, le plus souvent le chirurgien est forcé de rester simple spectateur des progrès du mal ; il y a impossibilité de l'arrêter, même par l'amputation dans les parties saines. La seconde indication est de favoriser la chute des escarres. On a conseillé de couper les parties saines autour des parties malades, de fendre les escarres ; mais la première opération est nuisible ; la seconde est inutile, à moins que l'on ne veuille faciliter la sortie des liquides qui abreuvent les parties molles. Il faut donc se contenter d'appliquer les émollients, si l'inflammation était trop grande ; de l'exciter un peu dans les cas où elle ne serait pas assez considérable.

Lorsque la gangrène est très profonde, les escarres sont quelquefois très longues à se détacher ; dans ce cas, il faut embaumer pour ainsi dire la partie sphacélée, afin d'empêcher l'exhalation d'une odeur infecte qui incommoderait toujours le malade, et causerait quelquefois des accidents. La poudre de quinquina, seule ou mélangée avec de l'alun, peut être avantageusement employée.

Quant au traitement pendant la période de cicatrisation, il ne présente pas d'indication particulière.

§ I. De la gangrène causée par l'inflammation.

Lorsqu'une inflammation est très violente, elle se termine fort souvent par gangrène ; nous en avons déjà parlé en décrivant le phlegmon diffus. Celle-ci, entre autres causes, se développe sous l'influence de l'étranglement des parties molles par les aponévroses, qui, par leur inextensibilité, s'opposent au libre développement des parties enflammées. Elle survient encore assez souvent lorsque les vaisseaux qui vont se rendre à la peau ont été détruits par la violence de l'inflammation, et que les téguments sont décollés dans la plus grande partie de leur étendue.

Le développement de cette maladie est caractérisé par une rémission subite dans les symptômes, par un changement dans la coloration de la peau, qui devient d'un vert noirâtre, se ride et se couvre de phlyctènes souvent très larges et remplies d'une sérosité roussâtre.

La gangrène par inflammation fait des progrès très rapides, mais elle marche principalement en étendue ; c'est ainsi qu'elle peut s'étendre très rapidement à toute la surface d'un membre, et que rarement elle envahit toute sa profondeur.

Le traitement à opposer à cette maladie est absolument le même que celui du phlegmon diffus : tâcher d'arrêter les progrès de l'inflammation, pratiquer des débridements convenables, extraire les corps étrangers lorsqu'ils sont cause des accidents. Si la gangrène s'étendait à tout un membre, il faudrait en faire l'amputation ; et si elle menaçait d'envahir le tronc, il faudrait pratiquer l'amputation, quand bien même la maladie ne serait pas limitée, car c'est la seule ressource qui reste pour sauver un malade, que le sphacèle du tronc conduira nécessairement au tombeau.

37

§ II. Gangrène par contusion.

La contusion peut produire la gangrène de deux manières : 1° en détruisant la texture des solides, par conséquent en anéantissant leur action organique; 2° en affaiblissant successivement la vitalité des tissus.

Lorsque les contusions sont très violentes, tantôt la gangrène est bornée au tégument et au tissu cellulaire sous-cutané, d'autres fois elle envahit toute l'épaisseur d'un membre. La pourriture est bientôt le résultat de cette lésion; mais comme la contusion ne peut être égale sur toute la surface blessée, il en résulte un engorgement inflammatoire sur les limites de la partie malade, lequel peut être assez considérable pour déterminer la mortification des tissus; dans ces circonstances, la gangrène s'étend avec une effrayante rapidité.

D'autres fois la contusion n'est pas assez forte pour déterminer immédiatement la mortification des tissus, mais leur vitalité est assez affaiblie pour que la réaction ne soit pas possible; c'est alors qu'on voit survenir un empâtement du membre; la peau devient d'un rouge livide, des lignes noires se dessinent sur le trajet des veines sous-cutanées, de larges phlyctènes remplies de sérosité se développent : il y a gangrène.

Comme dans la variété que nous avons signalée tout-à-l'heure, l'inflammation peut se développer sur les parties environnantes, mais ses suites en sont moins graves.

Si la désorganisation est peu étendue, on peut attendre de la nature l'élimination des escarres, combattre par les émollients et les antiphlogistiques l'inflammation lorsqu'elle est trop violente; quand au contraire la désorganisation est trop profonde, il ne faut pas hésiter à pratiquer l'amputation s'il est possible.

§ III. Gangrène par compression.

Ainsi que nous l'avons vu page 121 , la compression peut déterminer la gangrène lorsqu'elle est assez forte pour arrêter la circulation du sang. Nous ne reviendrons pas sur la gangrène qui est causée par des bandages mal appliqués ; mais il en est une autre espèce qui est due à la compression permanente des téguments immédiatement appliqués sur les os. Telles sont les escarres que l'on rencontre au sacrum , au grand trochanter, au calcanéum, etc.

Cette lésion est souvent produite par une inflammation primitive ; c'est ainsi que le contact incessant des téguments avec des matières irritantes, telles que les urines, les matières stercorales, détermine une rougeur érysipélateuse et fait détacher l'épiderme. Le corps muqueux est exposé aux mêmes lésions que la face la plus externe de la peau ; l'affection marche alors avec une grande rapidité ; la peau dans toute son épaisseur, le tissu cellulaire sous-cutané, se mortifient ; la peau se décolle au-delà des parties mortes , les os mêmes participent à la désorganisation.

Cette espèce de maladie peut surtout se développer sous l'influence de quelques lésions particulières ; c'est ainsi qu'on la rencontre fréquemment dans la fièvre typhoïde. Dans cette circonstance, l'inflammation qui détermine la gangrène des téguments peut être considérée comme spécifique.

Enfin la compression seule peut déterminer la gangrène des téguments ; alors la peau prend une teinte d'abord érysipélateuse ; bientôt un petit point noirâtre se développe au centre ; la lésion grandit chaque jour si le sujet se trouve exposé aux causes qui ont déterminé la gangrène.

Le traitement à apporter à cette maladie est d'abord d'en éloigner la cause. Pour cela on fera changer souvent le malade de position , on l'entourera de grands soins de propreté. On a employé avec succès des matelas remplis d'eau et formés d'un tissu imperméable. Les parties, qui se moulent facilement sur un semblable matelas, sont également comprimées, et la gangrène peut être prévenue.

Une ou plusieurs larges pièces de diachylon appliquées sur la partie exposée à la compression ont souvent empêché la gangrène. Enfin des lotions alcooliques et aromatiques sont très utiles, tant pour raffermir les tissus que pour faciliter la chute des escarres, et amener la guérison de cette maladie, qui est sans contredit une des plus graves qui puissent survenir dans ces régions, et qui cause fort souvent la mort lorsqu'elle est un peu étendue.

A la gangrène par compression se rattache celle qui survient quelquefois lorsque le cours du sang est intercepté dans un membre par suite de la ligature de son vaisseau principal. Ce phénomène est assez rare, car on sait qu'il existe des anastomoses extrêmement nombreuses qui permettent au sang de s'ouvrir une autre voie pour aller alimenter les tissus.

Le membre se refroidit peu à peu, s'empâte, la sensibilité diminue, il y a de l'engourdissement. Cet appareil de symptômes qu'on rencontre fort souvent lorsqu'on a pratiqué la ligature d'un gros vaisseau, peut rester ainsi stationnaire pendant sept ou huit jours, et le membre peut reprendre petit à petit ses fonctions ; mais si l'épiderme se détache, si la peau devient livide, la gangrène est imminente : il n'y a point d'espoir de voir le malade guérir. Une grande chaleur se développe souvent avant l'apparition de ces symptômes.

Quelquefois la gangrène s'étend jusqu'au niveau de la ligature, d'autres fois elle s'arrête beaucoup plus bas ; enfin, dans quelques circonstances, elle est dans quelques points limitée à la peau ; elle se développe sur les parties les plus saillantes et en contact avec les os ; elle est due alors non seulement au peu de vitalité des tissus, mais encore à la compression que les corps environnants exercent sur les parties molles.

La gangrène qui succède à la ligature d'un membre peut prendre les caractères de la gangrène sèche ou de la gangrène humide.

Si le membre est enveloppé depuis son extrémité par un bandage roulé très serré, il s'atrophie, devient sec et dur, son volume diminue d'une manière très sensible. Dans le cas contraire, c'est-à-dire si on le laisse abandonné à lui-même, il se gonfle, s'engorge de liquide : la gangrène humide se manifeste.

C'est à cette forme qu'il faut rapporter les gangrènes qui se développent à l'extrémité des membres, à la suite de brûlures, de contusions qui ont déterminé l'oblitération et la destruction des vaisseaux principaux.

Afin de prévenir un refroidissement trop considérable, on environne le membre de flanelles chaudes, de sachets contenant du son, du sable, de la cendre chaude. Si une réaction inflammatoire survenait, des émollients peuvent être appliqués sur la partie malade; on placerait encore quelques sangsues sur les points les plus douloureux; enfin on pourrait tirer un grand avantage d'un bandage spiral médiocrement serré. Si, malgré toutes ces précautions, la gangrène était la suite de la ligature d'un vaisseau, il faudrait pratiquer le plus tôt possible l'amputation : c'est la seule ressource qui reste au chirurgien, et encore elle est souvent suivie d'insuccès.

§ IV. Gangrène par congélation.

Lorsque des parties vivantes sont exposées pendant un temps plus ou moins long à un froid intense, elles peuvent être frappées de mort.

L'action du froid sur l'économie est d'autant plus intense que la transition d'une température à une autre est plus brusque; c'est ainsi que dans les régions polaires, les individus peuvent supporter un froid très vif sans en souffrir autant que d'autres, exposés, dans une région tempérée, à un froid moins considérable.

Les parties les plus éloignées du centre de la circulation sont celles qui sont le plus susceptibles d'être frappées de mort. Celles qui en raison de leur volume présentent au refroidissement une très large surface, sont gelées assez rapidement; le nez, les oreilles sont dans ce cas.

Lorsque le froid agit sur une surface, celle-ci devient douloureuse, pâlit, s'engourdit; la circulation n'y est plus sensible, le mouvement y devient impossible. Bientôt la peau prend une couleur livide, on voit se développer les mêmes phénomènes que dans la gangrène par inflammation: toute la partie sphacélée tombe. Souvent encore l'action du froid réagit sur l'économie tout entière; les malades éprouvent alors un engourdissement général, les mouvements deviennent très difficiles, la circulation se ralentit, ils éprouvent une envie de dormir extrêmement grande, et malheur à eux s'ils y succombent: ils s'endorment pour ne plus se réveiller.

Le froid ne détermine pas toujours la mortification des tissus; ainsi une partie peut être considérablement engourdie, la sensibilité peut y être anéantie sans que pour cela la perte de la vie soit complète: aussi doit-on n'agir qu'avec prudence et user de tous les moyens appropriés pour prévenir la gangrène.

Il faut bien se garder de réchauffer brusquement une partie gelée, car on serait toujours exposé à la voir tomber en gangrène; on doit au contraire la plonger dans de l'eau aussi froide que possible; les bains de neige, que l'on renouvelle à fur et à mesure qu'elle fond, sont les meilleurs remèdes à apporter à la congélation. Peu à peu, sous l'influence de cette médication, la peau devient molle, rouge, sensible, elle reprend sa chaleur; c'est alors que des frictions avec des flanelles chaudes, des fomentations spiritueuses et alcooliques peuvent être employées avec succès.

Lorsque la vitalité d'une partie est tout-à-fait anéantie, et qu'il a été impossible de la rappeler par le procédé qui vient d'être indiqué, il faut attendre que la gangrène soit limitée et faire l'amputation. Les escarres d'ailleurs tombent facilement d'elles-mêmes; et lorsqu'elles s'étendent jusqu'au niveau d'une articulation, toutes les parties se détachent, et c'est tout au plus s'il est besoin de couper quelques parties fibreuses qui font encore adhérer l'escarre au moignon.

§ V. Gangrène spontanée des extrémités.

Désignée autrefois sous le nom de *gangrène sénile*, parce que, disait-on, cette maladie se rencontrait chez les vieillards; mais il est parfaitement démontré qu'elle s'attaque aussi aux enfants et aux adultes. Cette affection se montre le plus souvent aux membres inférieurs, plus rarement aux membres supérieurs; elle envahit quelquefois le nez, les oreilles, etc.

Au début de cette maladie, une sensation de froid, de fourmillement, des douleurs souvent très intenses se font sentir à la partie malade; la peau est décolorée, plus froide que dans les parties voisines; les ongles sont bleuâtres. Bientôt la peau prend une teinte violacée ou d'un gris verdâtre. La gangrène s'étend quelquefois avec une très grande rapidité; elle prend alors le caractère de la gangrène humide. D'autres fois, et c'est le cas le plus fréquent, elle marche avec une lenteur extrême; alors la peau se dessèche, se racornit, prend une teinte d'un violet foncé presque noire; elle a alors l'aspect de la gangrène sèche. Au bout d'un temps plus ou moins long, souvent deux mois, il s'établit un travail d'élimination; mais, auparavant, la maladie s'est étendue, elle a envahi un ou deux orteils, se limite au pied; d'autres fois elle s'étend à la jambe et même jusqu'à la cuisse, ainsi que j'en ai vu un cas dans le service de M. Michon, à l'hôpital Cochin. Il n'est pas rare de voir la maladie se limiter assez rapidement ; un cercle inflammatoire se développe autour de la partie sphacélée, et lorsqu'on croit voir le malade guérir après l'élimination des escarres, la gangrène envahit les parties jusqu'alors restées saines.

Les symptômes, du côté de la circulation, sont très remarquables ; le battement des artères a disparu dans le membre, bien au-dessus des parties gangrenées : aussi est-il fréquent de ne pas les sentir dans la crurale, quand bien même il n'y aurait qu'un orteil envahi par la gangrène. Si les battements persistent, ils sont tellement faibles, qu'il est presque impossible de les percevoir.

Les symptômes généraux ne présentent de gravité que quand la lésion est étendue et quand l'inflammation éliminatrice est très intense, ou bien quand il existe des douleurs très violentes ; ces douleurs sont souvent beaucoup plus aiguës la nuit que le jour.

Les causes de la gangrène spontanée sont peu connues, elle se développe principalement lorsqu'il existe un obstacle à la circulation ; c'est ainsi que je l'ai vue survenir à la suite d'une oblitération presque complète de l'orifice auriculo-ventriculaire gauche, à l'avant-bras gauche d'un homme de cinquante-cinq ans. Il existait des caillots très volumineux dans l'artère sous-clavière gauche. Chez un autre, une artérite qui avait déterminé la formation de caillots dans l'iliaque primitive droite était la cause d'une gangrène spontanée qui avait envahi le pied jusqu'aux deux tiers supérieurs de la jambe droite. L'ossification des artères peut-elle causer la gangrène spontanée, en apportant un obstacle au cours du sang? Dupuytren rejette l'influence des ossifications sur la circulation, lorsque le calibre des vaisseaux est conservé. Le docteur Carswell, au contraire, leur fait jouer un grand rôle dans la production de la gangrène spontanée. Tout porte à croire que cette lésion des artères n'est pas étrangère au développement de cette maladie, puisque les artères sont surtout ossifiées chez les vieillards, et que c'est principalement chez eux que la gangrène spontanée se rencontre.

On a employé contre cette maladie le quinquina, les fomentations spiritueuses, on leur a substitué l'opium à haute dose. Pott a obtenu au moyen de ce médicament des succès nombreux. Mais si ce remède est impuissant pour limiter les progrès de la maladie, du moins est-il d'une grande ressource pour apaiser les douleurs des malades.

Lorsque l'affection est causée par l'inflammation des artères, une ou plusieurs saignées générales doivent être faites; on appliquera avec succès des sangsues sur le trajet du vaisseau malade. Dupuytren dit avoir guéri à l'aide de ce traitement les deux tiers ou les trois quarts de ses malades.

Quant à l'amputation, elle ne doit jamais être pratiquée. MM. A. Bérard et Denonvilliers la rejettent, même lorsque la gangrène a cessé de faire des progrès. En effet, on peut bien enlever la partie morte par l'instrument tranchant, mais enlèvera-t-on la cause de la mortification? Nous venons de voir tout-à-l'heure que les vaisseaux étaient malades bien loin de la partie gangrenée, et qu'ils étaient oblitérés dans des points où il n'avait pas été possible de reconnaître leur lésion et de porter l'instrument tranchant.

§ VI. Gangrène produite par le seigle ergoté.

Parmi les accidents que le seigle ergoté pris à l'intérieur détermine, la gangrène des extrémités est sans contredit un des plus graves. Cette affection se développe le plus souvent sous la forme épidémique. Il est dû à l'action du seigle ergoté, *sclerotium clavus*, plante parasite de la famille des *Lycoperdacées*, qui se développe sur les épis du seigle principalement dans les années humides, et que les malades prennent mélangé avec la farine.

Les symptômes sont extrêmement variés : les malades

éprouvent un sentiment de lassitude extrême ; les membres sont très douloureux, surtout dans leur partie profonde ; la peau est pâle, livide, se couvre de phlyctènes, et est bientôt convertie en une escarre dure, sèche. La gangrène marche très lentement. Au bout d'un certain temps, les parties mortifiées se détachent au niveau des articulations sans donner lieu à aucune perte de sang.

Les symptômes généraux sont très variables : le pouls est en général petit ; la peau est sèche, quelquefois couverte de sueur ; les malades éprouvent des vertiges, surtout après les repas, ils ont du délire ; les douleurs sont souvent très aiguës et empêchent le sommeil.

Lorsque l'on aura fait cesser aux malades l'usage des grains avariés, on pourra avoir recours aux vomitifs, puis ensuite leur administrer à l'intérieur, ou du café, comme on le pratique dans la Sologne, ou l'ammoniaque, comme le veut M. le docteur Courhaut : les saignées doivent être proscrites ; il en est de même de l'amputation.

CHAPITRE VII.

Affections charbonneuses.

§ I. Pustule maligne.

La *pustule maligne* est une affection de nature gangréneuse, produite par l'application sur un point de l'économie d'un virus particulier provenant des animaux. Elle ne naît pas spontanément chez l'homme. Quoique dans certaines circonstances l'inoculation de cette maladie n'ait produit aucun résultat, il existe cependant des cas incontestables de transmission de l'homme à l'homme.

La pustule maligne peut se développer sur toutes les parties du corps exposées à l'action du virus, même sans qu'il y ait d'excoriations; alors elle se montre de préférence sur les points où la peau est la plus fine; c'est ainsi qu'elle est plus fréquente au visage qu'aux mains. Ces dernières paraîtraient d'abord plus exposées que la face ; mais elles sont garanties par l'épaisseur de l'épiderme. Cette affection se rencontre principalement chez les individus qui touchent des animaux affectés de pustules malignes. Toutes les parties du corps de l'animal peuvent déterminer cette affection, même longtemps après la mort : aussi voit-on des tanneurs, des mégissiers contracter quelquefois la pustule maligne pour avoir touché la peau ou la laine d'animaux malades.

Deux ou trois jours après l'inoculation , quelquefois plus tôt, l'affection apparaît sous la forme d'un petit bouton auquel le malade ne fait pas attention. Aucun autre symptôme ne caractérise la *première période* de cette maladie. Il se forme sur le petit bouton une petite vésicule que le malade déchire le plus souvent en la grattant ; un peu de démangeaison accompagne cette éruption.

Au bout de vingt-quatre à trente-six heures, la démangeaison devient plus forte; elle s'accompagne d'un sentiment de chaleur et de cuisson : la *deuxième période* commence. La place qu'occupait la vésicule présente une petite induration mobile, circonscrite, sensible au toucher seulement; bientôt celle-ci apparaît à l'œil ; elle est le plus souvent à surface grenue , présentant alternativement des éminences et des enfoncements. Tout autour de ce tubercule la peau se gonfle, s'enflamme, devient rouge, violacée, livide. Chaussier a désigné cette tuméfaction circulaire sous le nom d'*aréole*. De petites phlyctènes remplies de sérosité roussâtre se forment, l'escarre centrale se développe : il n'y a pas encore de symptômes généraux.

Dans la *troisième période*, le mal dépasse la peau , envahit le tissu cellulaire sous-cutané; l'escarre centrale gagne en surface, en poussant devant elle l'aréole inflammatoire. Au-delà de l'aréole la peau est tendue, luisante, d'un rouge foncé, quelquefois violacée; le tissu cellulaire est le siége d'une espèce d'infiltration gélatineuse; tout le membre se trouve bientôt envahi par la maladie; les parois du thorax et du ventre peuvent être aussi le siége de cette infiltration, et de cette tension qui cause au malade un sentiment de pesanteur et d'étranglement. Des symptômes généraux accompagnent cette troisième période, mais ils ne sont pas constants. Elle dure environ de quatre à cinq jours sur un sujet robuste; sur un sujet faible, au contraire, la maladie fait des progrès beaucoup plus rapides.

Dans la *quatrième période*, tous les accidents s'aggravent; l'escarre centrale se détache et il s'écoule un liquide séreux. Le tissu cellulaire se gangrène, la peau qui le recouvre participe bientôt au même travail, et on y trouve bientôt une plaie très étendue, bornée cependant au tissu cellulaire sous-cutané; les muscles ne sont jamais envahis par la gangrène.

Mais c'est principalement à cette époque que s'annoncent des symptômes d'infection générale; le pouls devient petit, faible, inégal, la peau est brûlante, la soif extrêmement vive; la langue est sèche, des vomissements se manifestent; rarement on trouve de la diarrhée, l'accablement est extrême; la respiration est gênée, anxieuse; bientôt surviennent des hémorrhagies, des sueurs colliquatives, des syncopes, du délire, et le malade ne tarde pas à succomber.

La marche de cette maladie est quelquefois tellement rapide, que le malade succombe au bout de vingt-quatre heures depuis l'invasion; elle peut cependant durer jusqu'à douze ou quinze jours. Abandonnée à elle-même, elle parcourt en général ses quatre périodes; mais si les symptômes s'arrêtent à la fin de la seconde, le malade guérit.

Pronostic. — Quoique la pustule maligne puisse guérir d'elle-même, elle doit être considérée comme une maladie fort grave ; car, outre qu'elle compromet la vie des sujets qui en sont atteints, elle laisse souvent après elle une difformité très grande. D'ailleurs son pronostic varie avec la constitution des malades : elle est plus grave chez les sujets faibles que chez ceux qui sont robustes ; lorsqu'elle se montre sur des parties qui contiennent une grande quantité de tissu cellulaire, elle présente plus de dangers. Il en est de même lorsqu'elle siège sur des points où la moindre perte de substance est la cause de difformités considérables. La température, lorsqu'elle est très élevée, rend encore la pustule maligne beaucoup plus dangereuse.

Traitement. — Les scarifications unies à la cautérisation sont le traitement qui convient le mieux pour combattre la pustule maligne ; elles seront pratiquées sur les parties molles, mais ne devront pas entamer la partie vivante : aussi faudra-t-il s'arrêter dès qu'elles auront donné une certaine quantité de sang. On aura soin de couper jusqu'à ce que quelques gouttelettes de sang se soient échappées par l'incision, car l'escarre doit être divisée en entier.

Quelques chirurgiens ont proposé d'enlever toutes les parties gangrenées par une incision circulaire ; mais ce procédé sera tout-à-fait insuffisant s'il reste encore quelques portions d'escarres. Il sera également rejeté quand bien même on couperait partout dans le vif ; car non seulement il est très douloureux et peut donner naissance à des hémorrhagies que souvent il est fort difficile d'arrêter, mais encore il est bien démontré que l'affection ne se limite pas parce qu'on aura enlevé toutes les parties malades, mais que la gangrène ne tarde pas à s'emparer des bords de la solution de continuité, et que la maladie fera des progrès d'autant plus rapides que l'excision aura été plus souvent répétée.

38

La cautérisation peut être pratiquée ou avec les caustiques, ou avec le cautère actuel. On évitera d'employer les
caustiques qui n'agissent qu'avec lenteur, qui ne produisent que des escarres superficielles, ou bien qui par leur
action sur l'économie pourraient causer des symptômes
d'empoisonnement. D'ailleurs ces deux modes de traitement devront être mis en usage avec une énergie qui
sera en raison de l'intensité de la maladie.

Dans la première période il suffit, après avoir ouvert la
vésicule, de placer dans le fond un petit morceau de nitrate
d'argent, de potasse caustique, ou une boulette de charpie
imprégnée d'un liquide caustique, et de maintenir ces topiques assez longtemps en rapport pour que l'escarre ait
une épaisseur suffisante. Les pansements consécutifs seront
absolument les mêmes que dans toutes les cautérisations.
On favorisera la chute de l'escarre et on pansera comme
une plaie simple; l'absence d'aréole autour de l'escarre indiquera au chirurgien que la maladie est détruite. Si l'application de ce caustique était insuffisante, il faudrait agir
avec plus d'énergie, ainsi que nous allons le voir tout-à-
l'heure.

Dans la seconde et dans la troisième période, on fendra
l'escarre, on détachera les lambeaux, en ayant soin toutefois de ne pas diviser les parties saines, on promènera sur
la surface de la plaie un pinceau imbibé de caustique; on
remplira la plaie de charpie imbibée du même caustique;
le plus souvent ce pansement sera suivi de l'avortement de
la maladie. Si l'affection présentait une gravité plus grande,
si les parties molles commençaient à s'engorger autour de
l'escarre, il serait indispensable d'appliquer le cautère actuel, et réitérer son application autant qu'il serait nécessaire
pour détruire toutes les parties malades.

Dans la quatrième période, « après avoir enlevé avec des
» ciseaux les lambeaux de peau gangrenés, on absterge
» bien le fond de la plaie, puis on y porte un cautère num-

» mulaire, large et épais, qu'on laisse en contact avec les
» tissus jusqu'à ce qu'il soit complétement éteint ; on fait
» ensuite plusieurs applications successives, de manière à
» être certain qu'aucune partie de la plaie n'a échappé à
» l'action du fer, et que celle-ci s'étend assez profondé-
» ment. Nous pensons aussi qu'il y a lieu, dans cette cir-
» constance grave, à imiter la pratique des vétérinaires,
» c'est-à-dire à circonscrire l'escarre par une incision cir-
» culaire faite sur la peau vive, et à cautériser ensuite
» jusqu'au fond de cette plaie saignante. Ce n'est pas tout :
» si la maladie est très étendue, les symptômes généraux
» alarmants, nous donnons le conseil de promener légère-
» ment le cautère sur la peau environnante ; peut-être même
» serait-il avantageux de pratiquer au milieu des parties
» tuméfiées quelques incisions qui seraient aussi cautéri-
» sées. Le but que nous nous proposons en faisant agir le
» cautère actuel dans un rayon assez étendu autour de
» l'escarre, est de produire une excitation vive, et de pro-
» voquer une réaction franche et soutenue dans les tissus
» frappés d'asthénie, et qui résisteraient à tous stimulants
» moins énergiques.

» Nous n'eussions osé sans doute proposer un mode de
» traitement aussi audacieux, et en apparence aussi barbare,
» si la pustule maligne, arrivée à cette période, n'était pas
» une maladie presque toujours mortelle, et si, d'une autre
» part, la pratique que nous conseillons n'avait pas reçu la
» sanction de l'expérience (1). »

M. Lisfranc a réussi plusieurs fois à guérir par ce procédé des individus très gravement malades. M. Denonvilliers, alors interne à l'hôpital de la Pitié, a guéri à l'aide
de ce mode de traitement un malade dans un état presque
désespéré.

La saignée ne doit être employée qu'avec la plus grande

____

(1) *Compendium de chirurgie pratique*, t. I, p. 275.

réserve, comme dans toutes les affections gangréneuses ; il ne faudrait y avoir recours que lorsque l'inflammation qui doit déterminer la croûte de l'escarre se trouverait compliquée d'une réaction trop vive.

Comme traitement général, on prescrira des toniques et des excitants, le quinquina, le camphre, la thériaque, le vin, l'ammoniaque. Les émétiques ne seront administrés que lorsque la pustule maligne sera accompagnée d'embarras gastrique ; les purgatifs pourront être conseillés lorsqu'il existera de la constipation.

Il arrive quelquefois, ainsi que nous l'avons dit, que le mal s'arrête de lui-même ; qu'ainsi, à la fin de la seconde ou de la troisième période, les escarres se détachent et l'affection cesse de faire des progrès ; il va sans dire que dans ces cas on se gardera bien de troubler l'action de la nature par des incisions et des cautérisations intempestives ; on n'administrera que des excitants et des toniques, s'ils étaient nécessaires pour relever les forces du malade ; si la réaction était assez vive, il faudrait s'abstenir.

§ II. Charbon malin.

Le *charbon malin* est une tumeur gangréneuse de couleur noire, se développant spontanément par contagion, mais dont l'apparition et le développement sont précédés de symptômes généraux.

Le charbon présente la plus grande analogie avec la pustule maligne ; mais il existe entre ces deux maladies des différences assez tranchées pour qu'on ne puisse les confondre. Nous emprunterons au *Compendium de chirurgie* le tableau des différences entre ces deux affections.

1° La pustule maligne est le résultat d'une action externe locale ; le charbon, au contraire, se développe ou spontanément, ou par l'introduction d'un virus septique par les voies digestives ou les voies respiratoires.

2° La pustule maligne attaque les parties du corps habituellement découvertes ; le charbon peut indistinctement se développer partout.

3° La pustule maligne marche de dehors en dedans, c'est-à-dire qu'il se développe à l'extérieur une petite vésicule qui peu à peu devient une escarre, laquelle est accompagnée bientôt de la gangrène des parties sous-jacentes ; enfin des symptômes généraux très violents viennent mettre un terme à la maladie. Le charbon marche de dedans en dehors ; des symptômes généraux se manifestent d'abord, et lorsque la tumeur gangréneuse paraît, elle a déjà acquis un volume considérable. Celle-ci paraît être le résultat de l'infection générale, tandis que la pustule maligne qu'on laisse arriver à son maximum de développement est véritablement la cause de cette infection.

4° L'escarre de la pustule maligne est chagrinée, citronnée ; la peau environnante est gonflée, tendue. Dans le charbon la tumeur est mieux circonscrite ; elle présente à son centre une escarre noire, lisse ; la peau est également tendue et luisante autour de l'escarre ; mais, je le répète, la tumeur est plus régulière.

Nous ne nous arrêterons pas longtemps sur la description du charbon ; nous n'en avons parlé que pour établir autant que possible la différence qui existe entre ces deux maladies, qui du reste présentent entre elles une telle analogie qu'elles ont été confondues pendant longtemps. D'ailleurs il n'existe aucune différence entre les symptômes généraux ou locaux de ces deux affections arrivées à leur summum d'intensité. L'infection générale est le caractère qui doit les faire distinguer, et même, quand les symptômes généraux se sont développés à la quatrième période de la pustule maligne, il n'y a plus possibilité de les reconnaître ; en effet, elles sont à peu près identiques.

Le *pronostic* du charbon est beaucoup plus grave que celui de la pustule maligne ; en effet, au début de la maladie, l'organisme tout entier est déjà attaqué : aussi la plupart du temps les remèdes ont été impuissants pour guérir cette affection.

On conçoit parfaitement que c'est principalement sur le traitement interne que le chirurgien doit diriger toute son attention. Le traitement local sera le plus souvent impuissant. Cependant il faudrait toujours y avoir recours en même temps qu'au traitement interne ; il sera le même que celui de la pustule maligne.

CHAPITRE VIII.

Brûlures.

Les *brûlures* sont des lésions causées par l'action de la chaleur concentrée, ou des agents chimiques sur nos tissus.

Le calorique rayonnant concentré et mis pendant long-temps en contact avec les tissus, peut déterminer de la douleur et occasionner des brûlures ; mais ce sont principalement les corps gazeux, liquides et solides, qui peuvent causer cette sorte d'affection.

Les gaz et les vapeurs déterminent, en général, des brûlures peu profondes, mais aussi très larges ; si cependant le contact était longtemps prolongé, à l'action de la vapeur pourrait se joindre celle du liquide condensé à la surface de la peau, et la désorganisation serait plus profonde que dans le premier cas.

Les liquides peuvent produire des brûlures très profondes et très larges ; car non seulement ils s'étalent sur la peau, mais encore il est fort difficile quelquefois de les enlever avant qu'ils aient produit des désordres assez graves. C'est ainsi que l'imbibition des liquides dans les vêtements, surtout dans les bas, cause fort souvent des brûlures profondes. La quantité de chaleur accumulée dans les liquides produit encore des résultats fort différents : ainsi, plus il faudra de calorique pour élever un liquide au degré de l'ébullition , plus les lésions qu'il causera seront profondes ; les brûlures de l'huile seront plus graves que celles du bouillon , de l'eau chargée de sel , et enfin ces dernières auront plus de gravité que celles de l'eau distillée, etc. Ajoutez à cela que les liquides peuvent se répandre sur une très large surface, et produire sur différents points des désorganisations de profondeur très variable.

Les corps solides , échauffés et mis en contact avec les tissus, ne brûlent que très peu au-delà des points qu'ils touchent : les brûlures sont plus uniformes ; mais il n'en n'est pas de même des corps qui brûlent en contact avec les téguments , les vêtements , par exemple : la flamme s'étend plus ou moins loin, cause des désordres très étendus , et rendus plus graves encore par la carbonisation de la peau elle-même, qui devient un nouveau foyer de combustion.

L'action des agents chimiques sur la peau produit encore des résultats très différents. Nous avons exposé à l'article *Cautérisation* les principaux phénomènes qui se manifestent lorsqu'ils sont en contact avec les organes.

D'après les lésions que déterminent les corps en combustion , on a divisé les brûlures en divers degrés.

Boyer n'admettait que trois degrés de brûlures : *premier degré*, rougeur de la peau , celle qui doit se terminer par résolution ; *deuxième degré*, production de phlyctènes et destruction des corps muqueux ; la destruction d'une partie de l'épaisseur du derme (elle se termine par suppuration) rentrait dans cette espèce ; *troisième degré*, formation d'escarres ; celle-ci ne guérit qu'après l'élimination des parties mortes.

Dupuytren divisait les brûlures en six degrés , et c'est sa classification qui est généralement admise.

Premier degré.—Rougeur vive, non circonscrite, disparaissant à l'impression du doigt, accompagnée d'une douleur souvent très intense ; elle guérit très rapidement ;

l'épiderme se détache quelquefois après la guérison , lorsqu'elle se fait attendre plus d'un jour.

Deuxième degré. — L'épiderme est complétement désorganisé ; le corps muqueux est intact. Ces brûlures sont caractérisées par le développement de phlyctènes remplies d'une sérosité citrine bien limpide, quelquefois légèrement trouble ; douleur vive, chaleur et gonflement considérables. Si on perce les phlyctènes , la sérosité s'en écoule, l'épiderme s'affaisse , tombe au bout de quelques jours en laissant au-dessous de lui le corps muqueux couvert d'un épiderme de nouvelle formation. On trouve le plus souvent autour des phlyctènes de la rougeur : celle-ci est due à une brûlure au premier degré.

Troisième degré. — Une partie de l'épaisseur des corps muqueux est détruite. La partie malade est couverte de phlyctènes remplies de sérosité roussâtre , sanguinolente, au-dessous desquelles on trouve des escarres très minces, d'un blanc mat ; d'autres fois , quand la lésion est plus profonde , il se forme des escarres jaunes fort minces ; la douleur, très vive au début , s'apaise , pour devenir plus intense au bout de trois ou quatre jours, époque où se développe l'inflammation qui doit éliminer les escarres. A celles-ci succède une plaie superficielle qui guérit souvent très vite, et laisse après elle une cicatrice blanchâtre, analogue à celle d'un vésicatoire qui a suppuré. Des brûlures au premier et au second degré accompagnent fort souvent cette espèce.

Quatrième degré. — Destruction du derme, et quelquefois du tissu cellulaire sous-cutané ; la peau est dure, insensible, convertie en escarre jaunâtre, noire quelquefois ; autour de l'escarre, un grand nombre de phlyctènes remplies de sérosité d'aspects différents , et dues à des brûlures de degrés inférieurs. Les souffrances cessent aussitôt que la cause ; mais au bout de cinq à six jours, l'inflammation des parties environnantes se déclare , la douleur devient vive, âcre, brûlante; au bout de neuf à dix jours les escarres commencent à se détacher, et leur chute n'est terminée que du quinzième au vingtième jour. La plaie qui résulte de cette lésion est profonde, mais ne dépasse jamais le tissu cellulaire sous-cutané, qui se détache sous forme de lambeaux jaunâtres. La durée de la cicatrisation varie avec l'étendue de la plaie. Il peut arriver que l'inflammation des parties voisines soit assez considérable pour causer la gangrène.

Cinquième degré. — Destruction des parties molles au-dessous du tissu cellulaire sous-cutané, même aspect que les précédentes, dont il est fort difficile de la distinguer au début; elle forme des escarres noires, plus longues à se détacher; la plaie est plus profonde, est très longue à se cicatriser; quelquefois même les désordres sont tellement considérables que l'amputation est nécessaire.

Sixième degré. — Carbonisation de toute l'épaisseur des parties molles; la perte de toute la partie située au-dessous de la brûlure est constante.

Les symptômes généraux des brûlures sont en rapport, non seulement avec l'épaisseur des parties désorganisées, mais encore avec l'étendue des brûlures. C'est ainsi qu'une brûlure au premier degré, qui n'est qu'une affection excessivement légère, peut quelquefois causer en peu d'heures la mort des malades lorsqu'elle est très étendue, et qu'une brûlure au cinquième et au sixième degré, lorsqu'elle est circonscrite, peut ne déterminer d'abord qu'un malaise extrêmement léger.

En résumé, les symptômes primitifs sont en raison de l'étendue des brûlures et des douleurs que celles-ci occasionnent; et les symptômes consécutifs sont en raison de la profondeur, de l'étendue de la désorganisation et de l'inflammation nécessaire à l'élimination des escarres.

Je ne m'arrêterai pas à décrire les symptômes généraux des brûlures; j'en signalerai un seul qui est d'une importance telle qu'il est impossible de le passer sous le silence : ce sont des symptômes de gastro-entérite, symptômes dont l'anatomie pathologique a parfaitement rendu compte, car il est hors de doute que presque toutes les brûlures un peu étendues présentent cette complication.

Traitement. — Le traitement des brûlures est loin d'être le même pour les divers degrés. Nous le diviserons en plusieurs paragraphes : 1° brûlures qui ne doivent pas suppurer ; 2° brûlures qui doivent suppurer, mais dans lesquelles les téguments ne sont pas entièrement détruits ; 3° brûlures avec destruction d'une plus ou moins grande épaisseur des parties molles.

1° *Traitement des brûlures qui peuvent guérir sans suppuration*. — A cette catégorie appartiennent les brûlures au premier et au second degré. Lorsque la maladie est étendue, qu'elle détermine par la douleur une réaction excessivement vive, au début on emploiera les calmants ; et s'il existait des parties où l'épiderme aurait été arraché, on devrait se hâter de les recouvrir avec un papier couvert d'huile, ou un linge imbibé de la même manière, sauf à changer ce mode de pansement aussitôt qu'on le jugerait convenable. Il ne faut pas oublier que si les douleurs que causent les brûlures sont très violentes, elles seront encore accrues par le contact des papilles dénudées avec l'air extérieur.

En prenant ce principe comme point de départ, le chirurgien, ou les personnes auxquelles sera confié le soin de déshabiller le malade, devra faire attention de ne pas déchirer ni enlever l'épiderme des phlyctènes : aussi, lorsque des vêtements même médiocrement serrés couvriront les parties brûlées, on les coupera, afin qu'en les retirant l'épiderme ne soit pas enlevé ; et si par malheur l'épiderme était détruit, et une multitude de circonstances peuvent être la cause de cette complication, on recouvrira toutes les surfaces dénudées aussitôt que les lésions seront aperçues. Par la même raison , quand on pansera le malade définitivement, le pansement provisoire, s'il a été nécessaire de l'appliquer, ne sera enlevé qu'en partie. Les phlyctènes seront ouvertes avec précaution à leur partie la plus déclive; la sérosité sera évacuée, et le pansement placé sur l'épiderme.

Les topiques que l'on a mis sur les brûlures sont extrêmement nombreux : 1° les corps gras, le cérat simple ou opiacé, l'huile, le liniment oléo-calcaire ; 2° les liquides astringents et répercussifs, l'eau de Goulard, l'encre, le sulfate d'alumine, la gelée de groseilles, etc. ; 3° le chlorure de chaux à 3 degrés de l'aréomètre de M. Gay-Lussac, et employé à la dose de 150 grammes par litre d'eau, a été préconisé par M. Lisfranc ; 4° la compression a réussi à M. Velpeau contre les brûlures du premier degré ; 5° le coton cardé est d'un fréquent usage dans le pansement des brûlures au premier et au second degré ; il doit rester appliqué aussi longtemps que possible, et il ne sera détaché qu'après la complète cicatrisation de la plaie. Si la sérosité traversait le coton , il faudrait en réappliquer une autre couche par-dessus la première, car celle-ci doit rester en place. Les aigrettes de typha peuvent être employées de la même manière ; mais elles sont très légères, s'attachent à toutes les parties qui environnent le malade, et ne jouissent pas d'une plus grande vertu que le coton. 6° Les sangsues ont fait avorter entre les mains de M. J. Cloquet des brûlures au premier degré. 7° Le froid peut encore être d'une grande utilité pour calmer les douleurs qui succèdent à la brûlure. Si la partie malade peut être plongée dans l'eau , on n'hésitera pas à le faire ; dans le cas contraire, on y appliquerait des compresses d'eau froide. Dans l'une et l'autre circonstance, on pourrait employer l'irrigation continue. On verserait encore sur la brûlure de l'alcool, de l'éther, liquides qui par leur évaporation causent beaucoup de froid ; mais ce remède ne devrait être appliqué que sur des brûlures au premier degré, car, en contact avec le corps muqueux de la peau, ils causeraient une douleur très vive. On n'exposera jamais la partie brûlée à la chaleur, ainsi que cela a été autrefois conseillé.

2° *Traitement des brûlures qui doivent suppurer, mais dans lesquelles les téguments ne sont pas entièrement détruits.* — A cette catégorie appartiennent les brûlures au troisième degré : elles sont, ainsi que nous l'avons dit, encore douloureuses autour des points mortifiés. Mais c'est principalement la suppuration qu'il faut combattre. Si la lésion était très étendue et la réaction trop vive, il serait nécessaire de la combattre par les antiphlogistiques. Le traitement local est très simple : on couvre les parties dénudées avec un linge fenêtré enduit de cérat, et on applique par-dessus des plumasseaux de charpie d'autant plus épais que la suppuration sera plus abondante; dans ce cas, les pansements avec le coton ne pourront être employés avec succès, car la suppuration sera trop abondante pour qu'ils n'aient pas besoin d'être souvent renouvelés. Ce n'est que lorsque la brûlure au troisième degré est peu étendue, et que celle au second l'est davantage, que le coton peut encore être utile; car la suppuration n'est pas assez considérable pour traverser une couche épaisse, et on active beaucoup la guérison des brûlures de la circonférence, beaucoup moins profondes que celles du centre.

Il arrive souvent que la cicatrisation marche avec lenteur à cause du développement de bourgeons charnus qui s'élèvent au-dessus des téguments; ceux-ci seront, dans ce cas, cautérisés avec la pierre infernale.

Le cérat saturné peut encore être étalé sur les plumasseaux ou sur le linge appliqué sur la plaie.

3° *Traitement des brûlures profondes.* — Au début de la maladie, des cataplasmes émollients seront appliqués sur la brûlure; le malade sera maintenu à un régime sévère, afin de prévenir autour de l'escarre une inflammation trop vive ; des sangsues seront mises en plus ou moins grand nombre autour de la partie brûlée. Mais , si on parvient à modérer les symptômes de réaction , le chirurgien doit donner toute son attention à la chute de l'escarre ; celle-ci est quelquefois très longue à se détacher complétement ; il aura soin alors de couper tous les lambeaux isolés , afin de donner une large issue au liquide qui s'accumulerait dans le fond du foyer. Mais c'est surtout après la chute de l'escarre , pendant toute la période de la cicatrisation , qu'une surveillance attentive est de rigueur.

En effet , il ne faut pas oublier qu'il existe une perte de substance souvent même très considérable, qui ne peut être réparée que par la formation d'une cicatrice. A la vérité , la rétraction de la peau vient souvent en aide à la cicatrisation ; mais on surveillera attentivement ce phénomène, qui devient un véritable accident dans certaines circonstances, et on devra d'autant plus y donner de soin que cette rétraction ne se fait qu'insensiblement et pendant fort longtemps. Les articulations seront fléchies par une bride cicatritielle qu'il sera impossible de rompre, et le membre ne pourra plus être étendu. Il importe donc de diriger le pansement de manière que la cicatrice soit aussi étendue que la brûlure ; pour cela, on placera les parties dans une position inverse à celle qui favoriserait la cicatrisation. C'est ainsi que, si la brûlure siège au niveau d'une articulation dans le sens de la flexion, le membre sera mis dans l'extension ; si elle siège sur la partie latérale droite du cou, la tête sera entraînée à gauche. Cette extension doit être permanente et très forte, car le travail de cicatrisation est assez puissant pour résister à une puissance modérée, et même pour la rendre inutile.

Lorsque les brûlures siègent sur des parties disposées de telle sorte que deux surfaces en suppuration soient en contact, il sera nécessaire de les isoler. Ces deux surfaces, couvertes de granulations, ont une grande tendance à se réunir. C'est ainsi qu'on évitera les adhérences entre les doigts en pansant chacun des doigts isolément ; qu'on empêchera le pavillon de l'oreille d'adhérer à la région temporale en interposant un linge enduit de cérat et de la charpie entre les deux surfaces suppurantes.

Enfin le travail de cicatrisation peut encore rétrécir les ouvertures naturelles de manière à les oblitérer complétement si on n'y fait pas attention. On préviendra cet accident en plaçant dans les narines, dans le conduit auditif externe, etc., des bougies dont le volume sera en raison de la largeur de l'orifice. Si le chirurgien était appelé après qu'un commencement de cicatrisation aura causé quelque accident de ce genre, un peu d'éponge préparé serait introduit dans l'orifice rétréci.

Quant aux brûlures si profondes qu'elles ont désorganisé tout un membre, il va sans dire que l'amputation est nécessaire. On agirait de même si les lésions étaient assez profondes pour rendre inutile un membre dont la guérison pourrait par l'abondance de la suppuration compromettre la vie du blessé.

CHAPITRE IX.

Ulcères.

On appelle *ulcère* une solution de continuité avec perte de substance, tendant à se perpétuer ou par un travail de désorganisation progressif, ou faute d'un travail réparateur.

Il est en général facile de distinguer les plaies des ulcères ; car, à moins que des pansements mal faits n'empêchent la cicatrisation, les plaies tendent toujours à guérir ; les ulcères, au contraire, font toujours des progrès ou restent stationnaires.

Parmi les ulcères, les uns sont produits par les progrès

même de l'affection qui les entretient, tels sont les *ulcères cancéreux, syphilitiques, scorbutiques, scrofuleux*. Il est évident que dans ces diverses circonstances les ulcères ne constituent pas une maladie à part; ils ne sont que le résultat d'une affection particulière, et ne guériront qu'avec la maladie qui leur a donné naissance. Nous ne nous occuperons pas de ces diverses espèces d'ulcères. M. le professeur Rigaud (1) les désigne sous le nom d'*ulcères spécifiques*.

D'autres ne sont que les symptômes d'une maladie, comme ceux qui sont produits et entretenus par la carie, la nécrose, et par des corps étrangers. Cette espèce ne nous occupera pas plus que les précédentes.

Nous ne parlerons que de ceux qui sont entretenus par une cause locale ou générale, qui résultent d'un travail organique local d'ulcération, ou bien qui se développent sous l'influence d'une lésion traumatique qui ne peut guérir, la cicatrisation étant arrêtée par la même cause qui aurait produit les ulcères; tels sont les *ulcères simples, variqueux, calleux*. Une partie des ulcères scrofuleux peut encore rentrer dans cette classe; car s'ils sont produits par le développement d'une tumeur scrofuleuse, il arrive aussi que l'ulcération se développe sans qu'on puisse lui assigner d'autre cause que la *diathèse scrofuleuse*.

Il est enfin des ulcères qui reçoivent leur nom des complications toutes locales qui peuvent survenir pendant leur existence; telles sont la gangrène, les fongosités. On a fait de ces espèces des *ulcères fongueux, gangréneux*. Sans leur consacrer un chapitre spécial, nous en parlerons en décrivant les lésions qui peuvent compliquer les ulcères.

(1) Thèse de concours pour l'agrégation en chirurgie. In-4°. 1839. Page 10.

§ I. Ulcères simples.

On appelle *ulcères simples* ceux qui ne sont ni symptomatiques ni diathésiques (1).

Ils siègent le plus souvent aux membres inférieurs, presque toujours la jambe. Le côté gauche est plus souvent affecté que le droit.

A. *Symptômes.* — On trouve sur la partie une solution de continuité dont l'étendue est très variable, depuis 2 ou 3 centimètres jusqu'à envelopper tout le tour de la jambe. L'étendue des ulcères n'est pas aussi considérable qu'on pourrait de prime abord le supposer. En effet, lorsque les parties qui l'entourent sont tuméfiées, les bords participant à l'inflammation s'écartent, sont attirés en dehors et font paraître la solution de continuité beaucoup plus étendue qu'elle ne l'est réellement ; car aussitôt que le dégorgement a lieu, les bords s'affaiblissant, la perte de substance paraît beaucoup moins large : aussi, après quelques soins, le lendemain même d'un traitement bien méthodique, ne doit-on pas être étonné de trouver une grande amélioration.

Le fond de la solution de continuité est grisâtre, violacé dans différents points, présentant l'aspect de mamelons épais plus ou moins mous, saignant au moindre contact, devenant violets lorsque le malade est debout, mais qui reprennent une coloration plus vermeille après le séjour au lit. Entre ces mamelons on trouve de petites cavités remplies d'une substance visqueuse ressemblant à une espèce de détritus formé de pus, de sang, de matières organiques mélangées. Le fond paraît comme enfoncé, quoique réellement il se trouve à peu près au même niveau que les téguments : ce phénomène tient à l'épaisseur des bords de l'ulcère ; d'autres fois la surface est tout-à-fait au même ni-

---

(1) *Compendium de chirurgie pratique*, t. I, p. 561.

veau que les téguments avec lesquels elle se continue au moyen d'une cicatrice mince qui se rompt au moindre mouvement.

Les ulcères sont, en général, peu douloureux ; ils sont même quelquefois complétement indolents. Mais sous l'influence du moindre excès, ou d'une complication, les douleurs deviennent extrêmement vives.

Les malades peuvent ainsi conserver leur ulcère pendant de longues années, sans qu'il en résulte aucune altération pour la santé ; et même, pour quelques uns, cette suppuration habituelle est une condition de santé : aussi serait-il quelquefois imprudent de la guérir. Mais l'ulcère ne reste pas pendant tout ce temps dans un état stationnaire. Tantôt il s'étend en largeur pour bientôt marcher vers la cicatrisation ; tantôt la cicatrice se détruit, soit spontanément, soit par suite de violences extérieures, et ces alternatives d'ulcération et de cicatrisation peuvent ainsi se succéder à plusieurs reprises.

B. *Complications.* — Les ulcères peuvent se compliquer d'inflammation, de gangrène, de fongosité.

1° *Inflammation.* — Cette complication est la plus fréquente de celles qui accompagnent les ulcères ; elle est due à la fatigue qu'éprouvent les malades forcés de rester longtemps sur leurs jambes, à la malpropreté, au frottement des vêtements sur la surface de l'ulcère, à des pansements mal faits, à l'application de topiques irritants. Les excès peuvent également provoquer l'inflammation.

L'invasion de cette complication est caractérisée par le développement d'une douleur vive ; la suppuration s'altère, la surface de l'ulcère et les bords se tuméfient, le fond se dessèche, devient d'un rouge brun ; l'inflammation s'étend aux parties voisines, qui peuvent même devenir le siége d'un véritable phlegmon.

2° *Gangrène.* — Plus rare que la précédente, cette complication est en général précédée d'une inflammation plus ou moins vive; elle se développe principalement chez les sujets affaiblis. La suppuration prend une odeur d'une fétidité remarquable; son fond devient d'un gris verdâtre et présente l'aspect d'une véritable escarre, qui, au bout de quelque temps, se détache après avoir causé au malade des douleurs excessives, et laisse après sa chute une plaie suppurante, un ulcère simple.

D'autres fois la surface de l'ulcère se couvre de cette matière pulpeuse dont nous avons parlé en décrivant la pourriture d'hôpital; nous n'y reviendrons pas.

Les ulcères compliqués de gangrène sont encore désignés sous le nom d'*ulcères gangréneux*.

3° *Fongosités.* — Les bourgeons charnus qui recouvrent la surface des ulcères prennent quelquefois un développement considérable; ils sont mous, pâles, saignent au moindre contact, souvent même spontanément; il s'écoule de leur surface un liquide séro-purulent. L'emploi des émollients pendant trop longtemps prédispose au développement de cette affection.

Ils sont désignés sous le nom d'*ulcères fongueux*.

Il arrive quelquefois que l'ulcère est compliqué de la présence d'un grand nombre d'insectes; ces ulcères, désignés sous le nom d'*ulcères vermineux*, ne présentent aucune différence avec les autres; la malpropreté est la seule cause de cette complication.

C. *Traitement.* — Les ulcères simples peuvent être traités, 1° par *le repos*, 2° la *situation*, 3° les *émollients* et les *antiphlogistiques*, 4° la *compression*, 5° les *excitants*, 6° la *cautérisation*.

1° *Repos.* — Le repos est une des conditions indispensables à la guérison des ulcères; car ils ne se rencontrent guère qu'aux extrémités inférieures, et pour peu que le malade prenne d'exercice, le membre s'engorge et la cicatrisation est arrêtée; du reste, employé seul, il ne peut amener la guérison.

2° *Situation.* — Les membres doivent être placés de manière que le pied soit plus élevé que la racine du membre, afin que le sang veineux puisse facilement circuler par son propre poids. Mais cette dernière position est très gênante; on ne la mettra en pratique que lorsque l'engorgement du membre sera très considérable; mais dans la plupart des cas la position horizontale est suffisante.

3° *Émollients* et *antiphlogistiques.* — Ces moyens doivent être mis en usage lorsque les bords de l'ulcère sont enflammés. Dans ces cas, on posera des sangsues tout autour, puis on appliquera des cataplasmes, des fomentations émollientes. Ces derniers, avec le repos, suffisent le plus souvent pour dissiper l'inflammation. Dans quelques circonstances cependant le traitement antiphlogistique et les émollients ont produit de bons résultats en changeant la nature du mal. Mais, en général, ces moyens ne doivent être mis en pratique que pendant un temps assez court, car ils finissent par amener dans les tissus un état de mollesse et d'atonie qui est peu favorable à la cicatrisation.

4° *Compression.* — Employée seule, elle serait insuffisante pour la guérison; réunie au repos et à la position horizontale, elle produirait de meilleurs effets; mais elle n'amènera la cicatrisation qu'au bout d'un temps fort long. Si au contraire elle est unie aux excitants, elle agit avec beaucoup plus d'énergie.

5° *Excitants.* — Seuls, ou réunis avec la situation et le repos, les excitants n'ont pas produits de résultats bien merveilleux; la cicatrisation se fait longtemps attendre. Ces topiques ont la propriété d'aviver la surface de l'ulcère sans cependant rendre la cicatrisation plus rapide; la poudre de quinquina et les poudres aromatiques sont celles qui paraissent agir avec le plus d'énergie; l'eau chlorurée viendrait ensuite.

6° *Compression réunie aux excitants.* — Le meilleur remède à opposer aux ulcères consiste sans contredit dans l'application de bandelettes de sparadrap sur l'ulcère (1).

Les bandelettes exercent sur la surface de l'ulcère une compression assez considérable, permanente, qui favorise singulièrement la résolution des parties engorgées. Les bords latéraux sont rapprochés, par conséquent l'étendue de la solution de continuité paraît diminuée; enfin la matière dont est composé l'emplâtre excite légèrement la surface de l'ulcère et rend par conséquent la cicatrisation plus facile.

Pour ce pansement, on taille des bandelettes larges de 2 à 3 centimètres, assez longues pour faire une fois et demie ou deux fois le tour du membre; la première bandelette est appliquée à la partie inférieure de l'ulcère sur la partie du membre opposée à la maladie; les deux extrémités sont ramenées sur l'ulcère lui-même, où elles s'entrecroisent, et les deux bouts sont portés sur les parties latérales. La seconde bandelette est mise de la même manière et doit légèrement recouvrir la bandelette inférieure. On continue ainsi le pansement jusqu'à ce que l'ulcère soit couvert entièrement.

Nous signalerons plusieurs préceptes qui sont d'une grande importance pour que le pansement soit bien fait.

a. La *constriction* ne doit pas être trop grande au premier pansement; les bandelettes peuvent être serrées davantage lorsqu'elles sont appliquées pour la seconde fois.

b. Une suppuration trop abondante ne serait pas une contre-indication à ce mode de pansement; il serait seulement nécessaire de laisser entre chaque bandelette un petit intervalle, afin qu'elle pût se faire jour à l'extérieur.

(1) Ce mode de traitement, imaginé par Baynton, fut importé en France par M. le professeur Roux, qui, en le faisant connaître, a rendu un véritable service à l'humanité. (*Relation d'un voyage à Londres*, 1814, p. 148.)

De la charpie, une compresse et une bande médiocrement serrée, qui seraient renouvelées quand la suppuration l'aurait salie, seraient roulées par-dessus les bandelettes. Il est rare qu'à la deuxième ou troisième application des bandelettes ces soins soient nécessaires.

c. Chez les malades à peau fine, les bandelettes ne doivent
pas être appliquées à nu sur la peau, car le contact de
l'emplâtre pourrait déterminer le développement d'un
eczéma. Il faut alors mettre tout autour de la solution de
continuité un linge enduit de cérat, afin de prévenir le développement de l'eczéma. Il va sans dire qu'on prendrait la
même précaution si cette maladie s'était déjà développée
autour de l'ulcère. Si elle était trop intense, on la combattrait pendant quelques jours par l'application de quelques
cataplasmes de fécule de pomme de terre.

d. Si l'ulcère était trop étendu, il y aurait peut-être de
l'inconvénient à mettre des bandelettes sur une trop large
surface en suppuration ; l'emplâtre, en effet, contient une
assez grande quantité d'oxide de plomb. M. Taufflier a publié une observation d'empoisonnement saturnin causé par
l'usage des bandelettes de diachylon gommé ; il se demande
si on ne pourrait pas, sans nuire à la propriété cicatrisante
des bandelettes, remplacer la litharge par l'oxide de zinc
(*Gazette médicale*, tom. VI, n° 6). Cet accident est rare ;
il ne faudrait pas néanmoins, dans la crainte de le voir survenir, négliger l'usage des bandelettes sur un ulcère un peu
étendu ; car il sera facile, ainsi que le conseille M. Gerdy,
de le prévenir en plaçant au centre de l'ulcère un linge
enduit de cérat, de manière à ne laisser que les bords en
contact avec l'emplâtre.

e. Si les bandelettes doivent être appliquées sur une surface pourvue de poils, ceux-ci devraient être rasés ; car en
enlevant l'emplâtre, ils seraient arrachés, et le malade éprouverait une forte douleur.

f. Lorsque les bandelettes doivent être un peu serrées,

il est bon de placer, depuis l'extrémité, un bandage spiral afin de prévenir son engorgement.

Ainsi appliqués, les pansements ne doivent être renouvelés que tous les trois ou quatre jours, selon que la suppuration est plus ou moins abondante. Baynton conseille de les lever toutes les vingt-quatre heures; pour les enlever, il fait arroser l'appareil avec un peu d'eau fraîche. Mais cette dernière précaution est à peu près inutile; il suffit de glisser entre la peau non ulcérée et les bandelettes l'extrémité mousse de ciseaux droits et de couper celle-ci successivement, et de les détacher ensuite des deux côtés à la fois en les entraînant en dehors de l'axe du membre.

Les bandelettes doivent-elles être posées quel que soit l'état de l'ulcère? Doit-on combattre l'inflammation qui complique un ulcère avant de les appliquer? Doit-on en détruire les causes, si ces causes sont internes? M. Philippe Boyer veut qu'on ait recours aux bandelettes, quelles que soient les complications, inflammation, gangrène, fongosité, callosités, etc.; il a recours à un traitement général approprié pour combattre les ulcères de cause interne, mais ce traitement n'exclut pas l'usage des bandelettes.

7° Cautérisation. — Le cautère actuel, les divers caustiques solides ou liquides peuvent être employés pour le traitement des ulcères. Mais le caustique auquel on doit donner la préférence est l'azotate d'argent. Il sert non seulement à réprimer les bourgeons charnus qui se développent sur la surface suppurante, mais encore à aviver les bords et à en faciliter la cicatrisation. Pour user de ces moyens, il sera nécessaire de faire attention à ne pas brûler la cicatrice, mais bien à passer le crayon aussi près que possible. Si la surface de l'ulcère ne présentait pas de bourgeons charnus considérables, la cautérisation serait inutile à la partie moyenne; si, au contraire, ils étaient assez volumineux pour qu'elle ne fût pas suffisante, on les exciserait avec des ciseaux courbes tenus sur le plat.

Le cautère actuel ne serait employé que quand l'ulcère sera compliqué de pourriture d'hôpital.

8° De tous les moyens que nous venons d'examiner, un seul, la compression, réunie aux excitants, peut suffire pour guérir un ulcère; mais la guérison se fera d'autant moins attendre que ces divers procédés auront été associés en plus grand nombre, autant qu'il aura été possible. C'est ainsi qu'au moyen du repos, de la situation et des bandelettes on pourra obtenir assez rapidement la guérison d'ulcères très rebelles. Mais, je le répète, le repos et la situation ne sont pas indispensables; car avec des bandelettes les malades peuvent vaquer à leurs occupations et guérir, et les guérisons seraient beaucoup plus nombreuses si les malades prenaient la précaution de s'entourer des soins de propreté si indispensable à la guérison des maladies; au contraire, elle est ordinairement retardée, car pendant le traitement ils s'exposent presque toujours aux mêmes causes qui ont pu déterminer cette affection.

§ II. Ulcères variqueux.

Les *ulcères variqueux* sont ceux qui sont entretenus par des varices.

On les rencontre très souvent chez des gens qui restent habituellement debout ou qui font souvent de très longs voyages.

Cette espèce d'ulcère se développe tantôt à la suite d'une plaie ou d'une contusion, car il faut remarquer que la présence de varices sur les extrémités inférieures rend la cicatrisation des plaies beaucoup plus difficile. En effet, chez ces individus, le membre est dur, la peau est plus tendue qu'à l'état normal, elle a perdu toute sa souplesse : aussi il lui est impossible de se prêter à une distension considérable et elle dégénère rapidement en ulcère.

D'autres fois, l'ulcère débute par une affection des parois de la veine; les veines, en effet, distendues par le sang qui s'y accumule, sont remplies par des caillots qui, faisant l'office d'un corps étranger, ne tardent pas à enflammer les parois de la veine, le tissu cellulaire environnant, la peau elle-même. Toutes ces parties sont bientôt détruites par un travail de désorganisation; la veine s'ouvre et donne naissance à une hémorrhagie plus ou moins considérable, qui en général s'arrête d'elle-même, et n'affaiblit pas le malade; car, comme le dit J.-L. Petit : « Le » sang qui s'écoule n'est pas, pour ainsi dire, tiré de la » masse; il était renfermé dans des veines variqueuses, » hors des voies de la circulation et absolument inutile aux » fonctions actuelles (1). »

Il est aisé de comprendre que par suite de l'engorgement du membre, la plaie qui résulte de ces différentes causes ne pourra guérir que difficilement, car les bords de la solution de continuité seront toujours écartés.

Traitement. — Il serait nécessaire pour guérir radicalement les ulcères variqueux de guérir radicalement les varices; mais il est bien démontré que cela est à peu près impossible; que si on oblitère une veine, il se formera d'autres varices sur des veines non déjà dilatées. Cependant au moyen d'une compression longtemps soutenue et de soins hygiéniques convenables, on peut espérer la guérison des ulcères variqueux.

L'ulcère sera pansé avec des bandelettes de diachylon. S'il était peu étendu, et si ses bords n'étaient pas trop saillants, un peu de charpie sèche et imbibée de vin aromatique suffirait pour amener la guérison. Mais il faudrait ajouter ces moyens thérapeutiques à la compression de tout le membre au moyen d'un bandage roulé, ou mieux d'un bas lacé bien confectionné. A l'aide de ces moyens, la guérison de l'ulcère variqueux se fait rarement attendre long-

(1) J.-L. Petit, *loc. cit.*, page 526.

temps. Mais après la guérison de son ulcère, le malade devra conserver son bas lacé afin de rendre plus facile la circulation du sang veineux, et de prévenir soit la déchirure de la cicatrice, soit la formation d'un nouvel ulcère.

Cette affection présente quelquefois une étendue tellement considérable, que l'on est obligé de pratiquer l'amputation du membre ; on ne doit en venir à cette extrémité que lorsque la peau d'une grande partie de la jambe est détruite par l'ulcération, qu'il ne reste plus d'espoir de voir se former une cicatrice, que ces ulcères sont très douloureux et laissent écouler une grande quantité de sérosité qui affaiblit considérablement les malades.

§ III. Ulcères calleux.

Les *ulcères calleux* sont-ils, ainsi que le dit Boyer, causés par l'inflammation consécutive de l'ulcère, inflammation dont la résolution ne se fait pas d'une manière complète ?

Mais des individus exposés à l'intempérie des saisons, qui chaque jour commettent des écarts de régime, ont des ulcères qui ne deviennent pas calleux. Si dans quelques circonstances l'inflammation a produit ces callosités, la plupart du temps il faut chercher d'autres causes.

Les ulcères calleux présentent un aspect particulier. La perte de substance paraît être faite comme par un emporte-pièce. Les bords sont taillés à pic, irréguliers, très durs ainsi que le fond, qui présente la consistance et l'aspect du squirrhe, et ne donne au lieu de pus qu'une assez grande quantité d'un liquide blanc-jaunâtre d'une odeur infecte. La peau aux environs de l'ulcère participe à cette dureté considérable, laquelle s'étend même très loin. Ils sont peu douloureux, à moins d'accidents particuliers.

Les callosités étant attribuées à l'inflammation, on a essayé de les guérir par le traitement antiphlogistique, par les émollients et le repos absolu. Mais s'il est possible d'obtenir par ce moyen la guérison des ulcères calleux, du moins elle se fait très longtemps attendre ; d'ailleurs le repos absolu ne peut être applicable lorsqu'il est à craindre qu'il ne réagisse d'une manière fàcheuse sur l'économie. Le meilleur traitement à opposer à cette maladie est l'emploi de la charpie sèche ou imbibée d'un peu d'eau légèrement chlorurée, et maintenue à l'aide d'une légère compression.

Il est inutile de chercher à obtenir la résolution des callosités, d'abord parce que souvent elle est impossible, ensuite parce que celles-ci n'apportent pas d'obstacle à la cicatrisation.

§ IV. Ulcères scrofuleux.

Nous décrivons dans ce paragraphe, non pas les ulcères qui surviennent après la rupture des tumeurs scrofuleuses, mais bien ceux qui se rencontrent sans causes appréciables chez des sujets présentant tous les signes de la diathèse scrofuleuse.

Ces ulcères apparaissent sur toutes les parties du corps, mais principalement au cou, autour des ganglions lymphatiques et des articulations.

Ils succèdent souvent à une inflammation chronique du tissu cellulaire ou des ganglions lymphatiques sous-cutanés ; ils sont souvent aussi précédés par la formation d'un foyer purulent.

Le fond de l'ulcère est d'un rouge violet, couvert de bourgeons charnus, mous, aplatis, sécrétant, non pas du pus, mais une sérosité sanieuse quelquefois très abondante et mêlée à des débris floconneux. Les bords sont mous, souvent décollés dans une étendue considérable ; ils sont violacés, exempts de callosités et découpés très irrégulièrement.

Ces ulcères ont une marche essentiellement chronique ; leur guérison ne se fait qu'avec une lenteur extrême, et ils laissent après eux une cicatrice bleuâtre très difforme et d'une apparence toute particulière.

Outre la longueur de cette affection, la nature des cicatrices, que tout le monde reconnaît facilement, rend cette maladie très fâcheuse : aussi quelques chirurgiens n'ont-ils pas hésité à faire disparaître par une opération ces cicatrices difformes.

Le *traitement général* est celui qui doit surtout fixer l'attention du chirurgien ; les toniques, les amers seront prescrits à l'intérieur. M. Lugol fait prendre à ses malades une grande quantité d'iode ; les bains alcalins, iodurés, sulfureux, seront également recommandés.

Les plaies seront pansées avec de la charpie sèche, ou imbibée d'eau chlorurée ; les bords seront excisés ; la cautérisation de la plaie avec la solution caustique d'iode peut encore, en modifiant la surface de l'ulcération, produire de bons résultats. Les emplâtres doivent être rejetés du traitement de cette affection.

CHAPITRE X.

Fractures.

On entend par *fracture* toute solution de continuité des os par causes violentes. Si cependant la solution de continuité était produite par un instrument tranchant ; si au lieu d'être brisé, l'os se trouvait coupé, la lésion prendrait le nom de plaie.

Je viens de dire que toute fracture était produite par cause violente. Lorsque l'os est brisé dans le point où il a été frappé, la fracture est *directe ;* dans ce cas le corps vulnérant frappe l'os perpendiculairement à son axe. La fracture est dite par *contre-coup* lorsque la cause qui la détermine a lieu dans un point plus ou moins éloigné de l'endroit fracturé. La cause agit ici dans la direction de l'axe de l'os.

La contraction musculaire peut dans certaines circonstances déterminer des fractures : tantôt ce sont l'olécrâne, la rotule, le calcanéum, et on conçoit facilement la possibilité de cette espèce de fracture; d'autres fois ce sont des os longs : alors ou les contractions musculaires sont extrêmement violentes, comme Curet en rapporte un exemple chez un mousse qui fit des efforts considérables pour ne pas être renversé par le roulis d'un navire; ou bien ces contractions ont augmenté considérablement d'intensité par suite d'un état morbide, comme les convulsions, l'épilepsie, les convulsions tétaniques produites par la noix vomique; ou bien enfin la résistance propre des os est considérablement diminué par des altérations pathologiques, le cancer, le scorbut, le rachitisme.

La longueur des os, leur position superficielle, les exposent davantage aux fractures. Le vieillard, dont les os contiennent sous un même volume une bien plus grande quantité de sels calcaires, a les os plus fragiles que les adultes, et à plus forte raison que les enfants. Les changements que l'âge apporte dans la direction de certaines éminences des os doivent être également pris en considération quand on examine comparativement la fréquence des fractures aux divers âges de la vie : ainsi la fracture du col du fémur est plus fréquente chez le vieillard, parce que celui-ci vient s'insérer sur le corps de l'os moins obliquement que chez l'adulte, et qu'il est par conséquent moins apte à résister aux chocs.

La fracture est *simple* lorsqu'il n'existe qu'un seul os de fracturé et que les parties molles sont peu endommagées. Quand deux os composent un membre, que ces deux os sont brisés, la fracture est *composée*; elle est *double, triple*, quand un os est brisé en deux, trois endroits; *comminutive* quand l'os est brisé en un grand nombre d'esquilles ; enfin elle est *compliquée* lorsque des lésions graves , soit des parties molles , soit des articulations voisines , ou quelques maladies concomitantes existent en même temps qu'elle.

Les fractures peuvent être *transversales*, ou en *rave*, lorsque l'os est partagé par une rupture perpendiculaire à sa longueur ; elle est *oblique*, ou en *bec de flûte*, quand la section est oblique à l'axe de l'os. On a trouvé quelques exemples de fractures longitudinales dans les os longs à la suite de plaies d'armes à feu. On n'a pas cru pendant longtemps à l'existence de fractures longitudinales simples ; mais MM. J. Cloquet et Aug. Bérard rapportent l'observation d'un jeune couvreur qui en tombant du haut d'un toit se fractura le fémur au niveau des condyles ; le fragment qui supposait le condyle interne s'étendait jusqu'au niveau du petit trochanter, en suivant la ligne de torsion de l'os : il avait 31 centimètres de longueur.

Diagnostic. — Si le plus souvent les fractures sont faciles à reconnaître , leur diagnostic peut être dans certaines circonstances tellement obscur, que pendant longtemps certaines fractures ont été méconnues ; telle est celle de l'extrémité inférieure du radius, que l'on a longtemps confondue avec la luxation du poignet. Il faut donc, pour reconnaître les fractures, ne négliger aucun des moyens qui peuvent éclairer le diagnostic.

Les signes commémoratifs ne peuvent que rarement faire même soupçonner l'existence d'une fracture : ainsi la connaissance du mode d'agir de l'instrument vulnérant , celle des circonstances qui ont accompagné la chute, ou bien la position dans laquelle se trouvait le blessé au moment de l'accident, ne servent souvent à rien, car les malades ou bien ceux qui les accompagnent ne donnent que des renseignements très imparfaits et inexacts ; cependant ces renseignements sont toujours bons à noter , car ils peuvent éclairer, sinon sur le diagnostic, du moins sur le mécanisme de la fracture. La sensation de craquement sentie par le malade est encore un signe très imparfait ; car non seulement elle n'est point perçue la plupart du temps, mais très souvent la déchirure des ligaments, le glissement des tendons sur les surfaces articulaires produisent une sensation analogue.

La douleur dans le membre blessé n'est pas, il est vrai, un signe de fracture, car une multitude d'autres lésions déterminent la douleur ; mais dans les fractures par contre-coup, lorsqu'elle est bien circonscrite, elle est un excellent signe pour reconnaître le point où l'os est brisé. Je dirai la même chose de l'engourdissement du membre, de l'impossibilité de le mouvoir ; car si dans les fractures l'interruption du levier empêche de mouvoir les membres, la lésion des agents qui font agir le levier, comme les muscles, les nerfs, détermine également l'impossibilité des mouvements : ainsi les contusions, les luxations déterminent l'immobilité tout aussi bien que les fractures. La commotion du membre blessé, la lésion de filets nerveux déchirés, contus, déterminent l'engourdissement du membre aussi bien que la fracture.

Les signes tirés de l'examen du membre sont infiniment meilleurs ; en effet dans la plupart des fractures il présente des changements dans sa forme, sa longueur, sa direction.

La déformation du membre tient tantôt au gonflement qui accompagne au bout de quelques jours les fractures abandonnées à elles-mêmes, tantôt au déplacement des fragments.

Le gonflement simplement inflammatoire n'est pas d'une grande ressource pour le diagnostic des fractures ; la plupart du temps il est même plus nuisible qu'utile, car donnant plus d'épaisseur aux parties molles qui environnent la fracture, les rendant plus sensibles, les recherches nécessaires pour percevoir la crépitation sont beaucoup plus difficiles pour le chirurgien, beaucoup plus douloureuses pour le malade.

D'autres fois la déformation du membre tient au déplacement.

Le déplacement peut se faire suivant l'épaisseur ; dans ce cas, la fracture est transversale ; les deux extrémités des fragments sont encore en contact par une partie de leur surface. Il peut avoir lieu suivant la longueur quand les fragments chevauchent l'un sur l'autre, comme dans les fractures obliques, ou les fractures transversales dont les fragments ne sont plus en rapport. Il arrive dans certaines fractures transversales, de l'olécrâne, de la rotule, du calcanéum, que les fragments sont plus ou moins écartés les uns des autres par la contraction musculaire.

Le déplacement peut exister suivant la direction de l'os lorsque les fragments forment entre eux un angle saillant de manière à faire paraître le membre coudé. On observe ce déplacement quand le fragment inférieur est trop ou trop peu élevé : alors les fragments forment un angle ouvert en avant dans le deuxième cas, saillant en avant.

Enfin, le déplacement a lieu suivant la circonférence du membre lorsque le fragment inférieur exécute un mouvement de rotation, le supérieur restant immobile ; par exemple, la déviation du pied dans les fractures de la cuisse.

Le plus souvent ces divers déplacements sont combinés ensemble ; mais ils ne se rencontrent pas toujours ; ainsi, il n'y a pas de déplacements suivant la longueur lorsque l'un des deux os de l'avant-bras ou de la jambe est fracturé ; l'autre dans ce cas sert d'attèle.

Les déplacements sont dus :

1° A la cause qui a déterminé la fracture, et qui, continuant son action, détermine le déplacement des fragments ;

2° A la contraction musculaire : c'est la cause la plus commune de déplacement dans les fractures ; elle agit dans toutes les fractures. L'absence de raccourcissement dans les paralysies le démontre parfaitement bien, et d'autant mieux que, comme Desault en rapporte un exemple, le raccourcissement a lieu dès que la paralysie est guérie.

3° Le poids du corps peut pousser un des fragments en bas, et même assez fort pour traverser les chairs et même les vêtements : tel est le fait arrivé à Ambroise Paré.

4° Le poids de la partie du membre au-dessous de la blessure peut entraîner le fragment inférieur, soit en bas, lorsque le malade est debout, les membres étant paralysés, soit en avant, comme dans les fractures de la jambe, lorsque le talon n'est pas suffisamment soulevé.

Il arrive quelquefois que le fragment supérieur fait une forte saillie, tandis que l'inférieur paraît se cacher derrière ce dernier. Cependant le fragment supérieur n'est point déplacé ; la contraction musculaire a tiré le fragment inférieur en bas dans les fractures de la clavicule, en arrière dans les fractures de la cuisse, etc.

La crépitation est un des meilleurs signes des fractures ; elle se perçoit au toucher la plupart du temps, plus rarement avec l'oreille. On obtient la crépitation en faisant jouer les deux fragments l'un sur l'autre, soit en saisissant les deux fragments, soit en faisant maintenir le fragment supérieur par un aide, et en faisant faire des mouvements au fragment inférieur.

Lorsque les os sont enveloppés d'une grande épaisseur de parties molles, la crépitation ne peut être sentie que très difficilement. C'est pour cette raison que M. Lisfranc a conseillé l'emploi du stéthoscope. Je ne sais si on a tiré de grands avantages de ce mode d'investigation. Quand, au contraire, les parties brisées sont très superficielles, le moindre mouvement suffit pour que l'on sente la crépitation.

Lorsqu'un os est fracturé, qu'on saisit le fragment inférieur, et qu'on lui fait exécuter quelques mouvements, on voit que le membre cède dans un point qui n'est pas une articulation ; il y a alors mobilité anormale ; le malade peut aussi la rendre très apparente en faisant des mouvements. Ce signe est encore excellent pour reconnaître les fractures ; mais il manque souvent, ou bien il est peu sensible quand un des deux os est resté intact, quand le siége de la fracture est voisin d'une articulation ; car un des fragments étant très petit, on ne peut prendre sur lui de point d'appui assez solide. On peut même dans cette circonstance être induit en erreur, lorsque le chirurgien, ne fixant pas assez fortement ses articulations du poignet, croit sentir la mobilité anormale entre des fragments, tandis que les mouvements se sont passés dans le poignet ; ou bien quand il y a un trop grand épanchement autour d'une partie contuse, la sensation de déplacement peut se faire sentir, et on pourrait croire qu'elle se passe entre deux fragments osseux, quand ce n'est que du sang qui change de place : dans ce cas, une compression très forte mettra à l'abri de l'erreur.

Dans les fractures, on peut, en général, opérer la réduction avec beaucoup de facilité ; mais aussi les déplacements se reproduisent très facilement. Ce caractère est excellent pour établir le diagnostic entre celles-ci et les luxations qui sont si difficiles à réduire, et qui, une fois réduites, sont pour ainsi dire guéries. On trouve, deux ou trois jours après, quelquefois plus tôt, des phlyctènes autour du point où la fracture a eu lieu ; mais ces phlyctènes ne sont pas constantes. On les rencontre dans quelques autres maladies : aussi leur présence ne peut donner que des présomptions, et leur absence ne pourrait pas faire conclure à la non-existence d'une fracture.

On peut voir que les signes que nous avons donnés pour le diagnostic des fractures sont assez nombreux ; que ces signes sont le plus souvent très concluants ; qu'un seul peut souvent suffire pour que le chirurgien porte un diagnostic certain ; mais, outre qu'il y a quelquefois des causes d'erreur, ils manquent dans quelques cas complétement. Nous allons les reprendre les uns après les autres, et les étudier sous ces deux points de vue.

La douleur peut appartenir à une foule d'autres maladies que les fractures : aussi elle ne nous arrêtera pas. Quant à l'impossibilité de remuer le membre, et à la commotion, nous en avons déjà assez parlé, et nous avons vu que les luxations, les contusions, pourraient donner lieu à des symptômes tout-à-fait semblables.

Le gonflement peut dépendre d'un phlegmon, d'une contusion, et la déformation du membre, source beaucoup meilleure de diagnostic, peut quelquefois induire en erreur. En effet, le membre peut être plus court à la suite d'une luxation ; une fracture ancienne consolidée peut avoir laissé après sa guérison un raccourcissement assez notable; enfin, et surtout pour les fractures de la cuisse, le bassin n'est pas dans une position complétement horizontale, et on peut croire à un raccourcissement lorsqu'il n'y en a pas, et *vice versâ*, si l'on n'a pas soin de s'assurer de la position des deux épines iliaques antérieures et supérieures qui doivent servir de point de repère pour faire la mensuration. Enfin nous avons vu que dans certaines circonstances les fractures ne présentaient pas de raccourcissement ; mais on évitera toute erreur en interrogeant convenablement le malade, en faisant attention à la luxation, qui présente des symptômes si différents des fractures, en pratiquant la mensuration dans des conditions dont j'ai parlé plus haut, c'est-à-dire quand les points de repère sont sur le même plan ; enfin on se rappellera qu'il y a des fractures où il n'existe pas de raccourcissement, et que c'est par un autre moyen qu'il faut chercher à les reconnaître.

Les déplacements suivant la direction de l'os manquent souvent ; quelquefois une exostose ou toute autre tumeur dépendant d'une consolidation vicieuse peut tromper; mais avec un peu d'attention l'erreur sera impossible. Enfin les luxations peuvent changer la direction de l'axe d'un membre ; mais cette altération a lieu sur toute sa longueur, tandis que dans la fracture on ne la trouve qu'au-dessous de la solution de continuité. Une fracture ancienne, consolidée dans une direction vicieuse, trompera quelquefois le chirurgien ; mais, je le répète, l'interrogation du malade mettra facilement sur la voie.

La crépitation peut être simulée par l'emphysème, par le glissement des tendons sur la surface articulaire ; mais il est assez facile de reconnaître cette fausse crépitation de la crépitation véritable. Elle manque aussi quelquefois, soit quand les parties blessées sont environnées d'une grande épaisseur de parties molles, quand un des fragments est tellement court qu'on ne peut prendre sur lui de point d'appui : nous avons déjà signalé ces deux cas : enfin elle manque quand des parties molles se sont interposées entre les deux fragments, de telle sorte que ceux-ci ne peuvent pas être mis en contact.

La mobilité anormale, qui ne peut se rencontrer que dans les fractures, peut n'être quelquefois qu'apparente ; nous avons déjà dit dans quelle circonstance ; il est quelquefois extrêmement difficile de l'apprécier quand la fracture siège dans le voisinage d'une articulation.

Quoique les signes que nous venons de donner présentent des imperfections, il est difficile de ne pas reconnaître une fracture, en y mettant l'attention nécessaire. Cependant il en est quelques unes qu'il est fort difficile de distinguer de certaines luxations : telle est par exemple la fracture de l'extrémité inférieure du radius, que l'on a confondue longtemps avec la luxation du poignet, etc.

Il est quelques fractures qu'on ne fait que soupçonner faute de signes suffisants, dans lesquelles il n'y a pas de déplacement, où on n'a pas senti de crépitation, comme les fractures transversales, les fractures résultant du décollement des épiphyses. Il faut bien se garder, dans ces cas, de faire exécuter au membre des mouvements inconsidérés, qui détermineraient des déplacements inutiles, et qui déchireraient des brides celluleuses ou fibreuses qui par leur présence favoriseraient beaucoup la consolidation.

Pronostic. — Le pronostic des fractures varie suivant l'âge ; plus grave chez les vieillards, où elles se consolident avec peine, que chez les enfants ; suivant l'os fracturé : car les fractures des os qui entourent les cavités splanchniques sont plus graves ; celles des membres inférieurs et du tronc, qui nécessitent le séjour au lit, peuvent déterminer des accidents que ne causeront pas les fractures du membre supérieur permettant au malade de se lever.

Suivant le point où l'os est fracturé et suivant la direction des fragments, en effet, il y a beaucoup plus de chances de guérison sans raccourcissement, lorsque la fracture est transversale, que lorsqu'elle est oblique ; il y a moins à craindre de fausse ankylose lorsque la solution a lieu à la partie moyenne d'un os que lorsqu'elle siège au voisinage d'une articulation. Les fractures par contre-coup sont moins graves que les fractures directes, qui sont toujours accompagnées d'une lésion plus considérable des parties molles.

Il n'est question ici que des fractures simples ; quant aux compliquées, le pronostic varie avec la nature des complications. Ne pouvant nous étendre longuement sur l'histoire des fractures, et ayant principalement en vue la description de leur traitement, et en particulier des premiers soins à donner aux malades dont les os sont brisés, je vais décrire succinctement les principales complications qui peuvent accompagner les fractures, afin de rendre plus facile l'intelligence des appareils qui ont été imaginés pour les combattre.

1° *Contusion.* — Presque toutes les fractures sont compliquées de contusion ; il n'y a que celles par contre-coup qui soient exemptes de cette complication. Lorsque les organes contus sont peu désorganisés, que la lésion est au premier degré, cette complication n'est point grave. Plus étendue, elle retarde pendant quelque temps la consolidation des fragments; mais si elle était assez violente pour déterminer un phlegmon ou un phlegmon diffus, il résulterait des accidents très graves, surtout si le foyer de la fracture communiquait avec le foyer purulent.

2° *Plaies*. — Lorsqu'il existe au niveau d'une fracture une solution de continuité des parties molles, qui ne communique pas avec le foyer de la fracture, cette complication n'est presque rien : la plaie et la fracture guérissent isolément sans qu'il en résulte le moindre inconvénient pour le malade ; mais il n'en est pas de même quand le foyer de la fracture communique à l'extérieur. Si cependant la plaie avait été faite par un instrument tranchant, on pourrait encore espérer obtenir une réunion prompte, et il ne résulterait pas d'accidents graves ; si elle était produite par un des fragments qui auraient fait saillie à l'extérieur, quoique beaucoup plus dangereuse que dans le cas précédent, elle serait moins grave que si elle était accompagnée d'une forte contusion, et c'est ce qui malheureusement arrive le plus souvent. Il est impossible, en effet, dans ces circonstances d'empêcher l'air de pénétrer dans le foyer, le pus est sécrété en très grande abondance, baigne les fragments, les dénude, en empêche la consolidation, s'altère au bout d'un temps plus ou moins long, et souvent le malade succombe, soit à une résorption purulente, soit à des phlegmons très étendus, très nombreux et qui se renouvellent comme par enchantement : aussi, dans ces cas, l'amputation du membre doit être érigée en précepte général. Ce n'est pas ici le lieu de discuter quand il convient de pratiquer l'amputation et dans quelle circonstance il faut tenter de conserver le membre ; je n'ai parlé de l'amputation comme devant être souvent pratiquée que pour faire ressortir la série d'accidents qui pourraient accompagner cette complication.

3° *Blessure des vaisseaux.* — Si une artère a été ouverte, cette lésion constitue une complication grave, mais non un cas nécessaire d'amputation, comme on le croyait autrefois : il faut faire la ligature du vaisseau. Il va sans dire qu'on ne cherchera pas l'artère vers le point où elle a été divisée, car le plus souvent le vaisseau aura été déchiré par les fragments, et nous avons vu tout-à-l'heure combien étaient dangereuses les solutions de continuité communiquant avec les fractures; on ira donc lier au-dessus du foyer de la fracture. S'il existait déjà une plaie communiquant avec la fracture, il faudrait agir de la même manière ; car outre qu'il serait difficile d'aller chercher le bout du vaisseau blessé au milieu du sang, on augmenterait le délabrement et on diminuerait par là les chances de guérison.

La plaie résultant de l'opération de l'anévrisme et la fracture seraient traitées isolément.

La blessure des veines est moins grave que celle des artères, à moins que ce ne soient ces gros vaisseaux dont la ligature est si dangereuse. Il faudrait dans ce cas, à l'aide d'un traitement approprié, faciliter la résorption du sang.

4° *Déchirure des filets nerveux.* — Elle peut causer des accidents graves, tels que les convulsions, le tétanos, lorsque la section est incomplète ; la paralysie lorsqu'un nerf est déchiré complétement.

5° *Multiplicité des fragments.* — Les inconvénients attachés à cette complication sont nombreux. Si la fracture ne présente pas de plaie ou de forte contusion à l'extérieur, le malade ne court la plupart du temps aucun danger pour sa vie; mais la coaptation des fragments est le plus souvent impossible. On peut, en effet, faire facilement l'extension et la contre-extension sur les fragments inférieurs et supérieurs ;

mais il reste entre eux deux un ou plusieurs fragments sur lesquels les forces du chirurgien n'ont aucune action. Heureux encore si le fragment est assez long pour qu'au moyen d'une compression méthodique à l'aide de compresses graduées et d'attelles convenablement disposées, on peut le mettre en place. Mais le plus souvent on ne peut y arriver ; le fragment moyen prend une position qui n'est nullement en rapport avec l'axe du membre, la consolidation se fait attendre très longtemps, elle est presque constamment vicieuse, le membre est difforme et raccourci.

D'autres fois les fragments sont très petits ; la fracture a eu lieu avec esquilles : quelques unes d'entre elles sont attachées au périoste, se soudent au reste de l'os ; mais d'autres sont tout-à-fait séparées ; elles sont frappées de mort, deviennent de véritables corps étrangers qui excitent les parties molles, deviennent la cause de phlegmons qui communiquent avec le foyer de la fracture. L'inflammation détache également une partie des esquilles encore adhérentes au périoste, et si le malade peut guérir de sa blessure, ce n'est qu'avec un raccourcissement en rapport avec la quantité d'esquilles rejetées au-dehors.

Dans des circonstances plus heureuses les esquilles ne déterminent pas de phlegmons, mais bien de petits abcès très longs à guérir, qui cependant ne compromettent pas la vie des malades.

A plus forte raison les accidents que nous venons de signaler dans les fractures avec esquilles se reproduiront si celle-ci est compliquée de plaie ou de contusion violente.

6° *Luxation.* — La complication d'une fracture avec une luxation augmente peu les dangers de la maladie ; mais il faut remarquer que souvent la luxation ne peut être réduite avant que la fracture soit consolidée, à cause de la difficulté que l'on éprouve pour faire l'extension ; et que souvent encore, pendant que la consolidation de la fracture se fait, on a laissé perdre le moment favorable à la réduction de la luxation. J'ajouterai encore que la mauvaise direction dans laquelle se trouve le fragment supérieur empêche que la coaptation puisse se faire convenablement, et que la position dans laquelle on a laissé le malade est la plupart du temps très pénible.

Si le fragment supérieur était assez long pour que des lacs extensifs pussent être appliqués, il ne faudrait pas hésiter à tenter la réduction de la luxation.

Traitement. — Nous insisterons surtout sur les premiers soins qui doivent être donnés aux malades et sur la manière dont on doit appliquer le premier appareil. Les soins consécutifs ne seront qu'indiqués.

Lorsque les fractures siègent aux membres supérieurs, le blessé peut facilement, en général, se rendre lui-même du lieu de l'accident à l'endroit où il doit être pansé ; il aura soin de soutenir son membre avec la main du côté sain ou de le maintenir dans une écharpe. Mais pour les fractures du crâne, qui laissent souvent les malades sans connaissance par suite de la commotion ou de la contusion du cerveau, il suffit que le blessé soit placé sur un brancard et transporté au lieu où il doit être traité. Il en est de même des fractures de la colonne vertébrale, qui presque toujours sont accompagnées de paralysie des membres inférieurs. Quant aux fractures des membres inférieurs, elles nécessitent d'autres indications sur lesquelles nous allons insister.

La première chose à faire pour le chirurgien est de constater la fracture. Si l'épaisseur des vêtements masquait assez pour que l'on ne pût la reconnaître, on les découdra ou on les coupera ; on coupera également les bottes, car, en les retirant ainsi, on évitera des efforts qui seraient très douloureux pour les malades, et pourraient, en déplaçant les fragments, causer des déchirures qui souvent compliqueraient la maladie.

La fracture constatée, on placera le malade sur un brancard ; pour cela, un aide vigoureux prend le malade à brasle-corps, pendant que celui-ci passe ses bras autour du cou de celui qui doit le soulever ; le chirurgien saisit le membre fracturé en plaçant une main sur le fragment inférieur, l'autre est appliquée sur le fragment supérieur ; la première tire le fragment inférieur dans la direction normale du membre ; la seconde, au contraire, soutient le fragment supérieur. Quand les membres sont trop volumineux, la cuisse, par exemple, il fait supporter le fragment supérieur par un autre aide, tandis que de ses deux mains il tire sur le fragment renfermé dans la direction du membre.

Un troisième aide supporte le membre sain. Au signal donné par le chirurgien, on soulève le malade, on place le brancard au-dessous de lui et on l'y dépose, en ayant soin, comme pour le soulever, qu'il y ait un ensemble parfait dans les mouvements des différents aides. Le membre fracturé doit reposer sur un oreiller que l'on a préalablement placé sur le brancard. Si le lieu où se trouve le blessé n'est pas éloigné, on peut le transporter couché ainsi sur son brancard : seulement on aura soin, lorsqu'on doit monter les escaliers, de faire passer les pieds du malade les premiers, afin que le poids du corps ne vienne pas peser sur le membre facturé. Si l'on devait descendre, la tête, au contraire, serait dirigée en bas. Si le lieu où le malade doit être pansé était très éloigné, il serait bon de maintenir les fragments au moyen d'un appareil provisoire.

Pour coucher le malade, on prendra les mêmes précautions que pour le placer sur le brancard ; le chirurgien devra toujours tenir le membre blessé d'un côté du lit, et un aide intelligent le recevra de l'autre et le placera comme il convient sur un appareil qui aura pu être disposé à l'avance. Je ne m'arrêterai pas à décrire les diverses espèces de lits mécaniques qui ont été imaginés afin de rendre aussi commode que possible la position des malades ; ces lits sont peu employés. Je ne parlerai que des précautions à prendre

41.

pour rendre un lit ordinaire convenable au traitement des fractures.

Il ne faut pas oublier que le lit doit être assez rarement refait ; car on ne peut lever le malade sans qu'il résulte quelques mouvements dans le foyer de la fracture, et ceux-ci sont toujours nuisibles au travail de consolidation. Ces lits ne doivent pas être trop mous : aussi les lits de plume seront-ils complétement exclus ; les sommiers de crin, présentant une grande élasticité et pouvant sans trop se déformer supporter le poids du corps, sont ce qu'il y a de mieux. Le malade doit avoir la tête aussi basse que possible ; car l'oreiller sur lequel il placerait sa tête, faisant l'office de plan incliné, permettrait au tronc de descendre, et par conséquent, si le fragment inférieur est fixé, le supérieur viendrait s'appuyer fortement sur lui ou même descendrait plus bas.

Les lits ne doivent pas avoir de dossier au pied, afin que l'on puisse faire facilement l'extension ; et il ne doit pas non plus avoir une largeur trop considérable, pour que le chirurgien et son aide puissent panser facilement.

La première indication qui se présente dans le traitement d'une fracture est de la réduire.

Doit-on réduire immédiatement, ou doit-on attendre quelques jours ? Nous reviendrons un peu plus tard sur cette question en disant quelques mots sur l'appréciation des différents appareils de fracture. Supposons maintenant qu'une fracture doive être réduite, et examinons les différents temps de cette opération.

Ce sont l'*extension*, la *contre-extension* et la *coaptation*.

A. *Extension*. — On donne ce nom à la traction que l'on fait sur le fragment inférieur pour rendre au membre sa longueur primitive et au fragment sa direction normale.

Les anciens employaient, pour réduire les fractures, des

machines plus ou moins compliquées, des lacs que l'on faisait tirer par un plus ou moins grand nombre d'aides; mais ces moyens sont tout-à-fait abandonnés.

Un aide vigoureux saisit le membre à pleine main, de manière à ne pas blesser le malade, et tire le fragment dans la direction normale du membre.

Pour rendre l'extension aussi puissante que possible, on relâchera les muscles; on engagera le malade à ne faire aucune résistance, ce qui dans une foule de circonstances rendrait les efforts de l'aide impuissants. Mais on doit surtout éviter de faire l'extension sur la partie du membre à laquelle appartient l'os brisé, mais bien sur celle qui s'articule immédiatement avec lui: ainsi, pour les fractures de la cuisse, l'extension se fera sur la jambe; pour les fractures de la jambe, on agira sur le pied, etc. On conçoit facilement l'avantage que présente ce procédé; car les violences que l'on est obligé de faire pour allonger le membre détermineraient la contraction des muscles, et neutraliseraient par conséquent la force extensive. L'extension sera pratiquée graduellement et sans secousses, afin d'éviter la contraction spasmodique des muscles, qui pourraient même être déchirés dans des efforts trop violents. Enfin, le chirurgien doit autant que possible détourner l'attention du malade, en lui faisant toutes sortes de questions.

L'extension sera exercée dans deux sens, d'abord dans celui du déplacement, afin de dégager le fragment inférieur; puis dans celui de la direction du membre.

Malgré tous ces soins, lorsque l'on a affaire à des malades vigoureux, que la fracture siège dans une région où il existe beaucoup de muscles très puissants, à la cuisse par exemple, il arrive, quoique très rarement, que la réduction ne peut se faire; dans ce cas, il est bon de pratiquer une large saignée, de manière à déterminer une syncope.

Il ne suffit pas de ramener le fragment inférieur dans la

direction du membre , pour que les deux fragments soient parfaitement en rapport : cette manœuvre serait certainement suffisante , s'il n'existait de déplacement que suivant la longueur de l'os ; mais pour remédier aux déplacements suivant la circonférence , il est souvent nécessaire de faire exécuter au fragment inférieur un léger mouvement de rotation. Enfin , il est utile d'élever ou d'abaisser l'extrémité inférieure du fragment inférieur, son extrémité supérieure étant entraînée en bas ou en haut.

B. *Contre-extension.* — Elle consiste dans l'effort exercé en sens contraire de l'extension, afin d'empêcher le corps ou le membre de céder à l'effort extensif. La contre-extension est extrêmement simple ; il suffit que l'aide soit assez fort pour ne pas se laisser entraîner par celui qui fait l'extension. Comme cette dernière , elle ne doit pas être faite sur la partie qui correspond au fragment supérieur, mais sur celle qui s'articule avec lui.

C. *Coaptation.* — Le chirurgien se charge toujours de la coaptation. C'est lui qui surveille et dirige les efforts d'extension , juge si l'extension est suffisante , facilite par des pressions latérales , exercées en sens inverse et sur les fragments, leur replacement complet. Mais on ne doit pas oublier que ce n'est qu'au moyen d'une extension bien faite que l'on peut espérer de réduire convenablement une fracture , et que , s'il ne pouvait compter sur l'aide chargé de l'extension , le chirurgien devrait l'exécuter lui-même.

Lorsque la fracture est réduite, il faut maintenir les fragments en place ; ce temps du traitement constitue la *contention.*

Le *repos* , la *situation* et les *appareils contentifs* sont les moyens à l'aide desquels on maintient les fractures réduites.

Le *repos* ne doit pas être prescrit d'une manière absolue ; il suffit que les fragments soient solidement maintenus en rapport et qu'il n'existe aucun mouvement dans le membre fracturé. Ainsi, pour les fractures du membre supérieur, les malades peuvent se lever, marcher comme ils le faisaient avant l'accident; mais, pour les membres inférieurs, le repos au lit est de rigueur. Comme il pourrait, surtout chez les vieillards, causer des accidents graves, et même la mort, on a imaginé des appareils assez solides pour que les malades puissent se lever, ou pour le moins changer de position sans qu'il en résulte d'inconvénient pour la fracture. Nous décrirons tout-à-l'heure les appareils appliqués dans ce but.

La *situation* est aussi très importante pour maintenir une fracture réduite; la demi-flexion est celle que l'on doit donner au membre fracturé. Mais s'il est facile de l'appliquer aux membres supérieurs, il est souvent fort difficile de mettre les membres inférieurs dans la demi-flexion. Cependant cette position est quelquefois mise en pratique pour ces dernières fractures ; c'est dans ce but qu'on a imaginé les appareils à double plan incliné ; nous en parlerons un peu plus loin.

Les *appareils contentifs* sont extrêmement nombreux; nous allons examiner avec soin les plus importants.

§ I. Appareils de fractures.

Les appareils de fractures sont toujours destinés à maintenir les fragments en rapport; ils doivent donc, non seulement par leur solidité s'opposer aux déplacements suivant la longueur des os, mais encore, en comprimant soit toute la circonférence du membre, soit une partie seulement, rendre aux os leur position normale. On conçoit très bien que, en raison des différences que présentent les dispositions anatomiques dans chaque région du corps, les moyens contentifs des fractures doivent être variés. Ajoutez à cela que l'on peut arriver au même résultat par divers moyens; que le besoin de maintenir dans une immobilité absolue un membre qui n'a pas besoin d'être surveillé, d'en contenir un autre auquel une surveillance de chaque jour est rigoureusement nécessaire ; enfin, en tenant compte des accidents qui peuvent survenir à la suite d'une immobilité trop complète au lit, accidents auxquels quelques chirurgiens ont voulu remédier par des appareils excessivement solides, on peut voir que pour les fractures on a dû imaginer des appareils très nombreux et très compliqués.

Quoi qu'il en soit, certaines pièces de pansement sont nécessaires à presque toutes les fractures. Les unes, communes à beaucoup d'autres pansements, telles que les bandes, les compresses, ont déjà été décrites dans la première partie de cet ouvrage ; les autres, qui, comme les attelles, les coussins, etc., sont particulières aux fractures, seront étudiées ici ; nous décrirons ensuite les divers appareils qui résultent de l'arrangement de ces différentes pièces modifiées ; nous terminerons par les appareils spéciaux qui depuis quelques années sont employés pour guérir les solutions de continuité des os.

Nous diviserons donc les appareils de fractures en :

1° *Appareil à bande spirale ;*

2° *Appareils à bandelettes ;*

3° *Appareil à extension ;*

4° *Appareil à plan incliné ;*

5° *Appareil à suspension, ou appareil hyponarthécique ;*

6° *Appareils inamovibles ;*

7° *Appareils à bandes croisées, à bandages invaginés*, etc.

1° *Draps fanons ou porte-attelles.* —Nous ne reviendrons pas sur les diverses pièces de linge qui ont déjà été décrites ; celles qui sont employées pour les appareils de fractures ne présentant aucune espèce de modifications, nous ne nous arrêterons qu'à la description du *drap fanon* ou *porte-attelles.* On donne ce nom à une pièce de linge aussi longue que le membre sur lequel on veut appliquer l'appareil, et assez large pour pouvoir faire au moins deux fois le tour du membre. Le drap fanon ne s'emploie que pour les appareils à bandelettes.

2° *Attelles.* — Ce sont des corps minces, étroits, de longueur très variable, en bois, en carton, en fer-blanc. Elles servent à maintenir immobiles les os fracturés, ou bien à repousser des fragments osseux, que la réduction n'aurait pu mettre au même niveau que les autres os. Ces dernières attelles, beaucoup plus petites que les autres, sont placées en dedans des pièces de linge qui constituent l'appareil, et ne sont séparées des téguments que par une compresse ordinaire, ou une compresse graduée : elles ont reçu le nom d'*attelles immédiates ;* les autres sont simplement appelées *attelles ,* quelquefois *attelles médiates.*

Les attelles sont droites, arrondies à leurs extrémités et sur leurs bords, afin qu'elles ne s'échardent pas et ne blessent ni le chirurgien ni le malade ; elles doivent, autant que possible, être coupées dans le fil du bois. Les attelles de carton se moulent sur les parties plus facilement que les attelles de bois. Elles doivent être employées mouillées ; il est même bon de les déchirer à leurs extrémités, afin que vers ces points elles présentent moins d'épaisseur.

On se sert quelquefois d'attelles coudées, suivant leur longueur dans la direction de leur face ; telle est l'*attelle cubitale* de Dupuytren, pour la fracture de l'extrémité inférieure du radius. D'autres sont aussi coudées suivant leur longueur, mais dans la direction de leur bord ; telle est l'*attelle coudée* de M. Blandin, plus usitée que l'attelle cubitale de Dupuytren pour les fractures de l'extrémité inférieure du radius. Les attelles de carton, pouvant prendre facilement la forme des parties sur lesquelles elles sont appliquées, ne sont presque jamais droites. Enfin, quelques unes sont courbées suivant leur largeur : ce sont des attelles en fer-blanc ou en tôle. Lorsque la largeur de celles-ci est assez considérable, elles ont reçu le nom de *gouttières.*

Quelques attelles présentent une largeur considérable : les unes, ayant à peu près la forme d'une main, ont reçu le nom de *palettes* ; les doigts y sont grossièrement taillés ; cette palette sert principalement dans les brûlures , afin de prévenir des cicatrices qui, plus tard, empêcheraient de se servir de ces organes; les autres sont appelées *semelles :* elles présentent grossièrement la forme du pied ; elles servent surtout dans les fractures de la jambe, afin d'empêcher le renversement du pied , et par conséquent la saillie à la partie antérieure du fragment inférieur.

Quelques autres attelles sont percées de mortaises plus ou moins nombreuses , sont échancrées à leur extrémité ; nous y reviendrons en décrivant les appareils à extension continue.

Lorsque , dans un cas pressant , le chirurgien manque d'attelles , il peut y suppléer par des corps solides et assez souples tout à la fois ; c'est ainsi qu'il peut employer des écorces d'arbres, des tiges de bottes coupées en lanières assez larges , etc., Enfin , en plaçant une petite baguette d'osier ou de toute autre plante au centre d'un petit faisceau de paille , et en maintenant le tout par un lien spiral , il forme les *vrais fanons* exclusivement employés autrefois au lieu d'attelles dans le traitement des fractures.

§ II. Coussins.

Les *coussins* sont des sacs de toile, étroits, allongés ; leur largeur est de 8 centimètres environ , leur longueur est proportionnée à la longueur du membre sur lequel ils doivent être appliqués. Les coussins doivent être remplis d'une substance molle qui puisse se déplacer facilement. La balle d'avoine est celle qui est le plus souvent employée ; en effet, elle échauffe peu le malade , se déplace avec une grande facilité , de telle sorte qu'elle permet de donner au coussin une forme convenable : car il faut le rendre plus épais dans les points où le membre présente des dépressions ; il doit être plus mince partout où il offre des saillies; de cette manière , l'attelle qui est en contact avec le coussin presse à peu près également sur toute la longueur du membre. Le crin, la plume, la laine, ne présentent pas l'avantage de se déplacer facilement ; le son peut se déplacer, mais est facilement altéré par l'humidité.

Il est d'autres coussins beaucoup plus épais et plus larges que l'on place au-dessous du membre malade ou dont on fait des plans inclinés ; ils sont constitués de la même manière que les précédents, ils n'en diffèrent que par le volume.

Il arrive quelquefois que le chirurgien manque de coussins ; on peut les remplacer au moyen de linges pliés en plusieurs doubles. On a désigné ces appareils sous le nom de *faux fanons*.

D'ailleurs les coussins peuvent être momentanément remplacés par toute espèce de corps souple qui puisse facilement se mouler sur les parties, du coton, de la mousse, du foin, etc.

§ III. Lacs, rubans.

Enfin, on se sert, soit pour maintenir solidement fixées les différentes pièces d'appareil, ou pour faire l'extension et la contre-extension, de lacs, de rubans. Les premiers, que nous désignons sous le nom de *lacs contentifs*, sont employés pour les appareils à bandelettes séparées, afin de maintenir solidement les coussins, les attelles, etc. On fait habituellement usage de rubans de fil ; mais il faut remarquer qu'au bout de peu de temps, ces rubans s'enroulent sur eux-mêmes et forment une véritable corde ; de telle sorte que la peau du membre ne se trouvant garantie sur la partie qui est en contact avec le lit que par le drap fanon et les bandelettes, pourrait être blessée : aussi vaut-il mieux coudre à leur partie moyenne une lisière de drap assez longue pour embrasser la face postérieure du membre.

Les autres *lacs extensifs* sont formés par un petit sachet très allongé, rempli de coton, et sont terminés par deux cordons de fil. Afin de rendre le sachet plus solide, il est bon de coudre sur les deux faces opposées un ruban de fil qui se prolonge au-delà des extrémités.

ARTICLE I.

APPAREIL A BANDE SPIRALE.

L'appareil à bande spirale s'emploie dans les fractures simples du membre supérieur, chez les enfants dans les fractures des membres thoraciques et pelviens.

Il se compose d'un bandage spiral qui s'étend depuis l'extrémité du membre jusqu'au niveau de l'articulation qui est au-dessus du fragment supérieur, de compresses graduées, d'attelles, rarement de coussins. Lorsqu'il existe quelques vides qu'il est besoin de combler à la paume de la main par exemple, il suffit d'un peu de coton.

Tous les appareils à bandage spiral s'appliquent de la même manière; ils ne diffèrent que par le nombre et la forme des attelles. Nous allons passer en revue quelques unes des modifications qu'ils présentent.

1° *Au bras.* — Après avoir fait décrire à la bande des tours de spire depuis la main jusqu'au niveau de l'articulation du coude, on réduit la fracture, et on continue les circonvolutions jusqu'à la racine du membre, en ayant soin de faire quelques tours circulaires au niveau de la fracture; on place alors quatre petites attelles et quatre petites compresses mouillées sur le membre : une en avant, une en arrière, une au-dehors, et enfin la dernière en dedans; celle-ci ne doit pas arriver jusque dans le creux de l'aisselle; elle est la plus courte. On ramène ensuite la bande de haut en bas, et on fixe solidement les attelles et les compresses graduées. J'ai déjà dit que cet appareil devait être surveillé avec soin, car fort souvent, lorsqu'il est trop serré, il détermine la gangrène.

2° *A l'avant-bras.* — Il n'est besoin que de deux attelles et de longues compresses graduées. Les attelles, ainsi que les compresses, doivent avoir une longueur égale à celle de l'avant-bras; l'attelle qui doit être placée dans la face palmaire doit arriver jusque dans la paume de la main ; l'attelle de la face dorsale ne descend que jusqu'au niveau du poignet. Les compresses sont placées en avant et en arrière dans l'espace inter-osseux, afin de refouler les muscles qui tendent par leur contraction à rapprocher les fragments les uns des autres. On doit encore faire attention à choisir des attelles assez larges, afin que les tours de bande qui doivent fixer l'appareil appuient, non pas sur les os, mais bien sur le bord des attelles. Cet appareil s'applique comme celui des fractures du bras ; il est seulement préférable d'arrêter les doloires au poignet, et de mettre les compresses graduées et les attelles directement sur le membre, et de diriger le bandage spiral de bas en haut sur les attelles.

Pour les fractures de l'extrémité inférieure du radius, Dupuytren posait sur le côté interne de l'avant-bras, perpendiculairement au cubitus, une attelle en fer recouverte de basane. Cette attelle est recourbée en demi-arc à sa partie inférieure ; au niveau du poignet, sur la concavité de ce demi-cercle, existent cinq boutons à égale distance.

« L'appareil ordinaire des fractures du bras étant appliqué, on l'assujettit à l'aide de quelques tours de bande ou d'un premier lacs, l'extrémité supérieure de la tige métallique contre le bord interne du cubitus ; on met entre le côté interne du poignet et l'attelle cubitale un coussin carré de deux pouces d'étendue et d'un pouce d'épaisseur pour les éloigner l'un de l'autre. Au moyen d'un second lacs beaucoup plus large et beaucoup plus doux que le premier, et dont le centre vient prendre un point d'appui sur le deuxième os du métacarpe, on ramène fortement la main en dehors sur la convexité de la courbure de l'attelle ; puis on fixe les extrémités du lacs sur la concavité entre deux des boutons indiqués.

» Il est facile de comprendre que le coussin placé à la

» partie inférieure du bord cubital de l'avant-bras a pour
» but d'éloigner l'attelle du cubitus, et par cela même de
» faire cesser la courbure marquée qu'il décrit, et d'agir
» plus efficacement sur la partie inférieure du radius frac-
» turé, tandis que le lacs inférieur tend à porter la main
» en dehors sur le bord cubital de l'avant-bras, et en agis-
» sant sur les ligaments externes de l'articulation radio-car-
» pienne, de remettre les fragments du radius dans un
» rapport parfait (1). »

Cet appareil est assez embarrassant ; il est peu employé ;
l'attelle coudée de M. Blandin est plus commode, remplit
aussi bien les indications, et est d'un bien plus fréquent
usage.

Le bandage spiral dont on se sert pour les fractures contient par lui-même assez mal les fragments ; il n'y a que
les attelles qui, maintenant le membre d'une seule pièce,
empêchent le chevauchement. Comme tout bandage spiral,
cet appareil se relâche assez vite, et il ne peut être serré
sans qu'il soit besoin de le réappliquer en entier : aussi
doit-il être rejeté pour les fractures du membre inférieur ;
car, quelle que soit la position que l'on donne au malade, il
est fort difficile de le réappliquer sans déranger les deux
fragments.

Pour que ce bandage soit efficace dans les fractures du
membre supérieur, il faut que les deux fragments présentent assez de longueur pour que les attelles puissent les
maintenir solidement en place. Il est aisé de voir qu'il
n'atteint pas convenablement son but dans les fractures de
l'extrémité supérieure de l'humérus, et surtout dans celles
de l'extrémité inférieure du radius, puisque l'on a été
obligé d'appliquer pour cette dernière lésion des appareils
de forme particulière.

(1) Dupuytren. *Leçons orales de clinique chirurgicale.* Deuxième
édition. 1839. Tome I, page 168.

ARTICLE II.

APPAREILS A BANDELETTES.

§ I. Appareil de Scultet.

L'*appareil de Scultet* est celui qui est le plus souvent employé dans le traitement des fractures ; il sert pour toutes les fractures du membre inférieur, à l'exception des fractures de la rotule ; pour toutes celles du membre supérieur compliquées de plaie.

Il se compose : 1° d'un drap fanon ou porte-attelle ; 2° de bandelettes séparées assez longues pour faire une fois et demie le tour du membre, larges de deux ou trois travers de doigt ; 3° de coussins et d'attelles aussi longues que le membre fracturé ; 4° de lacs pour serrer l'appareil et le maintenir ; 5° des compresses longuettes sont quelquefois appliquées au niveau de la fracture. Le nombre, la longueur et la disposition des compresses varient avec la nature de la fracture ; elles seront plus épaisses et plus nombreuses lorsque la fracture sera compliquée de plaie ; nous reviendrons du reste sur la manière de se servir de cet appareil dans les fractures compliquées ; 6° une semelle destinée à empêcher le renversement du pied, et un lacs pour la maintenir en place, seront nécessaires dans les fractures de la jambe.

Préparation de l'appareil. — Après avoir choisi un drap fanon qui puisse faire deux fois le tour de tout le membre, et qui soit aussi long que lui, après avoir pris un nombre de bandelettes séparées assez grand pour que le membre puisse être enveloppé dans toute sa longueur, on procède à la confection de l'appareil.

On place, 1° les lacs à une distance de 8 à 10 centimètres les uns des autres, trois pour les fractures de la jambe cinq pour celles de la cuisse ;

2° Par-dessus les lacs on pose le drap fanon, auquel on donne exactement la longueur du membre; s'il était trop long, il faudrait le replier. Comme, ainsi que nous allons le dire tout-à-l'heure, l'appareil doit toujours être appliqué de la partie inférieure vers la partie supérieure, et qu'il est construit de telle sorte qu'il est impossible de le changer de bout, j'ai l'habitude, afin de ne pas avoir besoin de déranger l'appareil pour en distinguer les deux extrémités, de faire le pli à la partie inférieure. Il vaut mieux qu'il soit plutôt en bas qu'en haut; car, dans les fractures de la cuisse, l'appareil doit remonter jusqu'à la racine du membre; par conséquent, plus haut en dehors qu'en dedans : on est donc obligé, si l'on ne veut pas avoir de bourrelets, qui gêneraient considérablement le malade, de faire un pli oblique de dehors en dedans. On conçoit très bien que ce pli ne pourrait pas être fait convenablement s'il existait déjà un autre pli à la partie supérieure du drap fanon : or, pour ne pas avoir à replier l'extrémité du porte-attelle, tantôt en haut, tantôt en bas, j'ai choisi la partie inférieure; car, en bas, ce pli ne peut gêner.

D'après ce que je viens de dire sur l'obliquité du drap fanon, il est facile de voir qu'un appareil de fracture de cuisse préparé pour le côté droit ne pourra pas servir pour le côté gauche, et réciproquement. Ils différeront dans la direction du pli, qui sera du côté gauche de haut en bas, et de gauche à droite; du côté droit de haut en bas, et de droite à gauche. Pour les fractures de la jambe, toute espèce de pli est inutile.

3° Sur le drap fanon on applique les bandelettes séparées. On fera attention au volume du membre. En effet, la cuisse est beaucoup plus volumineuse que le genou, et le mollet que la partie inférieure de la jambe : aussi aura-t-on soin d'avoir sous la main des bandelettes de diverses longueurs, afin qu'on puisse les placer dans le point où elles deviennent nécessaires. La bandelette supérieure doit être appliquée la première, la seconde la recouvrir d'un tiers environ, et mise la seconde, et ainsi de suite jusqu'à ce que l'on en ait placé un nombre suffisant pour couvrir tout le membre.

4° Au niveau de la fracture on applique généralement des compresses longuettes, larges de quatre travers de doigt. Si la fracture siège à la partie moyenne de la cuisse, il est inutile de les faire remonter jusqu'au haut de l'appareil. Ces compresses sont généralement au nombre de trois : la moyenne doit être au niveau de la fracture. Il est inutile de dire qu'elles doivent être placées comme les bandelettes, la supérieure en haut et posée la première, la moyenne ensuite, recouvrant le tiers inférieur de la première, etc., ces compresses étant pliées en deux suivant la largeur. Il se trouve d'un côté un pli, de l'autre les deux bords de la compresse ; le pli doit toujours être dirigé vers la partie libre, pour la compresse supérieure en haut, pour l'inférieure en bas; quant à la moyenne, sa position est indifférente.

Ainsi arrangé, on place les deux attelles qui doivent être appliquées sur les parties latérales du membre de chaque côté de l'appareil, sur les bords longitudinaux du drap fanon, et sur les extrémités des bandelettes et des compresses longuettes; puis on enroule toutes les parties qui constituent l'appareil, les lacs, le drap fanon, les bandelettes, les compresses autour des attelles en les dirigeant vers le centre.

L'appareil peut être ainsi transporté sans qu'il se dérange; quant aux trois coussins et à l'attelle antérieure, on peut ou les placer au centre entre les deux attelles latérales, ou bien ils peuvent être mis en dehors; on fixe le tout avec un lien. Il est bon d'avoir dans un hôpital quelques uns de ces appareils préparés à l'avance, car ils sont assez longs à arranger, et il faut quelquefois beaucoup de temps pour rassembler les pièces nécessaires.

Application de l'appareil. — Le bandage de Scultet sera placé sur le coussin qui doit supporter le membre, et on l'étale en déroulant les attelles de chaque côté ; de cette manière toutes les pièces de linge sont dans une position convenable. Rien n'est si facile que de dérouler cet appareil lorsque le malade n'est pas encore couché ; mais si le malade était dans son lit, soit que l'appareil n'ait pas été assez tôt préparé, soit qu'il faille le changer, il est un peu plus difficile de le mettre convenablement. Le meilleur moyen consiste à soulever tout d'une pièce le membre du malade, en ayant soin de faire pendant cette manœuvre l'extension et la contre-extension ; et de glisser entre le membre et le lit l'appareil entr'ouvert assez pour que l'intervalle qui se trouve entre les deux attelles soit assez grand pour recevoir le membre. Il ne faudrait pas trop l'ouvrir, car les bandelettes auront d'autant plus de chance de se déranger que l'intervalle sera plus considérable. On n'oubliera pas que dans l'un et l'autre cas le membre doit croiser perpendiculairement les bandelettes, etc.

Lorsque tout sera convenablement disposé, un aide fera l'extension, un autre la contre-extension. Ainsi qu'il a été dit plus haut, cette manœuvre devra être continuée pendant toute la durée de l'application de l'appareil. Un troisième aide sera placé du côté du membre, vis-à-vis du chirurgien, lequel se tiendra du côté de la fracture.

Les compresses longuettes, les bandelettes, seront mouillées soit avec une liqueur résolutive, eau-de-vie camphrée étendue d'eau. Autant que possible on évitera d'employer le sous-acétate de plomb, extrait de saturne ; car celui-ci, en se précipitant sur les compresses, forme une espèce de vernis qui les empêche de s'imbiber de liquide, quand on veut mouiller les linges une seconde fois. Le liquide résolutif ne paraît pas avoir des propriétés bien grandes ; mais on se sert toujours d'un liquide pour mouiller les pièces de linge, car celles-ci s'appliquent beaucoup mieux.

On se sert souvent, pour humecter l'appareil, de compresses que l'on étend ensuite sur le membre au niveau de la fracture.

On procède ensuite à l'application de l'appareil ; les compresses longuettes, puis les bandelettes seront placées d'abord autour de la fracture. Nous allons nous arrêter un instant sur la manière dont les dernières doivent être disposées.

Il est inutile de dire qu'elles doivent être apposées des extrémités du membre vers sa racine ; car les règles que nous avons déjà exposées en parlant de la compression doivent être observées tout aussi bien pour les appareils à bandes séparées que pour les bandages spiraux ; d'ailleurs l'appareil doit être construit ainsi que nous l'avons dit, de telle sorte que l'application des bandelettes par la partie supérieure soit impossible.

Le chirurgien saisit la bandelette inférieure du côté où il se trouve, l'enroule obliquement autour du membre, afin qu'elle ne fasse pas de godets ; il exercera en même temps une traction assez forte pour que le membre puisse être comprimé d'une manière suffisante. Arrivé au côté opposé avec ses deux mains, il la glissera aussi loin que possible sous le côté du membre tourné vers l'aide, en ayant soin toutefois de ne pas déterminer de mouvements au membre blessé. Mais pendant cette manœuvre, l'aide ne doit pas rester inactif, car les tractions que fait le chirurgien pour tendre la bande sur le membre blessé pourrait entraîner l'autre bout : aussi l'aide doit-il, afin d'éviter cet inconvénient, tirer l'extrémité qui est de son côté en sens contraire. Il arriverait encore, si les pièces de l'appareil n'étaient pas convenablement soutenues, qu'elles seraient entraînées par les doigts du chirurgien lorsqu'il veut engager la bandelette sous le membre : aussi l'aide doit-il avoir la précaution de maintenir dans un état de tension convenable toutes les pièces sur lesquelles les doigts du chirurgien pourraient exercer un certain mouvement de refoulement. L'extrémité tournée vers l'aide doit être appliquée de la même manière; elle croisera obliquement sur la partie antérieure du membre celle qui a été posée précédemment ; elle sera soulevée par l'aide et confiée au chirurgien qui l'appliquera lui-même. Ce procédé a l'avantage de permettre de tendre également les deux extrémités ; mais il est plus difficile d'engager la bandelette au-dessous du membre : aussi, lorsque l'aide sera assez exercé, le chirurgien pourra lui confier l'application complète de toutes les extrémités tournées de son côté. Les bouts de bande qui resteront de chaque côté seront relevés proprement, afin qu'ils puissent être enveloppés par les bandelettes successives, et qu'en même temps ils ne fassent pas de plis qui blesseraient le malade. La seconde, la troisième bandelette, etc., seront mises exactement de la même manière jusqu'à ce qu'elles soient épuisées. Je ferai seulement remarquer que quelquefois l'inégalité du membre est trop grande pour que l'on puisse éviter les godets; il serait alors nécessaire de faire des renversés.

Je dois signaler quelques modifications que doit présenter cet appareil : ainsi les bandelettes seront appliquées au-dessus d'attelles immédiates disposées autour des membres afin d'assurer la coaptation dans les fractures où l'obliquité des fragments, où la puissance musculaire s'oppose au contact immédiat des extrémités blessées; dans ce cas, les bandelettes seront posées jusqu'au niveau de la fracture: ainsi, là, on s'assurera de la position des fragments ; l'extension, la contre-extension, seront faites comme précédemment; et lorsque le chirurgien jugera les os aussi bien en rapport que possible, il appliquera ses compresses et ses petites attelles; et par-dessus celles-ci, qui seront maintenues par un ou plusieurs aides, il apposera ses bandelettes séparées. Si des compresses longuettes avaient été placées sur l'appareil, celles-ci pourraient soutenir les petites attelles, et les bandelettes seraient mises, comme il a été dit plus haut, de la base vers la racine du membre, sans interruption.

Nous avons dit que les bandelettes devaient être obliques de l'extrémité des membres vers leur racine ; cependant, au membre inférieur, les premières, après avoir été croisées sur le coude-pied, seront conduites autour de la plante, de manière à embrasser le pied tout entier en formant un 8 de chiffre.

Lorsque l'appareil est ainsi disposé, on procède à l'application des attelles et des coussins ; on enroule chaque attelle, la plus longue en dehors dans le drap fanon, jusqu'à deux travers de doigt environ du membre ; on placera ensuite entre l'attelle et le membre le coussin que l'on a rendu plus épais au niveau des dépressions, plus mince au niveau des saillies, en faisant glisser la balle d'avoine qui est renfermée dans le sac de toile. Le troisième coussin est posé sur la partie du membre opposée à celle qui repose sur le lit, et par-dessus la plus petite attelle. Ce coussin s'étend, tantôt sur toute la longueur du membre, tantôt sur la cuisse seulement, dans les fractures du fémur.

Il arrive quelquefois que les coussins remontent plus haut que les bandelettes dans les fractures de la cuisse, où il est besoin d'employer une très longue attelle externe ; on enveloppera alors l'extrémité du coussin d'une compresse épaisse, afin que la balle d'avoine, venant à passer à travers la toile, ne cause point de démangeaisons au malade. La même précaution sera prise partout où le coussin sera immédiatement en contact avec la peau.

Lorsque tout est disposé de cette manière, on procède à la ligature des rubans qui doivent tout soutenir. Les extrémités des liens sont relevées de chaque côté, et serrées tout autour du membre, sur le bord d'une des attelles, soit de la moyenne, soit de l'externe. Mais comme, en faisant la boucle, le lien pourrait se desserrer, un aide appliquera le doigt sur le nœud simple , pendant que le chirurgien fera la boucle.

On conseille généralement de commencer par la ligature qui correspond à la fracture ; ce précepte ne présente aucun inconvénient ; mais, en général, on noue le lien du milieu , puis ceux des extrémités, enfin on termine par les liens intermédiaires , lorsqu'il en existe. Quoi qu'il en soit, le lien noué le premier est rarement convenablement serré ; il est presque toujours nécessaire de le réappliquer.

Dans les fractures de la jambe, le pied doit être soutenu ; car il retomberait la plupart du temps , et ferait saillir en avant le fragment inférieur. On se servira donc, pour prévenir cet accident, de la semelle, à travers les deux mortaises de laquelle on passera une bande qui, l'embrassant en bas , viendra se nouer par ses deux extrémités sur l'appareil. Mais le plus souvent on fait usage de la *bande plantaire*; le plein de la bande est appliqué sur la plante du pied, et les deux chefs , venant se croiser en avant de l'articulation tibio-tarsienne , sont fixés avec des épingles sur le drap fanon , au niveau des attelles, jamais sur les coussins.

L'appareil de Scultet présente l'avantage de pouvoir être serré à volonté au moyen des liens qui soutiennent les parties constituantes, mais surtout de pouvoir être levé et réappliqué sans qu'il soit besoin de faire éprouver au membre des mouvements toujours nuisibles au travail de consolidation. Enfin , au moyen de cet appareil, il est assez facile de changer partiellement les bandelettes souillées par le pus , lorsque les fractures sont compliquées de plaies. Il suffit d'attacher une bandelette à l'extrémité de celle que l'on veut enlever, de tirer cette dernière : elle entraîne la première, qui occupe facilement sa place.

Ces différents avantages rendent l'appareil de Scultet

d'un emploi très fréquent ; car c'est celui qu'on doit préférer dans les fractures du membre inférieur, et c'est presque le seul qui puisse être mis en usage dans les fractures avec plaies, qui ont besoin d'être visitées tous les jours ou tous les deux jours.

§ II. Appareil à dix-huit chefs et de l'Hôtel-Dieu.

Quand on veut appliquer cet appareil, on met, comme pour le précédent, sur l'oreiller sur lequel doit reposer le membre, des lacs, un drap fanon ; mais par-dessus celui-ci l'appareil à dix-huit chefs. Il se compose de trois pièces de linge aussi larges que le membre fracturé, assez longues pour faire une fois et demie le tour du membre ; elles doivent être cependant de longueurs différentes : la plus longue doit être placée la première, la moyenne ensuite, enfin la plus petite sera la plus superficielle. Ces trois larges compresses seront réunies à la partie moyenne par une couture qui s'étendra sur toute leur longueur, puis elles seront fendues à leur extrémité chacune en trois chefs, jusqu'à une certaine distance de leur partie moyenne, où on laisse un plein traversé par la couture. Il en résulte donc des deux côtés trois chefs pour chaque compresse, c'est-à-dire dix-huit chefs pour tout le bandage.

Après avoir réduit la fracture, pansé la plaie, s'il en existe une, on procède à l'application de l'appareil. Comme le bandage de Scultet, le bandage à dix-huit chefs est placé sous le membre ; les chefs qui le composent sont repliés en avant : les moyens les premiers, les inférieurs ensuite, les supérieurs les derniers ; des coussins, des attelles, des lacs, comme dans celui de Scultet, complètent cet appareil.

Le bandage à dix-huit chefs aurait sur celui de Scultet l'avantage de ne pas se déranger aussi facilement ; mais il a deux inconvénients : le premier, qui est d'offrir des bandelettes beaucoup trop larges, et par conséquent d'exercer sur le membre une constriction peu régulière ; le second, de ne pas permettre de changer les parties salies par la suppuration et d'exiger qu'il soit réappliqué en entier.

Les chirurgiens ont cherché à remédier au premier inconvénient : tout en profitant de l'avantage qu'il a de ne pas se déranger, ils ont fait sur toute la longueur de l'appareil de Scultet, sur les bandelettes, sur les bandes, une couture qui les maintient solidement en rapport. Le mode d'application pour ce bandage est absolument le même que pour le bandage de Scultet : la différence ne consiste que dans la couture ; il est désigné sous le nom d'*appareil de l'Hôtel-Dieu.* Les bandelettes ne pouvant être changées, il est, ainsi que le précédent, presque tombé dans l'oubli.

ARTICLE III.

APPAREILS A EXTENSION.

§ I. Appareils extensifs à attelles perforées.

Leur caractère essentiel est d'avoir les attelles perforées dans les mortaises desquelles s'engagent des liens qui font sur le membre une extension permanente ; on les applique principalement pour les fractures du fémur, plus rarement pour celles obliques de la jambe.

Ils se composent d'un appareil à bandes séparées, comme celui de Scultet, et n'en diffèrent que par les mortaises et les échancrures des attelles, les lacs extensifs et contre-extensifs.

Les attelles sont également au nombre de trois ; l'externe est la plus longue : elle s'étend depuis la crête de l'os des îles jusqu'au-delà de la plante du pied ; elle offre à ses deux extrémités une échancrure assez profonde, et, à 4 ou 5 centimètres de chaque échancrure, une mortaise dans laquelle viennent s'engager les liens extensifs et contre-extensifs.

L'interne est plus courte : elle s'étend depuis le pli de

l'aine jusqu'au-delà de la plante du pied, au niveau de l'attelle externe. Son extrémité supérieure est la même que celle des autres attelles; l'inférieure, au contraire, est échancrée et percée d'une mortaise semblable à la précédente.

La troisième attelle est arrondie à ses deux extrémités et n'a pas de mortaise; elle s'étend depuis le pli de l'aine jusqu'au coude-pied.

Les lacs sont au nombre de deux : l'un, contre-extensif, est plus long, plus épais que l'extensif; il est formé par une bande de toile épaisse et forte. Mais cette bande ayant l'inconvénient d'excorier la peau, il est préférable de coudre les deux bords d'une compresse longuette, de remplir la cavité avec du coton, et de nouer aux deux extrémités de cette espèce de sac très allongé deux cordons de toile assez solides pour qu'ils ne se brisent pas pendant les efforts qui sont nécessaires pour mettre convenablement les fragments en rapport.

Le lacs extensif peut être fait de la même manière par un long boûdin en coton; mais il peut plus facilement être remplacé par deux bandes de toile, que l'on appliquerait alors sur les parties latérales et inférieures de la jambe.

Application de l'appareil. — Quand toutes les parties qui doivent constituer ce bandage sont convenablement disposées, c'est-à-dire que l'appareil à bandes séparées est mis sous le membre, on place les liens extenseurs et contre-extenseurs.

Le lien de la contre-extension est posé sur le corps des pubis et la tubérosité de l'ischion, où il doit prendre un point d'appui; si on craignait l'excoriation de la peau, on le placerait au-dessous d'une couche de coton cardé assez épaisse pour protéger les parties.

Le lien contre-extenseur est appliqué sur le pied; pour le poser, on entoure le pied d'un bandage spiral jusqu'au niveau de l'articulation tibio-tarsienne, en arrière jusque sur le tendon d'Achille, au-dessus du calcanéum. Une couche épaisse de coton maintenue, fixée par quelques tours de bande, protège les parties molles contre le lien extenseur. Celui-ci est mis en sa partie moyenne sur le tendon d'Achille; les deux chefs sont ramenés en avant, croisés sur l'articulation du pied, et portés à la partie inférieure par l'extrémité des attelles, en passant sur les parties latérales du pied. On procède ensuite à l'application des bandelettes, des coussins, des attelles, des lacs, ainsi que nous l'avons dit plus haut; enfin on fixe les liens extenseurs et contre-extenseurs.

Le supérieur est noué sur l'extrémité de l'attelle externe, un des chefs passant dans la mortaise, l'autre sur l'échancrure.

L'inférieur est fixé sur une des échancrures des attelles, chacun des chefs passant dans la mortaise de l'attelle correspondante, et étant ramené sur l'échancrure du même côté; les deux liens doivent être noués ensemble.

Des aides tirent en même temps sur les lacs supérieurs et les lacs inférieurs, jusqu'à ce que le malade éprouve dans son membre une sensation de traction, après quoi on les fixe solidement.

J'ai dit que l'on pouvait faire l'extension au moyen de bandes placées sur les parties latérales du membre; nous reviendrons sur cette modification, en décrivant l'appareil inamovible.

L'extension ne doit pas être faite d'une manière brusque; car souvent, en procédant ainsi, on causerait au malade une douleur vive, et dans la plupart des cas, on n'obtiendrait pas un résultat satisfaisant; celle-ci doit donc être graduelle. Il serait même imprudent de donner dans les premiers jours au membre toute sa longueur, s'il existait une irritabilité trop grande.

Il est facile de comprendre le mécanisme de cet appareil; on sait que la contraction musculaire tend à faire chevaucher les fragments des os, et par conséquent à raccourcir le membre ; si ce résultat avait de la tendance à se produire, lorsque l'appareil à extension est appliqué , il ne pourrait arriver sans déplacer les attelles ; mais si elle ne peut être portée en haut, elle sera arrêtée par le lien contre-extenseur fixé sur le bassin ; elle ne pourra pas non plus être portée en bas, car dans ce cas elle entraînerait le pied.

Afin de maintenir solidement les parties de l'appareil, et pour prévenir l'écartement des deux extrémités de l'attelle externe, on place autour du bassin un bandage de corps maintenu par des sous-cuisses; et à la partie inférieure déjà soutenue par les deux lacs extenseurs , on peut ajouter deux petites mortaises dans lesquelles s'engage un tenon fixé sur les côtés externes des attelles par des chevilles. Les lacs extenseurs peuvent, dans ce cas, prendre un point d'appui solide sur cette barre transversale, qui offre encore l'avantage de ne pas permettre le rapprochement des attelles et de prévenir ainsi la constriction du pied qui en résulterait.

Quand il n'emploie pas la barre transversale , M. Gerdy conseille « de passer l'un des chefs du lacs extensif dans » l'une des mortaises, l'autre dans celle de l'attelle du côté » opposé , puis de les ramener dans les échancrures de » chaque attelle, de les nouer ensemble sur celle de l'at- » telle externe, au lieu de n'en point passer dans l'attelle » interne, de les porter toutes deux en dehors pour les » nouer ensemble sur l'attelle externe comme le faisait De- » sault; c'est afin d'exercer une pression directe sur l'axe » du membre et de perdre le moins de force possible. »

§ II. Appareil extensif à attelles mécaniques.

Un grand nombre d'appareils mécaniques ont été inventés, afin de rendre aux membres leur longueur; le plus simple et celui qui est le plus souvent employé, est l'appareil à extension de Boyer.

Je ne pourrais donner une meilleure description de l'appareil de Boyer qu'en transcrivant celle qu'il expose dans son *Traité des maladies chirurgicales*. Je vais dire en peu de mots en quoi cet appareil consiste, comment il doit être appliqué. Pour plus de détails, je renverrai à la description qu'en a donnée l'auteur dans son *Traité des maladies chirurgicales*, t. III, p. 240, et aux pl. 2 et 3, qui représentent les diverses pièces de cet appareil et l'appareil appliqué. Il se compose, outre les autres pièces communes aux appareils ordinaires de fracture :

1° D'une longue attelle externe, fendue dans le tiers inférieur de sa longueur; dans cette fente, se trouve engagée une vis sans fin; d'un écrou que traverse la vis et attaché à l'attelle, de deux supports fixés à la semelle; enfin, à la partie supérieure, d'un crochet sur lequel se trouve fixé le sous-cuisse ou lacs contre-extenseur;

2° D'une semelle en fer battu, garnie d'une couche épaisse de crin, renfermée dans une peau de daim ou de chamois, et deux courroies qui fixent la semelle sur le pied et le bas de la jambe:

3° D'un sous-cuisse qui se fixe sur le bassin et qui est fixé à l'extrémité supérieure de l'attelle externe.

Au moyen de la vis, on exécute facilement l'extension et la contre-extension, car en tournant la vis de droite à gauche, on fait remonter l'écrou de manière à fixer la semelle; puis en tournant en sens inverse, l'écrou descend, entraîne avec lui la semelle, et le pied se trouve fortement tendu, pendant que l'impulsion donnée à l'attelle vers le haut tend le sous-cuisse, assujettit le bassin et fait la contre-extension.

APPAREILS A EXTENSION DE M. BAUDENS.

M. Baudens applique, depuis plusieurs années, un appareil à extension fort ingénieux; il se compose : d'une boîte en bois à ciel ouvert, percée d'un grand nombre de trous sur ses faces latérales et sur sa paroi inférieure, qui forme son extrémité digitale; de liens extensifs et contre-extensifs, qui se fixent sur la paroi digitale de la boîte; enfin, de lacs latéraux attachés sur les parois latérales.

Nous allons entrer dans quelques détails sur la description de ces appareils; nous décrirons surtout ceux destinés à combattre les fractures de la cuisse et de la jambe, et nous terminerons par quelques mots sur son application aux fractures de l'avant-bras.

APPAREIL A EXTENSION DES FRACTURES DE LA CUISSE.

Cet appareil se compose : 1° d'une boîte à ciel ouvert, plus longue que le membre auquel elle est destinée ; elle a une paroi postérieure, ou plancher, sur laquelle le membre doit reposer, deux latérales, deux extrémités, une pelvienne, une autre digitale. (*Fig.* 1re.)

La face postérieure est échancrée à la partie externe pour recevoir les liens de la contre-extension ; elle offre en haut peu de largeur afin de permettre au siége de reposer sur le lit.

La face externe est la plus longue ; elle est percée de trous parallèles, distants les uns des autres de 5 à 6 centimètres.

L'interne, moins longue que la précédente, est également percée de trous.

L'extrémité pelvienne est ouverte ; la digitale au contraire comble l'intervalle que laissaient entre elles les trois faces de la boîte ; elle est également percée de trous, et présente sur son bord supérieur quelques échancrures pour les liens de l'extension.

Tous ces compartiments sont articulés au moyen de charnières qui permettent, pour aider au pansement, de déployer les parois de la boîte ; deux petits crochets placés à l'extrémité digitale maintiennent toutes ces parties en rapport. (*Fig.* 1re.)

Figure 1re.

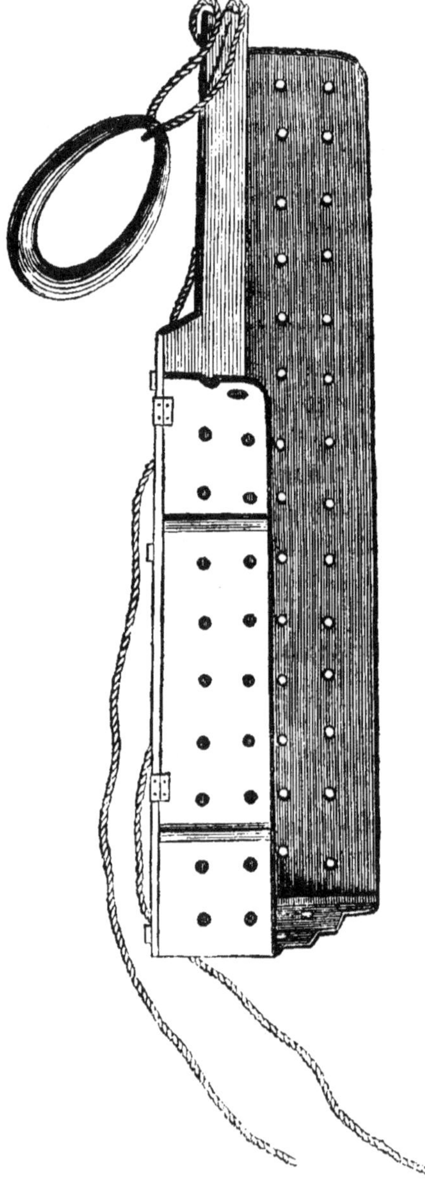

2° D'un large anneau représenté sur la figure; il est très épais, en peau de daim rembourrée de crin; il est engagé à la racine du membre, et doit prendre son point d'appui sur la branche ascendante du pubis, et doit être largement ouvert, pour que le grand trochanter et les os iliaques puissent se loger dans son contour, afin que les parties molles ne soient pas exposées à une douloureuse pression. Cet anneau est destiné à la contre-extension. A sa partie supérieure sont fixées deux cordes solides, qui se réfléchissent sur l'échancrure de l'extrémité pelvienne du plancher, et viennent le long de sa paroi postérieure gagner son extrémité digitale pour y être fixé ;

3° D'un matelas fait à l'instant même par le chirurgien, en mettant au centre d'un drap plié carrément un épais lit de crin. Ce matelas est placé sur le plancher de la boîte. Par sa souplesse et son élasticité, il permet au membre de se mouler exactement sur lui, et prévient une pression souvent fort douloureuse ;

4° D'un autre petit matelas de crin, désigné sous le nom de *talonnière;* il doit être placé sur le précédent, sous le tendon d'Achille, de manière à laisser libre le calcanéum ;

5° De plusieurs petits coussins disposés en pyramide, et posés sous le jarret pour mettre la cuisse dans une légère flexion ;

6° De lacs extenseurs sur le genou et sur le pied. Nous y reviendrons tout-à-l'heure en décrivant l'application de l'appareil ;

7° D'une bande roulée s'étendant depuis les orteils jusqu'au-dessus de la rotule ;

8° De lacs que nous désignerons sous le nom de *lacs coaptateurs;*

9° De coton cardé, d'un épais mucilage de gomme.

Application de l'appareil. — On place sur la face postérieure de la boîte, dont les parois sont déployées, le matelas de crin que l'on recouvre d'une alèze ; des aides en nombre suffisant soulèvent le membre malade, pendant que d'autres glissent l'appareil entre le membre et le lit ; l'anneau contre-extenseur est engagé dans le membre jusqu'à sa racine ; les cordes dont nous avons déjà parlé sont attachées à la partie supérieure de l'anneau, passées dans l'échancrure, et ramenées sous le plancher de la boîte, jusqu'à son extrémité digitale ; des aides tiennent le membre demi-fléchi, la jambe assez élevée pour qu'on puisse appliquer le bandage spiral. On entoure tout le membre d'une couche de ouate assez épaisse, puis on y applique le bandage comme toute espèce de bandage spiral, des extrémités vers la racine du membre ; il présente cependant quelques modifications pour maintenir les liens extenseurs. Ainsi, après avoir décrit autour du pied des tours de spire en nombre suffisant pour l'envelopper et maintenir le coton, on couvre le bandage d'une couche épaisse de gomme, on place sur la plante du pied, dans son tiers moyen, les bandes extensives du pied, que l'on maintient fixées à l'aide de nouveaux tours de spire également recouverts d'un vernis de gomme ; on continue l'application du bandage jusqu'au-dessus de la rotule ; on fixe les bandes extensives du genou de la même manière que celles du pied, par quelques tours de spire recouverts de gomme.

Comme les bandes du genou sont fixées à leur partie moyenne, afin d'avoir deux lacs de chaque côté, le supérieur est renversé de haut en bas ; mais pour qu'il n'exerce pas de pression sur les téguments, on place, dans le pli qu'il forme, un épais cylindre de coton. Ce lacs est encore maintenu fixé par un nouveau tour de bandes couvertes d'un vernis gommé. Tout le reste de l'appareil est également solidifié à l'aide de la gomme.

Lorsque l'appareil est ainsi disposé, on replie sur les parties latérales le drap, de manière à faire des espèces de faux fanons, après quoi on ferme la boîte.

Quand le mélange qui doit faire une masse compacte de tout l'appareil est desséché, on procède à l'extension et à la contre-extension.

Les deux cordes de l'anneau contre-extenseur sont fortement fixées en bas, et attachées aux trous de la partie digitale de la boîte ; les lacs fixés à la plante du pied et sur la partie latérale du genou sont également réunis en bas, tirés fortement, et fixés aux trous de la planchette digitale. Les lacs de la plante du pied sont, ainsi que nous l'avons déjà dit, au nombre de deux de chaque côté du pied, car ils sont fixés à leur partie moyenne ; les inférieurs, traversant les trous de la planchette, sont dirigés en haut, les supérieurs, passant dans les échancrures du bord supérieur, sont noués avec les inférieurs. Les échancrures doivent être disposées de telle sorte que les lacs puissent ramener le pied dans telle direction que le chirurgien juge convenable. C'est ainsi que, si le pied avait de la tendance à se porter en dedans, les lacs, et avec eux le pied, seraient portés en dehors, et réciproquement.

Quant aux lacs coaptateurs, ils doivent être placés le jour même de l'application de l'appareil, de telle sorte que les fragments puissent être ramenés en contact. L'explication de la *figure* 2 fera mieux comprendre l'importance des lacs coaptateurs et la manière dont ils doivent être disposés.

Figure 2ᵉ.

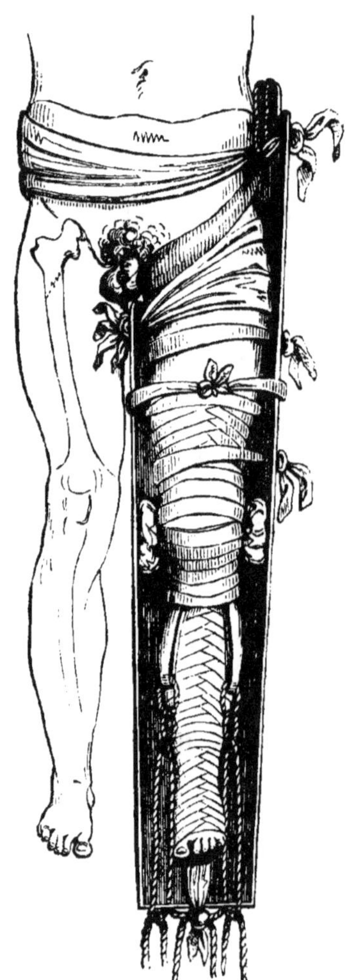

La *figure* 2 représente d'un côté un appareil de fracture de la cuisse appliqué entièrement ; de l'autre , on voit le fémur. La ligne oblique dirigée de haut en bas et de dehors en dedans représente la fracture qui est dans l'appareil.

Ainsi cette fracture siégeait dans le tiers supérieur du fémur ; elle était très oblique ; le déplacement tendait à se faire dans le sens que nous allons indiquer.

Le fragment supérieur tendait à se porter en dehors : aussi a-t-on appliqué un lacs coaptateur très large, qui embrasse tout le côté externe du membre, et va se nouer sur la face interne de la boîte : c'est le lacs le plus élevé dans la figure 2. Immédiatement au-dessous, un autre lacs plus étroit tire le fragment inférieur en dehors ; il est placé en sens inverse du précédent, et est noué par conséquent sur la face externe de la boîte.

Le troisième lacs, toujours en allant de haut en bas, est destiné à empêcher le fragment inférieur de se porter en avant ; il embrasse la face postérieure du membre, et vient, en passant à travers un des trous des deux faces latérales de la boîte, se nouer en avant du membre.

Le plus inférieur, enfin, tire le fragment inférieur en dehors, est placé de la même manière que le second, dont il peut être considéré comme l'accessoire.

Les deux bourrelets qu'on aperçoit sur les parties latérales du genou rendent assez mal la pyramide de coussins qui doit être placée sous le jarret.

Cet appareil est assez facile à appliquer, ne cause au malade aucune espèce de gêne. Il peut se rencontrer assez facilement, car il suffit de trois planches percées et réunies à l'aide de charnière pour le composer. S'il était trop long, l'espace compris entre le pied et la paroi digitale serait le seul inconvénient. Enfin, à l'aide des lacs coaptateurs, on remédie sans peine aux déplacements suivant la circonférence ; à l'aide de l'extension, aux déplacements suivant la longueur.

Il serait assez difficile de placer les liens coaptateurs autour du membre fracturé, si l'on n'avait soin d'ouvrir la boîte, afin de les glisser entre le coussin et le membre ; mais, ainsi que nous l'avons vu, chacune des parties de la boîte est mobile au moyen de charnières, et il n'est besoin pour l'ouvrir que de détacher les petits crochets qui fixent les parois latérales à la digitale; et on peut le faire sans inconvénient pour l'extension, puisque cette dernière paroi, également mobile, est fixée par les liens extensifs.

En examinant la manière d'agir de cet appareil, on voit qu'il présente l'avantage de pouvoir être appliqué pour toute espèce de fracture; surtout les fractures avec plaie, le foyer du mal étant toujours découvert; qu'il est impossible qu'avec un peu de soin on ne prévienne pas toute espèce de raccourcissement, puisque l'on peut toujours faire l'extension et la contre-extension d'une manière permanente; que l'extension peut être faite graduellement, si l'irritabilité du malade s'opposait à ce qu'elle fût possible dès les premiers jours; que cette extension n'est jamais douloureuse, et qu'elle est passive et dans les limites normales. Enfin il est toujours facile de panser la fracture sans faire éprouver au membre la moindre secousse, puisque l'extension et la contre-extension peuvent rester en permanence pendant tout le pansement.

On a pu voir que l'appareil recouvrait complétement la jambe, tandis que la cuisse était à découvert; mais il faut remarquer que la compression pratiquée autour du genou pourrait, si on n'avait soin de comprimer tout le membre, déterminer un engorgement qui, ainsi que nous l'avons déjà dit fort souvent, se développerait au-dessous de la partie comprimée : aussi, dans les appareils de fracture de la jambe, M. Baudens ne laisse-t-il aucune partie du membre sans être enveloppée par le bandage.

Appareil des fractures de la jambe. — Cet appareil a la plus grande analogie avec celui que nous venons de décrire. Nous ne nous y arrêterons pas aussi longtemps; nous nous contenterons de signaler les différences qui le caractérisent.

Il se compose d'une boîte beaucoup moins longue, sem-

blable à celle des fractures de la cuisse, mais dont les deux
faces latérales sont de longueur égale, et dont le plancher,
plus long que les autres faces, présente à son extrémité pelvienne deux échancrures pour établir l'extension.
(Voy. *fig.* 3).

Figure 3°.

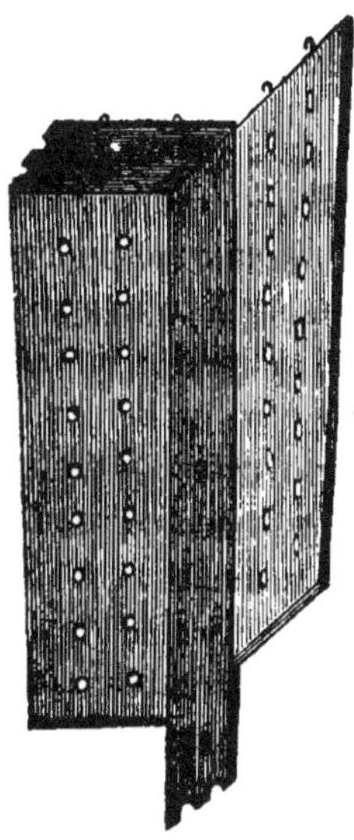

Le matelas de crin, la talonnière, sont les mêmes ; mais
au lieu d'une bande roulée on se sert d'un appareil à bandes séparées, sans drap fanon ni attelles pour toute la jambe,
d'un autre plus petit pour la talonnière. Du coton doit, comme
dans l'appareil précédent, garantir le membre dans toute
sa circonférence.

Application de l'appareil. — On place sur la face postérieure de la boîte le matelas de crin ; sur celui-ci l'appareil à bandes séparées qui s'étend depuis les malléoles jusqu'au genou ; puis une large compresse au niveau du tendon
d'Achille, ensuite la talonnière, et par-dessus celle-ci le
petit appareil à bandes séparées.

Le pied est enveloppé de coton maintenu par un bandage spiral recouvert d'une couche de gomme, de consistance de bouillie. On applique alors les lacs extensifs du pied ; ce sont deux longues bandes de forte toile neuve, placés à la voûte du pied parallèlement à sa longueur ; ces liens sont fixés à leur partie moyenne par de nouveaux tours de spire rendus très solides par une nouvelle couche de gomme. Ces lacs doivent être assez longs pour être fixés à l'extrémité digitale de la boîte.

On procède ensuite à l'application des lacs extensifs sur le genou. Elle se fait de la même manière que pour le pied, c'est-à-dire qu'il faut avoir le soin d'envelopper le genou d'une couche épaisse de coton et d'un bandage spiral solidifié par un vernis de gomme. Les lacs de toile, qui sont assez longs pour arriver à l'extrémité digitale, où ils seront plus tard attachés, sont fixés par de nouveaux tours de spire à leur partie moyenne. L'extrémité inférieure de chaque lacs est renversée, et est également fixée jusqu'au-dessus du genou par quelques tours de bande. Il faut avoir soin de placer vers les points où ils sont repliés deux épais cylindres de coton faisant un bourrelet destiné à prévenir toute espèce de pression. Il est bien entendu que chaque fois que de nouveaux tours de bande sont enroulés autour du genou, on doit étendre une nouvelle couche de gomme, afin de donner à la contre-extension un point d'appui solide.

Quand les lacs contre-extenseurs sont ainsi disposés, on les place sur les parties latérales de la boîte, et on procède à l'application des bandelettes ; le membre est enveloppé dans toute sa longueur d'une couche épaisse de coton ; les bandelettes inférieures, posées préalablement en avant de la talonnière, sont appliquées les premières ; celles qui doivent recouvrir tout le membre sont apposées ensuite, et embrassent par conséquent le membre, le coton, la talonnière et le petit bandage inférieur.

Le drap qui enveloppait le matelas de crin est replié sur

les parties latérales, dans toute la longueur du membre, de manière à faire deux espèces de faux fanons; les extrémités inférieures sont repliées autour du talon et sur la plante du pied, de telle sorte qu'ils soutiennent assez bien cet organe pour qu'il ne soit pas nécessaire de mettre la bande que nous avons déjà désignée, page 504, sous le nom de bande plantaire.

La boîte est alors fermée, et le membre est solidement maintenu. On procède à l'extension et à la contre-extension, après la dessiccation du bandage.

Figure 4.—Appareil avant l'application du grand bandage à bandelettes séparées. Les liens extensifs et contre-extensifs, le petit appareil à bandelettes séparés, sont mis en place; les bouts inférieurs du drap destinés à soutenir le pied sont également repliés au-dessous du pied.

Figure 4ᵉ.

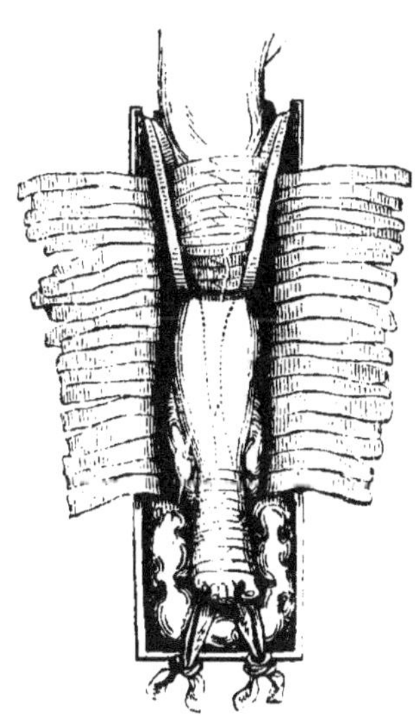

Lorsque l'appareil est disposé ainsi qu'on peut le voir sur cette planche, on procède à l'application du bandage de Scultet, autour duquel on place une assez grande quan-

44.

tité de coton. Cet appareil n'est pas recouvert de **gomme**. En effet, il ne faut pas oublier que M. Baudens se propose de pouvoir visiter la fracture toutes les fois qu'il en sera besoin, et que, par conséquent, il ne veut pas placer autour des fragments un appareil inamovible, mais bien des bandelettes, qu'il puisse lever facilement sans qu'il en résulte de gêne pour le malade.

Les liens de coaptation seront disposés comme il convient, c'est-à-dire de manière à tirer les fragments dans le sens opposé à leur déplacement ; enfin, si le pied avait de la tendance à se dévier en dehors ou en dedans, les liens extensifs du pied seront dirigés en sens inverse de la courbure du membre.

Figure 5. — Elle représente l'appareil des fractures de la jambe tout appliqué.

Figure 5.

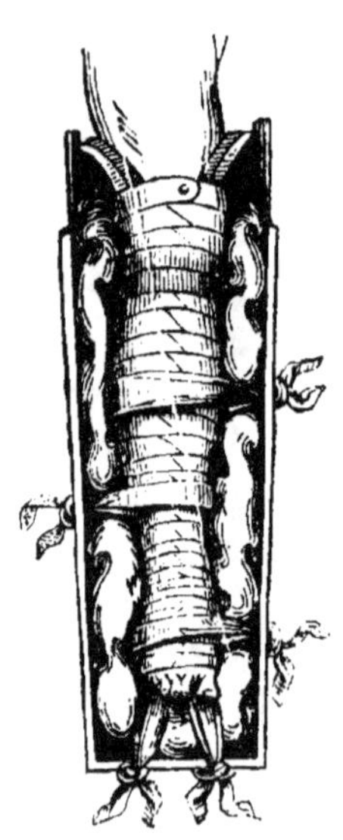

est important de faire ici une remarque sur l'extension :

nous avons vu qu'elle avait lieu sur la plante du pied , et on peut se demander pourquoi elle ne serait pas pratiquée sur les parties latérales. Il faut remarquer qu'il faudrait prendre le point d'appui plus haut , sur la partie inférieure de la jambe , et quelquefois même au niveau des fragments; or, nous avons déjà vu en commençant l'histoire des fractures que l'extension et la contre-extension ne devaient s'exécuter autant que possible que sur le membre fracturé ; on remarquera encore que ces bandes tendues exerceraient une pression quelquefois très douloureuse sur les malléoles.

Afin d'empêcher les draps et les couvertures de peser sur les orteils et de déranger les fragments , une petite tige de fer courbée en arc de cercle est placée à la partie inférieure de l'appareil , et se trouve engagée dans deux petits trous percés sur les bords antérieurs des parois latérales.

Enfin il ne faut pas oublier que quelquefois le talon presse sur les corps environnants , et devient souvent très douloureux. C'est pourquoi on place la talonnière qui arrive jusqu'au niveau du tendon d'Achille , et en arrière on a soin de disposer le drap de manière que le talon n'ait au-dessous de lui rien qui puisse le gêner.

M. Baudens applique un appareil analogue aux fractures de l'avant-bras , même à celle de l'extrémité inférieure du radius ; le mécanisme est exactement le même : extension , contre-extension ; il peut imprimer à la main au moyen des échancrures de la planchette inférieure la direction qu'il veut donner au membre ; et pour refouler les chairs dans l'espace inter-osseux, il place au niveau de la fracture et sur les deux faces du membre une petite compresse graduée qui est maintenue par un croissant élastique , à deux extrémités assez volumineuses pour offrir un point d'appui assez solide. Il refoule parfaitement les chairs dans l'espace inter-osseux , et il met sur le membre un appareil qui ne recouvre qu'une très faible surface, et qui est tellement facile à enlever que l'on peut vérifier l'état du membre aussi souvent qu'il est nécessaire.

M. Baudens n'applique ses appareils que lorsque le gonflement a disparu ; il place de la glace en permanence sur le foyer de la fracture.

L'appareil que nous venons de décrire peut être extrêmement utile dans les fractures avec plaies ; en effet, le foyer de la fracture est ou à découvert ou seulement recouvert de bandelettes, qu'il est très facile de détacher; de plus, les pansements peuvent être faits sans causer le moindre mouvement au membre, puisque l'extension est permanente pendant le pansement : avantage qu'il a sur l'appareil de Scultet ; car, avec ce dernier bandage, on est obligé, pendant le pansement, de faire tenir le membre à des aides, qui, quelle que soit leur intelligence, lui font toujours éprouver quelques secousses. Il a sur l'appareil inamovible, qui, comme nous le verrons plus loin, maintient aussi le membre dans une extension permanente, l'avantage de pouvoir être enlevé très facilement.

ARTICLE IV.

APPAREILS A DOUBLE PLAN INCLINÉ.

Ils ont été imaginés par Pott, afin, disait-il, de prévenir la contraction spasmodique des muscles trop fortement et trop longtemps étendus. Il se proposait de maintenir constamment les membres dans la demi-flexion. Ces appareils sont destinés aux fractures de la cuisse ; car, pour le membre supérieur, les muscles sont toujours dans la demi-flexion. Les plans inclinés sont constitués ou par des coussins ou par des pupitres.

1° *Plans inclinés à coussins.* — Au moyen de coussins convenablement disposés, on fait deux plans : l'un supérieur, qui correspond à la cuisse ; l'autre inférieur, qui correspond à la jambe. Le sommet de la pyramide formée par les coussins répond au creux poplité, la base repose sur le lit. Sur chacun de ces deux plans doivent être appliqués deux petits appareils de Scultet, avec les coussins et les attelles.

Le membre étant placé sur le plan incliné, on exerce l'extension et la contre-extension comme il a été dit plus haut ; on applique les appareils à bandes séparées.

Dupuytren a modifié un peu l'appareil de Pott : 1° en disposant des coussins de telle manière que le siége ne porte qu'incomplétement sur le lit, afin que le poids du corps fasse extension sur le fragment supérieur ; 2° en ajoutant deux grands lacs contentifs, faits avec des draps pliés en long. Les lacs sont attachés tous deux au lit, vis-à-vis le genou, l'un un peu au-dessus, l'autre un peu au-dessous ; le supérieur est porté en bas, passe sur la jambe au-dessous du genou ; l'inférieur, qui croise le premier par ses deux extrémités, passe sur la partie inférieure de la cuisse, au-dessus de l'articulation fémoro-tibiale. Ces deux liens, passant en avant du membre, sont fixés à la barre du lit, du côté opposé à celui où on avait attaché l'autre extrémité, et décrivent un grand arc de cercle qui embrasse le membre, l'appareil et le lit du malade.

2° *Appareils à pupitre.* — Comme les coussins étaient susceptibles de se déranger, soit par les mouvements du malade, soit affaissés par le poids du membre, on les a remplacés par une espèce de pupitre dont on pouvait diminuer ou augmenter l'angle saillant qui correspond au genou, au moyen d'un lacs fixé aux deux plans du pupitre, soit au moyen de crans analogues à ceux d'une crémaillère placée au-dessous de l'appareil, et dans lesquels venait s'engager le plan inférieur du pupitre.

Delpech a imaginé un appareil à plan incliné très ingénieux, assez compliqué ; je ne crois pas devoir le décrire ici. Je renverrai à l'excellente description qu'en a donnée M. Gerdy dans son *Traité des pansements et de leurs appareils*, t. Ier, pag. 411.

ARTICLE V.

APPAREILS A SUSPENSION OU HYPONARTHÉCIQUES.

L'appareil à suspension, conseillé par M. Sauter de Constance, a été appliqué par M. Mayor à tous les cas de fractures des membres inférieurs et des membres supérieurs compliquées de plaies. Avec cet appareil, dit-il, est résolu ce problème si difficile, qu'il semble presque un paradoxe, *de traiter un membre brisé, même avec les plus fâcheuses complications, par la simple position et* SANS AUCUNE ATTELLE, *et de permettre en même temps à ce membre d'*EXÉCUTER SANS INCONVÉNIENTS NI DOULEUR TOUS LES MOUVEMENTS PARALLÈLES A L'HORIZON (1).

Je me contenterai d'exposer sommairement la description de ces appareils. Je renvoie pour plus de détails à l'ouvrage que je viens de citer.

L'appareil de M. Mayor se compose, 1° d'une *planchette*, ou attelle postérieure, sur laquelle doit reposer le membre ; elle le dépasse à chaque extrémité de 7 à 8 centimètres. Pour la jambe, l'extrémité supérieure doit arriver jusqu'au jarret, afin de permettre la flexion. Aux quatre angles de la planchette sont percés des trous qui donnent passage aux liens qui doivent la suspendre. Sur les bords de la planche sont fixés des clous qui servent à attacher les liens contentifs du membre ;

2° D'un épais *coussin* placé sur la planchette, aussi long qu'elle et la dépassant à son extrémité supérieure. Ce coussin est rempli de balle d'avoine, de crin, ou de toutes autres substances qui puissent être facilement déplacées, afin de permettre de lui donner la forme du membre ;

3° De *liens* pour fixer le membre sur la planchette : l'un est situé en haut, c'est le lien supérieur; l'autre en bas du membre, lien inférieur. Enfin, dans l'intervalle,

(1) Mayor, *Bandages et appareils à pansements*, page 250. 3ᵉ édition, 1838.

on place un aussi grand nombre de liens qu'il est nécessaire pour tirer les fragments en dehors et en dedans , selon qu'il est nécessaire pour maintenir les extrémités fracturées en rapport ;

4° De *cordes* fixées, soit au plafond , à l'aide d'un crochet, soit au haut du lit, au moyen d'une barre transversale, servant à maintenir l'appareil et le membre suspendus.

Je ne m'arrêterai pas aux différentes modifications de cet appareil pour les diverses fractures ; je renvoie à l'ouvrage de M. Mayor.

L'appareil hyponarthécique est très avantageux en ce qu'il maintient les fragments dans une immobilité complète, qu'il permet de voir chaque jour l'état de la fracture , et , sans déranger le malade , de remédier aux déplacements qui pourraient survenir, ainsi que de panser facilement les plaies dont les fractures pourraient être compliquées.

ARTICLE VI.

APPAREILS INAMOVIBLES.

Ils consistent en des moules solides qui compriment le membre sur toute la surface , et maintiennent les fragments des os en rapport jusqu'à la complète guérison du malade.

Popularisés en France par Larrey, ils ont été successivement modifiés et perfectionnés par MM. Seutin , Velpeau , Laugier. Nous allons examiner successivement les divers appareils de ces chirurgiens , et nous terminerons par quelques mots sur d'autres appareils inamovibles beaucoup moins importants et moins commodes que ceux-ci.

§ I. Appareil de Larrey.

Il se compose d'un appareil de Scultet semblable à celui que nous avons décrit plus haut ; il n'en diffère que par les attelles ; Larrey se sert à leur place de fanons de paille, qu'il préfère aux attelles, à cause de leur flexibilité qui leur permet de se prêter mieux à la configuration du membre et d'exercer une compression uniforme ; ils préviendraient mieux aussi les excoriations de la peau et les escarres. Outre les coussins dont nous avons parlé, il emploie, pour les fractures de la jambe, de la *talonnière*, dont nous avons parlé dans l'appareil de M. Baudens ; pour les fractures du bras, il place la face postérieure du membre dans une gouttière en carton.

Le liquide agglutinatif consiste en un mélange d'eau-de-vie camphrée, d'extrait de saturne et de blancs d'œufs battus dans l'eau.

L'appareil inamovible au blanc d'œuf est appliqué de la même manière que celui de Scultet ; toutes les pièces de linge qui constituent le bandage sont imprégnées d'un liquide agglutinatif ; les compresses placées au niveau de la fracture, les bandelettes séparées ensuite. Quand elles sont appliquées, on met la talonnière sous le tendon d'Achille, de manière à prévenir la pression du talon. Les fanons sont roulés dans le porte-attelle ; toute la portion qui est au-dessous du pied est repliée sous la face inférieure de cet organe, afin de le soutenir lorsque cela est nécessaire ; on termine par l'application de la bande plantaire, lorsque la fracture siège à la jambe, et des liens comme dans l'appareil à bandes séparées.

Larrey se servait de son appareil pour toute espèce de fractures ; les plaies, les contusions, le gonflement, n'étaient pas pour lui des contre-indications ; il s'en abstenait cependant lorsque l'irritation des muscles s'opposait à la réduction, ou lorsque l'inflammation était trop considérable. L'appareil devait rester appliqué pendant tout le temps jugé nécessaire à la consolidation ; il ne devait être levé que lorsqu'il était mal mis, qu'il ne maintenait pas les fragments bien en rapport, ou bien lorsqu'il se développait des vers en trop grand nombre. Si le pus traversait le bandage, il était abstergé, et quelques compresses étaient appliquées sur l'appareil. Pour l'enlever, il détachait les bandes une à une, s'il était possible ; dans le cas contraire, il coupait couche par couche avec des ciseaux, en ayant soin de ne pas imprimer au membre de fortes secousses.

§ II. Appareil de M. Seutin.

M. Seutin a modifié d'une manière très heureuse l'appareil inamovible de Larrey. Son bandage se compose des mêmes pièces d'appareil que celui des autres fractures ; il n'en diffère que par les attelles, qui sont en carton, et par le liquide dont il couvre les pièces de linge ; son liquide est la colle d'amidon fraîchement préparée.

L'appareil de M. Seutin présente un premier avantage sur l'appareil de Larrey, de n'avoir pas besoin, pour être solide, d'avoir toutes les pièces qui le composent imbibées de liquide agglutinatif ; car après avoir placé les bandes ou les bandelettes autour du membre, il suffit de les recouvrir d'une couche d'amidon pour qu'il possède après la dessiccation une dureté convenable : aussi les téguments sont-ils en contact avec la face non durcie des pièces de linge, inconvénient que l'on peut reprocher à l'appareil de Larrey.

M. Seutin applique son bandage pour toute espèce de fracture, même pour les fractures avec plaie : seulement il laisse la plaie à découvert. Plusieurs manières peuvent lui donner ce résultat : 1° arrivé au niveau de la plaie, s'il se sert d'un bandage roulé, il élargit les tours de spire de manière à laisser un vide au niveau de la solution de continuité ; s'il applique un appareil à bandes séparées, il replie les bandelettes en haut ou en bas, et les fixe **avec** un peu d'amidon ; 2° il couvre comme Larrey tout le membre avec son appareil ; mais le foyer de la plaie est mis à découvert en faisant avec des ciseaux une incision circulaire suffisamment grande ; le lieu de la plaie peut être facilement reconnu par la tache que le sang ou le pus imprime sur le linge ; 3° enfin il taille sur une partie plus ou moins grande de l'appareil une languette égale en largeur à la plaie ; cette languette est mobile à une de ses extrémités, et forme une espèce de soupape que l'on peut réappliquer quand il est nécessaire ; par ce moyen la plaie peut être couverte et découverte à volonté. Si une attelle se trouvait sur le point que l'on veut mettre à découvert, elle serait également coupée.

L'appareil met de trente à quarante heures à sécher. M. Seutin en ajoute un provisoire, afin de prévenir sa déformation. Il emploie de préférence un ancien moule de fractures précédemment guéries.

Afin de prévenir les accidents de compression que le gonflement pourrait déterminer, M. Seutin coupe avec des ciseaux l'appareil dans toute sa longueur : s'il est serré convenablement, il fixe les deux parties au moyen d'une bande amidonnée ; s'il serre trop le membre, il laisse entre les deux parties de l'appareil un intervalle proportionné au gonflement du membre, et lorsque celui-ci a diminué de volume il les rapproche.

Il est ainsi toujours facile de serrer et de desserrer l'appareil ; car en mouillant avec un peu d'eau tiède la bande contentive de l'appareil, on peut la ramollir sans peine.

Lorsque les fractures sont obliques, et qu'il est besoin de faire l'extension et la contre-extension, il place sur les parties latérales de la jambe une longue bande de toile solide qu'il fixe au moyen d'un bandage spiral amidonné. Nous avons déjà parlé de ces liens extensifs en décrivant l'appareil de M. Baudens. Un poids fixé à l'extrémité des lacs en bas et en haut, à l'extrémité d'un drap fixé sur la branche des pubis et sur la tubérosité de l'ischion, sont les puissances extensives et contre-extensives.

§ III. Appareil de M. Velpeau.

M. Velpeau emploie pour consolider son appareil la solution de dextrine. Celle-ci se prépare avec : dextrine

100 parties, eau-de-vie camphrée 60 parties, eau chaude 50 parties. La dextrine est mise dans un vase; on ajoute peu à peu l'eau-de-vie camphrée pendant qu'on la mêle intimement avec la dextrine, jusqu'à ce que toute la poudre fasse, réunie à ce liquide, une masse assez consistante, après quoi on verse le reste de l'eau-de-vie, qui doit donner à cette pâte épaisse la consistance du miel, puis un peu d'eau chaude, dont on augmente petit à petit la quantité jusqu'à ce que le mélange ait la consistance d'une bouillie un peu claire. On n'oubliera pas que la pâte doit toujours être agitée quand on ajoute de l'eau, afin que le mélange soit bien intime, et qu'il n'y ait pas de grumeaux qui nuisent à la solidité et à la régularité du bandage.

Une bande roulée est imbibée sur une de ses faces, celle qui doit être à l'extérieur du bandage, d'une couche mince de dextrine. M. Félix d'Arcet a imaginé pour cet objet un petit appareil analogue à celui dont se servent les teinturiers pour plonger leurs étoffes dans le bain coloré; mais il est abandonné. Le procédé dont on fait habituellement usage est celui-ci : un aide prend le globe de la bande, le déroule d'une main, pendant que de l'autre il étale avec une petite éponge une couche mince de dextrine sur une des faces de la bande; le chirurgien roule la bande à ·fur et à mesure qu'elle est couverte de la substance agglutinative.

On procède ensuite à l'application du bandage, qui se fait exactement de la même manière que le bandage compressif. On remarquera que l'appareil devient très dur par la dessiccation, et qu'afin de prévenir l'irritation des téguments, on recouvre le membre dans toute sa longueur d'une bande sèche qui empêche le contact de la bande dextrinée avec la peau. Quelquefois il est nécessaire d'appliquer des attelles sur le membre. Celles dont M. Velpeau se sert sont en carton, déchirées plutôt que coupées à leur extrémité, et ramollies plutôt dans l'eau-de-vie camphrée que dans l'eau ; car on doit mettre l'appareil dans les conditions les plus favorables pour que la dessiccation soit rapide ; et l'évaporation de l'eau se fait moins rapidement que celle de l'eau-de-vie.

La dextrine se dissout beaucoup mieux dans l'eau-de-vie que dans l'eau ; cependant l'eau chaude serait suffisante pour obtenir rapidement un mélange convenable ; mais, je le répète, l'eau-de-vie camphrée est préférable, parce que l'évaporation en est plus rapide.

Vingt-quatre heures suffisent pour la dessiccation de l'appareil ; mais, afin qu'il ne se déforme pas, on l'entoure d'attelles en bois maintenues à l'aide d'un nombre suffisant de cordons.

Lorsqu'il est nécessaire de faire l'extension, elle ne doit être exercée que pendant que l'appareil est mou ; lorsqu'il est desséché, elle devient inutile.

Lorsque la fracture est avec plaie, M. Velpeau laisse à nu les solutions de continuité en écartant les tours de bande. Jamais il ne coupe son appareil. Le gonflement, l'inflammation, ne sont pas des contre-indications ; la compression les fait disparaître. Si cependant il survenait des accidents locaux graves, si la diminution du membre rendait l'appareil trop lâche, on le lèverait en humectant la bande, et on le réappliquerait s'il était nécessaire.

Comme cet appareil est très dur, et qu'il pourrait, à la partie supérieure et inférieure, couper les téguments, la bande sèche doit toujours dépasser de 1 centimètre à 1 centimètre et demi la bande dextrinée.

§ IV. Appareil de M. Laugier.

Il consiste en une série de bandelettes de papier taillées et disposées comme les bandelettes de l'appareil de Scultet ; elles s'appliquent de la même manière que ces dernières ; elles sont imbibées d'une pâte d'amidon. Afin de donner à cet appareil une résistance suffisante, deux, trois et même quatre couches de bandelettes sont superposées.

M. Michon applique cet appareil dans les fractures en voie de consolidation, lorsqu'il n'y a plus à craindre d'accidents, et lorsque la fracture n'a plus besoin d'une surveillance bien active du vingtième au vingt-cinquième jour. Au lieu d'amidon, il se sert de la solution de dextrine préparée comme nous l'avons dit plus haut.

Cet appareil cause une grande démangeaison aux malades; avant de l'appliquer il est utile d'entourer le membre de compresses, afin d'éviter le contact immédiat de l'appareil avec les téguments.

Quel que soit le liquide agglutinatif dont on se serve, il ne faut pas qu'il soit trop clair; car il imbiberait le papier, qui alors ne serait pas assez résistant et se déchirerait entre les mains du chirurgien; par la même raison, l'appareil doit être appliqué aussitôt qu'il est préparé. Pour prévenir le raccourcissement du membre pendant que l'appareil est encore humide, il faut condamner le malade à une immobilité absolue, et exercer l'extension sur le pied et la contre-extension sur le bassin. M. Laugier se sert quelquefois d'attelles provisoires.

§ V. De quelques autres appareils inamovibles.

Nous ne dirons que quelques mots sur les autres appareils inamovibles; ils sont fort rarement employés; ce sont :

1° *L'appareil de plâtre coulé.* Pour l'appliquer, on place le membre dans une boîte, et on y verse du plâtre mélangé avec une certaine quantité d'eau.

2° *L'appareil de sable mouillé.* Le membre est renfermé dans une boîte et entouré de sable maintenu toujours humide. Ce procédé a l'inconvénient d'entretenir constamment autour des membres du froid et de l'humidité. Je renvoie pour plus de détails à la description que M. Malgaigne a donnée de ces appareils de fracture aux pages 80 et suivantes de sa thèse sur les appareils de fracture, in-8°, 1841.

ARTICLE VII.

DE QUELQUES AUTRES APPAREILS DE FRACTURES.

Bandages croisés. — Invaginés. — Appareils de fracture de la rotule, des sutures appliquées aux os.— Parmi les nombreux bandages qui ont été imaginés pour maintenir réduites les fractures des os, il en est quelques uns qui n'ont pu trouver place dans les différents articles que nous avons consacrés à la description des diverses espèces de bandages.

Les uns sont des *bandages croisés*, appliqués surtout pour les fractures de la mâchoire inférieure et de la clavicule. Nous avons déjà parlé des bandages croisés page 80; nous avons même décrit les chevêtres que l'on emploie pour les fractures de la mâchoire inférieure. Quant aux appareils des fractures de la clavicule, nous ne nous y arrêterons pas, parce que nous ne pouvons nous occuper du traitement des fractures en particulier, et que ces bandages s'appliquant d'après les mêmes règles que les bandages croisés, il sera facile de les comprendre en lisant leur description dans les traités de chirurgie. Voy. Gerdy, *Traité des pansements et de leurs appareils*, 2ᵉ édit., t. Iᵉʳ, page 119. *Bandage croisé de la poitrine et du bras*, Boyer, *Traité des maladies chirurgicales*, 4ᵉ édit., t. III, page 143.

Les bandages invaginés sont encore en usage pour guérir quelques fractures des os courts avec écartement des fragments ; telles sont celles de la rotule, de l'olécrâne, du calcanéum ; le bandage employé pour le pansement de ces fractures est celui que nous avons déjà décrit sous le nom de *Bandage unissant des plaies transversales ;* je renvoie donc à la description de ce bandage, page 369.

Les fractures de la rotule, ne guérissant souvent qu'avec un certain écartement que les chirurgiens ont essayé d'éviter, ont encore été l'objet d'un grand nombre de recherches. On a imaginé, pour les maintenir dans un contact parfait, plusieurs appareils sur lesquels nous allons nous arrêter un instant.

1° *Appareil de Boyer.* Il se compose d'une gouttière s'étendant depuis la partie moyenne de la cuisse jusqu'au tiers inférieur de la jambe, et présentant sur ses deux faces externes et près des bords une rangée de clous sur lesquels sont fixées deux courroies, dont l'une, placée au-dessus du fragment inférieur, vient s'attacher à un clou situé au-dessous du niveau de la fracture; l'autre courroie se trouve au-dessous du fragment inférieur, et vient se fixer aux clous placés au-dessus du niveau. La partie moyenne de ces courroies est doublée d'un épais cylindre en peau de daim, rembourré avec du crin.

Il est facile de comprendre le mécanisme de cet appareil : en serrant la courroie supérieure, on amène en bas le fragment supérieur; en tenant au contraire la courroie inférieure, le fragment inférieur est porté en haut. Des trous assez rapprochés les uns des autres permettent de serrer les courroies à volonté ; des lacs sont disposés sur toute la longueur de la gouttière, afin d'y maintenir le membre solidement fixé.

2° *Appareil de M. Baudens.* Il présente beaucoup d'analogie avec l'appareil de Boyer, c'est-à-dire qu'il agit directement sur les extrémités des fragments. Il se compose d'une petite boîte tout-à-fait semblable à celles dont nous avons parlé dans son appareil à extension, mais ouvert à ses deux extrémités. Les courroies sont remplacées par des bandes placées au-dessus de compresses épaisses, placées aux extrémités des fragments.

Les deux chefs des bandes sont dirigés, les supérieurs en bas, les inférieurs en haut ; mais les premiers sont réfléchis à travers les trous dont sont percées les faces latérales de la boîte, de telle sorte que les quatre chefs sont à la partie supérieure de la boîte et peuvent être facilement serrés à volonté. Pour cela, il suffit de les nouer ensemble et de les faire glisser sur les deux extrémités pelviennes des faces latérales, qui sont arrondies de manière à présenter une longueur plus grande en bas qu'en haut.

C'est encore pour les fractures de la rotule que M. Malgaigne a imaginé la suture appliquée aux os. Voici ce que l'auteur de cette invention en dit, page 90, dans sa thèse sur les appareils de fractures : « Le premier, je pense, j'ai » proposé d'appliquer aux divisions des os une espèce de » suture, et j'ai déjà appliqué une fois les griffes d'acier » pour les fractures de la rotule, avec un résultat assez sa- » tisfaisant, bien que le succès eût pu être plus complet. » M. Flaubert, de Rouen, après une résection de l'hu- » mérus, a réuni les deux fragments par une anse de fil de » fer; M. Baudens a rapproché les deux fragments de la mâ- » choire par une anse de fil ordinaire qui les enveloppait » tous deux; enfin, dans un cas difficile, j'ai agi sur le tibia » à l'aide d'une vis enfoncée dans l'os lui-même ; le temps » n'est pas venu juger définitivement ces premières tenta- » tives... »

ARTICLE VIII.

DES PRINCIPES GÉNÉRAUX QUI DOIVENT DIRIGER L'APPLICATION
DES APPAREILS.

1° *Faut-il réduire immédiatement les fractures ?* Dupuytren, Sanson, M. le professeur Velpeau, M. Michon réduisent les fractures aussitôt après l'accident. « Il me » paraît évident que la cause de l'inflammation étant le » déplacement des fragments, et leur action irritante sur » les chairs ambiantes qu'ils déchirent, il est plus rationnel » de faire cesser la cause du mal en opérant la réduction, » pour obtenir la chute de l'inflammation, que de cher-

» cher à combattre cet effet, en laissant subsister la cause
» qui l'entretient; et je me range tout-à-fait à l'avis de
» ceux qui pensent qu'il faut avant tout réduire la frac-
» ture (1). » M. Malgaigne (2) conseille de réduire les
fractures dont la réduction est facile, et qui peuvent être
maintenues sans de grands efforts; mais il attend lorsque,
dans les fractures obliques, on ne peut tenir les fragments en rapport sans extension; si les muscles sont con-
tractés spasmodiquement, il prescrit auparavant les antiphlogistiques et les narcotiques. Enfin l'inflammation est
pour lui la contre-indication la plus formelle.

Quoique l'inflammation se soit déjà développée autour
d'une fracture, elle peut encore être réduite immédiatement, quand l'extension ne cause pas au malade des douleurs excessivement vives, et quand les moyens nécessaires
pour maintenir la réduction peuvent être employés sans
inconvénient pour le blessé.

A quelle époque convient-il d'appliquer l'appareil?
Il va sans dire que l'appareil contentif d'une fracture doit
être appliqué aussitôt que celle-ci est réduite : aussi n'au-
rais-je pas posé cette question s'il ne se présentait pas des
différences très notables dans la disposition des appareils
de fractures. Doit-on rendre immédiatement au membre
très raccourci, dans les fractures obliques de la cuisse, sa
longueur, en faisant une extension et une contre-extension
quelquefois très violentes? Certes, il vaut mieux faire graduellement l'extension; on ramènera facilement, et sans
provoquer de contractions spasmodiques des muscles, le
membre à sa longueur normale. Doit-on, quand les fractures sont acccompagnées d'un gonflement considérable,
lorsqu'il existe une contraction violente, appliquer un ap-

_____

(1) Sanson, art. *Fractures* du *Dict. de médecine et de chirurgie
pratiques*, t. VIII, p. 425.

(2) Loc. cit., p. 97.

pareil définitif, un bandage inamovible, par exemple ? Ne serait-il pas à craindre, par suite du gonflement du membre qui pourrait augmenter, de voir l'appareil rendu trop étroit, et causer la gangrène des parties molles par la con-striction qu'il exercerait sur les tissus ? Ne serait-il pas à craindre encore, si le volume du membre venait à dimi-nuer sous le bandage, de voir l'appareil devenir trop lâche? et alors il ne maintient plus les fragments en contact. Certes, il vaut mieux ramener ces fractures à l'état de fractures simples, avant de mettre un appareil définitif. Cependant, si le chirurgien était appelé aussitôt après l'accident, il appliquerait son appareil avant qu'il y eût du gonflement, qu'il pourrait espérer empêcher par la compression ; mais dans ces circonstances, le malade doit être examiné avec un soin extrême, afin d'enlever l'appareil aussitôt que se ma-nifesteraient des symptômes qui pourraient faire redouter un accident. Doit-on enfin mettre l'appareil inamovible dès le début des fractures ? M. Velpeau n'hésite pas à les ap-pliquer dès le début ; mais dès qu'ils sont trop lâches, ou lorsqu'ils remplissent mal les indications, il les enlève aussitôt pour les réappliquer ensuite. Mais, ainsi que nous l'avons vu précédemment en décrivant le bandage spiral des fractures, nous avons dit que cet appareil était pénible à poser et à enlever aux membres inférieurs, en ce qu'il déterminait des secousses pénibles au membre malade. L'appareil inamovible présente les mêmes inconvénients : aussi ne vaut-il mieux le mettre que lorsque le travail de consolidation est assez avancé pour qu'il n'y ait plus autant besoin de surveiller la fracture, et ne l'appliquer que du vingtième au vingt-cinquième jour, comme le fait M. Michon.

A quelle époque faut-il lever l'appareil ? Larrey conseille de le laisser jusqu'à la fin du traitement ; Boyer, au con-traire, le lève tous les cinq ou six jours. Il n'y aurait qu'avantage a laisser un appareil appliqué pendant tout le temps du travail de consolidation, si on n'avait à craindre son relâchement ou la diminution du volume du membre par la compression; car alors les fragments ne seraient plus convenablement maintenus, et il y aurait chevauchement : aussi doit-on, dans les premières semaines, surtout lorsque les fractures sont obliques, lever l'appareil tous les cinq ou six jours; et lorsque le travail de consolidation est assez avancé pour qu'il n'y ait pas d'accidents à craindre, on peut le laisser jusqu'à la consolidation complète. Il est inutile d'ajouter que, si les fractures étaient compliquées, l'appareil devrait être levé aussi souvent que ces complications l'exigeraient.

Doit-on permettre des mouvements au malade affecté de fracture au membre inférieur ? Il est important, pour que la consolidation soit régulière, qu'il ne se passe aucun mouvement entre les fragments : aussi n'y a-t-il pas d'inconvénient à laisser le malade se mouvoir, quand on est certain que les os brisés ne passent pas l'un sur l'autre ; mais, comme les mouvements trop étendus imprimeront toujours quelques mouvements dans le foyer de la fracture, les malades doivent rester au lit et garder un repos d'autant plus absolu que le déplacement aura plus de tendance à se produire. Il ne faut pas oublier non plus que chez les vieillards condamnés à une immobilité absolue, il peut survenir des pneumonies hypostatiques, des escarres au sacrum, et que chez eux on doit leur faciliter les moyens de se remuer dans leur lit, de s'asseoir, de se coucher tantôt sur un côté, tantôt sur un autre. C'est pour cette raison que M. Gerdy n'applique pas d'appareil aux personnes âgées qui se sont fracturé le fémur. Il se contente de séparer les genoux et les malléoles par un petit coussin, et de fixer le membre fracturé à celui du côté opposé au moyen de bandages de corps médiocrement serrés; le membre sain sert d'attelle au membre malade.

Le *traitement général* des fractures est fort simple : la

diète les premiers jours, une saignée du bras, si on craignait le développement de symptômes inflammatoires; des lavements émollients, des boissons laxatives si les garde-robes étaient difficiles.

L'appareil ne doit être enlevé définitivement que lorsque la consolidation est complète. Quand les fractures siègent au voisinage des articulations, on doit imprimer quelques mouvements aussitôt que la solidité du cal le permet, afin de prévenir les fausses ankyloses.

CHAPITRE XI.

Cathétérisme.

On donne le nom de *cathétérisme* à l'opération par laquelle on fait pénétrer dans le canal de l'urètre et dans la vessie un cathéter, une sonde, une bougie. Lorsque le mot cathétérisme est employé seul, il signifie toujours que l'instrument est introduit dans les voies urinaires. Mais cette dénomination a été appliquée à d'autres opérations ayant avec celle-ci la plus grande analogie : ainsi l'exploration du canal nasal, de la trompe d'Eustache, de l'œsophage, est désignée sous le nom de *cathétérisme du canal nasal, de la trompe d'Eustache*, etc.

Il est impossible de donner des règles applicables à ces diverses opérations, la forme des parties, celle des instruments nécessitant des indications toutes particulières : aussi serons-nous obligé de décrire isolément chacune d'elles.

Quel que soit néanmoins l'organe sur lequel on pratique le cathétérisme, cette opération est faite pour :

1° Explorer les parois d'un canal dans lequel peuvent se rencontrer des rétrécissements, des fistules, ou pour constater l'existence ou la non-existence d'un calcul ou de tout autre corps étranger dans la cavité qui termine ce canal. M. Roux l'a désigné sous le nom de *cathétérisme explorateur;*

2° Pour servir de guide à un instrument : tel est le lithotome dans l'opération de la taille, ou bien pour faire pénétrer à l'aide d'une sonde creuse un liquide destiné à laver ou à distendre une cavité par des injections : tel est le cathétérisme de l'urètre, du canal nasal, de la trompe d'Eustache, etc., dans quelques circonstances. Souvent, à l'aide d'une sonde œsophagienne, le liquide est porté dans l'estomac, lorsqu'un rétrécissement de l'œsophage s'oppose à l'introduction des aliments : c'est le *cathétérisme conducteur;*

3° Pour vider la vessie distendue par de l'urine, ou par tout autre liquide. Ce cathétérisme, désigné sous le nom d'*évacuatif,* est appliqué presque exclusivement à la vessie ;

4° Pour détruire les rétrécissements des canaux, et surtout du canal de l'urètre : c'est le *cathétérisme désobstruant et dilatant.* Par ce moyen, on peut rétablir la perméabilité d'un canal ; il est nécessaire encore de faire des scarifications et des cautérisations sur le trajet des rétrécissements ; nous ne devons pas nous en occuper ici.

5° On laisse quelquefois à demeure une sonde dans la vessie, afin d'empêcher l'urine de séjourner dans cette cavité et de sortir par des plaies de cet organe. Ce cathétérisme, appelé *dérivatif de l'urine,* est fort souvent employé dans les fistules urinaires, à la suite d'abcès urineux, de l'opération de la taille, des fistules vésico-vaginales, etc.

6° Enfin une sonde ordinaire ou d'une forme particulière est introduite dans les fosses nasales, afin de permettre d'appliquer à l'un des orifices postérieurs de cette cavité un bourdonnet de charpie qui puisse l'oblitérer.

46

Nous y reviendrons plus tard dans un chapitre particulier. (Voy. *Tamponnement des fosses nasales*.)

Nous ne donnerons de développement qu'au cathétérisme du canal de l'urètre, et nous ne nous occuperons des autres que sous le point de vue des pansements, et surtout des injections auxquelles une sonde doit souvent servir de conducteur.

ARTICLE I.

DU CATHÉTÉRISME DES VOIES URINAIRES.

§ I. Chez l'homme.

A. *Instruments.* — Pour pénétrer dans le canal de l'urètre on se sert du *cathéter*, de *sondes* ou *algalies*, de *bougies*.

1° *Cathéter.* — Il n'est guère employé que dans l'opération de la taille; il sert à explorer la vessie pour la reconnaissance des calculs. Ce n'est pas ici le lieu de nous occuper de cet instrument; je ne l'ai mentionné que parce qu'autrefois tous les instruments introduits dans la vessie étaient désignés sous ce nom.

2° *Sondes.* — Ce sont des tubes creux, rigides ou flexibles, arrondis à une de leurs extrémités, et percés d'un ou de deux trous qui permettent à l'urine de passer par leur cavité : l'autre extrémité est largement ou verte ; les sondes sont désignées rarement sous le nom d'*algalies*.

a. Sondes rigides ou sondes métalliques. — Les sondes métalliques sont le plus souvent en argent ; les sondes de M. Mayor sont en étain, afin que ces instruments soient plus à la portée du pauvre. Ce chirurgien prétend encore que la sonde métallique étant faite avec une lame mince d'argent, celle-ci se trouve comme tranchante vers les trous, et la muqueuse urétrale, en s'y introduisant, peut être lésée.

Les sondes sont ou courbes ou droites ; leur courbure est extrêmement variable : tantôt elle ne commence que tout près de leur extrémité, tantôt beaucoup plus loin ; quelquefois même l'instrument a deux courbures ; il a à peu près la forme d'un S. Pendant longtemps on ne se servait que de sondes courbes ; mais avec l'invention de la lithotritie, sont arrivées les sondes droites, à l'aide desquelles on préparait le canal de l'urètre à recevoir des instruments droits ; mais la sonde droite a beaucoup perdu depuis qu'on est parvenu à fabriquer des instruments de lithotritie courbes. Nous dirons cependant quelques mots du cathétérisme avec les sondes droites.

Les sondes ont deux extrémités : l'une, arrondie et percée de deux trous appelés *yeux* pour permettre à l'urine de pénétrer dans sa cavité, est le *bec de la sonde ;* l'autre, ouverte très largement, est appelée le *pavillon*. Cette extrémité présente un ou deux anneaux qui servent à maintenir la sonde dans la vessie, mais plutôt qui servent au chirurgien de point de repère ; car ce n'est qu'au moyen de ces anneaux qu'il peut savoir, lorsque la sonde est dans l'urètre, où est situé le bec. Leur diamètre est tantôt égal dans toute la longueur de l'instrument, tantôt plus étroit vers le bec : ce sont les *sondes coniques ;* les sondes *cylindriques* sont les seules dont nous parlerons ; les coniques ne sont employées que plus rarement pour les rétrécissements de l'urètre. Le volume des sondes est très variable : les unes n'ont que de 2 à 3 millimètres, les plus grosses n'en ont pas plus de 9 ; leur longueur doit être de 30 centimètres environ pour les adultes, de 20 à 24 pour les enfants.

b. Sondes flexibles. — Ces instruments sont le plus souvent droits ; il en est cependant quelques uns auxquels on donne une courbure analogue à celle des sondes rigides ; cylindriques, coniques, comme les précédents, il en est d'autres qui ont un volume plus grand sur une partie de leur longueur; le renflement est destiné à dilater l'urètre rétréci.

Les sondes flexibles sont fabriquées avec un tissu de linge ou de soie, recouvert d'un enduit épais qui leur donne leur consistance et ce poli qui leur permet de glisser facilement dans le canal de l'urètre. Pour être bon, cet enduit ne doit pas se fendre ni se détacher par écailles. Les premières sondes flexibles qui ont été faites étaient construites avec un fil d'argent roulé en spirale ; mais elles étaient rugueuses et cassantes; plus tard la spirale était enveloppée en dedans et en dehors d'une couche de caoutchouc; enfin au fil d'argent on a substitué le tissu de soie.

Comme, dans beaucoup de circonstances, les sondes ne présentent pas une rigidité suffisante pour pouvoir être introduites dans l'urètre, elles doivent avoir un *mandrin* qui puisse s'enlever et s'introduire à volonté, de manière à faire de l'instrument une sonde rigide lorsque cela est nécessaire. Le mandrin est une tige de fer arrondie, terminée en anneau à une de ses extrémités, celle qui doit correspondre au pavillon de la sonde, courbé à l'autre bout, de telle sorte que la sonde flexible droite devienne courbée lorsque le mandrin est introduit dans sa cavité.

Le mandrin doit remplir exactement la cavité de la sonde, afin que pendant le cathétérisme il ne se déplace pas ; il faut avoir soin, lorsqu'on l'y place, que son extrémité soit bien au bout, car, sans cela, non seulement l'extrémité de la sonde ne présenterait pas une rigidité convenable, mais encore celui-ci pourrait descendre, son extrémité ferait saillie par les ouvertures, et le canal de l'urètre serait déchiré. Il est encore important de ne point se servir d'un mandrin rouillé ou qui aurait séjourné dans la sonde, car on éprouverait de la difficulté à le retirer.

Le bec des sondes flexibles est absolument le même que celui des sondes métalliques; le pavillon ne présente pas d'anneau; celui du mandrin sert de point de repère. Il va sans dire que tout point de repère est inutile quand on se sert d'une sonde droite.

3° *Bougies.* Aussi souples que les sondes en gomme élastique, elles sont coniques ou fusiformes, de même grosseur que les sondes, et elles sont de plusieurs espèces. Les unes, de *corde à boyau*, augmentent de volume par l'humidité, et sont employées pour combattre les rétrécissements; d'autres, de même substance que les sondes, sont les *bougies en gomme élastique;* d'autres enfin, les *bougies emplastiques*, sont formées d'une bandelette de linge demi-usé enduite d'une substance emplastique sur ses deux faces, et roulée en spirale autour d'une corde à boyau ou d'une baleine. Quelquefois, à l'extrémité de ces bougies, on introduit dans une petite cavité que l'on fait à l'instant même un très petit morceau de nitrate d'argent : c'est ce qui constitue la *bougie armée.*

L'extrémité inférieure des bougies est ou terminée en olive ou effilée. On colle, comme à l'extrémité supérieure des sondes élastiques, un petit cordon de cire d'Espagne creusé d'une rainure dans laquelle on place le fil qui doit maintenir la sonde ou la bougie fixée dans la vessie.

b. Du cathétérisme. — Cette opération, ainsi que nous l'avons vu, est pratiquée sur la vessie dans un très grand nombre de cas; mais celui sur lequel nous nous arrêterons est le cathétérisme évacuatif, c'est-à-dire destiné à vider la vessie distendue par de l'urine. Nous allons dire quelques mots des rétentions d'urine.

La *rétention d'urine* peut être *complète* ou *incomplète.* La première, appelée aussi *ischurie*, est caractérisée par l'impossibilité de rendre même une seule goutte d'urine; dans la seconde, le malade urine, mais pas en assez grande quantité pour vider la vessie. Lorsque le jet de l'urine est peu volumineux, la maladie est désignée sous le nom de *dysurie*; lorsque l'écoulement se fait goutte à goutte, on l'appelle *strangurie*.

Les causes qui peuvent déterminer la rétention d'urine sont de plusieurs espèces: les unes appartiennent aux maladies de la vessie, cystite aiguë ou chronique, paralysie de la vessie, etc.; d'autres aux affections du canal excréteur et des organes qu'il traverse, par exemple la prostate: tels sont les rétrécissements du canal de l'urètre, les fongosités de ce canal et du col de la vessie, les cancers et les calculs de la prostate, etc.; d'autres sont dues à la compression du canal de l'urètre, soit par des corps étrangers introduits dans le rectum, comme des mèches trop volumineuses; soit au développement de tumeurs dans le voisinage du canal de l'urètre ou du col de la vessie : tels sont les cancers du rectum, les abcès du périnée, la grossesse, etc.; enfin, on pourrait classer dans une quatrième catégorie les corps étrangers introduits ou développés dans les voies urinaires : tels sont les calculs, les fragments de sonde ou de bougie, etc. Nous ne pouvons nous arrêter longtemps sur les causes de cette affection ; nous allons nous occuper immédiatement des moyens de la reconnaître.

Au-dessus du pubis on trouve une tumeur dure, rénitente, donnant à la percussion un son mat; elle est lisse, se laisse difficilement déprimer; la pression fait éprouver au malade une envie d'uriner ; si on examine le périnée, on le trouve plus saillant qu'à l'état normal ; il est repoussé en bas par la tumeur; le doigt introduit dans le rectum ou dans le vagin, chez la femme, éprouve, par une pression qu'il exerce conjointement avec une main placée à l'hypogastre, une sensation d'ondulation ou de fluctuation. Le malade a des envies fréquentes d'uriner qu'il ne peut satisfaire; il éprouve de la douleur dans les reins sur le trajet des uretères et sur toute la longueur de l'urètre, de la pesanteur au périnée; si à tous ces symptômes on ajoute les signes commémoratifs, à savoir, que le malade n'a pas uriné depuis longtemps, que le jet de l'urine a diminué sensiblement de volume depuis quelque temps, etc., il sera impossible de méconnaître une rétention d'urine.

Lorsque cette maladie se prolonge, on est obligé d'y remédier rapidement, car les accidents ne tarderaient pas à s'aggraver. Ce n'est pas ici le lieu de décrire les moyens qui ont été conseillés contre la rétention d'urine ; nous nous contenterons de parler du cathétérisme.

Le cathétérisme est une des opérations les plus délicates de la chirurgie ; pour être bien pratiqué, le chirurgien a besoin de beaucoup d'exercice, car ce n'est que par ce moyen qu'il peut espérer pénétrer sûrement dans la vessie, même dans les cas les plus difficiles ; tandis qu'un chirurgien maladroit ne pourra souvent pas introduire la sonde, fera des fausses routes, déchirera le canal de l'urètre, et des accidents souvent fort graves seront causés par son ignorance.

Si le cathétérisme est pratiqué de telle sorte que le chirurgien ne fait aucun effort pour introduire la sonde, il se désigne sous le nom de *cathétérisme simple*. Lorsqu'au contraire il existe dans l'urètre des rétrécissements que l'on se propose de franchir à l'aide d'efforts plus ou moins violents, cette opération est désignée sous le nom de *cathétérisme forcé*.

A. CATHÉTÉRISME SIMPLE.

Cette opération peut se faire avec une sonde courbe ou droite. Lorsque l'on se sert de la sonde courbe, on peut pénétrer dans la vessie par le *procédé ordinaire*, par celui du *tour de maître*, enfin par celui d'*Abernethy*.

Quel que soit le procédé dont on veuille faire usage, on choisit l'instrument le plus convenable. Si c'est une sonde métallique, on la graisse d'huile ou de cérat, afin qu'elle glisse mieux dans l'urètre: il est même bon de l'échauffer un peu afin que l'impression du froid ne cause pas une constriction spasmodique de l'urètre, car celle-ci deviendrait un obstacle à l'introduction de l'instrument.

Si on faisait usage d'une sonde en gomme élastique, on introduirait dans sa cavité un mandrin d'un volume convenable ; on s'assurerait s'il y glisse bien et si son extrémité pénètre bien jusqu'à l'extrémité du bec de l'instrument et ne sort pas par les yeux. Celle-ci sera aussi graissée avec du cérat ou de l'huile ; il ne faut pas oublier, quand on emploie la première de ces deux substances , de vérifier si elle n'est pas en trop grande quantité à l'extrémité de la sonde pour en boucher les ouvertures ; car, dans ce cas, le cérat empêcherait l'urine de pénétrer dans la cavité et de sortir au-dehors. L'huile n'a pas cet inconvénient et doit être toujours préférée.

a. Procédé ordinaire. — Le malade est couché sur le bord gauche de son lit, la tête soutenue par des oreillers et les cuisses légèrement fléchies ; le chirurgien , placé du même côté , embrasse la verge entre l'annulaire et le médius de la main gauche , leur face dorsale tournée en bas ; puis portant ses doigts vers la racine de l'organe, il entraîne les téguments de ce côté , découvre le gland, qu'il prend entre le pouce et l'indicateur ; saisissant alors la sonde de la main droite , par le pavillon , la concavité tournée vers l'abdomen, il en présente le bec au canal de l'urètre ; pendant ce mouvement, la verge est dirigée aussi vers la sonde : alors on y introduit doucement l'instrument dans le canal. On fait glisser la sonde paralèllement au ventre du malade, en ne la poussant que très légèrement , pendant que de l'autre main on fait avancer la verge vers le pavillon. Lorsque l'instrument est arrivé au niveau de la courbure de l'urètre , on porte en bas la verge et le pavillon de la sonde, de manière à faire pénétrer le bec dans le col de la vessie ; dans ce mouvement, chacune des extrémités de la sonde décrit un arc de cercle en sens inverse; ainsi, lorsque le pavillon de la sonde est dirigé en haut, le bec est dirigé directement en arrière, au fur et à mesure que l'on élève le pavillon; le bec est dirigé en haut, il passe alors sous les pubis en s'appliquant contre la paroi antérieure de l'urètre; arrivé là, il est quelquefois nécessaire de tirer la sonde un peu en arrière afin de dégager le bec des plis formés par le froncement de la muqueuse urétrale. Enfin, lorsque le pavillon est dirigé en bas, le bec de la sonde est porté en haut, et il est assez facile fort souvent de le sentir à travers les téguments de l'abdomen. On peut ainsi diviser en trois temps les mouvements du cathétérisme :

Premier temps. La sonde est glissée parallèlement au ventre; elle pénètre dans l'urètre jusqu'au niveau du pubis.

Deuxième temps. Le pavillon de la sonde est porté en avant jusqu'à ce qu'il soit perpendiculaire à l'abdomen; le bec de la sonde passe sous les pubis et pénètre dans le col de la vessie.

Troisième temps. Le pavillon de la sonde est abaissé entre les cuisses du malade; la sonde pénètre dans le réservoir de l'urine.

La sonde a quelquefois plus ou moins de peine à pénétrer dans la vessie; c'est ainsi que chez divers individus et aux différents âges, la partie de l'urètre qui s'étend depuis la symphyse du pubis jusqu'au col de la vessie est inégalement recourbée : aussi le chirurgien devra-t-il faire attention à la sonde qu'il veut introduire; il choisira une courbure plus grande chez les vieillards, moindre chez l'adulte et encore plus petite chez les enfants; et s'il n'avait pas le choix des instruments, il se rappellera que le mouvement en arc de cercle sera d'autant plus considérable que la courbure sera moins grande et devra l'être davantage.

On reconnaît que la sonde est dans la vessie par le défaut de la résistance à son extrémité , par la facilité de faire exécuter au bec des mouvements à droite et à gauche, enfin à l'écoulement de l'urine : aussi le chirurgien doit-il avoir soin, lorsqu'il pénètre dans la vessie, de placer un doigt sur le pavillon de la sonde , afin que le lit, les vêtements du malade ne soient pas souillés par l'urine.

Il arrive souvent que l'on éprouve de la difficulté à introduire la sonde. Il ne faudrait pas, pour vaincre la résistance, abaisser violemment le pavillon , car on pourrait s'exposer à déchirer le canal de l'urètre ; au contraire, on agira avec douceur ; on pourrait ou soulever la sonde, afin d'éviter les brides formées sur la paroi postérieure du canal, ou bien en dégager légèrement le bec pour le réintroduire de nouveau, ou bien un léger mouvement de vrille pourrait quelquefois effacer les plis de la muqueuse. Si malgré toutes ces précautions on ne pouvait y arriver, la main gauche placée sous le périnée guiderait le bec ; si l'instrument était trop avancé , un doigt serait introduit dans le rectum et conduirait son bec dans l'ouverture du col de la vessie. Le troisième temps ne devant être exécuté que lorsque la sonde a franchi la prostate, il faut toujours éviter de diriger le pavillon en bas lorsque l'on éprouve de la résistance ; car alors le bec n'est plus conduit dans la direction de l'urètre comme dans les deux cas précédents, et c'est alors qu'une imprudence deviendrait très funeste au malade.

B. *Procédé dit le tour de maître.* — Ce procédé est beaucoup plus difficile et plus douloureux que le précédent. Il est maintenant abandonné : aussi nous ne nous y arrêterons pas longtemps. Il diffère du procédé ordinaire en ce qu'au lieu de tourner la concavité de la sonde vers le ventre on tourne sa convexité, et lorsque le bec de l'instrument est ainsi au niveau de la symphyse des pubis, on fait exécuter à la verge et à la sonde un demi-tour qui ramène son pavillon vers l'aine droite et en haut, et on achève l'opération comme il a été dit plus haut. On pratiquait le cathétérisme de cette manière lorsque le ventre était trop volumineux pour que le procédé ordinaire fût praticable. Le procédé de M. d'Abernethy est beaucoup plus commode et sans danger ; il peut remplacer avantageusement le tour du maître dans les cas où ce dernier pourrait être utile.

C. *Procédé de M. Abernethy.* — Le malade est couché en travers sur le bord de son lit ; le chirurgien, placé entre ses cuisses, saisit de la main gauche la verge, comme il a été dit dans le procédé ordinaire ; de la main droite, il présente à l'urètre le bec de la sonde, le pavillon tourné contre soi et la convexité tournée vers l'abdomen, la concavité en bas. Il fait pénétrer l'instrument en relevant le pavillon jusqu'à ce qu'il soit arrivé au niveau de la courbure du canal ; alors il abaisse fortement le pavillon de la sonde en le portant vers l'anus ; le bec est alors engagé sous le pubis, et, en le poussant, on lui fait suivre la face antérieure de l'urètre, et il pénètre facilement dans la vessie. Le pavillon est alors ramené vers le ventre par un demi-tour comme dans le tour de maître ; mais cette manœuvre ne présente plus de danger, puisqu'elle n'est exécutée que lorsque l'instrument est dans la vessie.

D. *Cathétérisme avec la sonde droite; procédé de M. Amussat.* — Ce procédé de cathétérisme a été imaginé surtout afin de permettre l'introduction dans la vessie des instruments de lithotritie, qui autrefois étaient droits ; mais depuis que l'on a donné aux instruments une courbure semblable à celle des sondes, le cathétérisme droit est bien plus rarement employé ; il pourrait cependant être encore utile dans les cas où il existe des fausses routes dans le canal de l'urètre. En effet, le bec de la sonde se trouvant toujours dirigé en arrière, éviterait l'éperon que fait la fausse route dans le canal.

Ce procédé est simple et rapide ; la verge est tenue entre

le pouce et le doigt indicateur de la main gauche dans une direction telle qu'elle soit perpendiculaire au plan antérieur du tronc. L'instrument est introduit de la main droite et insinué dans le canal jusque dans la vessie; mais il arrive quelquefois que le col de cet organe est un peu plus élevé; il suffit alors de faire exécuter au pavillon un léger mouvement de bascule en bas; le bec remonte un peu plus haut et pénètre ainsi dans la vessie (1).

E. *Cathétérisme avec les sondes flexibles.* — Les sondes métalliques que nous avons vu employer ne sont guère en usage que pour évacuer l'urine ou pour explorer la vessie. Les sondes en gomme élastique peuvent bien servir à évacuer l'urine; mais s'il était besoin de laisser en permanence un instrument dans le canal de l'urètre, elles seraient indispensables; car si quelquefois leur séjour peut causer des accidents, ceux-ci deviendront beaucoup plus graves si on fait usage de sondes métalliques. Nous allons tout-à-l'heure revenir sur quelques uns de ces accidents.

La sonde sera garnie d'un mandrin d'un volume aussi gros que possible, eu égard au diamètre de la sonde. On enduit l'instrument d'un corps gras, et on l'introduit dans la vessie de la même manière qu'une sonde métallique. On retire ensuite le mandrin d'une main, tandis que de l'autre on tient la sonde solidement fixée, si même on ne la repousse pas un peu, car souvent on ne l'a pas au premier instant introduite assez profondément. Quelques malades éprouvent une douleur vive quand on retire le mandrin; il faut alors procéder doucement à ce temps de l'opération.

On peut encore se servir d'une sonde sans mandrin; mais il faut, ou que la voie soit très libre, ou qu'il soit néces-

(1) Amussat. *Leçons sur les rétentions d'urine causées par les rétrécissements du canal de l'urètre, et sur les maladies de la glande prostate*; publiées par M. le docteur Petit. 1832. Un volume in-8 avec figures, page 56.

saire de franchir un rétrécissement : alors on emploie une sonde d'un très petit calibre ; enfin, lorsqu'on fait usage d'instruments fabriqués de telle sorte qu'ils aient la courbure des instruments métalliques, les mandrins sont inutiles ; c'est encore au moyen de ces derniers que les malades peuvent se sonder eux-mêmes.

Évacuation de l'urine. Quel que soit l'instrument que l'on ait mis en usage et le procédé que l'on ait mis en pratique, l'urine sort par les ouvertures pratiquées au voisinage du bec de la sonde. Le pavillon doit être maintenu plus bas que le col de la vessie : aussi doit-on avoir soin, lorsqu'on sonde un malade dans son lit, de choisir un bassin assez plat pour que le pavillon de la sonde puisse s'abaisser suffisamment. Si le vase n'était pas assez grand, le doigt serait appliqué sur le pavillon jusqu'à ce que le vase eût été vidé ou qu'on en eût replacé un autre.

Pendant que l'urine coule, il est bon de faciliter sa sortie par de légères pressions sur la région hypogastrique ; cette précaution devient nécessaire lorsque le cathétérisme est pratiqué pour une paralysie de la vessie, ou lorsque l'urine, ayant distendu considérablement cet organe, lui a fait perdre sa contractilité.

Ordinairement l'urine s'écoule entièrement ; mais il peut survenir une interruption brusque, quoiqu'il en reste encore une assez grande quantité. Ce phénomène peut tenir à plusieurs causes : des caillots, des mucosités, de petits graviers viennent s'appliquer aux ouvertures de la sonde ; d'autres fois la membrane muqueuse, revenant sur elle-même par suite de l'évacuation du liquide, peut aussi l'empêcher de passer dans la sonde. Dans le premier cas, il est facile de la déboucher, ou avec un stylet introduit dans sa cavité ou en poussant une légère injection d'eau tiède ; ce dernier précepte doit être mis en pratique toutes les fois que des mucosités existent en grande abondance et qu'on veut en faciliter la sortie. Dans le second cas, il suffit de ramener la sonde en avant, c'est-à-dire de la placer dans une partie de la vessie encore distendue par l'urine.

La quantité d'urine que l'on évacue de cette manière est extrêmement variable. Tantôt le cathétérisme est pratiqué chez des individus ayant des envies fréquentes d'uriner sans qu'il y ait plus de quelques gouttes d'urine dans la vessie, chez les brûlés par exemple; d'autres fois la vessie est considérablement distendue; on trouve souvent deux ou trois litres, quelquefois vingt à trente litres de liquide. M. le professeur Marjolin rapporte que dans un cas, la quantité d'urine a été assez considérable pour que, le liquide étant évacué, le malade soit mort subitement. La mort aurait pu être prévenue si l'on n'avait donné cours à l'urine que graduellement; et c'est le conseil qu'il donne, si pareil cas se présentait.

Lorsque l'urine est entièrement évacuée, on retire la sonde. Cette manœuvre est très simple ; il suffit d'imprimer à l'instrument un arc de cercle en sens inverse de celui qu'on lui a fait décrire pour la faire pénétrer. Souvent aussi on laisse la sonde à demeure dans la vessie; nous allons nous occuper de cette particularité.

§ I. Des sondes à demeure.

Lorsque l'on éprouve de grandes difficultés pour pénétrer dans la vessie, et que l'on suppose que le malade aura bientôt besoin d'être sondé de nouveau; si l'on veut dilater un rétrécissement, ou si l'on veut détourner le cours de l'urine, afin d'empêcher le liquide de passer par une plaie de la vessie ou du canal de l'urètre, on est obligé de laisser une sonde à demeure.

Les sondes en gomme élastique sont celles dont on doit spécialement faire usage; ce n'est qu'exceptionnellement, lorsqu'on n'a à sa disposition que des sondes métalliques, que ces dernières peuvent être employées.

Les sondes que l'on introduit dans la vessie doivent être renouvelées tous les huit ou dix jours. En effet, si la sonde est laissée à demeure pour un retrécissement, outre qu'il est besoin d'en augmenter le calibre, une sonde laissée trop longtemps s'altérerait; sa surface, de polie qu'elle était, deviendrait rugueuse, elle se retirerait plus difficilement, serait plus cassante, et une partie de l'instrument resterait dans la vessie, et formerait un noyau autour duquel les sels de l'urine se déposeraient et formeraient un véritable calcul; enfin toute la partie de la sonde qui serait dans la cavité de la vessie se couvrirait de sels calcaires qui rendraient l'extraction de la sonde très pénible, déchireraient le canal de l'urètre, pourraient même tomber dans la vessie et devenir des noyaux de calcul.

Les accidents qui peuvent survenir du séjour des sondes sont assez nombreux; ce sont : 1° la *formation d'abcès* dans l'épaisseur de l'urètre et la perforation de ce canal; 2° l'*inflammation d'un ou des deux testicules*, qu'on fera cesser rapidement en retirant la sonde, et en prescrivant un traitement antiphlogistique en rapport avec l'intensité de l'inflammation; 3° l'*irritation de la vessie*, qui peut être quelquefois assez grande pour faire cesser l'emploi des sondes à demeure; 4° l'*hématurie*; 5° la *perforation de la vessie* par la gangrène de ses parois, causée par la pression de la sonde : cet accident, le plus grave de tous, est assez rare chez les adultes, plus fréquent chez les vieillards; on le préviendrait en n'enfonçant pas trop la sonde; 6° la *sonde peut se briser*, soit dans le canal de l'urètre, soit dans la vessie; mais le dernier cas présente une gravité plus grande que le premier, car il nécessite une opération de taille qui doit être pratiquée aussitôt : car, ainsi qu'il a été dit plus haut, ce corps étranger devient le noyau d'un calcul pour lequel il sera tôt ou tard nécessaire d'opérer. Lorsque la sonde est brisée dans l'urètre, on peut espérer la retirer, soit au moyen de pinces introduites dans le canal, soit en pratiquant une boutonnière au pénis sur le canal de l'urètre; 7° enfin des *érections* peuvent rendre l'usage des sondes excessivement pénible aux malades; et si au bout de quelques jours ils ne s'y accoutument pas, ce qui est rare, on est obligé d'en cesser l'emploi.

§ II. Appareils contentifs des sondes.

Lorsque les sondes sont introduites dans la vessie et doivent y rester à demeure, elles seront fixées de telle sorte qu'elles ne sortent pas de la vessie et qu'elles ne rentrent pas dans cet organe, car leur extrémité ne doit jamais dépasser le col de plus de 3 à 5 centimètres. Un grand nombre de moyens ont été imaginés pour les fixer. Nous ne nous occuperons que du plus important, les autres que nous signalerons n'en étant que des modifications plus ou moins heureuses.

Pour ce bandage on prend un ou deux cordons de coton d'un mètre et demi de long environ; un cordon peut être suffisant. Nous allons dire tout-à-l'heure pourquoi il vaut quelquefois mieux en employer deux.

Le cordon est fixé à sa partie moyenne près du pavillon de la sonde par deux nœuds; chacun des deux chefs est ramené sur la verge de chaque côté; sur la partie moyenne de cet organe, on place une petite compresse assez grande pour l'entourer, et autour de cette compresse on enroule en sens inverse les deux cordons, que l'on a soin de ne pas entasser sur un même point, mais que l'on dispose de manière à couvrir la verge dans une étendue assez considérable, afin que la pression sur un point seulement ne cause pas de douleur. Lorsque les deux chefs du fil de coton sont épuisés, on les noue ensemble.

Ainsi disposé, l'appareil est suffisant pour maintenir les sondes; mais si l'instrument dont on s'est servi est un peu long , et s'il tend à sortir de la vessie en se recourbant par sa flexibilité, il sera devié à droite ou à gauche, quelquefois même il pourra sortir tout-à-fait de la vessie ; il est donc préférable de fixer un second cordon de la même manière dans l'intervalle des deux chefs qui ont été placés primitivement; on évitera de cette manière l'inconvénient dont j'ai parlé tout-à-l'heure ; on pourrait encore supprimer la petite compresse que nous avons dit devoir être placée autour de la verge ; mais la compression ne serait plus aussi uniforme.

Ce moyen est fort simple , très facile à mettre en usage , et se trouve toujours à la portée du chirurgien. On lui a reproché, 1° de rendre l'érection, déjà très pénible lorsqu'une sonde est introduite dans l'urètre , beaucoup plus douloureuse par la constriction que ce bandage exerce sur le pénis ; 2° d'empêcher l'écoulement des quelques gouttes d'urine qui , chez les individus soumis à l'usage continuel des sondes, se glisse entre la sonde et les parois de l'urètre. Aussi , pour obvier à ces inconvénients, a-t-on conseillé de fixer les liens sur un suspensoir à l'ouverture duquel on aurait fait deux œillets pour les laisser passer ; de fixer les liens sur un large anneau dans lequel on aurait engagé la verge, et qui lui-même serait attaché à une ceinture au moyen de lacs placés, les uns en avant les autres, en arrière. D'autres enfin ont imaginé de petits appareils qui, pouvant se dilater et se laisser allonger par leur extensibilité au moment de l'érection du pénis , se resserrer ensuite , remplissent toutes les indications.

Mais les accidents qui résultent de l'emploi du procédé que nous avons décrit sont tellement rares, celui-ci est si commode qu'il est presque le seul en usage.

Lorsque le bandage contentif est appliqué , afin d'empêcher l'écoulement incessant de l'urine , on ferme le pavillon de la sonde par un petit fosset ; on le retire toutes les fois que le malade a besoin d'uriner. Ce n'est pas ici le lieu de décrire quand il est nécessaire d'enlever ce petit bouchon, les diverses maladies pour lesquelles on laisse les sondes à demeure nécessitant des indications différentes. Il est même des cas dans lesquels il faut bien se garder de boucher le pavillon de la sonde : c'est lorsque l'on veut empêcher l'urine de passer par des solutions de continuité de la vessie ; car si l'urine s'accumulait dans ce réservoir, elle ne tarderait pas à sortir par la plaie.

La verge est tenue le plus souvent appliquée sur le ventre, à moins que l'on n'ait fait usage de la sonde en S de J.-L. Petit, dont la double courbure permettrait au pénis de pendre entre les jambes. Cette sonde est peu employée, car elle se manie difficilement ; et doit être rejetée, tant elle est peu commode lorsqu'il y a dans l'urètre des obstacles à surmonter.

B. CATHÉTÉRISME FORCÉ.

Lorsqu'il existe dans l'urètre des obstacles qui s'opposent à l'introduction d'une sonde, et que le besoin d'uriner est tellement grand qu'il faut pratiquer le cathétérisme, si on veut éviter de ponctionner la vessie, il est nécessaire d'exécuter des efforts considérables pour vaincre ces obstacles : c'est le *cathétérisme forcé*.

Mais comme, dans certaines circonstances, l'écoulement de l'urine est tout-à-fait arrêté, que dans d'autres le jet est à la vérité assez petit pour que le malade ne puisse uriner que très difficilement, deux méthodes peuvent être érigées en principes. Dans l'une on pénétrera immédiatement dans la vessie en détruisant les obstacles avec le bec de la sonde : c'est la méthode de Boyer ; dans l'autre, l'urètre sera seulement dilaté, ou lentement, **comme le veut** Dupuytren, ou brusquement, d'après le procédé de M. Mayor.

1° *Procédé de Boyer.* — L'instrument dont on se sert pour ce cathétérisme est une sonde conique à bec mousse assez **fin**, et augmentant graduellement de volume jusqu'au niveau du pavillon.

Le malade et le chirurgien se placent comme pour le cathétérisme ordinaire ; la sonde est introduite comme il a été dit plus haut ; mais, arrivé au niveau de l'obstacle, il faut pour le vaincre employer une force proportionnée à la résistance qu'on éprouve, et conduire la sonde, tantôt en suivant la direction naturelle de l'urètre; d'autres fois, lorsque ce canal a subi quelques déviations, elle doit être inclinée à droite ou à gauche. C'est surtout lorsque l'obstacle siège au périnée, au niveau des pubis, que le chirurgien éprouve la plus grande difficulté : alors on tire un grand secours du doigt indicateur introduit dans le rectum ; car ce doigt guide l'opérateur dans la route qu'il doit suivre, et l'avertira s'il s'en écarte. **Arrivé** à la prostate, le doigt devient inutile, et il est plus facile d'éviter les fausses routes.

Le cathétérisme par ce procédé est très difficile, et ne doit être pratiqué que par un chirurgien habile et possédant des connaissances anatomiques précises. Malgré son habileté et son adresse, il lui arrive quelquefois de se tromper. Cette opération sera préférée à la ponction de la vessie ; en effet elle est fort souvent suivie de bons résultats. La fausse route, quand la sonde est déviée, n'a pas toujours des résultats fâcheux ; car dans certaines circonstances elle peut parfaitement guérir, et même, par la présence d'une sonde à demeure, être transformée en un canal accidentel.

2° *Procédé de Dupuytren.* — Il se pratique avec une sonde ordinaire. Ce chirurgien pénétrait, comme il a été dit plus haut, dans le canal de l'urètre, jusqu'au niveau du rétrécissement. Arrivé là, il laissait la sonde en place jusqu'à ce que la présence de ce corps étranger déterminât une sécrétion muqueuse, dont le résultat est la retraite de l'obstacle. Au bout de quelque temps, la sonde est enfoncée davantage : ainsi de suite jusqu'à ce qu'elle ait franchi le rétrécissement. Vingt-quatre, trente-six heures, et même plus, sont quelquefois nécessaires pour rendre au canal sa perméabilité. Ce procédé n'est pas applicable chez les malades ayant une rétention complète d'urine, et dont la vessie est déjà distendue par une grande quantité de liquide. C'est le meilleur que l'on puisse employer pour combattre les rétrécissements spasmodiques de l'urètre; il permet de pénétrer dans la vessie, souvent en très peu de temps.

3° *Procédé de M. Mayor* — Posant en principe que, pour entrer, la sonde doit être d'autant plus grosse que le rétrécissement est plus considérable, M. Mayor conseille d'introduire d'abord son cathéter n° 1, qui est le plus petit : son diamètre est de 2 lignes; s'il ne peut pénétrer avec celui-ci, il prend le suivant : il a 2 lignes 1/2; puis le 3ᵉ, qui a 3 lignes; puis le 4ᵉ : il est de 3 lignes 1/2. Enfin s'il échoue avec ces divers cathéters, il prend sa sonde conique, dont le diamètre est de 2 lignes au bec et de 4 lignes au pavillon.

Je ne m'arrêterai pas à discuter la valeur du procédé de M. Mayor ; je renvoie au mémoire qu'il a publié dans son *Traité des bandages et appareils,* 3ᵉ édit. 1838, page 501. Je ferai remarquer seulement que si au moyen de ses grosses sondes il a pu pratiquer le cathétérisme lorsqu'on avait échoué avec des sondes plus petites, c'est surtout lorsqu'il existait un rétrécissement purement valvulaire ; car alors le canal étant mieux étalé, déplissé en avant du bec de la sonde, il a pu franchir beaucoup plus facilement l'obstacle ; mais lorsqu'il existait des brides réelles, je doute que M. Mayor ait réussi avec son procédé mieux qu'avec ceux qui ont été indiqués tout-à-l'heure.

Certainement, d'après la nature, le but de cet ouvrage, je n'aurais pas dû parler du cathétérisme forcé ; mais afin de laisser le moins possible de lacunes, j'ai cru devoir en dire quelques mots ; on trouvera aussi plus loin quelques détails sur le cathétérisme de la trompe d'Eustache, du canal nasal, détails certainement insuffisants pour que l'on puisse faire pénétrer une sonde dans ces canaux, mais qu'il me semblait nécessaires de donner, afin que l'élève puisse plus facilement comprendre les manœuvres du chirurgien. Cependant il arrive quelquefois que les injections des points lacrymaux sont abandonnées aux élèves dans les hôpitaux; c'est cette raison encore qui m'a engagé à ne pas passer sous silence ces opérations, quoiqu'elles soient loin d'appartenir à la petite chirurgie.

§ II. Cathétérisme chez la femme.

Les sondes des femmes sont beaucoup moins longues que celles d'homme : elles n'ont que 15 centimètres environ de longueur; elles sont à peine courbées; quant au reste, elles ressemblent aux sondes d'homme.

Le cathétérisme est, en général, extrêmement simple; car le canal de l'urètre est très court, facile à trouver, parfaitement régulier : aussi, à moins d'exceptions sur lesquelles nous allons revenir, est-il très facile de pénétrer dans la vessie.

La malade est couchée; les cuisses sont légèrement écartées et un peu fléchies sur le bassin. Le chirurgien, placé sur le côté droit, écarte les petites lèvres avec le pouce et le doigt médius de la main gauche, tandis qu'avec l'indicateur, dont la pulpe est tournée du côté du vestibule, il dirige la sonde, tenue de la main droite, dans le méat urinaire, la concavité tournée en haut; lorsque l'instrument a franchi la symphyse du pubis, il abaisse légèrement le pavillon et entre dans la vessie.

La pudeur empêche fort souvent les femmes de se découvrir : aussi est-ce avec beaucoup de peine qu'elles se laissent sonder. C'est pourquoi le chirurgien doit apprendre de bonne heure à pratiquer cette opération sous les draps, ce qui est très facile. Comme précédemment, les nymphes sont écartées; le doigt indicateur, conduit d'arrière en avant de la fourchette au vestibule, rencontre successivement le vagin, sa colonne antérieure, au-dessus de laquelle se trouve le méat urinaire. Une petite saillie située en avant de la colonne antérieure du vagin apprend au chirurgien qu'il est arrivé vers l'orifice qu'il veut franchir. Souvent, quand il est un peu exercé, il pénètre du premier coup; mais dans le cas contraire, il tâtonne un peu; il arrive presque toujours sans peine. On obtiendrait le même résultat en dirigeant le doigt de la partie supérieure vers la partie inférieure, c'est-à-dire du clitoris vers le canal de l'urètre; mais il faut, autant qu'on le peut, éviter de porter le doigt sur cet organe.

Il est quelquefois assez difficile de traverser l'urètre pendant les derniers temps de la grossesse; chez les femmes âgées, surtout celles qui ont eu beaucoup d'enfants. En effet, l'orifice se trouve enfoncé sous les pubis; le canal est très oblique, de telle sorte qu'il est nécessaire de porter en haut le vestibule et le clitoris, pendant que les petites lèvres sont entraînées en dehors. Lorsque la sonde est introduite, elle doit être abaissée davantage; il est nécessaire d'en choisir une à courbure plus forte; une sonde d'homme est même indispensable. Quoi qu'il en soit, il sera facile de pratiquer cette opération quand on se rappellera que le méat urinaire se trouve sur le bord supérieur du vagin, et que, s'il était entraîné plus profondément par les causes qui viennent d'être signalées, il faudrait le chercher, non pas au-dessus du vagin, mais à sa partie supérieure et antérieure.

Il est fort difficile de maintenir chez les femmes les sondes solidement fixées dans la vessie.

On attache des rubans à l'extrémité de la sonde, et ceux-ci sont fixés sur un bandage en T double; mais cet appareil se dérange facilement, car les sous-cuisses sont tendus ou relâchés selon que les cuisses sont dans l'extension ou dans la flexion; les fils noués ou agglutinés aux grandes lèvres

ne sont pas un moyen plus sûr. «Desault s'est servi d'une
» machine en forme de brayer, dont le cercle, assez long
» pour embrasser la partie supérieure du bassin, supporte
» à sa partie moyenne une plaque ovalaire qui doit être
» placée en avant des pubis ; au milieu de cette plaque est
» une coulisse dans laquelle glisse une légère tige d'argent
» recourbée, de manière qu'une de ses extrémités percées
» d'un trou tombe au-dessus de la vulve au niveau du méat
» urinaire. Cette tige peut être fixée sur la plaque au moyen
» d'un écrou. Après avoir introduit et disposé la sonde dans
» la vessie, de sorte que son bec et ses yeux se trouvent
» dans la partie la plus basse de ce viscère, on engage le bout
» de cet instrument dans le trou de la tige, qui est ensuite
» assujetti dans la coulisse comme nous l'avons dit plus
» haut (1). » L'appareil de Desault est très compliqué, et
n'est suffisant pour maintenir les sondes fixes qu'autant que
la malade ne fait pas de mouvement.

Il est rare que l'on ait besoin de maintenir chez la femme
une sonde dans la vessie ; ce n'est le plus souvent que dans
le traitement des fistules vésico-vaginales.

ARTICLE II.

CATHÉTÉRISME DE L'OESOPHAGE.

Le cathétérisme de l'œsophage peut être pratiqué pour
une foule d'affections. Tantôt on veut introduire dans l'estomac des liquides afin de nourrir un malade dont la déglutition est impossible, ou bien on veut dilater ce conduit
rétréci. Dans ces circonstances, on se sert de longues sondes en gomme élastique, fabriquées comme celles dont nous
avons déjà parlé en décrivant le cathétérisme de l'urètre,
mais beaucoup plus volumineuses et plus longues. D'autres

____

(1) Chopart. *Traité des maladies des voies urinaires.* Tome II,
page 404 ; édition de 1830.

fois on enfonce des corps étrangers arrêtés dans l'estomac, ou bien on veut les retirer de l'œsophage; on se sert alors de tiges flexibles terminées par un appareil plus ou moins compliqué. Nous ne dirons rien de ces appareils, dont la description nous entraînerait trop loin; nous ne nous occuperons que de la manière de les introduire.

Le cathétérisme de l'œsophage est, en général, une opération assez facile. Il arrive cependant que le chirurgien rencontre quelquefois un obstacle qui ne pourrait être franchi par une simple sonde en gomme élastique; il faut alors introduire dans la cavité de la sonde un mandrin en baleine dont la flexibilité lui permet de s'adapter parfaitement aux courbures de ce canal. Si l'obstacle était trop grand encore, une sonde en argent serait nécessaire.

L'extrémité supérieure des sondes œsophagiennes est élargie, afin de recevoir les liquides que l'on veut ingérer dans l'estomac : lorsqu'elles ne sont pas assez évasées, il est bon d'y adapter un entonnoir; si, au contraire, on voulait retirer du liquide de l'estomac, une seringue maintenue, solidement fixée sur le pavillon de la sonde, ferait l'office de pompe aspirante.

Cette opération peut être pratiquée par le nez ou par la bouche.

1° *Par le nez.* Cette méthode est aujourd'hui presque entièrement abandonnée, et avec raison; car elle est plus difficile que l'autre et ne peut être appliquée dans une foule de circonstances. En effet, l'extrémité de la sonde vient arc-bouter sur la partie supérieure du pharynx, et il est quelquefois assez difficile de la dégager. Cette opération est très pénible et très fatigante pour les malades, puisque la sonde doit s'adapter successivement dans les divers points de sa longueur sur la courbure du voile du palais; enfin, lorsque l'on suppose devoir rencontrer dans l'œsophage un rétrécissement tel qu'un mandrin soit nécessaire pour donner à la sonde une solidité suffisante, le cathétérisme, par cette voie, est impraticable, car comment faire courber brusquement un mandrin un peu résistant à l'orifice postérieur de fosses nasales? Cependant, comme le cathétérisme par la bouche est quelquefois impraticable, je vais dire en peu de mots comment on le pratique par la narine.

Le malade est assis sur une chaise ou sur son lit, le cou tendu afin de diminuer l'angle que forme la paroi posté-rieure des fosses nasales avec l'arrière-gorge; le chirurgien, placé en face de lui, saisit la sonde comme une plume à écrire et l'introduit lentement dans les fosses nasales. Lors-qu'elle les a traversées, de la main gauche il soutient l'in-strument, pendant que le doigt indicateur droit, introduit dans la bouche, saisit la sonde et la conduit dans la di-rection du pharynx; pendant cette manœuvre, la main gauche pousse légèrement la sonde : alors, afin d'éviter le larynx, elle est dirigée dans la direction de l'œso-phage, c'est-à-dire, en bas, en arrière et un peu à gauche. L'instrument doit être introduit lentement et sans efforts : aussi devra-t-on, lorsque l'on rencontre quelque résis-tance, le retirer un peu, en changer la direction, et le pous-ser de nouveau jusqu'à ce qu'on soit arrivé dans l'estomac. La sensation d'une difficulté vaincue avertit que l'orifice cardiaque est franchi; mais si l'estomac n'est pas distendu, le bec de la sonde n'est pas libre dans cette cavité : alors la douleur ressentie par le malade à l'hypochondre droit, lors-qu'on pousse l'instrument, indique suffisamment que la sonde a pénétré; il faut alors la retirer un peu, afin que son bec ne vienne pas peser sur la muqueuse de l'estomac.

Le cathétérisme par les narines se pratique surtout lors-qu'il est besoin d'introduire des aliments dans l'estomac des malades ; souvent on est obligé de maintenir la sonde à demeure, mais elle est fixée assez solidement à sa partie su-périeure pour qu'il ne soit pas besoin d'un appareil con-tentif; cependant il est prudent de la maintenir à l'aide d'un petit bandage.

2° *Par la bouche*. Le malade est assis sur une chaise, la tête fortement renversée en arrière ; le chirurgien, placé en face de lui, déprime un peu la langue avec le doigt indicateur de la main gauche, qu'il avance jusqu'à la base de la langue, aussi loin que possible, afin d'éviter de toucher les voies aériennes avec le bec de la sonde ; l'instrument est glissé le long du bord radial du doigt indicateur et pénètre sans difficulté dans l'œsophage ; alors l'opérateur pousse lentement, et évite, comme nous l'avons dit plus haut, les obstacles que les déviations de l'œsophage, le long de la colonne vertébrale, apportent au libre passage de l'instrument.

Cette opération est extrêmement simple lorsqu'il n'existe pas de rétrécissement ni de déviation de l'œsophage ; mais, dans le cas contraire, on pourrait faire fausse route. Il serait alors urgent de faire marcher la sonde lentement, si on ne pouvait pénétrer, attendre quelque temps, afin d'accommoder les parties au contact de l'instrument. Il est rare qu'avec un peu de prudence on fasse des déchirures.

Lorsque la sonde est dans l'estomac, on retire doucement le mandrin ; s'il était nécessaire de la maintenir à demeure, on l'inclinerait de côté et on l'arrêterait à une des commissures labiales, où elle serait fixée par des rubans noués autour de la tête. Si des dents avaient été extraites d'un côté, ce serait celui qu'il faudrait choisir.

Il arrive quelquefois que la sonde ainsi maintenue dans la cavité buccale fatigue beaucoup le malade ; il est facile de ramener son orifice supérieur dans une des narines, à l'aide d'une sonde de Belloc, à l'extrémité du ressort de laquelle on fixerait le pavillon de la sonde au moyen d'un fil. Cette opération est très simple ; elle se fait comme l'introduction du tampon postérieur dans les hémorrhagies nasales. (Voyez *Tamponnement des fosses nasales.*)

On pénètre rarement dans les voies aériennes ; mais il faut avoir grand soin d'éviter cet accident ; on en serait bientôt averti par la toux du malade, par la douleur qu'il ressentirait et par l'impossibilité de faire pénétrer la sonde au-delà de la bifurcation des bronches. D'ailleurs, avec un peu de soin, cet accident sera toujours évité, puisque le doigt indicateur guide la sonde jusqu'au-delà de l'épiglotte.

Les accidents qui peuvent résulter du séjour permanent d'une sonde dans l'œsophage sont : des envies de vomir, une gêne très grande et quelquefois de la fièvre ; mais sans contredit, le plus redoutable de tous est la gangrène d'un des points de sa surface par la pression permanente que la sonde exerce : ainsi des précautions très grandes devront-elles être prises lorsque la dilatation sera mise en pratique pour guérir les rétrécissements.

ARTICLE III.

CATHÉTÉRISME DES VOIES LACRYMALES.

Cette opération est pratiquée, soit pour faire des injections dans les voies lacrymales, soit pour opérer une dilatation graduée en y faisant séjourner pendant quelque temps un corps étranger.

On peut pénétrer dans le sac lacrymal par les points lacrymaux ou par le canal nasal.

Lorsque l'on veut introduire un stylet dans les voies lacrymales par la partie supérieure, le cathétérisme doit être pratiqué par le point lacrymal supérieur ; si, au contraire, on veut faire une injection, c'est le point lacrymal inférieur que l'on choisit. D'ailleurs, en raison de la courbure que présente le canal lacrymal inférieur, il est impossible de faire pénétrer un stylet par cette voie.

Quelle que soit la voie que l'on choisisse, il est très facile de pénétrer dans le sac lacrymal ; la paupière sera tirée en avant, et le stylet de Méjean ou la canule de la seringue d'Anel seront dirigés, pour la paupière supérieure, de bas en haut, puis directement en dedans; pour l'inférieure, de haut en bas, puis en dedans. Le trajet oblique en haut et en bas ne présente pas une longueur de plus de 2 millimètres; le trajet direct a une longueur de 7 à 8 millimètres.

Le cathétérisme par le canal nasal est plus difficile : on emploie pour cette opération une sonde creuse ouverte à une de ses extrémités et terminée à l'autre par un pavillon ; d'autres fois on se sert d'un cathéter plein, de même forme que la sonde : le premier instrument est destiné à faire des injections, le second à dilater le canal nasal. Les sondes ou les cathéters doivent être recourbés en arc à leur partie supérieure ; elles présenteront la forme environ d'un quart de cercle. Celles de Gensoul sont les plus commodes ; il les a modelées sur le canal nasal.

Le malade est assis, la tête renversée en arrière ; le chirurgien, placé derrière lui pour le côté droit, en avant pour le côté gauche, saisit l'instrument comme une plume à écrire ; il introduit le bec de la sonde dans la narine, s'appuyant sur la paroi inférieure des fosses nasales et longeant la paroi externe, le bec de la sonde dirigé en dehors et la concavité tournée vers la commissure labiale correspondante. Lorsque les trois quarts de la courbure sont engagés, il porte le bec de la sonde dans le méat inférieur au moyen d'un léger mouvement de quart de cercle, en dirigeant le pavillon de la sonde un peu en dedans ; par de légers mouvements d'avant en arrière et d'arrière en avant, on introduit l'extrémité de la sonde dans le canal nasal, et on la fait pénétrer jusque dans le sac lacrymal en abaissant le pavillon et en le dirigeant en dedans, de manière qu'elle arrive au niveau de la deuxième incisive du côté sain.

Ainsi que je l'ai dit tout-à-l'heure, le cathétérisme du canal nasal présente de grandes difficultés, augmentées souvent par la déviation des cornets, de la cloison des fosses nasales et par des rétrécissements : aussi faut-il une habitude extrême pour arriver sûrement dans le conduit.

Pour retirer la sonde, on exécuterait des mouvements en sens inverse. S'il était nécessaire de faire des injections, la seringue serait adaptée sur le pavillon de la sonde. Il est inutile de fixer la sonde au moyen d'un appareil contentif, quand elle doit rester à demeure : elle se trouve solidement fixée par le canal nasal; d'ailleurs il est rare qu'on la maintienne en place plus de deux ou trois heures.

ARTICLE IV.

CATHÉTÉRISME DE LA TROMPE D'EUSTACHE.

Cette opération consiste à introduire dans la trompe d'Eustache une sonde à travers laquelle on fait passer une injection ou de l'air, afin de la désobstruer mécaniquement ou de faciliter l'écoulement d'un liquide épais renfermé dans la caisse du tympan.

L'instrument dont on se sert pour cette opération est une sonde en argent assez semblable à une sonde de femme, mais beaucoup plus petite et percée à ses deux extrémités, c'est-à-dire ne présentant pas de cul-de-sac ni d'yeux à l'extrémité qui doit être introduite dans la trompe. Le pavillon est assez large, et reçoit la seringue qui doit pousser l'injection.

M. Deleau substitue à la sonde d'argent une sonde en gomme élastique de même forme, soutenue par un mandrin d'argent, terminé par une courbure assez forte à une de ses extrémités et à l'autre par un anneau.

La sonde dont se servait Boyer était à courbure de 136°; celle de M. Gairal est de 145°. Ce dernier chirurgien a fait graver sur le pavillon de la sonde des chiffres qui indiquent la position de son bec.

On peut pénétrer dans la trompe ou par la bouche, ou

48.

par la narine correspondante, ou par la narine du côté opposé.

L'introduction de la sonde par la bouche est plus difficile que par la narine : aussi est-elle presque complétement abandonnée. Cette méthode est due à Guyot, maître de poste à Versailles.

Quant au procédé qui consiste à introduire la sonde par la narine opposée, on ne l'emploie que dans des cas exceptionnels, lorsque la narine correspondante est oblitérée. La sonde qui sert dans ce cas est un peu plus recourbée que la sonde ordinaire ; son bec est légèrement renversé du côté de sa convexité ; elle est introduite la concavité tournée en bas et en dedans, le long du bord inférieur de la cloison ; arrivée au voile du palais, on relève son extrémité derrière le vomer, afin d'arriver à la trompe dans laquelle on pénètre.

L'autre méthode, l'introduction de la sonde par la narine correspondante, est la plus employée ; c'est celle dont nous allons principalement nous occuper.

Le malade est assis sur une chaise, la tête renversée en arrière et soutenue par un aide ; le chirurgien, placé en face de lui, saisit la sonde comme une plume à écrire et l'introduit dans la narine, la convexité tournée en dedans et un peu en haut, la concavité en dehors et un peu en bas. Arrivé au voile du palais, ce qu'un mouvement de déglutition indique très bien, on retire doucement le bec de la sonde en dehors et en dedans, en ayant soin de ne pas quitter le plancher des fosses nasales, mais bien en faisant exécuter à la tige un léger mouvement de rotation. C'est pour cela que M. Gairal a fait graver des chiffres sur le pavillon. Bientôt la sonde pénètre dans la trompe ; on pousse alors dans la direction de cet organe, c'est-à-dire en dehors, en arrière et en haut.

M. Deleau fait pénétrer le bec de la sonde jusqu'au niveau du pavillon de la trompe, engage le mandrin dans la trompe elle-même, glisse ensuite sa sonde sur le mandrin qu'il main tient solidement. Lorsque la sonde est introduite, il retire le mandrin.

M. Gairal fait décrire à la sonde, arrivée à l'extrémité du plancher des fosses nasales, un quart de cercle par un léger mouvement de rotation en dehors; les chiffres du pavillon de la sonde indiquent que le mouvement est complet: alors le bec de la sonde est à l'orifice de la trompe, et dans un troisième temps le chirurgien fait exécuter encore un léger mouvement de rotation en haut et en dehors en enfonçant la sonde.

Pour introduire des injections dans la caisse du tympan, il suffit d'adapter une seringue au pavillon de la sonde. Si la sonde est mal placée, le liquide tombe dans le pharynx; dans le cas contraire il pénètre dans la caisse. Il arrive quelquefois que le bec de la sonde est obstrué par des mucosités et que le liquide ne peut pénétrer; il suffit souvent d'introduire un stylet pour déboucher la sonde.

Les injections d'air sont aussi quelquefois poussées dans la caisse; elles se font de la même manière que les précédentes. Ces injections pouvant sortir entre les parois de la sonde et celles de la trompe, permettent d'établir un courant dans la caisse du tympan.

CHAPITRE XII.

Tamponnement des fosses nasales.

Lorsque l'écoulement du sang par le nez est assez considérable par sa durée, son abondance, pour le rendre inquiétant, il faut, au moyen du tamponnement, arrêter cette hémorrhagie.

Ce n'est pas ici le lieu de dire quelles sont les causes qui peuvent déterminer les hémorrhagies nasales : je ne veux m'occuper que de son traitement par le tamponnement. Je ferai remarquer que l'on doit y avoir recours d'autant plus vite que le malade aura perdu une grande quantité de sang, et qu'il se trouvera dans des conditions telles qu'une perte de sang, même peu considérable, pourra lui être plus funeste.

Avant de passer à la description du tamponnement des fosses, je signalerai un moyen hémostatique très simple indiqué par M. Négrier (1). Il fait élever brusquement le bras correspondant à la narine d'où coule le sang, et *presque toujours* l'hémorrhagie est suspendue. J'ai vu, dit-il, deux ou trois fois *seulement* l'hémorrhagie se renouveler ; mais le sang s'arrêtait de nouveau aussitôt que le bras était de nouveau relevé. M. Négrier rapporte plusieurs observations d'hémorrhagie extrêmement rebelles arrêtées par ce procédé.

Il cite même un fait dans lequel l'élévation des deux bras a arrêté tout-à-coup une hémorrhagie résultant d'une légère incision à la lèvre supérieure. « Depuis ce fait,
» ajoute-t-il, j'ai remarqué que si la coupure n'intéresse
» que des ramifications tout-à-fait capillaires, la suspension
» de l'écoulement du sang n'a pas lieu ; il faut que la plaie
» entraîne quelques ramifications artérielles d'un plus gros
» calibre. »

Quelle que soit l'explication que l'on puisse donner de ce phénomène, toujours est-il qu'il est fort singulier, et que le remède est tellement simple qu'il faut toujours l'appliquer, sauf à recourir promptement à un autre moyen ; car, je le répète, l'écoulement du sang doit être arrêté instantanément, et quelques secondes ne pourront apporter de préjudice au malade ; d'ailleurs pourquoi ne pas faire élever les bras pendant que l'on prépare l'instrument et les pièces

____

(1) *Archives générales de médecine*, 3ᵉ série, tome XIV, 1842, page 168.

d'appareil nécessaires pour tamponner les fosses nasales?

Le tamponnement des fosses nasales se pratique avec un instrument désigné sous le nom de *sonde de Belloc*, il se compose :

1° D'une sonde de la longueur et du volume d'une sonde de femme, mais d'une courbure beaucoup plus grande ; près de son pavillon se trouve un large anneau destiné à maintenir l'instrument ; cet anneau, qui sert encore de point de repère, est fixé du côté de sa concavité ; le bec de la sonde est percé à son extrémité ; il n'a pas d'yeux ni de cul-de-sac.

2° Dans la cavité de la sonde s'engage un ressort d'acier ou d'argent, terminé du côté du bec de la sonde par un bouton qui s'adapte parfaitement au volume de l'instrument, et percé transversalement. A l'autre extrémité du ressort on trouve un pas de vis au moyen duquel se trouve fixé un stylet assez long, qui pourrait faire corps commun avec le ressort. Mais afin de rendre l'instrument plus portatif, on dévisse le stylet lorsque le ressort est engagé dans la cavité de la sonde. Alors un petit écrou s'engage de l'extrémité du ressort, afin d'empêcher ce dernier de sortir de la sonde dans laquelle il se trouve fixé d'un côté par le bouton, de l'autre par l'écrou.

Lorsqu'on veut faire usage de l'instrument, on visse le stylet sur l'extrémité du ressort, et l'écrou qui a été déplacé est vissé à l'extrémité libre de cette tige ; on l'engage dans la cavité de l'instrument, on fait facilement sortir le ressort.

3° Deux bourdonnets de charpie assez fortement serrés doivent être préparés à l'avance ; l'un d'entre eux est placé à l'orifice antérieure des fosses nasales, l'autre à l'orifice postérieure. A la partie moyenne de ce dernier sont noués deux fils cirés assez forts et doubles ; un de ces fils est dirigé en avant, l'autre en arrière.

Lorsque l'appareil est préparé, dans la narine malade

on glisse la sonde de Belloc. Son bec étant arrivé sur la face supérieure du voile du palais, ce dont il est facile de s'apercevoir par les mouvements de déglutition que fait le malade, on engage le stylet dans la sonde; le ressort se trouve dégagé, et passe, en raison de son élasticité et de sa courbure, dans la cavité buccale en contournant le bord libre du voile du palais; la sonde est maintenue en place; le doigt indicateur de la main gauche ramène le bouton qui termine le ressort aussi en avant que possible. On passe alors les deux extrémités du fil double antérieur du bourdonnet dans la perforation du bouton, puis le stylet est retiré; avec lui le ressort s'engage dans la sonde, le fil se trouve tendu, et son extrémité arrive au niveau du bord libre du voile du palais. Si ensuite de la main droite on retire la sonde de la cavité des fosses nasales, on entraîne le bourdonnet vers l'orifice postérieur; mais pendant cette manœuvre le doigt indicateur de la main gauche introduit dans la bouche guide le bourdonnet, l'empêche d'arc-bouter sur le voile du palais. L'instrument devient alors inutile; on le détache, on tire sur le fil antérieur, et avec le doigt indicateur gauche on fixe fortement le bourdonnet sur l'orifice postérieur de la narine que l'on veut oblitérer. On doit faire attention à ne pas choisir un bourdonnet trop volumineux; car il ne pourrait pas passer ou ne passerait que difficilement entre le bord libre du voile du palais et la paroi posté rieure du pharynx; il ne sera pas trop petit, car en ti-rant sur le fil on l'entraînerait en avant, ou bien, appliqué sur l'orifice de la narine, il ne l'oblitérerait qu'incomplé-tement.

Lorsque l'orifice postérieur est parfaitement fermé, on écarte le fil double antérieur, on en place les deux chefs de chaque côté de la narine, on engage alors entre eux l'autre bourdonnet; les fils sont portés en avant de celui-ci et noués solidement; l'autre fil du bourdonnet postérieur, et ramené dans la bouche, est fixé sur la joue.

Il est facile de comprendre que le sang ne peut s'échapper en arrière et en avant, arrêté par les bourdonnets ; que ceux-ci ne peuvent le déplacer, le postérieur étant fixé par l'antérieur, et réciproquement. Quant à l'autre fil, il sert à ramener le bourdonnet postérieur lorsqu'on enlève l'appareil ; en effet, le doigt ne peut pénétrer que difficilement à l'orifice postérieur de la narine , et cette manœuvre cause beaucoup de gêne au malade ; de plus, les mouvements de de déglutition sont très considérables ; lorsque quelques corps étrangers viennent à toucher le voile du palais, il serait à craindre que le bourdonnet ne fût avalé ; en le soutenant au contraire avec le fil, on peut facilement l'enlever.

L'appareil doit être retiré quand on suppose que l'hémorrhagie s'est arrêtée , au bout de trente-six à quarante-huit heures ; il suffit alors de détacher le fil antérieur, d'enlever le bourdonnet du même côté , de tirer sur le fil postérieur pour entraîner le bourdonnet auquel il est fixé. On trouve alors dans la narine un caillot épais, résistant, ayant absolument la forme de la fosse nasale.

Ce moyen d'arrêter les hémorrhagies appartient à la compression ; mais il faut remarquer que celle-ci n'est pas directe , qu'elle a lieu au moyen du sang qui, comprimant tous les points de la membrane muqueuse, s'oppose à l'écoulement d'une nouvelle quantité de liquide.

La sonde de Belloc est un instrument fort commode , qui doit se trouver dans la trousse du chirurgien ; elle peut être cependant remplacée assez facilement par une sonde en gomme élastique, un morceau de corde à boyau , ou toute autre tige flexible que l'on introduirait jusque dans la bouche par l'orifice antérieur des fosses nasales ; mais elle est d'un emploi beaucoup plus facile et bien moins fatiguant pour les malades.

M. Martin Saint-Ange a imaginé un instrument fort ingénieux , à l'aide duquel il oblitère l'orifice postérieur de la narine sans exercer de manœuvres autour du voile du palais.

Cet instrument se compose d'une canule à l'extrémité de laquelle se trouve un petit sac de baudruche qui s'ouvre dans sa cavité; un robinet vers l'extrémité antérieure permet de l'ouvrir et de le fermer à volonté. On l'introduit dans la narine, et lorsqu'il est arrivé à son orifice postérieur, on souffle dans la canule de manière à distendre le sac; l'eau peut être injectée dans la canule et distendre le sac de la même manière. L'instrument est tiré sur l'orifice postérieur de la narine, qui est hermétiquement fermé; l'orifice antérieur est oblitéré en avant par un bourdonnet de charpie.

CHAPITRE XIII.

Réduction des hernies.

On appelle *hernie* une tumeur formée par un organe sorti de sa cavité à travers une ouverture naturelle ou accidentelle. Quelquefois le viscère hernié sort à travers une plaie, apparaît à nu à l'extérieur; mais le plus souvent il est renfermé dans une cavité accidentelle, qu'il forme en repoussant au-devant de lui tout ce qui s'oppose à son développement.

Tous les viscères, le cerveau, le poumon et les muscles peuvent faire hernie; mais celles dont nous nous occupons ici sont dues au déplacement des viscères abdominaux, et en particulier de l'intestin et de l'épiploon, lesquels sortent à l'extérieur par des orifices naturels désignés sous le nom d'*anneau inguinal*, *crural* et *ombilical*. Nous aurons donc à étudier trois espèces de hernies, qui sont de beaucoup plus fréquentes. Elles seront désignées sous le nom de *hernie inguinale, hernie crurale, hernie ombilicale.*

Ce n'est pas ici le lieu de faire l'histoire de ces diverses espèces de hernies ; ce qui doit surtout nous occuper, c'est le moyen de les réduire et de les maintenir réduites : aussi ne nous arrêterons-nous que sur les détails qui ont trait à notre sujet.

Les causes des hernies sont de deux ordres : les unes tendent à diminuer la résistance des parois ; telles sont une prédisposition individuelle et fort souvent héréditaire, la distension de l'abdomen par des tumeurs, par l'embonpoint, par les hydropisies ; les autres, comme les efforts violents, l'accouchement, le chant, la défécation chez les individus habituellement constipés, l'expulsion de l'urine chez ceux dont l'urètre présente un rétrécissement, augmenteront l'effort des intestins contre les parois de l'abdomen.

Tous les organes contenus dans la cavité abdominale peuvent faire hernie ; mais, ainsi que nous l'avons dit tout-à-l'heure, l'intestin et l'épiploon, en raison de leur mobilité, sont ceux qu'on y rencontre le plus souvent.

Lorsque les viscères sortent à l'extérieur, ils poussent devant eux la portion de péritoine située au-devant de l'anneau, qu'ils franchissent, et s'en forment une enveloppe immédiate, désignée sous le nom de *sac herniaire*, et qui offre au niveau de l'anneau une partie plus rétrécie que le fond, à bord tranchant : c'est le *collet du sac*. Le sac peut manquer dans quelques circonstances assez rares, à la vérité, d'abord lorsque l'effort est tellement brusque que le péritoine est déchiré ; ensuite lorsque l'organe hernié n'est enveloppé par le péritoine que dans une faible partie de son étendue : il glisse alors entre cette membrane et les parois abdominales, et se présente à l'orifice de l'anneau en dehors de la séreuse. Il peut aussi exister plusieurs sacs : ce phénomène arrive lorsque la hernie a été réduite sans le sac. Si elle se reproduit une seconde ou une troisième fois, repoussant de nouveau le péritoine, elle s'enveloppera d'un nouveau sac qui se superposera au premier, ou qui s'accolera à lui.

Le volume des hernies n'est pas sans intérêt pour l'objet qui nous occupe : les unes sont très volumineuses et très anciennes ; dans celles-ci, les anneaux sont déformés, c'est-à-dire qu'ils ne présentent plus la direction normale ; leur réduction est souvent impossible, soit que l'intestin ait contracté des adhérences avec le sac, celui-ci ne pouvant être réduit, soit que les organes déplacés aient pour ainsi dire perdu droit de domicile, par suite du long espace de temps qui s'est écoulé depuis l'instant où la hernie s'est produite jusqu'à celui où on veut la réduire.

Le sac ne peut rentrer dans l'abdomen que lorsque les hernies sont récentes et peu volumineuses ; en effet, il contracte très rapidement des adhérences avec le tissu cellulaire qui l'entoure.

À l'extérieur, la hernie se présente sous la forme d'une tumeur molle, indolente, sans changement de couleur à la peau, devenant plus volumineuse lorsque le malade reste debout, lorsqu'il tousse ou fait le moindre effort. Elle diminue et disparaît même presque complétement lorsque l'abdomen se trouve dans une position plus déclive. Enfin, au moment où les viscères sont rentrés, il est souvent facile d'engager le doigt dans l'anneau, que l'on trouve élargi ; les intestins suivent, en général, le doigt à mesure qu'on le retire.

La tumeur devient douloureuse, et le malade éprouve des accidents analogues à ceux dont nous allons parler plus loin, avec l'étranglement, lorsqu'il y a inflammation du sac : cette complication est désignée sous le nom de *péritonite du sac.*

Deux autres complications très différentes l'une de l'autre ont été longtemps confondues ; ce sont :

1° *L'engouement* ou l'accumulation des matières alimen-

taires dans une anse intestinale sortie du ventre ; il augmente le volume de l'intestin hernié, et peut déterminer
l'étranglement. Cette complication se manifeste surtout
dans les hernies anciennes, volumineuses , irréductibles et
non soutenues ; elle tient à la gêne toujours croissante des
organes déplacés, qui ne peuvent faire retourner dans l'abdomen les aliments qu'ils ont reçus. Elle est encore due
à l'arrivée, dans l'anse intestinale, de matières dures, volumineuses, réfractaires à l'action des organes digestifs.

Les accidents qui accompagnent cette complication sont
l'augmentation du volume de la tumeur, la suppression
des selles, le ballonnement du ventre, des hoquets, des vomissements de matières bilieuses, muqueuses ou stercorales ;
mais au bout d'un certain temps tous ces accidents disparaissent, la tumeur se vide, il survient des selles abondantes ; mais quelquefois aussi la tumeur s'enflamme, des accidents d'étranglement se manifestent.

2° *L'étranglement* est la plus redoutable des complications des hernies : il peut appartenir aux hernies épiploïques et aux hernies intestinales ; il survient lorsqu'une
constriction est exercée sur l'organe déplacé ou par l'anneau, ou par le collet du sac.

L'étranglement a une marche beaucoup plus rapide que
l'engouement ; il arrive lorsqu'un accroissement rapide
dans le volume des organes déplacés se manifeste , soit
qu'un nouvel effort ait déplacé de nouvelles parties , soit
que les organes se soient gonflés par l'effet de l'engouement
ou de l'inflammation.

Je ne m'arrêterai pas à discuter si l'étranglement a toujours lieu ou par les ouvertures aponévrotiques ou par le
collet du sac ; toujours est-il que les auteurs qui ont admis
exclusivement l'un ou l'autre de ces deux principes , sont
tombés dans l'exagération. Ce qui importe pour nous,
c'est de reconnaître l'étranglement et de dire comment on
doit procéder au moyen de prévenir les accidents que cette

affreuse complication entraîne après elle. Ne devant pas nous occuper de l'opération de la hernie étranglée , mais bien du taxis, nous dirons que, quel que soit le siége de l'étranglement, le taxis sera tenté pendant un certain temps ; nous reviendrons du reste dans un instant sur la manière de pratiquer cette opération. Quand bien même le siége de l'étranglement serait au collet du sac, il n'est pas à craindre de réduire le sac lui-même , par conséquent de faire rentrer dans l'abdomen l'intestin avec les brides qui s'opposent à la circulation des matières ; car, ainsi que nous l'avons dit , au bout d'un certain temps le sac est irréductible, et les étranglements par le collet du sac ne se rencontrent que dans les hernies anciennes.

Quelquefois l'étranglement est formé par des brides , par des déchirures du mésentère ; mais ce sont des cas tout-à-fait exceptionnels.

Les symptômes de l'étranglement sont : un sentiment de tension et de constriction dans la tumeur ; celle-ci devient dure , rénittente ; le ventre est douloureux , ballonné ; la constipation se déclare , des hoquets, des vomissements de matières stercorales se manifestent, la face est pâle, grippée ; le pouls est petit, fréquent, concentré ; le malade est dans un état de faiblesse considérable.

Abandonnée à elle-même, cette affection se termine rarement par la guérison ; dans ce cas, la hernie rentre d'elle-même, les selles se rétablissent, les accidents cessent complétement ; mais la plupart du temps le malade succombe à une violente inflammation du péritoine ou à une gangrène de toute la partie comprise dans la tumeur. Cette gangrène serait quelquefois une terminaison assez heureuse ; car elle permet aux matières de circuler dans l'intestin ; mais il y a formation d'anus contre nature.

Les indications que présentent les hernies sont de les maintenir réduites , au moyen de bandages élastiques appelés encore *brayers ;* lorsque la hernie est engouée, faire circuler les matières accumulées dans l'anse intestinale; lorsqu'elle est étranglée, on fait rentrer l'intestin en débridant, ou bien en repoussant l'anse intestinale par l'orifice rétréci, ce qui constitue le *taxis*.

Quant à la cure radicale des hernies, nous ne devons pas nous en occuper. L'application des bandages herniaires et le taxis sont les deux seules indications dont il doive ici être question.

§ I. Application des bandages herniaires.

A. *Bandages herniaires.* — Les bandages herniaires sont des demi-cercles élastiques, destinés à contenir les hernies. Ces brayers doivent tous avoir une longueur suffisante pour embrasser tout le bassin à l'aide d'une courroie attachée à une des extrémités qui vient croiser, la pelote et se fixer sur celle-ci au moyen de petits crochets qu'elle supporte.

Les brayers sont composés d'un *ressort d'acier* courbe et pouvant s'adapter autour du bassin, et légèrement tordu sur lui-même; 2° d'une *pelote* de forme variable suivant les diverses espèces de bandages : cette pelote est fixée au ressort d'acier, qui souvent présente, au point où elle se trouve fixée, une partie plus étroite et légèrement tordue, désignée sous le nom de *col*; 3° une garniture en peau de daim enveloppe le ressort et la pelote; 4° enfin des *sous-cuisses* servent à fixer le bandage.

Il y a trois espèces principales de bandages : l'*inguinal*, le *crural* et l'*ombilical*.

On a imaginé des bandages de plusieurs formes : je ne les décrirai pas, me contentant de parler de ceux qui sont principalement employés dans les hôpitaux ; je veux dire les bandages désignés par M. Gerdy sous le nom de *bandages à pelotes épaisses*. Je renverrai pour plus de détails au *Traité des pansements et de leurs appareils*, par M. Gerdy, tome Ier, page 303 et suivantes.

49.

1° *Bandage inguinal.* — Il sert à contenir les hernies inguinales ; la torsion du ressort doit être telle qu'il existe entre la partie qui sera appliquée sur la hernie et celle qui doit porter sur la dépression sacro-lombaire un écartement de 6 centimètres environ.

La pelote est immobile sur le ressort ; elle a la figure d'un demi-ovale, dont la grosse extrémité correspond au pilier interne de l'anneau ; elle doit être dirigée de telle sorte qu'elle appuie d'avant en arrière, de bas en haut et un peu de dedans en dehors, dans la direction du canal inguinal ; elle prendra toujours un point d'appui solide sur le pubis, afin que la hernie ne glisse pas entre l'os et la pelote. La face interne est convexe, plus épaisse au centre que sur la circonférence ; mais toutefois elle présentera une épaisseur plus grande en bas qu'en haut, afin de prévenir l'accident que j'ai signalé tout-à-l'heure, c'est-à-dire le passage de la hernie au-dessous de la pelote.

On fabrique encore des bandages inguinaux à deux pelotes, lorsqu'on veut contenir avec le même bandage une hernie de chaque côté ; il est fortement courbé en avant des pubis, afin de permettre à la saillie des pubis et des muscles droits de l'abdomen de passer facilement au-dessous du ressort ; il s'applique difficilement, et comprime inégalement les deux hernies : aussi conseille-t-on de placer le ressort du côté de la hernie qui a le plus de tendance à sortir. Le bandage inguinal double lui est préférable.

2° *Bandage crural.* — Destiné à contenir les hernies de ce nom, il est, comme le précédent, formé d'un ressort en demi-cercle, qui embrasse la hanche du côté malade. Le col est plus court que celui du bandage inguinal ; car la hernie crurale est en dehors de la hernie inguinale ; la pelote est ovalaire, à grosse extrémité en bas ; sa hauteur est de 7 à 8 centimètres environ, sa largeur de 4 à 5 ; l'angle que forme la pelote avec le col est un peu moins ouvert que dans le bandage inguinal; le col est donc plus oblique. La direction de la pelote doit être telle que, par son ressort, elle repousse les parties plus directement en haut que celle du brayer décrit précédemment.

J'ai déjà dit que des sous-cuisses étaient nécessaires pour maintenir les bandages en place ; mais en raison de l'extension et de la flexion de la cuisse, le bandage crural étant beaucoup plus susceptible de se déranger, les sous-cuisses deviennent surtout nécessaires pour le maintenir.

3° *Bandage ombilical.* — Il sert à contenir les hernies ombilicales, congénitales ou accidentelles, et les hernies peu volumineuses de la ligne blanche. Comme les précédents, il se compose d'un ressort demi-circulaire devant embrasser la moitié du tronc, et terminé par une courroie qui doit en achever le tour. Il n'a pas de col oblique ; sa pelote demi-circulaire, très large, très épaisse au centre, et beaucoup plus mince sur les bords, est courbée dans toute son étendue suivant une direction horizontale.

Tous les bandages dont nous venons de parler ont leur pelote convexe : ils ne doivent être appliqués que pour maintenir les hernies complétement réductibles. Mais lorsque des hernies sont irréductibles complétement ou en partie, elles ne peuvent plus être contenues par les brayers ; car la pelote, pesant sur la partie déplacée, pourrait causer de l'inflammation, de l'engouement et quelquefois l'étranglement. Lorsque ces hernies sont très volumineuses, elles ne peuvent être maintenues que par un suspensoir bien fait ; mais lorsque la partie irréductible est peu considérable, des bandages à pelote concave peuvent non seulement les contenir sans aucune espèce d'accidents, mais encore, comprimant d'une manière uniforme les organes déplacés, ils font rentrer complétement la hernie chez les malades qui gardent le repos ; aussi doit-on diminuer graduellement la concavité de la pelote, et prendre une pelote convexe dès que la hernie est rentrée dans la cavité abdominale.

On a imaginé des bandages à pelotes mobiles, afin qu'elles pussent se prêter à tous les mouvements sans cesser de comprimer la hernie. Ces bandages sont fort ingénieux, fort commodes, et la mobilité des plaques, que l'on pourrait croire nuisible pour une contention parfaite, la favorise au contraire; car elle permet de comprimer, quelle que soit la position du malade. Ces bandages sont malheureusement assez chers, mais durent plus longtemps et peuvent être regarnis très facilement; ils contiennent toujours aussi bien que les bandages à pelotes fixes, et dans quelques circonstances ils contiennent mieux que les autres (1). Ils consistent :

1° En un ressort principal ayant plusieurs trous, destinés à allonger ou à raccourcir à volonté le bandage;

2° En deux pelotes placées aux extrémités du ressort et contenues au moyen de vis. L'une de ces pelotes, destinée à maintenir la hernie, est ovale; l'autre, qui sort du point d'appui en arrière, est ronde ;

3° En un ressort additionnel, mis au-dessus du ressort principal, destiné à augmenter la pression.

Ce bandage reçoit la dénomination de *côté opposé*, parce que son ressort est construit de telle manière qu'il doit être appliqué sur la hanche opposée à celle où la hernie est située.

La plaque de devant sera placée sur l'ouverture herniaire, et toujours dans le sens du pli de la cuisse.

La plaque de derrière doit être mise à la base de la colonne vertébrale en arrière du sacrum.

Le ressort de ce bandage est construit de telle manière qu'il ne comprime pas la hanche, et la pression s'exerçant seulement d'avant en arrière. M. Wickham a modifié ces appareils en appliquant au ressort du bandage une vis de

____

(1) Gerdy, loc. cit., t. I, p. 529.

pression au moyen de laquelle on peut augmenter ou diminuer la pression, lorsque le bandage est appliqué.

B. *Application des bandages herniaires.* — On fait coucher le malade; on réduit complétement la hernie, et le
doigt étant appliqué à l'ouverture de l'anneau afin d'empêcher les viscères de sortir de nouveau, on déploie le bandage, dont on placera l'extrémité postérieure en arrière
pendant que la plaque est ramenée sur la hernie, et on retire la main au fur et à mesure qu'on fait avancer la pelote
sur l'anneau. On ramène ensuite la courroie en avant, et
on la fixe solidement aux clous ou aux crochets qui sont sur
la face externe de la plaque. Lorsque des sous-cuisses sont
nécessaires, ils doivent être placés immédiatement. Quand
le bandage est posé, on fait lever le malade, on examine
si la plaque est bien ajustée sur l'anneau, si le ressort
s'adapte convenablement au contour de l'os des iles : on le
fera tousser afin de s'assurer si la hernie est bien maintenue.

Tout bandage herniaire doit tenir du premier coup; il
faut qu'un déplacement de 3 ou 4 lignes ne nuise pas à son
efficacité, car si un bandagiste s'est trompé en le plaçant,
comment espérer que les malades qui sont loin d'avoir les
connaissances nécessaires éviteront toujours ce léger déplacement. (Malgaigne, *Leçons cliniques sur les hernies,*
p. 164.)

L'usage des brayers est quelquefois suivi de gêne dans
les premiers jours de son application; mais au bout de quelque temps, le malade s'y accoutume; il peut même facilement conserver son bandage pendant la nuit. Les
accidents qui peuvent résulter de l'emploi d'un bandage
trop serré sont le gonflement inflammatoire du scrotum
et du testicule, des varices du cordon, quelquefois même
la gangrène de la peau et des parties sous-jacentes; dans
ces circonstances, on cessera l'usage du bandage, si ces accidents étaient trop graves; s'ils l'étaient moins, on se servirait d'un brayer moins serré.

Chez les sujets trop maigres, dont le ventre est déprimé, la pelote se trouve portée en haut par les mouvements de flexion de la cuisse ; alors les sous-cuisses sont indispensables. On a prétendu que, chez ces mêmes individus, une pelote trop convexe écartait l'ouverture de l'anneau.

Chez ceux qui sont trop gras, le bandage, repoussé par la saillie du ventre, peut descendre au-dessous de la hernie ; on soutient alors la pelote par des scapulaires.

Les bandages herniaires peuvent aussi amener la cure radicale des hernies lorsque le sujet est jeune et tranquille et que la maladie est récente.

Le malade devra conserver son bandage le jour et la nuit, car le moindre effort ferait sortir l'intestin, qui pourrait s'étrangler. Ce n'est d'ailleurs qu'en conservant constamment un bandage que l'on peut espérer obtenir la guérison radicale d'une hernie. Il devra également éviter tout effort violent, et s'il se trouvait forcé par les circonstances, une main appliquée sur la pelote la maintiendrait solidement fixée, afin que l'intestin ne la fasse pas céder. La même précaution devra être prise dans les efforts de vomissements et de défécation.

Il arrive quelquefois que les malades, afin d'éviter la gêne que leur cause un bandage, dont la garniture est altérée par la sueur, appliquent la pelote par-dessus leur chemise. La chemise se déplace fort souvent, le bandage contient mal la hernie ; il vaut beaucoup mieux envelopper la pelote et toute la garniture d'un morceau de linge fin , que l'on renouvelle toutes les fois que des soins de propreté l'exigent.

Souvent les hernies ne peuvent être facilement réduites. Je ne parle pas ici des hernies rendues irréductibles par les adhérences de l'intestin avec le sac , ni parce qu'elles sont trop volumineuses, mais bien des hernies étranglées. Dans ces circonstances, il faut tenter la réduction par des moyens plus violents. L'un consiste à repousser l'intestin dans la cavité abdominale à l'aide du taxis ; l'autre , c'est l'opération de la hernie étranglée ; opération qui consiste à couper l'anneau ou le collet du sac qui, par la constriction qu'ils exercent sur l'anse intestinale herniée, s'opposent à sa rentrée dans le ventre. Nous ne nous occuperons ici que du *taxis*.

§ II. Taxis.

Nous distinguerons trois espèces de taxis : le *taxis simple*, le *taxis prolongé* et le *taxis forcé*.

A. *Taxis simple.* — 1° *Position du malade.* — Avant de commencer cette opération , on aura soin de mettre les parties dans le plus grand relâchement possible. Le malade sera couché sur le dos , la tête fléchie sur le thorax , car même les sterno-cléido-mastoïdiens doivent être relâchés ; le thorax sera légèrement fléchi sur le bas-ventre, les cuisses sur le bassin, mais non écartées ; en même temps, on recommandera au malade de ne faire aucun effort. D'autres moyens seront ajoutés afin d'empêcher la contraction spasmodique des muscles : tels sont les bains, les narcotiques pris à l'intérieur ; les lavements de tabac sont encore employés comme stupéfiants ; enfin , une saignée , qu'on laissera couler jusqu'à la syncope, sera aussi un puissant auxiliaire pour faciliter la réduction de la hernie. Le plus souvent, les bains ajoutés à la position sont suffisants.

La cavité abdominale, et par conséquent l'orifice de l'anneau, seront mis dans une position déclive par rapport à la tumeur. Fabrice d'Aquapendente renversait son malade la tête en bas. Il dit : « Il faut prendre le malade par les » pieds et par les mains et le secouer souvent, ayant le » corps renversé et la teste penchante en bas (1). » Sans se

____

(1) Fabrice d'Aquapendente. *OEuvres chirurgicales*, p. 191. Lyon , 1649.

servir du moyen de Fabrice d'Aquapendente, il va sans dire que la position déclive de l'abdomen favorisera singulièrement la rentrée des viscères ; car, d'une part, ceux-ci seront entraînés en bas par leur propre poids, et seront encore tirés par la contraction des intestins ; d'autre part, le chirurgien aura une force de moins à vaincre, c'est-à-dire la pression que les organes restés dans la cavité exercent sur ceux qui sont sortis.

2° *Direction des efforts de réduction.* — Pendant l'opération, on fera attention à diriger les efforts de réduction dans la direction des anneaux, c'est-à-dire que les viscères doivent être repoussés en sens inverse de la marche qu'ils ont suivie. Il ne faut pas oublier que lorsque les hernies sont anciennes et volumineuses, les anneaux se déforment, leur trajet devient de moins en moins oblique ; aussi cette circonstance doit-elle toujours entrer en ligne de compte quand on veut pratiquer le taxis.

Examinons dans quelle direction doivent être dirigés les efforts.

a. *Taxis de la hernie inguinale.* — La hernie inguinale se distingue des autres par les caractères suivants : elle se présente sous la forme d'une tumeur peu élevée située au-dessus de l'arcade crurale, étendue obliquement de l'épine iliaque antérieure et supérieure à l'anneau inguinal ; tantôt elle s'arrête au pli de l'aine : dans ce cas elle a reçu le nom de *bubonocèle ;* tantôt elle pénètre dans les bourses, elle est alors appelée *oschéocèle.* La tumeur est pyriforme à grosse extrémité dirigée en bas ; si on place le doigt sur l'épine du pubis, on sentira le pédicule de la tumeur au-dessus du doigt, caractère qui la fera toujours reconnaître de la hernie crurale.

Pour réduire ces hernies, le malade sera placé comme nous l'avons dit plus haut, de manière que tous les muscles soient dans le relâchement ; le chirurgien se place du côté correspondant à la tumeur ; il passe sa main sous la cuisse du côté malade ; il dirige les efforts obliquement de bas en haut, de dedans en dehors et un peu d'avant en arrière ; si la tumeur est interne, c'est-à-dire située en dedans de l'artère épigastrique, la direction serait un peu plus d'avant en arrière et moins oblique en dehors. Il en est de même lorsque la maladie est ancienne et que la hernie est très volumineuse.

b. *Taxis de la hernie crurale.* — La hernie crurale est plus difficile à reconnaître au début que la hernie inguinale ; car elle se trouve profondément cachée sous l'arcade crurale ; on ne peut la reconnaître qu'en inclinant en avant le tronc du malade, en lui faisant fléchir les cuisses et tourner un peu en dedans : alors on peut, si on porte le doigt dans la direction du canal crural, reconnaître la présence de la tumeur.

Lorsqu'elle fait salllie à la partie antérieure de la cuisse, elle se présente sous la forme d'une tumeur globuleuse arrondie placée sur la partie moyenne et un peu interne de la cuisse ; quelquefois elle remonte vers la partie supérieure du membre ; mais sa forme, car elle est allongée transversalement, sa situation au-dessous du cordon spermatique et la position de son pédicule au-dessous du doigt placé sur l'épine du pubis, la distinguent facilement de la hernie inguinale arrêtée au pli de l'aine ; le rapprochement des deux anneaux chez la femme, la non-existence du cordon testiculaire, rendent le diagnostic plus difficile chez celle-ci que chez l'homme.

Pour réduire cette hernie, après avoir mis les muscles dans le relâchement afin de donner aux anneaux la plus grande largeur possible, on tentera de repousser l'intestin dans l'abdomen ; si la tumeur est peu volumineuse, qu'elle soit encore dans l'infundibulum, les efforts de réduction devront être dirigés de bas en haut et un peu de dedans en dehors ; si la tumeur s'était recourbée, il faudrait alors la porter en arrière ; et quand l'orifice externe du canal inguinal serait franchi, elle serait portée dans la direction que nous venons d'indiquer.

c. *Taxis de la hernie ombilicale.* — La hernie ombilicale ne peut être confondue avec aucune autre hernie. Il en est de deux espèces : les unes *congénitales*, que l'on rencontre chez les enfants ; d'autres *accidentelles*, qui se font au pourtour de l'anneau ; à cette espèce de hernies doivent être rattachées celles de la ligne blanche, les éventrations. Je ne m'arrêterai point sur les signes de cette hernie ; je ferai remarquer seulement que l'on a prétendu que cette espèce n'avait pas de sac. « C'est une erreur » qui tient à ce qu'il est toujours très mince, le péri- » toine ayant cédé plutôt par distension qu'en le dépla- » çant ; il peut en outre arriver que dans les exomphales » anciennes il échappe à la vue, parce qu'on l'a incisé en » même temps que la peau ; dans quelques cas, enfin, il est » détruit par absorption ou s'est déchiré (1)..... »

La réduction de cette hernie ne présente aucune difficulté. Si la tumeur est peu volumineuse, on dirigera les efforts d'avant en arrière ; dans le cas contraire, on presserait un peu de bas en haut. Quelquefois le peu de résistance de la paroi abdominale la fait fuir sous les efforts du chirurgien ; d'autres fois, les malades sont tellement gras que l'on ne peut circonscrire le pédicule de la tumeur. Ces complications n'apportent aucune modification dans le manuel opératoire ; l'opération est seulement un peu plus longue et un peu plus difficile.

3° *Compression de la tumeur.* — Elle ne doit pas être comprimée directement, même suivant la direction du canal, car elle serait aplatie sur l'orifice de l'anneau ; la masse herniaire doit, au contraire, être allongée. Nous allons donner quelques détails sur ce temps de l'opération.

Le chirurgien embrassera la tumeur de ses deux mains,

(1) Roche et Sanson. *Nouveaux éléments de pathologie chirurgicale*, t. IV, p. 589. 1833.

entraînera légèrement le pédicule, s'il y a possibilité, afin de rendre aussi praticable que possible le trajet rétréci de l'anneau; la tumeur sera ensuite malaxée doucement, afin de rendre les matières qu'elle renferme d'une consistance uniforme; puis, afin de diminuer le volume de la tumeur, ces matières seront repoussées dans la cavité abdominale. Il aura soin, pendant cette manœuvre, de ne pas appliquer l'extrémité de la masse herniaire contre l'orifice externe de l'anneau; car alors ses efforts seraient complétement superflus; il s'efforcera, au contraire, de faire rentrer d'abord, avec les doigts de la main droite, les parties les plus voisines de l'ouverture de sortie. Puis, quand ces parties seront dans l'anneau, il saisira la tumeur un peu plus haut, en prenant toutes les précautions nécessaires pour que la partie réduite ne sorte pas. Il continue de la même manière jusqu'à ce que toute la partie herniée soit rentrée dans la cavité abdominale. Lorsque la tumeur sera très volumineuse, il la fera soutenir par un aide pendant que, de son côté, il la fera rentrer de la manière ci-dessus indiquée. La sensation que le chirurgien éprouve après avoir réduit la hernie n'est pas la même pour les hernies épiploïques et les hernies de l'intestin.

L'*entérocèle*, que l'on peut reconnaître à sa forme, est beaucoup plus volumineuse; elle a sa consistance alternativement élastique quand elle ne contient que des gaz, molle et pâteuse, lorsqu'elle renferme des matières. Elle est unie et facile à réduire, quoique assez souvent elle ne puisse être saisie qu'avec peine, et qu'elle échappe facilement à la pression. La réduction se fait habituellement en bloc, et on entend alors un bruit particulier qui a été désigné sous le nom de *gargouillement*.

L'*épiplocèle*, au contraire, est inégale, molle, pâteuse, moins douloureuse que l'entérocèle; son volume est beaucoup moins variable; sa consistance est toujours la même; sa réduction se fait d'une manière lente, graduée, et ne produit aucun bruit. Il est inutile d'ajouter que cette hernie ne peut s'engouer.

Quant à l'*entéro-épiplocèle*, cette hernie est formée de deux parties : l'une élastique, changeant facilement de volume, c'est l'intestin ; l'autre, plus molle, plus difficile à déplacer, c'est l'épiploon. La présence de l'épiploon dans les tumeurs de cette espèce prévient souvent l'engouement par l'espèce de compression que cet organe exerce sur la portion d'intestin déplacée.

4° De la force et du temps qu'on doit apporter dans les efforts de réduction. — La délicatesse des organes que contiennent les hernies s'oppose à toute pression violente ; mais quand les efforts sont assez modérés, ils peuvent être continués pendant longtemps : c'est ce que l'on a désigné sous le nom de *taxis prolongé*. Quelques chirurgiens font des efforts considérables pour faire rentrer la hernie : c'est ce qui a été appelé *taxis forcé*.

B. *Taxis prolongé.* — Les hernies engouées et les hernies épiploïques ne pouvant être réduites quelquefois qu'avec beaucoup de peine, il est souvent nécessaire de prolonger les efforts de réduction pendant un temps fort long ; quelquefois l'intestin ne peut être réduit qu'en partie : il est alors nécessaire d'appliquer sur la tumeur un bandage compressif, afin d'empêcher la partie déjà rentrée de sortir une seconde fois. Une seconde tentative sera faite, puis une troisième, jusqu'à ce que tous les organes déplacés soient introduits dans la cavité abdominale. Il va sans dire que les précautions préliminaires et la direction des efforts seront les mêmes qu'il a été dit plus haut.

C. *Taxis forcé.* — Je ne parlerai du taxis forcé que pour blâmer cette pratique ; car si le taxis a l'avantage de prévenir une opération souvent mortelle, il ne faut pas oublier qu'une constriction trop violente sur des viscères déjà malades pourra augmenter l'inflammation, amener la mortification des tissus, et déchirer même l'intestin ; et qu'aura-t-on réduit dans ce cas? un intestin dans un état tel, que le malade succombera rapidement à une péritonite, souvent causée par l'épanchement de matières dans l'abdomen.

On ne peut nier que l'opération de la hernie étranglée ne soit très grave; mais elle sera bien plus dangereuse encore si elle est pratiquée sur un intestin rendu beaucoup plus malade par des efforts inconsidérés. Loin de proscrire le taxis, qui peut, dans une multitude de cas, produire des résultats très satisfaisants, j'ajouterai que ces efforts doivent toujours être ménagés; et si on voyait que la réduction ne fût pas possible par ce moyen, on devra recourir sans retard à une opération qui aura d'autant plus de chance de succès que les efforts de réduction auront été moins violents.

Sans blâmer le taxis prolongé autant que le taxis forcé, je dirai qu'il peut faire perdre un temps précieux pour l'opération; cependant, lorsque les accidents d'étranglement ne donneront pas lieu à des symptômes trop alarmants, que la hernie aura déjà pu être réduite en partie, il sera permis d'attendre; mais, je le répète, les opérés guérissent d'autant mieux que la hernie est étranglée depuis moins de temps.

CHAPITRE XIV.

Onyxis.

On a désigné sous le nom d'*onyxis, ongle rentré dans les chairs*, une inflammation de la matrice des ongles ou une altération de la peau sur laquelle les bords de ces organes pressent constamment.

De là, deux maladies bien distinctes qui ont été longtemps confondues, mais qui, en raison de la différence immense qui existe dans leur marche, nécessitent des **traitements** tout-à-fait différents.

La première de ces affections, nécessitant une véritable opération chirurgicale, par suite de l'altération de la matrice, comme l'extirpation de l'ongle en totalité ou en partie, la destruction même de l'appareil de sécrétion de cette lame cornée, ne doit pas nous arrêter ; ce dont nous devons nous occuper ici, c'est de la seconde, ayant surtout en vue de décrire les pansements qui ont été imaginés pour éloigner les bords de l'ongle de la pulpe des doigts, afin de prévenir ou de guérir l'ulcération qui résulte de cet accident.

Cette maladie s'observe au pied, presque jamais à la main ; le gros orteil en est le siége habituel ; il est fort rare que quelque autre orteil en soit affecté. Outre les altérations qui peuvent résulter du vice de conformation des ongles, elle reconnaît pour cause l'usage de chaussures trop étroites. En effet, celles-ci exercent sur l'ongle une pression constante ; les ongles sont appliqués à la peau sur laquelle ils reposent ; peu à peu ils pénétreront dans les téguments, qui eux-mêmes se trouvent portés en haut, pressés entre le sol et le poids du corps. Ce mécanisme a été parfaitement décrit par M. Gerdy, qui enlève avec l'instrument tranchant une partie considérable de la pulpe du gros orteil, afin que la peau ne débordant plus l'ongle sur les parties latérales, ne soit plus irritée par le bord tranchant de cet organe.

L'habitude d'arrondir le bord de l'ongle quand on le taille peut encore être cause de cet accident. En effet, il est fort rare qu'on ne laisse pas sur les parties latérales de petites pointes cornées qui pénètrent facilement dans les chairs, les altèrent et en déterminent l'ulcération.

Enfin comme troisième cause on peut signaler le peu de soin que certains individus prennent de leur personne ; en effet, les ongles n'étant pas coupés comme il convient, l'ongle s'accroît outre mesure, devient beaucoup plus dur, souvent même prend en se développant une direction vicieuse ; il se dirige vers le bord de l'orteil, qui bientôt est ulcéré. Nous ne nous arrêterons pas longtemps sur les symptômes de cette maladie ; nous ne signalerons que les plus importants.

A peine la peau est-elle ulcérée que le malade ressent des douleurs extrêmement vives, surtout lorsqu'il marche ou qu'il reste debout ; l'ulcération se recouvre de végétations qui, augmentant le volume des parties molles, sont une nouvelle source de souffrances. Un suintement séreux ou séropurulent s'établit, un pus sanieux, d'une odeur fétide, s'écoule de la plaie, et bientôt les malades ne peuvent plus poser le pied à terre. Quelquefois même l'irritation est tellement vive qu'il y a gonflement de tout le pied ; l'ulcération peut prendre un mauvais caractère, devenir cancéreuse, se recouvrir d'énormes végétations ; enfin l'inflammation peut se propager au périoste, déterminer des phlegmons fort graves et même la nécrose de la dernière phalange.

Abandonnée à elle-même, cette maladie ne peut guérir : aussi a-t-on essayé une multitude de traitements pour la combattre. Les uns sont palliatifs, les autres seulement curatifs. Dans le premier cas on a pour but d'éloigner le bord de l'ongle de la pulpe du gros orteil ; c'est de ce traitement que nous allons parler. Dans le second on détruit l'ongle, que l'on enlève en tout ou en partie ; dans cette circonstance il va sans dire que la maladie se reproduira dès que l'ongle sera repoussé, si la matrice malade sécrète toujours un ongle difforme, et le malade reste exposé aux causes qui ont déjà déterminé l'affection. D'autres fois la matrice est détruite par l'excision ou la cautérisation ; ne pouvant plus alors sécréter d'ongle, la maladie est guérie sans retour ; enfin on enlève avec l'instrument tranchant toutes les parties molles qui par la pression de l'orteil sur le sol tendraient à déborder le bord de l'ongle. Ce mode de traitement, dont nous avons déjà parlé, guérit aussi sans retour.

Quant aux traitements palliatifs, ils sont de deux espèces : dans le premier cas on se propose de détruire par l'excision ou la cautérisation les chairs fongueuses ; mais il **va sans dire** que si le malade reste exposé aux mêmes **causes** après la guérison, la maladie se reproduira. Ce n'est que dans quelques cas exceptionnels que l'on peut espérer guérir radicalement par ce procédé.

D'autres fois, au moyen d'un corps que l'on interpose entre l'ongle et les parties molles, on a pour but d'une part de comprimer les chairs et de les rendre moins exubérantes ; d'un autre côté de soulever l'ongle, que l'on éloigne ainsi des parties qu'il déchirait.

Le procédé le plus souvent employé est celui de Desault. « Il prit une lame de fer-blanc longue d'un pouce et demi » environ, large de trois à quatre lignes, en introduisit l'ex- » trémité, légèrement recourbée, entre les chairs tumé- » fiées et le bord de l'ongle qui y avait pénétré, souleva » ensuite l'ongle, en déprimant les chairs qui servirent de » point d'appui à la lame, et qu'il avait recouvertes, pour » les garantir, d'une petite compresse enduite de cérat, » puis recourbant la lame de dedans en dehors, de manière » à ce qu'elle embrassât exactement le bourrelet saillant » formé par les chairs, il la maintint dans cette position » par une bandelette de linge roulée autour du gros orteil. » Ce mode de traitement fut continué pendant deux mois, le malade guérit (1).

Afin d'éviter la compression des chairs, M. Labarraque (2) termine la plaque de fer-blanc de Desault par un petit crochet sur lequel on fixe une bandelette de diachylon ; cette bandelette, destinée à faire le tour de l'orteil en dirigeant la plaque de haut en bas, relève avec une force désirable le bord de l'ongle sans comprimer les chairs.

CHAPITRE XV.

De l'extraction des dents.

Si les élèves n'étaient chaque jour appelés à arracher les dents dans les hôpitaux, s'ils n'étaient aussi appelés à combattre quelques accidents qui peuvent survenir de l'avulsion de l'un de ces organes, il n'aurait pas ici été question de cette opération, qui est presque toujours pratiquée et doit être pratiquée par les dentistes.

Le premier conseil que l'on puisse donner aux commençants est de ne pas arracher des dents qu'ils craignent de ne pouvoir enlever sans qu'il en résulte d'accidents. Ainsi ils s'abstiendront, quand la dent n'offrira pas assez de prise pour pouvoir être arrachée avec la pince ou la clef de Garengeot ; car les autres instruments doivent être maniés par ceux qui ont l'habitude de s'en servir ; le *pied de biche*, la *langue de carpe*, sont dans ce cas. Ils s'abstiendront aussi le plus souvent, lorsqu'il est besoin d'enlever une dernière molaire à la mâchoire supérieure, car ils doivent toujours prendre leur point d'appui sur le bord alvéolaire externe, surtout en haut, dans la crainte de causer quelques délabrements considérables.

Je décrirai succinctement la manière d'extraire les dents au moyen de la clef de Garengeot et des pinces, et je terminerai par quelques considérations sur les accidents qui peuvent accompagner l'avulsion des dents, donnant un peu plus de soin à la description et au traitement de l'hémorrhagie dentaire.

A. *Clef de Garengeot.* — Elle se compose :

1° D'un manche d'une grosseur et d'une longueur suffisantes pour être tenu dans la main ; ce manche est le plus souvent divisé en deux parties égales, maintenues par un pas de vis ; une de ces parties est creuse et reçoit un petit tourne-vis destiné à enlever la vis qui maintient le crochet, lequel doit être porté à droite ou à gauche, suivant la position de la dent que l'on veut enlever ;

2° D'une tige droite, terminée d'un côté par un anneau qui s'engage à frottement entre les deux compartiments qui forment le manche, à l'autre par une partie élargie qui a reçu le nom de *panneton ;* celui-ci présente à son bord supérieur une échancrure dans laquelle s'engage le crochet. Les deux saillies qui la limitent en haut et en bas sont percées d'un trou permettant d'introduire une vis qui, s'engageant dans un trou analogue percé dans le talon du crochet, le fixe solidement sur le panneton ;

3° D'un crochet courbé en demi-cercle et d'une grandeur proportionnée au volume de la dent que l'on veut extraire.

La clef de Garengeot a été modifiée de diverses façons ; nous ne nous occuperons pas de ces perfectionnements.

Pour extraire les dents au moyen de cet instrument, après avoir constaté quelle est celle que l'on veut enlever, après avoir déterminé le lieu où l'on veut prendre point d'appui, on dispose le crochet comme il convient, c'est-à-dire tourné à gauche ou à droite, selon que la dent malade siège à la mâchoire supérieure ou inférieure, au côté droit ou au côté gauche ; on enveloppe le panneton d'un petit morceau de linge, afin que la pression exercée sur la gencive par cette partie de l'instrument ne détermine pas une contusion trop violente. On aura soin de disposer ce linge de telle façon qu'il ne gêne pas les mouvements du crochet sur le panneton.

Le malade, ayant la tête appuyée sur le dossier d'un fauteuil et tenant la bouche suffisamment ouverte, l'opérateur y introduit le doigt indicateur de la main gauche pour servir de guide à la clef. Le panneton est appliqué en dehors sur la gencive, beaucoup plus rarement il est placé en dedans, et ce n'est que dans des cas exceptionnels que le point d'appui doit être pris de cette manière ; puis on saisit la dent de manière que la couronne se trouve logée dans la courbure du crochet et que le panneton réponde à l'autre côté à peu près, à l'extrémité de la racine ; par ce moyen la résistance a lieu sur la couronne de la dent, le point d'appui sur le côté opposé de l'alvéole, et la puissance se trouve placée au manche ; on a ainsi un levier du premier genre. On fait alors exécuter un mouvement de rotation à la clef ; la couronne de la dent se trouve entraînée en dehors.

On a voulu remplacer la clef de Garengeot par d'autres instruments qui sont loin d'être aussi commodes. « Un des » plus grands griefs qu'on ait soulevés contre cet instrument, » c'est la difficulté de le placer, par rapport à la pression « qu'opère sur lui la face interne des deux joues. Rien de » plus simple que de faire cesser cet obstacle ; il suffit, » pour cela, de recommander au malade de tenir sa bouche » à demi fermée ; les deux joues se trouvent dans un relâ- » chement complet, le panneton de l'instrument n'éprou- » vant plus aucune gêne de leur part (1). »

Les dents peuvent être extraites avec ce seul instrument ; mais il est plus prudent de luxer la dent, que l'on enlève facilement à l'aide de la pince droite ou courbe ; car l'alvéole, repoussée par la racine de la dent, pourrait être brisée, ce qui arrive fort souvent, et il vaut mieux éviter cet accident, ne pas imprimer à la dent des mouvements trop étendus de dedans en dehors, et achever de l'extraire en lui imprimant un mouvement de rotation.

Les mouvements de l'opérateur ne doivent pas être trop brusques ou trop violents, car il pourrait arriver que la dent ou l'alvéole fussent brisées.

B. *La pince droite et courbe* sert quelquefois à extraire

____

(1) Lefoulon, *Nouveau Traité théorique et pratique de l'art du dentiste*, 1841, p. 311.

les dents incisives et les dents canines; elle est souvent confondue avec le *davier*, dont elle diffère par les mors qui sont cintrés dans le sens de leur articulation, et dont la branche supérieure dépasse un peu l'inférieure de manière à donner à l'extrémité de l'instrument à peu près la forme d'un bec de perroquet. La pince est un instrument formé par deux branches qui s'articulent ensemble; la portion de branche située au-dessus de l'articulation a reçu le nom de *mâchoire à mors*; les mors ont une longueur de 20 à 25 millimètres environ, leur face interne est dentelée; vers le sommet elles sont creusées et évidées sur leur longueur, afin que la dent que l'on extrait puisse s'y placer facilement. L'autre extrémité, qui porte le nom de *branche*, a une longueur de 18 à 20 centimètres; elles sont quadrillées afin que l'instrument soit plus solidement maintenu dans la main.

Le malade est placé comme il a été dit plus haut; on soulève alors la lèvre avec le doigt indicateur de la main gauche dont on place le pouce sur le bord des dents; dirigeant ensuite avec la main droite l'instrument vers la dent que l'on veut extraire, on la saisit le plus haut possible vers son collet au-dessous de la gencive, on fait alors exécuter des mouvements de demi-rotation, et en ébranlant la dent on la dirige vers le bord externe de l'alvéole en la tirant vers soi.

Lorsqu'une incisive ou une canine est très gâtée et que l'on craint de la fracturer en cherchant à l'extraire, M. Paul Gresset conseille, si l'on n'est pas obligé de faire immédiatement l'opération, de lier la dent avec un cordonnet de soie, afin de déterminer une petite inflammation qui l'ébranle et facilite beaucoup son extraction (1).

Si, au moyen d'une pince, on voulait enlever une grosse molaire déjà luxée par la clef de Garengeot, on choisirait

___

(1) **Maury,** *Traité complet de l'art du dentiste*, 1841, 1 vol. in-8o, avec figure. Note de Paul Gresset. p. 243.

pour les grosses molaires une pince courbe, la dent serait saisie ainsi que nous venons de le dire pour l'extraction des incisives et des canines, et elle serait extraite de même par un mouvement de demi-rotation.

Précautions à prendre après l'extraction des dents. — Avant de faire rincer la bouche au malade, il est bon de laisser le sang couler pendant quelques instants, et même de faciliter cet écoulement par des lotions d'eau tiède.

Si l'on suppose que pendant l'opération les gencives auront été fortement écartées, on les rapprochera en les pressant entre les doigts; les débris d'alvéoles trop peu ou non adhérents, seront enlevés avec les doigts ou avec des pinces.

On engagera le malade en rentrant chez lui à se couvrir la bouche, afin d'empêcher l'accès de l'air froid sur les dents; on lui recommandera de ne pas exercer de succions de ses gencives, pour ne pas déterminer un nouvel écoulement de sang, qui pourrait devenir assez considérable pour être inquiétant.

Il est rare qu'avec des moyens aussi simples on ait lieu de redouter des accidents.

Des accidents qui peuvent résulter de l'extraction des dents. — Ils sont fort nombreux ; nous signalerons les plus importants.

1° La *douleur* que produit l'extraction des dents est très vive, le plus souvent elle est de très courte durée; mais quelquefois elle persiste assez longtemps pour causer des convulsions; des avortements, des suppressions de règles ont été quelquefois le résultat de cette opération.

L'extirpation de dents à la mâchoire supérieure a quelquefois causé le larmoiement et même des ophthalmies très intenses (1).

____

(1) Duval, *Des accidents de l'extraction des dents.* In-8. 1802. pag. 75.

2° *Contusion et déchirure des gencives.* — La première est déterminée par la pression du panneton sur la gencive, la seconde par la fracture de l'alvéole. Rarement graves, ils peuvent causer une inflammation qu'il sera facile de combattre à l'aide des émollients.

3° *Fracture de l'alvéole.* — Cet accident, qui souvent n'est pas dangereux, présente une gravité proportionnée au volume de la portion d'os brisé. Nous avons déjà dit comment on devait extraire les esquilles ; s'il survenait de l'inflammation, des émollients la feraient disparaître.

4° On a signalé des *fractures de mâchoire inférieure*, du *sinus maxillaire*, des *luxations de la mâchoire :* Duval (1) doute que, dans un cas où il a été chargé de faire à l'Académie de chirurgie le rapport d'une observation de fracture de la mâchoire inférieure, cet accident ait réellement existé. Nous ne nous en occuperons pas ici.

5° *Hémorrhagie.* — Lorsqu'une dent vient d'être extraite, le sang coule en assez grande abondance, mais le plus souvent il s'arrête de lui-même. Cette hémorrhagie peut être assez considérable pour que des accidents graves et même la mort en soient le résultat (2).

Les hémorrhagies dentaires ne se manifestent pas toujours immédiatement après l'opération ; quelquefois sans cause connue au bout de plusieurs heures et même de plusieurs jours, l'écoulement du sang a lieu ; est-ce dans ce cas parce qu'un caillot renfermé dans l'avéole s'opposait à la sortie du sang ? D'autres fois des excès, ainsi que Duval en rapporte des exemples chez des individus qui s'étaient pris de vin, l'habitude qu'ont les malades de sucer leurs gencives, peuvent être la cause de cet accident.

Plusieurs moyens ont été conseillés pour arrêter l'hémorrhagie dentaire; ce sont :

(1) Duval, loc. cit., pag. 43.
(2) *Idem*, pag. 49.

1° Les *gargarismes astringents acidulés* ou *alcooliques.* —Ils ne peuvent servir que pour combattre des hémorrhagies peu considérables.

2° Le *tamponnement.* — On glisse dans l'alvéole un petit morceau de coton, de charpie, ou d'agaric que l'on emploie seul ou que l'on saupoudre avec de la gomme arabique finement pulvérisée, ou bien que l'on trempe dans une liqueur spiritueuse. Le petit tampon ne doit pas être enlevé par le malade ; celui-ci doit attendre que la nature l'ait éliminé. Ce procédé doit être surtout mis en pratique lorsqu'il n'existe pas de fractures de l'alvéole ; car en tamponnant celle-ci, il peut arriver que les esquilles venant à presser sur les vaisseaux, ne les déchirent, et que l'écoulement du sang soit par cela même augmenté. Un morceau de tartre engagé dans l'alvéole peut être cause des mêmes accidents.

On obtient un résultat très avantageux au moyen d'un bouchon en cire ramolli, que l'on introduit dans l'alvéole. C'est à Belloc que l'on doit ce procédé, qui a réussi a arrêter des hémorrhagies dont le tamponnement tel que nous l'avons indiqué d'abord n'avait pu se rendre maître.

Anel a ajouté la compression au tamponnement en plaçant par-dessus des bourdonnets de charpie une gouttière en plomb qui les maintenait solidement appliqués sur l'alvéole.

3° La *cautérisation* avec le cautère actuel ou potentiel est aussi employée ; mais outre que ce procédé est très douloureux, il est souvent infidèle ; le tamponnement lui est préférable.

Je crois devoir mentionner quelques hémorrhagies dentaires qui ne sont pas causées par l'extraction des dents.

Les unes sont dues à des fongosités des gencives ; ces fongosités ne sont pas une contre-indication à l'arrachement des dents ; si quelquefois l'hémorrhagie persiste après qu'on les a enlevées, il arrive aussi que lorsqu'elles sont ducs à une maladie de la dent, l'avulsion de cet organe est le meilleur remède à leur apporter.

Enfin les hémorrhagies dentaires des scorbutiques présentent un caractère tout particulier ; elles ne doivent pas nous arrêter ici.

4° *Ebranlement. Extraction complète des dents voisines.* — L'ébranlement survient à la suite de mouvements inconsidérés du malade, ou bien parce que les instruments ne sont pas bien faits, ou bien par la maladresse de l'opérateur ; on les évitera en faisant tenir les malades indociles par un aide ; en choisissant des instruments convenables et en disposant son crochet de telle manière qu'il ne puisse glisser : si cet accident survenait, la dent serait redressée et maintenue en place.

Si la dent était entièrement arrachée, ce qui pourrait arriver, une dent saine étant adhérente à une dent malade, ou si un chirurgien maladroit ne s'entourait pas de grandes précautions, elle serait replacée dans son alvéole ; fort souvent les dents se maintiennent parfaitement et sont aussi solides qu'auparavant.

FIN.

TABLE DES MATIÈRES.

PREMIÈRE PARTIE. — DES PANSEMENTS.

DEUXIÈME PARTIE. — OPÉRATIONS DE PETITE CHIRURGIE.

TROISIÈME PARTIE. — DE QUELQUES AFFECTIONS DONT LES PANSEMENTS SONT HABITUELLEMENT DU RESSORT DE LA PETITE CHIRURGIE.

FIN DE LA TABLE.